广西科学技术出版社

广西中药资源大典

GUANGXI ZHONGYAO ZIYUAN DADIAN

广西中药资源普查专家委员会 编著

缪剑华 余丽莹 刘演 总主编

○ 灵川卷

林春蕊 郭伦发 许为斌 刘演 主编

U0313007

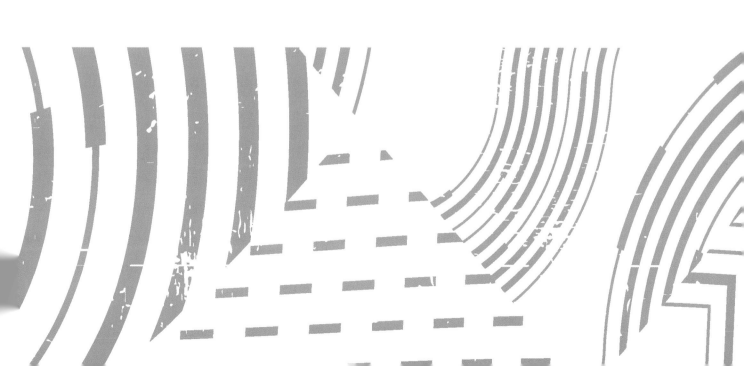

图书在版编目（CIP）数据

广西中药资源大典．灵川卷／林春蕊等主编．—南宁：广西科学技术出版社，2022.12
ISBN 978-7-5551-1777-3

Ⅰ．①广…　Ⅱ．①林…　Ⅲ．①中药资源—中药志—灵川县　Ⅳ．① R281.467

中国版本图书馆 CIP 数据核字（2022）第 196661 号

广西中药资源大典·灵川卷

林春蕊　郭伦发　许为斌　刘　演　主编

责任编辑：黎志海　韦秋梅　　　　　　　封面设计：李寒林
责任印制：韦文印　　　　　　　　　　　责任校对：冯　靖

出 版 人：卢培钊
出版发行：广西科学技术出版社　　　　　地　　　址：广西南宁市东葛路66号
网　　址：http://www.gxkjs.com　　　　邮政编码：530023

经　　销：全国各地新华书店
印　　刷：广西民族印刷包装集团有限公司
地　　址：南宁市高新区高新三路1号　　邮政编码：530007

开　　本：890 mm×1240 mm　1/16
字　　数：750千字　　　　　　　　　　印　　张：31.5
版　　次：2022年12月第1版　　　　　　印　　次：2022年12月第1次印刷
书　　号：ISBN 978-7-5551-1777-3
定　　价：248.00元

凡 例

一、《广西中药资源大典》是第四次全国中药资源普查广西普查成果著作，分为综合卷、县卷、专题卷和山脉卷。

二、综合卷为广西中药资源普查的总体情况总结分析及规划。

三、县卷按县（区、市）行政区划划分，共108卷；专题卷为广西新增普查的壮药卷、瑶药卷、海洋药卷，共3卷；山脉卷为十万大山卷、大明山卷、九万山卷、大瑶山卷、岑王老山卷，共5卷。

四、县卷总论内容为各县（区、市）自然地理概况、自然资源概况、药用资源多样性、药用资源应用、药用资源保护与管理等。

五、县卷各论中的植物药各科的排列，蕨类植物按秦仁昌1978年系统编排，裸子植物按郑万钧、傅立国1977年《中国植物志》系统编排，被子植物按哈钦松1926年、1934年系统编排。

六、县卷各论中药材条目内容包括药材名、基原、别名、形态特征、分布、性能主治、采收加工、附注等，依次著述，资料不全者项目从略，并附有药材基原植物的彩色照片。

1. 药材名为药用部位的名称，优先选择《中国药典》收载药物的药材名称，如无收载则依次参考《中华本草》《广西中药志》等权威本草著作及地方药志收录的药材名称。

2. 基原为该药材的原植物学名，附拉丁名，并注明药用部位。学名首选《中国药典》收载的学名，其次参考《中国植物志》中文版和英文版（FOC）。

3. 形态特征描述基原植物的主要特征。

4. 性能主治描述该药材的性味、作用及主治功能，参考《中国药典》《中华本草》《广西中药志》等权威典籍、本草著作、药志、标准等。

5. 采收加工主要描述该药材的采收时间、季节以及初加工的方法。

6. 附注根据资料整理情况而定，可以是标准收录情况、药材流通、民间使用及利用情况等。

7. 基原植物的彩色照片包含植株、花、果实、种子和药用部位等。

七、县卷总名录包括药用植物名录、药用动物名录、药用矿物名录。药用植物名录，按照门、科、属、种进行排序，种的内容包括中文名、别名、学名、凭证标本、功效、功效来源等。名录以第四次全国中药资源普查的结果为基础，同时通过搜索国家标本平台

（NSII）和中国数字植物标本馆（CVH）中收载的全国各标本馆的馆藏标本，筛选分布地在县域内的凭证标本进行比对和补充。

1. 一般植物不写药材名。

2. 学名按照《中国药典》、地方标准、《中国植物志》、FOC的优先顺序进行排列。如FOC有修订，且确为行业热议的类群或物种，如苦苣苔科、新发表的物种按照旧的分类方法进行排序。

3. 凭证标本格式为采集人、采集号和馆藏标本馆缩写。

4. 功效记录用药部位及其作用特征。

八、药用动物名录，属于广西新增普查范围涉及的县域的，则以第四次全国中药资源普查结果为准，如不涉及则整理第三次全国中药资源普查的结果。按门、纲、目、种进行排序，内容包括中文名、学名、功效来源。

九、药用矿物名录，内容包括药材名（按拼音首字母排序）、主含成分、功效、功效来源等。

十、通用参考书籍未列入参考文献，通用参考书籍为《中国药典》（2020年版）、《中华本草》、《广西中药志》、《中国植物志》中文版和英文版。参考文献格式按照《信息与文献　参考文献著录规则》（GB/T 7714—2015）的要求著录。

前 言

　　中药资源是中药产业和中医药事业发展的重要物质基础，也是关系国计民生的战略资源。20世纪60年代、70年代、80年代，我国先后开展了3次全国性的中药资源普查。除矿物药外，中药资源作为可再生性资源，具有周期长、分布地域广、动态性强的特点，易受人为因素及自然力的影响，蕴藏量易发生变化，为此，国家中医药管理局于2011年组织开展第四次全国中药资源普查，旨在通过新一轮的普查来摸清中药资源的家底，形成中药资源调查、研究、监测和服务体系。

　　中医药的传承与发展全靠丰富的中药资源支撑。广西地跨北热带、南亚热带和中亚热带，地形地貌复杂，水热条件优越，土壤类型多样，为各类生物的生存繁衍提供了有利的因素，孕育了丰富的中药资源，中药产业发展潜力巨大。根据第三次全国中药资源普查结果统计，广西中药物种已记载有4623种，其中药用植物4064种，中药物种不仅数量位居我国第二，而且道地药材也十分丰富，民族特色突出鲜明。广西2012年启动第四次中药资源普查，先后分6批对全区108个县（市、区）组织开展了普查，并在对普查成果全面总结的基础上，组织编写《中国中药资源大典》系列重要著作《中国中药资源大典·广西卷》，同时，还组织编写《广西中药资源大典》县域卷。

　　灵川县是广西启动中药资源普查的第一批县域，自2012年实施至2017年通过国家验收，在历时5年的时间里完成了全县中药资源文献整理、药用物种种类调查、重点物种资源量调查、栽培药用植物调查、药材市场流通及传统知识调查、中药发展规划编制、数据汇总上传、标本提交等工作。灵川县中药资源调查取得了丰硕的成果，记载到中药资源2139种，药用资源总数比第三次中药资源普查增加1025种，全面摸清了灵川县中药资源的家底，在此基础上，灵川县中药资源普查队组织编写了《广西中药资源大典·灵川卷》（以下简称《灵川卷》）。

　　《灵川卷》包含总论、各论与总名录三部分。总论介绍灵川县的自然地理、人文资源、社会经济、药用资源等；各论收录314种区域内重要药用植物的药材名、基原、形态特征、分布、性能主治及采收加工等，并附有彩色照片；总名录共收录灵川县中药资源2139种，其中药用植物1892种、药用动物238种、药用矿物9种。《灵川卷》是一部首次全面反映灵川县中药资源现状的学术专著，可作为了解灵川中药资源的工具书。《灵川卷》的编研出版，对于推广中药资源普查成果，传承和发展民族医药传统文化，深入开展中药资源研究、保护与利用，服务本地区中药产业高质量发展具重要意义。

灵川县中药资源普查工作的开展以及《灵川卷》的编写，是由国家中医药管理局、广西壮族自治区中医药管理局立项，广西壮族自治区中国科学院广西植物研究所作为技术依托单位，联合灵川县卫生健康局、灵川县中医医院等单位共同完成的；在实施过程中，还得到了中国科学院植物研究所、中国科学院华南植物园、中国科学院昆明植物研究所、上海辰山植物园、广西师范大学、广西药用植物园、广西中医药研究院、灵川县林业局、灵川县农业农村局等单位及人员的大力支持，在此谨致以衷心的感谢！在野外考察和编研资料整理过程中，还得到国家自然科学基金项目（31560088、41661012）、广西植物功能物质与资源持续利用重点实验室项目（ZRJJ2015-6）、广西重点研发计划项目（GK-AB22080057）、桂林市科技重大专项（20180102-4）、桂林市重点研发项目（20210211-1）等的资助。

中药资源涉及的种类多，内容广泛，鉴于编者的知识水平有限，书中错误和遗漏之处在所难免，敬请读者批评指正。

编著者

2022年10月

目　录

总名录

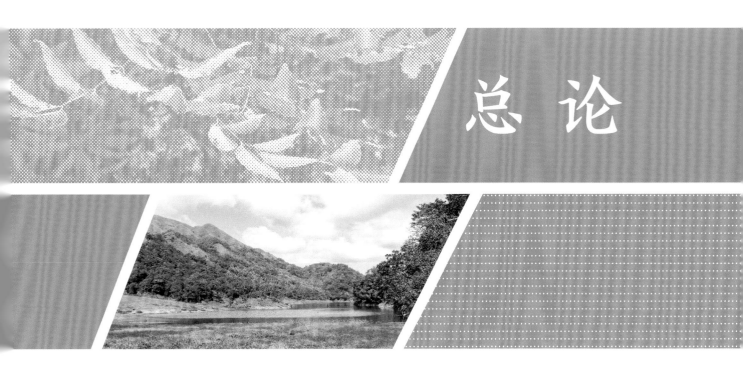

总 论

第一章 自然地理概况

一、地理位置

灵川县位于广西壮族自治区东北部，东、南、西三面环抱桂林市，属桂林市的近郊县。地理位置介于北纬 25°04′~25°48′、东经110°07′~110°47′。东北与兴安县交界，东南与灌阳县、恭城瑶族自治县相连，南与阳朔县毗邻，西北与龙胜各族自治县接壤，西与临桂区相接。县域的东西最大横距 68 km，南北最大纵距83 km，全县总面积 2302 km²。县辖灵川镇、大圩镇、定江镇、三街镇、潭下镇、九屋镇、灵田镇、潮田乡、海洋乡、公平乡、大境瑶族乡和兰田瑶族乡12个乡（镇），以及甘棠片区和八里街片区，县人民政府驻灵川镇。

灵川建县于唐代龙朔二年（662年），距今1358年，历史悠久。县境地处湘桂低谷走廊南端，为历代"楚越往来之要冲"，有"领中原风气之先"的美誉。当今灵川县境内有湘桂线、贵广线等高速铁路以及多条高速路交汇，县城与桂林市区已经连成一片，地理位置优越，交通枢纽便利，商贸物流产业发达。灵川县将以桂林国际旅游胜地、粤桂黔高铁经济带合作试验区的建设为契机，建设为"桂林北新城"，打造成"桂灵都市区"。

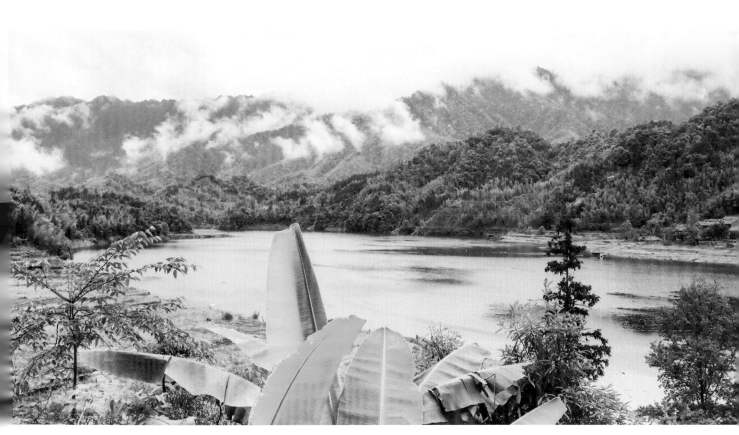

灵川县青狮潭水库上游生态景观

二、地质地形

灵川县地质构造上位于广西山字形构造东翼内侧，南北向弧形构造略向西凸起的弧顶部位，由于受多期的构造变动作用，形成了较复杂的构造景观，具有"背斜成山，向斜成谷"特点。西北部为越城岭复背斜，东南部为海洋山复背斜，两者之间为湘桂夹道，可称"灵川复向斜"，总地势大致自东北向西南倾斜，形成西、北、东高南低的地形特征。境内西北部、东北部、东南部属于中低山地貌，海拔450~1100 m，其中西北面最高峰锅底塘顶海拔达1722.4 m。中部和西南部属于河谷阶地、岩溶峰林、峰丛和低山丘陵地貌，地势较低，漓江自北向南蜿蜒流去，海拔150~500 m。

由于地质构造与岩层分布不同，县境明显分割成3条川：海洋山与尧山之间为东川，尧山与长蛇岭之间为中川，长蛇岭与越城岭之间为西川。以漓江河谷平原为中轴，西北部重峦叠嶂，溪河纵横交错，地属公平乡、兰田瑶族乡、九屋镇和潭下镇；东南部崇山峻岭、沟谷切割明显，有"兴安高万丈，海洋在天上"之说，地属海洋乡、潮田乡、大境瑶族乡、灵田镇和大圩镇；中部地势较为平坦，有"灵川平原"之称，地属三街镇、灵川镇、定江镇。

县境内地形地貌有山地、丘陵、台地、平原、河流水面等多种类型，大体为"八山半水分半田"。其中山地占41.9%，主要分布在县境西北部和东南部；丘陵占37.4%，广泛分布在海洋山、越城岭山地边缘，以及尧山和长蛇岭两侧；台地占11.1%，全县各地均有零星分布；平原占7.6%，主要分布在漓江、甘棠江、潮田河等河流两岸。

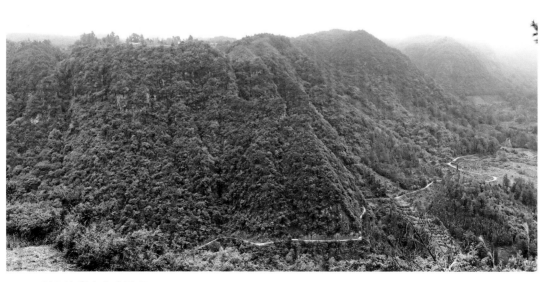

灵川县海洋山山脉景观

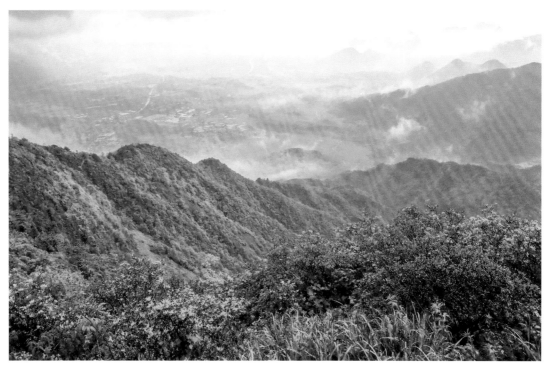

灵川县三街镇神岭生态景观

三、气候

　　灵川县位于南岭山脉南面的西麓，处于北回归线附近的低纬度区，属于中亚热带季风气候区，气候温和，雨量充沛，光照足，热量丰富。特征为四季分明、夏长冬短、冬冷夏热、雨热同季，春、秋季气候宜人，年均气温19.1℃，极端最低气温-4.9℃，极端最高气温38.5℃，年均日照1475.9 h，年均无霜期320天，年均降水量1992.6 mm。由于受冬、夏季风交替影响，降水量夏多冬少。4~7月为多雨季节，降水量集中且占全年总降水量的63%；8~10月常受副热带高压控制，降水量明显减少；11月至翌年3月受大陆季风影响，天气干燥少雨，降水量及雨日偏少。

　　县内由于地形地貌的不同，形成了各种不同的地区小气候，东部、北部山区海拔高，气候凉爽，湿度大，昼夜温差大；中部平原地区，气候温和，阳光充足。全县大致分为3个气候区：低丘平原温暖区、温暖多风区和山地温凉区。其中低丘平原温暖区包括潭下、灵川、三街、定江、大圩、潮田等乡镇大部分地区和九屋镇的山前小平原区，其地处漓江、甘棠江、灵田河、潮田河等沿河两岸，海拔约200 m，年均气温18.7~19.2℃，每年有不同程度秋旱。温暖多风区包括三街镇、灵川镇及定江镇东半部、灵田镇北半部，其特点是秋末和冬、春季偏北风偏多，且风速偏大。灵川县地处湘桂走廊，是冷空气南下的主要通道，早春多寒潮大风，晚秋多偏北风，影响早稻、晚稻生产。山地温凉区包括公平乡、海洋乡、大境瑶族乡，以及九屋镇、潮田乡等乡镇的山区各行政村，该区年均气温≤18.0℃，年均降水量为全县各地降水量之首，但冬半年霜雪来得早，雨凇、冰冻常有出现，严寒危害明显。

四、土壤类型

灵川县土壤分为红壤、黄壤、黄棕壤、水稻土、石灰土、红色石灰土、紫色土和冲积土8个土类，含17个亚类49个土属91个土种。地貌与水文是土壤呈区域性分布的主要原因，灵川县地带性土壤为红壤。自然土壤自山区向平原呈水平分布的特点，越城岭的鸡笼山和海洋山构成以山地黄壤、山地黄棕壤为主的土壤区；山地附近低山、丘陵以黄红壤、红壤为主，中部及河谷平原为红壤、冲积土、水稻土。全县土壤自西北向东南水平分布规律为黄壤、黄棕壤、黄红壤、红壤、冲积土、水稻土、红壤、黄红壤、黄壤、黄棕壤。

土壤成土母岩以砂页岩（含紫色砂页岩）为主，占全县成土母岩的83.08％，主要分布在丘陵、山地。其次是石灰岩和花岗岩，石灰岩各乡镇都有零星分布，以大圩镇南部漓江两岸较为集中；花岗岩分布在东南部的大境瑶族乡新寨村大江源至盘古山一带。

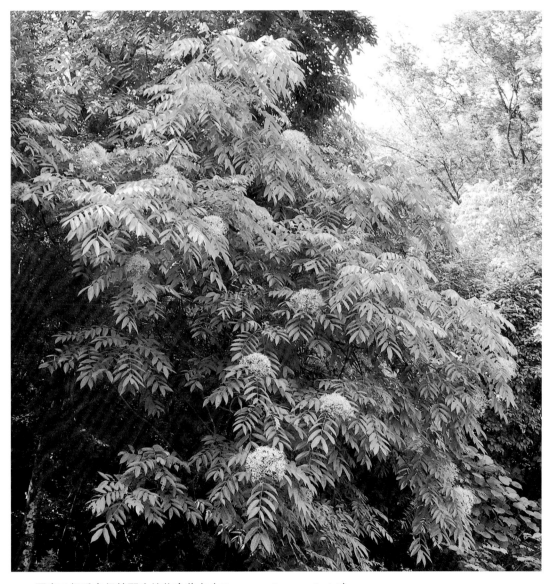

国家二级重点保护野生植物伞花木（*Eurycorymbus cavaleriei*）

五、水文

灵川县境内河流以珠江流域为主，县境内河流总汇水面积2257.19 km²，其中珠江流域面积占全县总面积的96.28%，仅海洋河属长江流域。灵川县河流多发源于东西两侧的海洋山、越城岭，集雨面积10 km²以上河流共66条。除漓江、海洋河外，有一级支流14条、二级支流31条、三级支流16条、四级支流3条。漓江为灵川县境内最大的河流，自北向南纵贯县境中部，流入桂林市后又东折进入灵川县内，在县境内全长45 km，有小溶江、白云江、潞江、甘棠江、桃花江、黄沙河、涧沙河、潮田河、古东水等支流。此外，灵川县境内岩溶发育强烈，地下水资源较为丰富，境内共有泉水386处，已引用的有69处，多分布在灵田、海洋、潮田、大圩、定江、潭下、九屋等乡（镇）石灰岩地区。

灵川水资源丰富，主要蓄水工程有青狮潭水库、思安江水库、小溶江水库等31处，其中青狮潭水库是一座以灌溉为主的综合利用大型水库，总库容$6 \times 10^9 m^3$，居广西第四位，是桂北地区最大的水库。全县水资源总拥有量为$5.378 \times 10^{10} m^3$，不仅能满足县域内生产生活的需要，还为漓江下游桂林市及其郊区的工农业用水和旅游航运提供大量的水资源。

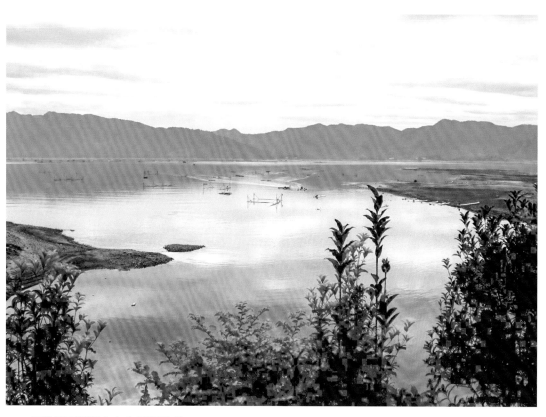

灵川县青狮潭水库公平湖景观

第二章　自然资源概况

一、植被资源

灵川县地处漓江上游，植被资源丰富，境内原生植被类型为中亚热带常绿阔叶林、针阔混交季雨林和南亚热带常绿阔叶季雨林，由于长期的人为活动，目前原生植被大部分已发生了变化，大多数地区演变为松、杉、油茶、毛竹、果树及灌木林。原生植被的乔木以壳斗科、樟科、木兰科和山茶科树种为主，灌木和草本植被有桃金娘、杜鹃、柃木、继木、黄荆、野牡丹、五节芒、铁芒萁等。受温度和光照等因素影响，植被类型随海拔的升高而不同，海拔800 m以上以常绿阔叶、落叶阔叶混交林为主；海拔500~800 m以常绿阔叶林为主；海拔500 m以下以天然的马尾松、杉木，以及桃、柑橙、银杏等经济果树林为主。石山地区常见有榔榆、斜叶榕、龙须藤、老虎刺、黄荆、红背山麻杆等树种。

近年来，灵川县坚持绿色发展，全县森林面积16.3万公顷，森林覆盖率达70.88%。境内森林资源分布呈现为"两边多，中间少"，即西北部（九屋镇、兰田瑶族乡、公平乡等）和东南部（灵田镇、海洋乡、大境瑶族乡等）的土地面积约占全县总面积的一半，但林地面积占全县林地面积的3/4。县域内有青狮潭和海洋山两大水源林保护区，主要林种有杉木、马尾松、毛竹、银杏等，其中毛竹、银杏是重要的林业资源，被定为全国毛竹生产基地县，而海洋乡的银杏之多为全国乡级之冠，被誉为"天下银杏之乡"。

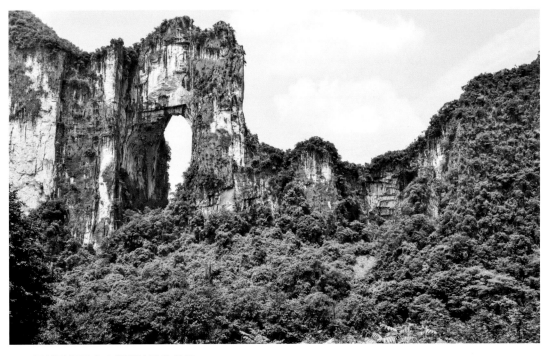

灵川县潮田乡穿岩岩溶地貌景观

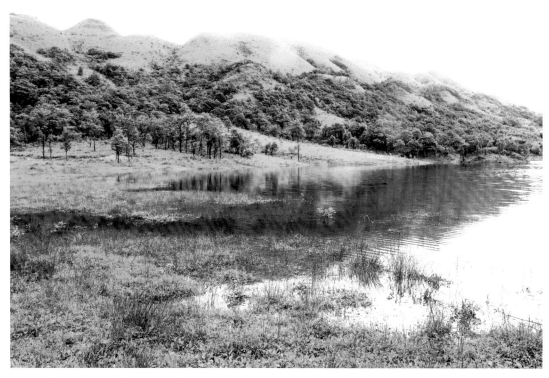

灵川县兰田瑶族乡高山湖泊景观

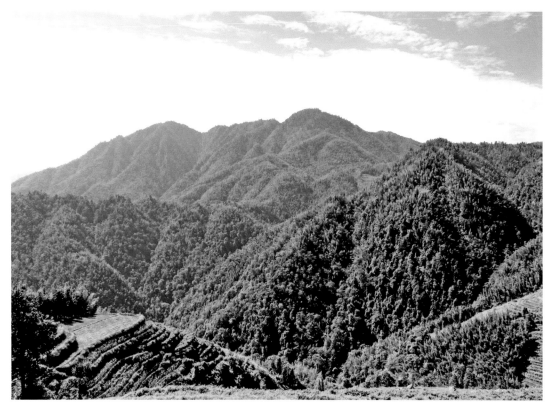

灵川县越城岭山脉景观

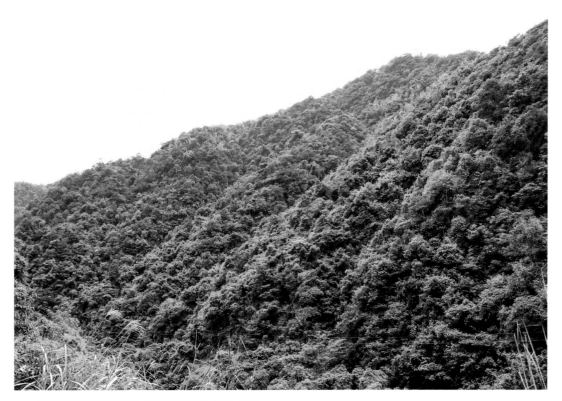

灵川县青狮潭水源林保护区常绿阔叶林景观

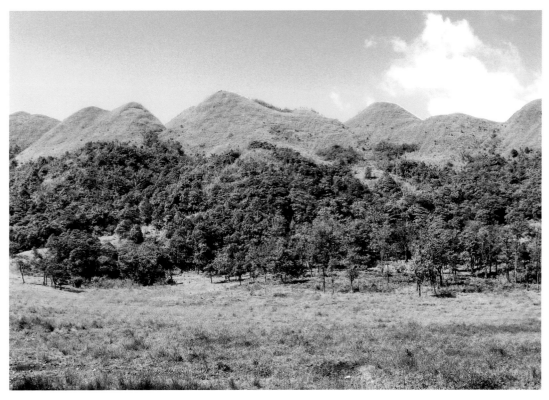

灵川县高山草地残留阔叶林景观

二、植物资源

　　灵川县位于广西东北部，地处湘桂走廊南端。境内东部有海洋山余脉，西部有越城岭余脉，更有着青狮潭和海洋山两大水源林保护区，作为漓江的上游区域，县域的植被保存得较为完整，植物资源丰富多样。据报道仅青狮潭水源林保护区就有维管植物215科704属1480种（含种下等级），其中蕨类植物38科67属95种，裸子植物9科10属13种，被子植物168科627属1372种。按植物性状，木本维管植物762种，草本植物572种，藤本植物146种。优势科有菊科、蔷薇科、樟科和禾本科等，优势属有冬青属、榕属、山矾属、杜鹃花属、槭属、润楠属、蓼属、锥属、青冈属、山胡椒属、紫金牛属、荚蒾属、蒿属、木姜子属、悬钩子属、忍冬属等。

　　县境内拥有丰富的珍稀濒危植物，属国家一级重点保护野生植物的有南方红豆杉等；属国家二级重点保护野生植物的有金毛狗、桫椤、六角莲、柔毛油杉、广东五针松、鹅掌楸、伯乐树、闽楠、楠木、花榈木、香果树、伞花木等，以及金线兰、硬叶兜兰、细茎石斛等兰科植物；属广西重点保护野生植物的有南方铁杉、长苞铁杉、观光木、乐东拟单性木兰、马蹄参、银钟花和白辛树等。

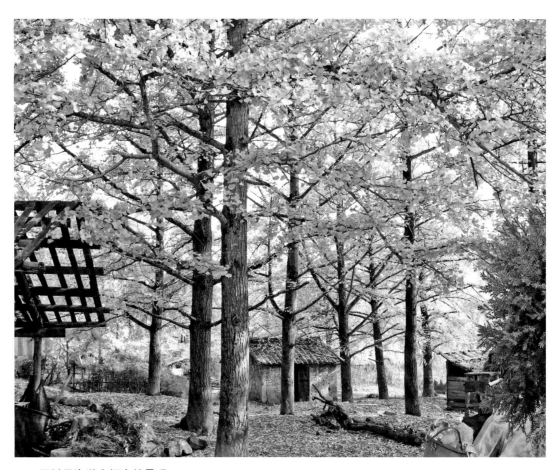

灵川县海洋乡银杏林景观

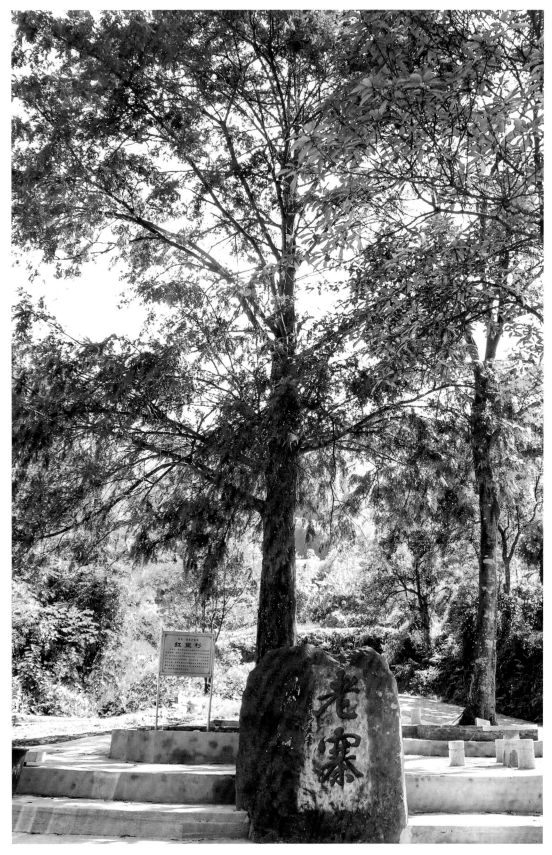

国家一级重点保护野生植物南方红豆杉（*Taxus wallichiana* var. *mairei*）

第三章　人文资源概况

一、历史文化

灵川县地处湘桂走廊南端，始建于唐代龙朔二年（662年），至今已有1358年历史，自古为"楚越往来之要冲""领中原风气之先"，文化底蕴深厚独特，人文古迹丰富，传统村落众多，民俗风情特色鲜明。县域内呈现多元文化的色彩，有以大圩古镇、长岗岭古道为代表的商贾文化，以九屋江头村为代表的儒家文化，以八路军桂林办事处灵川路莫村物资转运站、桂北武装起义指挥部旧址为代表的红色文化，以瑶族"尝新节"等民俗节日为代表的少数民族文化。

悠久的历史赋予灵川深厚的文化底蕴，也留下了丰富的文化遗产。目前，全县共有重点文物保护单位32个，列入中国传统村落共13个。全县列入非物质文化遗产代表名录共65项。有以大圩古镇、三街古城、江头村、长岗岭村、熊村、迪塘村为代表的古镇、古村落建筑群；有广西保存最完整的湘桂古商道"三月岭古道"；有以三街镇、九屋镇、灵田镇、大圩镇汉代至南朝墓群，定江镇岑德固及母墓为代表的古墓文物；有以大境瑶族乡、兰田瑶族乡、九屋镇、大圩镇等的瑶寨、壮寨、回民村为代表的民族民俗文物；有以定江聚田新岩遗址为代表的古人类文化遗址；还有散落各地的众多古代桥梁、摩崖石刻、石雕艺术品、民族民俗文物等。

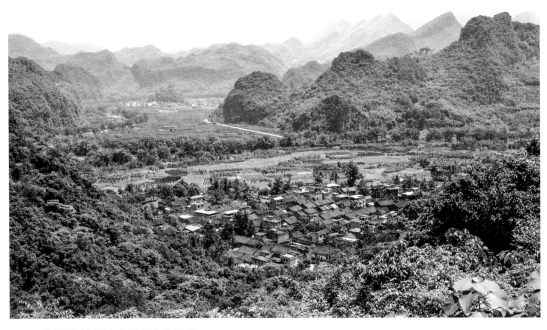

灵川县大境瑶族乡瑶寨生态景观

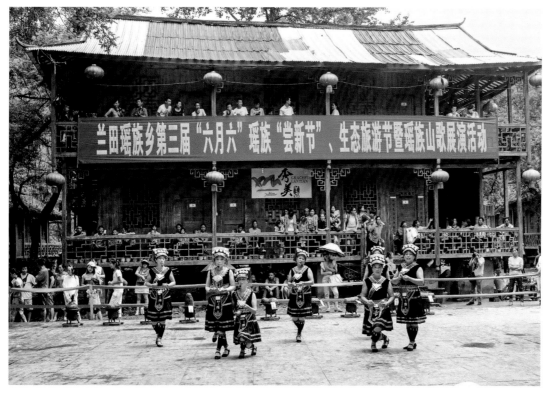

灵川县兰田瑶族乡"六月六"瑶族"尝新节"

二、民俗文化

灵川县拥有丰富而纯朴的民间民俗文化，在新农村建设和谐社区建设中积极推进优秀传统民俗文化的传承发扬。灵川县九屋镇江头村是北宋理学家周敦颐的"百年清官村"，拥有独特的"江头洲爱莲文化"和"科举仕宦文化"，现为全国重点文物保护单位、中国历史文化名村、中国传统村落。每年的农历五月十四是江头村一年一度的传统民俗节日——"江头姑娘节"，至今已有600多年历史。2012年9月，"灵川江头姑娘节"被列入自治区级非物质文化遗产，现每年独具特色的民俗活动吸引了十里八乡的乡亲及众多游客，传承内涵丰富的民俗文化，逐步成为灵川县当今乡村文化活动的亮点。

"尝新节"是灵川县兰田瑶族乡瑶族同胞一个古老、淳朴、热闹的传统节日。每年农历六月初六，人们把成熟最早的玉米、稻谷等采摘下来做成饭食供奉祖先，然后全家进食。这一天，瑶族男女老少身着瑶族盛装参加系列庆祝活动——跳长鼓舞、舞草龙、宴请宾客、对山歌，以感谢祖宗和天地神灵，祈求庇佑五谷丰登，是瑶族古朴深厚农耕文化的缩影。

三、民族植物应用

灵川县境内主要有瑶族、壮族、回族等少数民族，在长期民族发展历程中，对植物利用的文化内涵丰富多彩。《灵川县志》记载兰田瑶族乡一带的壮族、回族群众在每年农历四月初八用数种树叶熬汁、煮糯米饭食，以追忆本族祖先。农历五月初五又称"端阳节"，各家各户插石菖蒲、艾叶、蒜头以避邪降鬼；食端午粽，饮雄黄酒，妇人制五色香包佩戴，小孩则挂于胸前，以驱邪避凶。这些民间习俗体现人们与植物之间有密不可分的精神关联，对地方民族植物文化的形成具有重要的意义。

　　灵川县行政区划下辖2个民族乡，即大境瑶族乡、兰田瑶族乡，分别位于都庞岭海洋山系余脉和越城岭山系余脉，崇山峻岭、溪河纵横交错，优越的自然生境孕育了丰富的植物种类。《灵川县志》记载该地区历来盛产白果、香菇、木耳、茶叶、山苍子、杜仲、厚朴、茯苓、使君子、薏苡仁和金银花等各种药材，在长期的生产劳动实践中，瑶族人民积累了利用周边植物的丰富知识，尤其在利用草药防病治病方面形成了独具一格的瑶族医药。

　　瑶族历来喜喝油茶，灵川县境内以大境瑶族乡为盛，一日三餐饭前必喝，有客来也要用油茶款待。大境当地更是有喝斋茶的习俗，大境斋茶味道香醇浓厚，带有轻微的苦涩，主食材有茶叶、生姜、大蒜、紫苏和干香菇，配料有干辣椒、炒米、花生和玉米等。大境斋茶制法讲究，仅是茶叶的制作就要经过好几道工序。瑶族人民长期居住在昼夜温差大、潮湿的山区，村民们将斋茶作为早餐，不仅可以驱寒除湿，同时斋茶里加了紫苏，还能防治感冒，强身健体，这是瑶族人民长期生活在山区中的宝贵经验总结。

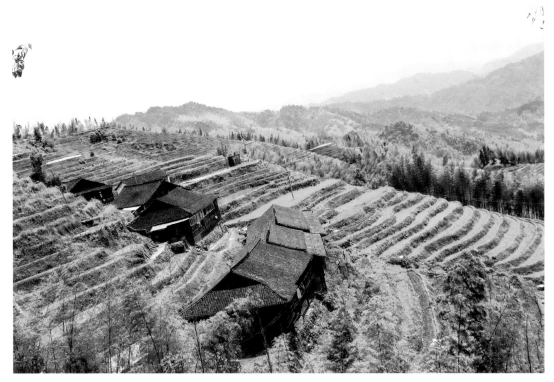

灵川县兰田瑶族乡梯田耕作景观

第四章 社会经济条件

一、经济发展

灵川县交通区位优势突出，湘桂高速铁路、贵广高速铁路、国道322线、桂柳高速公路、兴桂高速公路贯穿县境，"两铁三高四互通、一城四站两枢纽"纵横其间，形成了至广州、长沙、贵阳、南宁四个省会（首府）城市三小时经济圈。灵川县物产及自然资源丰富，是全国商品粮基地县、国家蔬菜产业重点县、全国休闲农业与乡村旅游示范县，全县有AAAA级景区2处、AAA级景区2处，中国历史文化名镇1个、国家级传统村落12个。

2021年，全县实现生产总值190.41亿元，比2020年增长7.3%；财政收入完成32.70亿元，其中公共财政预算收入7.6亿元；公共财政预算支出30.18亿元。固定资产投资完成113.80亿元，比2020年增长8.8%；社会消费品零售总额完成143.52亿元，比2020年增长6.1%；城镇居民人均可支配收入41489元，比2020年增长6.2%；农村居民人均可支配收入19950元，比2020年增长9.8%；节能减排指标完成上级下达的任务，主要经济指标位居桂林市前列。

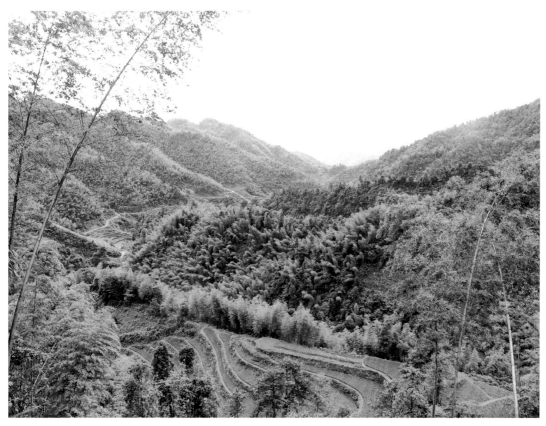

灵川县特色产业毛竹种植景观

二、产业结构

近年，灵川县紧紧围绕"做强工业，做优农业，做活第三产业，开发甘棠江，建设高铁园，打造新灵川"的发展思路，统筹推进稳增长、调结构、促改革、惠民生、保稳定等各项工作，保持了经济社会持续健康发展。2021年，第一产业增加值60.04亿元，第二产业增加值39.44亿元（工业增加值17.65亿元），第三产业增加值90.94亿元。

现代特色农业效益提升。粮食生产持续稳定，水产畜牧产业稳中有升，重大动物疫病防控有效，特色果蔬种植增幅明显。建设高标准农田2.5万亩，主要农作物综合机械化率达73.8%，成为广西丘陵山区优特产业生产机械化推进会观摩点。

工业转型升级加快发展。全县新培育规上企业10家，以桂林高铁经济产业园建设为主战场，注重改善发展环境，企业服务不断优化，工业主导地位进一步显现。

现代服务业优质发展。现代商贸物流发展提质增速。旅游基础设施不断完善，入选广西特色旅游名县，积极融入桂林打造世界级旅游城市，2021年接待游客843.4万人次、总消费达94.2亿元，连续四年入选中国县域旅游竞争力百强县。

三、人口概况

截至2021年末，灵川县常住人口42.45万人。根据全国第七次人口普查数据，全县户籍总人口39.59万人，其中城镇人口17.98万人，城镇化率为47.55%。全县常住人口绝大多数为汉族，汉族人口占总人口的91.54%，其余还有瑶、壮、回、苗等11个少数民族。

四、城镇化建设

近年来，灵川县夯基础、强管理、提品质，推动新型城镇化建设，紧紧围绕建设"桂林北新城"的目标定位，按照"北改、南兴、东拓、西延"的大县城建设思路，全面加快与桂林市区同城化发展的建设。

全县持续推进基础设施配套、新型城镇化等工程，城乡快速通道格局不断完善，道路系统不断优化。稳步推进城区提质建设，提升城市管理水平。加大县城、八里街区域环境整治力度，扎实推进道路亮化、净化、硬化及划行归市、网格化管理、街面见警六大工程。抓好乡风文明建设，给群众创造更优美的生活环境，不断提高人民群众的幸福感和满意度。

灵川县紧紧围绕"产业为根、人才为基、文化为魂、生态为本、组织为核"五位一体建设目标，以特色农业产业为基础，结合新型城镇化建设，打造宜居、宜业、宜游、有灵川特色的田园综合体。完成18个生态新农村示范村建设，九屋镇江头村获得"美丽广西"乡村建设示范村称号，公平乡大桥村、海洋乡大桐木湾村、大圩镇下渎礼村、灵田镇老甘棠村、三街镇溶江新村等5个村屯获广西"绿色村屯"称号，逐步优化城乡居民生活环境，实现富裕文明、和谐发展的新灵川。

五、环境保护

灵川县加强生态建设和环境保护,不断提升县域环境品质。狠抓城乡环境整治、污染减排、大气污染防治、饮用水水源保护、生态乡村建设等工作,不断提升环境品质、增强县域环境竞争力。抓好漓江、甘棠江、青狮潭自然保护区生态保护和修复工作,开展"四乱一脏"专项整治行动,全面提升漓江流域生态环境的质量和水平,漓江干流水质保持国家地表水Ⅱ类标准。道光河黑臭水体整治项目、漓江生态系统保护修复工程加快推进。2021年,空气优良天数比例达96.4%,空气质量连续五年向好发展。污染地块安全利用率达100%。完成人工造林1.1万亩,遥感监测森林覆盖率达76.5%。

灵川县全面启动实施"美丽灵川·宜居乡村"建设活动,对全县农村生态环境、基础设施等方面进行治理改善,着力营造环境整洁、设施配套、田园秀美、舒适宜居的现代农村面貌,农村基础设施得到进一步完善,生态环境得到进一步提升。全县128个行政村环境得到显著改善,三街龙坪村获评全国生态文化村,并成功打造了历史文化名村1个、国家级传统村落13个、自治区级传统村落8个、中国最美休闲乡村2个,建成了自治区级"绿色村屯"16个、自治区级"美丽广西"乡村建设示范村2个,市级和县级"美丽桂林·宜居乡村"示范村分别为8个和12个,完成创建漓东百里生态示范带和大桂林生态休闲旅游精品线路,城乡环境得到明显改善。

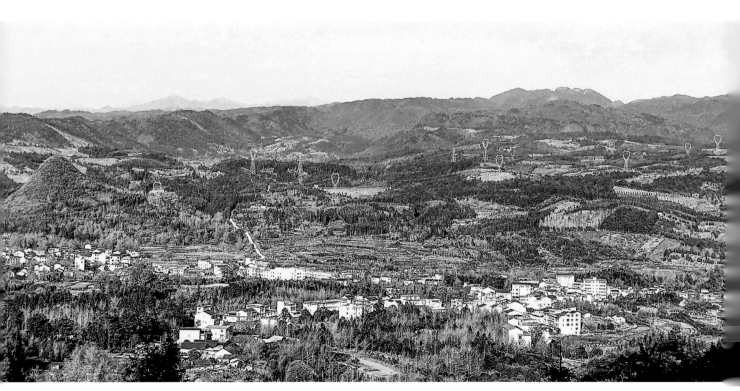

灵川县建设宜居乡村景观

第五章　药用资源多样性

一、药用植物资源

　　灵川县属中亚热带季风气候，境内地势复杂，地貌类型多样，自然生态条件优越，药用植物资源丰富。通过对灵川县各乡镇的野外调查、标本采集与鉴定、市场调查和访问调查，并查阅国内各大标本馆标本与参考相关文献资料，统计出灵川县共有药用植物1892种（包括种下单位，下同），隶属243科929属。其中药用非维管植物21科26属28种，包括药用菌类13科18属20种，药用苔藓植物8科8属8种；药用维管植物222科903属1864种，包括药用蕨类42科81属168种，药用裸子植物9科14属17种，药用被子植物171科808属1679种。灵川县药用植物与广西药用植物在科和属的比较水平中，均达广西总数的60%以上，而药用植物种类则达广西总种数的46.6%（表5-1）。

表5-1　灵川县药用植物与广西药用植物比较

类别	科	属	种
灵川县药用植物	243	929	1892
广西药用植物	324	1512	4064
灵川县药用植物占广西比重（%）	75.0%	61.4%	46.6%

广西药用植物数据来源：《广西中药资源名录》。

　　灵川县药用植物资源以药用维管植物为主，占药用植物总种数的98.5%，而菌类和苔藓植物仅占植物总种数的1.5%。但菌类和苔藓植物在医药方面历来发挥重要作用，尤其是药用菌类在我国已有上千年的应用历史，如灵芝、茯苓、银耳、云芝等不仅有传统的益气、强身、祛病、通经等功能，还具有增强人体免疫力和抗肿瘤的功效，且许多菌类兼具药食两用价值而深受欢迎。随着人们与日俱增的崇尚健康自然的生活需求，其应用前景十分广阔。苔藓植物在医药上被利用的历史亦较久，民间常见的如蛇苔、地钱和葫芦藓等，均有清热解毒、止血、消炎等功效；近年来的研究表明苔藓植物能产生萜类、黄酮类及联苄类等生物活性物质，其中许多对病原真菌和细菌具有良好的抑制作用，是天然抗菌药物的重要来源。

　　灵川县药用维管植物与广西药用植物分类类群的比较见表5-2。在科的水平比较中，灵川县药用裸子植物涵盖了广西药用裸子植物的所有科，而药用蕨类和被子植物均占广西总科数的80%以上；在属的水平比较中，三者均约占广西总属数的60%以上；在种的水平比较中，药用蕨类植物占广西总数的比例较高，近达75%，而药用裸子和药用被子均占广西总种数的45%以上。灵川县药用维管植物按性状统计，草本类881种，灌木类420种，藤本类244种，乔木类321种。其中草本类占优势，近占总种数的47.2%，灌木类约占22.5%，藤本类和乔木类各约占总种数的15%和17%。

表5-2 灵川县药用植物分类群数量统计

分类群		灵川县	广西	占广西比例（%）
药用蕨类植物	科	42	46	91.30%
	属	81	88	92.05%
	种	168	225	74.67%
药用裸子植物	科	9	9	100%
	属	14	17	82.35%
	种	17	34	50.00%
药用被子植物	科	171	212	80.66%
	属	808	1326	60.94%
	种	1679	3680	45.63%

广西药用植物数据来源：《广西中药资源名录》。

（一）野生药用植物

1. 分布特点

灵川县地处湘桂走廊南端，属中亚热带季风气候，境内地形地貌复杂，海拔跨度较大，最高海拔约1722 m，最低处仅约135 m，因此形成了差异明显的区域性气候特点，从而蕴藏了丰富的药用植物种质资源。适宜的生境和悠久的地质，使一些古老珍贵的药用植物资源得以保存，如银杏、伯乐树、南方红豆杉、桫椤、三尖杉、粗榧、鹅掌楸、华南五针松、南方铁杉、长苞铁杉等。县境内分布的药用植物具有明显的中亚热带特色，主要有多花黄精、钩藤、南五味子、三叶木通、黄花倒水莲、金毛狗脊、蛇足石杉、杜仲、山鸡椒、大血藤、朱砂根、七叶一枝花、牛耳朵、草珊瑚、扶芳藤等特色药材。

药用植物资源的形成和分布与地貌、气候、土壤等环境因子密切相关，因而受地理位置的不同、气候条件的变化以及人类活动等诸多因素影响，灵川县野生药用植物资源蕴藏主要集中在境内东南部的海洋山山脉和西北部的越城岭支脉及其周边范围，此区域为丛峦叠嶂的群山和起伏连绵的丘陵，更有青狮潭和海洋山两大水源林保护区，作为漓江的上游区域，其植被保存得较为完整，药用植物种类丰富多样。同时，药用植物的分布受海拔梯度影响较大，海拔1000 m以上主要为矮林及部分常绿落叶混交林，分布的药用植物主要有龙胜金盏苣苔、峦大越橘、五岭龙胆、深山含笑、华南落新妇、蒙自猕猴桃、齿缘吊钟花等；海拔500~1000 m主要为常绿阔叶林及次生阔叶林，分布的药用植物主要有广东杜鹃、黄花倒水莲、钩藤、黑老虎、南五味子、秃叶黄檗、香港四照花、野木瓜、蚂蝗七、紫背天葵、箭杆风、毛萼珊瑚兰和石斛类等；海拔500 m以下的丘陵多为针叶林及茶果林，分布的药用植物主要有千里光、金樱子、何首乌、了哥王、五指毛桃、海金沙、算盘子、血水草、虎杖、桅子等。

灵川县中部属地势平坦的湘桂低谷走廊，为漓江两岸的岩溶地貌，植被多为石山灌丛草坡，村落周围的风水林有少部分残存的阔叶林，主要分布有黄荆、野菊、红背山麻杆、龙须藤、小木通、威灵仙、天葵、石油菜、百部、丝穗金粟兰、小槐花等药用植物。

2. 种类组成

灵川县野生药用植物共计221科787属1645种，其中菌类10科12属13种，苔藓植物8科8属8种，维管植物203科767属1625种（包括蕨类植物42科81属168种，裸子植物5科8属10种，被子植物156科678属1447种）。其中，被子植物在科、属、种的水平上均为最多数量，分别占总科数的76.8%、总属数的88.4%、总种数的89.0%，为绝对优势。

从灵川县野生药用维管植物科内种的数量结构进行统计分析（表5-3）。统计结果按4个等级划分，即科内只含1个种的科为单种科，科内含2~10个种的科为寡种科，科内含11~20个种的科为中等种科，科内含大于20个种的科为多种科。结果表明，含1种的有50科，含2种的有30科，含1~2种的科占总科数的39.4%，占总种数的6.8%。优势科依次为菊科（74种）、蝶形花科（58种）、蔷薇科（55种）、茜草科（50种）、唇形科（40种）、禾本科（38种）、大戟科（34种）、樟科（31种）、山茶科（31种）、兰科（31种）。

表5-3　灵川县野生药用维管植物科内种的数量结构统计

类型	科数	占野生总科数比例	种数	占野生总种数比例	代表科
单种科（1种）	50	24.6%	50	3.1%	桫椤科、槲蕨科、阴地蕨科、买麻藤科、大血藤科、百部科、蛇菰科、延龄草科、石蒜科
寡种科（2~10种）	108	53.2%	513	31.6%	紫萁科、石杉科、八角科、三白草科、番荔枝科、胡椒科、藤黄科、车前科、半边莲科、萝藦科、楝科
中等种科（11~20种）	25	12.3%	379	23.3%	凤尾蕨科、五加科、葫芦科、冬青科、木犀科、芸香科、葡萄科、马鞭草科、伞形科
多种科（>20种）	20	9.9%	682	42.0%	水龙骨科、紫金牛科、毛茛科、百合科、樟科、大戟科、茜草科、蔷薇科、蝶形花科、菊科
合计	203	100%	1624	100%	

属的统计表明，灵川县药用维管植物含1种的有444属，含2种的有156属，含1~2种的属占总属数（767属）的78.2%，占总种数的46.6%。优势属依次为榕属（18种），蓼属、冬青属和菝葜属（各14种），珍珠菜属和荚蒾属（各13种），柃木属、山矾属、紫金牛属和悬钩子属（各12种），凤尾蕨属、铁线莲属、卫矛属和杜鹃花属（各11种），山胡椒属和猕猴桃（各10种）。由以上统计数据分析可知，药用维管植物涉及的科和属比较多，在各科属中的分布是相对分散的，反映了灵川县药用维管植物组成类群的丰富性。

3. 资源分析

从野生药用植物的性状来分析，按草本、灌木、藤本（木质藤本与草质藤本）和乔木四大类统计，其中草本769种、灌木374种、藤本213种、乔木268种，草本占总种数比例最大，达47.4%，灌木约占总种数的23.0%，而藤本和乔木占比相对较小，分别为13.1%和16.5%。草本主要有蕨类、禾本科、菊科、兰科、百合科、天南星科、伞形科、蓼科、石竹科、荨麻科等植物；灌木类主要有山茶科、野牡丹科、杜鹃花科、桑寄生科，以及紫金牛属、榕属、鼠李属、绣球属、卫矛属、花椒属、紫珠属、冬青属等植物；木质藤本主要有五味子科、猕猴桃科、萝藦科、葡萄科，以及钩藤属、清风藤属、忍冬属、素馨属等植物；草质藤本主要有葫芦科、胡椒科、防己科等植物；乔木类主要有木兰科、芸香科、樟科、壳斗科、金缕梅科、楝科、榆科、山茱萸科、无患子科等植物。

从野生药用植物的药用部位来分析，依据最主要的药用部位划分为八大类（表5-4），其中全草（株）类、根及根茎类占大多数，分别占总数的47.5%和24.9%，尤其全草（株）类药材约占近总药材数的一半，其余的依次分别为叶类、果及种子类、藤茎类、皮类、花类等。药用部位的多样化反映出灵川县药用植物资源的丰富多样。但是对于全草（株）类、根及根茎类的药材，在采收时应兼顾药用植物资源的繁衍更新，保证资源的可持续利用。

表5-4　灵川县野生药用植物的药用部位统计

类型	入药部位	数量	占总数的比例	代表物种
全草（株）类	全草、全株	771	47.5%	垂穗石松、千里光、杠板归、虎耳草、元宝草、石胡荽、一点红、龙芽草、飞扬草、牛耳枫、草珊瑚、黄荆、黄连木、算盘子、饿蚂蝗、扶芳藤、紫金牛、络石
根及根茎类	根、根状茎、块根、块茎、鳞茎、球茎	405	24.9%	黄精、何首乌、虎杖、牛膝、朱砂根、金毛狗脊、葛根、五指毛桃、茜草、黄花倒水莲、商陆、千斤拔、南五味子、川续断、羊乳、槲蕨、山姜、蚂蟥七、百合、百部
叶类	叶、嫩叶、叶芽、茎叶、枝叶、叶鞘	146	8.9%	石韦、藤茶、板蓝、桑寄生、锐尖山香圆、艾叶、绞股蓝、白背叶、香叶树、千里香、大青、亮叶杨桐、野生紫苏
果及种子类	果实、果皮、种子、种仁、假种皮、种子油	105	6.5%	栀子、金樱子、山鸡椒、决明子、桃金娘、女贞子、皂荚、中华栝楼、苍耳、吴茱萸、青葙子、路路通、构树、无患子
皮类	根皮、树皮、茎皮	92	5.7%	穿破石、五加皮、毛杜仲藤、川桂、救必应、秃叶黄檗、苦楝皮、木竹子、水蛇麻、白瑞香、白蜡树
藤茎类	茎、藤茎、心材、茎髓	65	4.0%	钩藤、龙须藤、网脉崖豆藤、定心藤、大血藤、小叶买麻藤、阔叶十大功劳、中国旌节花、通脱木、灯心草
花类	花、花序、花蕾	34	2.1%	野菊、夏枯草、槐花、忍冬、深山含笑、黄蜀葵
其他	虫瘿、珠芽、笋	6	0.4%	盐肤木、漆、中华安息香

（二）栽培药用植物

1. 种植种类

对灵川县1864种药用维管植物进行野生与栽培类型的统计，县域内栽培药用植物计240种，隶属79科191属，占总种数的12.8%。这些栽培物种中少部分是专为药材而栽培的，大部分物种除具有药用功效外，主要还用于食用、材类、绿化和观赏等用途，如禾本科的谷类、蝶形花科的豆类、十字花科的菜类、葫芦科的瓜类、芸香科的果类、茄科的茄果类等多为药食两用的物种，而菊科、夹竹桃科、蔷薇科、木兰科和柏科等部分植物多用于园林绿化和观赏。灵川县为桃、柑橙等果树的栽培种植大县，近年桃胶、枳壳、枳实等药材也相应地成为本县常年收购的大宗药材。

灵川县境内气候适宜，生态环境优良，野生药材资源丰富，具有发展中草药种植的优越自然条件。近年全县境内种植的主要品种有白果、草珊瑚、鱼腥草、吴茱萸、罗汉果、黄精、玉竹、重楼、山药、生姜、黑老虎、槐花、八月炸、铁皮石斛、钩藤、刀豆、天冬、红豆杉、金花茶、蘑芋、百部、金线莲、黄花倒水莲、甜茶、杜仲、厚朴、走马胎等30余种药材。

此外，灵川县充分利用境内生态环境的优势，进行药食两用的菌类栽培，尤其是在大境瑶族乡、海洋乡、兰田瑶族乡等高海拔寒冷山区仿野生栽培灵芝，一些区域逐步形成规模化种植，逐渐成为当地农民增收致富的渠道。

2. 种植历史

灵川县境内药用植物资源丰富多样，药材需求历来以野生资源为主，栽培品种和种植规模相对较少。《灵川县志》曾记载，二十世纪五六十年代为满足本地医药的需求而开始有规模种植中药材。1959年灵川县卫生局在潭下人民公社（今潭下镇）建立药材栽培场，1969~1980年该公社各大队医疗站开始划地种植中草药，人工栽培薄荷、泽泻、水半夏、茯苓等药材，且产量较丰，不仅能满足本县的需求，还可外调供应；1981年市场经济以后，中药材种植规模缩减，收购量也逐年减少，大部分药材从桂林药材站调进。

银杏素有"活化石"之称，种子和树叶可作药用，尤其种子（名为白果）可药食两用，有敛肺定喘、止带浊、扩张微血管、促进血液循环等功效。《灵川县志》记载灵川种植白果历史在1000年以上，明代万历二十六年（1598年）如意寺［位于灵川县三街镇南寺塘的枫木山上，建于唐代开元年间（713—741年）］《重修记略》写道："及观寺侧，古杏二千直上，高数十仞，周丈五强，其渐远处如钟乳状者，又数十淄不止。"推算当时树龄应在500年以上。

灵川县海洋乡拥有百年以上的银杏古树1.7万株，尤其水头村的几株树龄逾500年，仍挂果累累，被誉为"中国银杏第一乡"。当前，海洋乡有银杏新树100万株，年产白果$8×10^4$ kg，人均白果拥有量居全国乡级第一位，尤其安泰村地处海拔800 m的高寒山区，银杏生长挺拔旺盛，连年丰收，最大的一株树龄150年，年产白果200 kg。灵川县近年来充分发挥海洋乡银杏的自然资源优势，推动乡村健康文化旅游产业，有力促进乡村振兴。

此外，灵川县依托优越的地理环境，农户种植品种如罗汉果、杜仲、黄柏、厚朴等药材，至今已有50~60年种植历史，而淮山、草珊瑚、生姜等药材种植有20~30年历史。近年灵川县结合市场需求，种植了黄花倒水莲、走马胎、吴茱萸、鱼腥草、槐花、黄精、重楼、天冬、灵芝等道地药材和特色药材。

3. 种植现状

灵川县因地制宜，引导各乡镇开展中药材种植业，带领农民致富。据调查，近年灵川县中草药种植栽培面积超过1000亩的大宗品种有生姜、山药、鱼腥草、灵芝等药材，而一些药材如草珊瑚、吴茱萸、罗汉果、黑老虎、八月炸、槐花、甜茶等在各乡镇也有零星种植，尤其是可药食两用的品种受到市场青睐。

近年来，灵川县将自然资源优势转化为特色产业优势，把菌类种植作为精品特色农业致富产业。灵川县灵芝主要生长在海洋乡、大境瑶族乡、兰田瑶族乡等地的高寒山区，由于当地特殊的地理气候环境，山上被冰雪压断的树木会自然孕育出野生灵芝，利用这自然资源和地理优势，采集野生灵芝孢子，经提纯复壮后培育出健康菌种，再接种到被冰雪压断的椴木上，在山区野生条件下，培育出的灵芝品质优良，深受市场欢迎。当前全县种植面积超过5000亩，年产鲜灵芝$1.2×10^6$ kg，灵芝种植已成为灵川县精准扶贫的重点产业之一。

4. 发展趋势

中药材是中医药事业传承和发展的物质基础，是关系国计民生的战略性资源。保护和发展中药材，对于深化医药卫生体制改革、提高人民健康水平、发展战略性新兴产业、增加农民收入、促进生态文明建设，具有十分重要的意义。随着大健康产业发展和"一带一路"建设，以及中国农业供给侧结构性改革的推进，国家对中药材产业扶持力度不断增强，中药材种植面积将大幅增长。中药材规范化生产种植，提高了中药材的产量和品质，有利于该行业的发展与经营。同时由于受人口增长、人口老龄化、人民生活水平提高等因素影响，全国中药产品需求量成倍增长，尤其药食同源的产品倍受追捧，亦加快了中药材产业发展步伐，加速中药材规范化生产种植产业的发展。

灵川县近年认真贯彻乡村振兴战略、全面深化农村改革、加快推进农业现代化等的重大决策部署，创建一批核心示范区，包括与中药健康产业相关的现代特色农业示范区，如海洋乡中草药产业示范园和小平乐银杏旅游示范点、兰田瑶族乡黑老虎产业示范园、九屋镇西岭村铁皮石斛产业示范点、三街镇溶流村药材产业示范点等，为推进健康养生文化旅游产业发展起到了重要的示范带动作用。县内一些种植基地采用"党支部+公司+农户（贫困户）"的运作模式，将中药材种植作为推动经济发展、助推脱贫攻坚的重要产业，走出了一条精品特色产业致富之路。因此，依托县域优越的自然生态环境、丰富的植物资源，以规范化种植为基础，将中药材产业发展与医疗养生、生态旅游相结合，不断做大做强中药材产业，可带动更多群众实现增收致富。

（三）珍稀濒危及特有药用植物

1. 珍稀濒危物种

国家重点保护野生植物主要包括数量极少、分布范围极窄的濒危种，具有重要经济、科研、文化价值的濒危种和稀有种，重要作物的野生种群和有遗传价值的近缘种，以及有重要经济价值，因过度开发利用，资源急剧减少的物种。依据《国家重点保护野生植物名录》（2021年第15号国家林业和草原局、农业农村部公告）以及广西壮族自治区第一批重点保护野生植物名录（2010年广西壮族自治区人民政府公布），对灵川县药用植物的珍稀濒危植物进行统计。统计结果显示，灵川县分布的重点保护野生药用植物共计55种，隶属16科42属。其中，药用蕨类植物6种，药用裸子植物5种，药用被子植物44种；国家一级重点保护野生植物1种，国家二级重点保护野生植物29种，区级重点保护野生植物25种（表5-5）。

根据《中国物种红色名录》（第一卷），结合IUCN濒危植物红色名录分级标准体系（3.1版）以及IUCN物种红色名录标准在地区水平的应用指南（3.0版），灵川县重点保护野生药用植物划分5个等级：极危（CR）、濒危（EN）、易危（VU）、近危（NT）和无危（LC），评估结果详见表5-5。

国家级或自治区级重点保护且市场需求较大的药材，如南方红豆杉、厚朴、铁皮石斛、天麻、白及等，在县境内已很难寻觅到其野生踪迹，现已开展人工栽培利用；金毛狗脊、桫椤等市场需求大、部分依赖于野生资源的药材，其野外资源量逐年减少。而一些既有药用又有较高观赏价值的兰科植物如流苏贝母兰、梳帽卷瓣兰、重唇石斛、金线兰等也面临掠夺性采挖，使得兰科植物的野外种群受到严重威胁。野生资源的枯竭会直接影响生物多样性，其保护和可持续利用工作引起高度的重视。

表5-5　灵川县重点保护野生药用植物

序号	科名	中文名	学名	保护等级	濒危程度
1	红豆杉科	南方红豆杉	*Taxus wallichiana var.mairei*	国家一级	濒危（EN）
2	石杉科	蛇足石杉	*Huperzia serrata*	国家二级	濒危（EN）
3	石杉科	华南马尾杉	*Phlegmariurus austrosinicus*	国家二级	濒危（EN）
4	石杉科	福氏马尾杉	*Phlegmariurus fordii*	国家二级	濒危（EN）
5	观音座莲科	福建观音座莲	*Angiopteris fokiensis*	国家二级	易危（VU）
6	蚌壳蕨科	金毛狗脊	*Cibotium barometz*	国家二级	易危（VU）
7	桫椤科	桫椤	*Alsophila spinulosa*	国家二级	极危（CR）
8	松科	黄枝油杉	*Keteleeria davidiana var. calcarea*	国家二级	易危（VU）
9	松科	华南五针松	*Pinus kwangtungensis*	国家二级	濒危（EN）
10	红豆杉科	白豆杉	*Pseudotaxus chienii*	国家二级	濒危（EN）
11	小檗科	六角莲	*Dysosma pleiantha*	国家二级	濒危（EN）
12	马兜铃科	金耳环	*Asarum insigne*	国家二级	易危（VU）

续表

序号	科名	中文名	学名	保护等级	濒危程度
13	蓼科	金荞麦	*Fagopyrum dibotrys*	国家二级	近危（NT）
14	猕猴桃科	金花猕猴桃	*Actinidia chrysantha*	国家二级	近危（NT）
15	猕猴桃科	条叶猕猴桃	*Actinidia fortunatii*	国家二级	近危（NT）
16	蝶形花科	野大豆	*Glycine soja*	国家二级	濒危（EN）
17	蝶形花科	花榈木	*Ormosia henryi*	国家二级	极危（CR）
18	蝶形花科	木荚红豆	*Ormosia xylocarpa*	国家二级	易危（VU）
19	榆科	大叶榉树	*Zelkova schneideriana*	国家二级	濒危（EN）
20	无患子科	伞花木	*Eurycorymbus cavaleriei*	国家二级	濒危（EN）
21	延龄草科	华重楼	*Paris chinensis*	国家二级	濒危（EN）
22	兰科	金线兰	*Anoectochilus roxburghii*	国家二级	易危（VU）
23	兰科	寒兰	*Cymbidium kanran*	国家二级	近危（NT）
24	兰科	墨兰	*Cymbidium sinense*	国家二级	近危（NT）
25	兰科	串珠石斛	*Dendrobium falconeri*	国家二级	极危（CR）
26	兰科	重唇石斛	*Dendrobium hercoglossum*	国家二级	极危（CR）
27	兰科	细茎石斛	*Dendrobium moniliforme*	国家二级	极危（CR）
28	兰科	天麻	*Gastrodia elata*	国家二级	濒危（EN）
29	兰科	硬叶兜兰	*Paphiopedilum micranthum*	国家二级	濒危（EN）
30	兰科	毛唇独蒜兰	*Pleione hookeriana*	国家二级	易危（VU）
31	松科	长苞铁杉	*Tsuga longibracteata*	广西重点	易危（VU）
32	木兰科	乐东拟单性木兰	*Parakmeria lotungensis*	广西重点	极危（CR）
33	木兰科	观光木	*Tsoongiodendron odorum*	广西重点	濒危（EN）
34	榆科	青檀	*Pteroceltis tatarinowii*	广西重点	易危（VU）
35	桑科	白桂木	*Artocarpus hypargyreus*	广西重点	易危（VU）
36	省沽油科	银鹊树	*Tapiscia sinensis*	广西重点	易危（VU）
37	兰科	梳帽卷瓣兰	*Bulbophyllum andersonii*	广西重点	易危（VU）
38	兰科	密花虾脊兰	*Calanthe densiflora*	广西重点	易危（VU）
39	兰科	反瓣虾脊兰	*Calanthe reflexa*	广西重点	易危（VU）
40	兰科	银兰	*Cephalanthera erecta*	广西重点	近危（NT）
41	兰科	流苏贝母兰	*Coelogyne fimbriata*	广西重点	易危（VU）
42	兰科	单叶厚唇兰	*Epigeneium fargesii*	广西重点	易危（VU）
43	兰科	马齿毛兰	*Eria szetschuanica*	广西重点	易危（VU）
44	兰科	毛萼山珊瑚	*Galeola lindleyana*	广西重点	濒危（EN）
45	兰科	高斑叶兰	*Goodyera procera*	广西重点	近危（NT）
46	兰科	橙黄玉凤花	*Habenaria rhodochelia*	广西重点	近危（NT）
47	兰科	绿花玉凤花	*Habenaria viridiflora*	广西重点	近危（NT）
48	兰科	镰翅羊耳蒜	*Liparis bootanensis*	广西重点	近危（NT）

续表

序号	科名	中文名	学名	保护等级	濒危程度
49	兰科	小羊耳蒜	*Liparis fargesii*	广西重点	近危（NT）
50	兰科	细叶石仙桃	*Pholidota cantonensis*	广西重点	近危（NT）
51	兰科	石仙桃	*Pholidota chinensis*	广西重点	近危（NT）
52	兰科	小舌唇兰	*Platanthera minor*	广西重点	近危（NT）
53	兰科	苞舌兰	*Spathoglottis pubescens*	广西重点	近危（NT）
54	兰科	香港绶草	*Spiranthes hongkongensis*	广西重点	无危（LC）
55	兰科	绶草	*Spiranthes sinensis*	广西重点	无危（LC）

2. 特有物种

特有植物是生物多样性保护研究的重要对象，对于认识一个地区植物区系的特点、发生、发展和演变都具有十分重要的意义。灵川县复杂多样的自然环境，孕育了丰富珍稀的药用植物，研究灵川县特有药用植物为县域内生物多样性的理论研究和保护政策的制定起到重要作用。经统计，灵川县药用植物中，中国特有植物427种，隶属105科258属，包括裸子植物9种、被子植物431种，其中含广西特有植物13种（表5-6）；广西特有植物13种，隶属10科12属。

灵川县境内分布的大宗药材如银杏、罗汉果、桂花、杜仲、百合、八角、多花黄精等，以及常用药材如黄花倒水莲、阔叶十大功劳、半枫荷、南五味子、蚂蟥七、毛杜仲藤、箭秆风、金耳环、紫背天葵等均属中国特有植物。而一些仅见分布于桂北地区的如慈姑叶细辛、龙胜梅花草、羽裂小花苣苔、桂林小花苣苔、广西蜘蛛抱蛋等均为广西特有植物。

表5-6　灵川县特有药用植物

序号	科名	中文名	学名	特有程度
1	马兜铃科	慈姑叶细辛	*Asarum sagittarioides*	广西特有
2	虎耳草科	龙胜梅花草	*Parnassia longshengensis*	广西特有
3	蔷薇科	甜茶	*Rubus chingii* var. *suavissimus*	广西特有
4	芸香科	长叶蚬壳花椒	*Zanthoxylum dissitum* var. *lanciforme*	广西特有
5	忍冬科	三脉叶荚蒾	*Viburnum triplinerve*	广西特有
6	菊科	肇骞合耳菊	*Synotis changiana*	广西特有
7	苦苣苔科	羽裂小花苣苔	*Primulina bipinnatifida*	广西特有
8	苦苣苔科	桂林小花苣苔	*Primulina repanda* var. *guilinensis*	广西特有
9	苦苣苔科	翅茎半蒴苣苔	*Hemiboea subcapitata* var. *pterocaulis*	广西特有
10	唇形科	狭叶假糙苏	*Paraphlomis javanica* var. *angustifolia*	广西特有
11	姜科	狭叶山姜	*Alpinia graminifolia*	广西特有
12	百合科	带叶蜘蛛抱蛋	*Aspidistra fasciaria*	广西特有
13	百合科	广西蜘蛛抱蛋	*Aspidistra retusa*	广西特有

续表

序号	科名	中文名	学名	特有程度
14	银杏科	银杏	*Ginkgo biloba*	中国特有
15	松科	黄枝油杉	*Keteleeria davidiana* var. *calcarea*	中国特有
16	松科	马尾松	*Pinus massoniana*	中国特有
17	松科	长苞铁杉	*Tsuga longibracteata*	中国特有
18	柏科	柏木	*Cupressus funebris*	中国特有
19	柏科	刺柏	*Juniperus formosana*	中国特有
20	柏科	侧柏	*Platycladus orientalis*	中国特有
21	三尖杉科	粗榧	*Cephalotaxus sinensis*	中国特有
22	红豆杉科	白豆杉	*Pseudotaxus chienii*	中国特有
23	木兰科	厚朴	*Houpoëa officinalis*	中国特有
24	木兰科	阔瓣含笑	*Michelia cavaleriei* var. *platypetala*	中国特有
25	木兰科	含笑	*Michelia figo*	中国特有
26	木兰科	深山含笑	*Michelia maudiae*	中国特有
27	木兰科	野含笑	*Michelia skinneriana*	中国特有
28	木兰科	乐东拟单性木兰	*Parakmeria lotungensis*	中国特有
29	木兰科	玉兰	*Yulania denudata*	中国特有
30	八角科	假地枫皮	*Illicium jiadifengpi*	中国特有
31	八角科	八角	*Illicium verum*	中国特有
32	五味子科	南五味子	*Kadsura longipedunculata*	中国特有
33	五味子科	绿叶五味子	*Schisandra arisanensis* subsp. *viridis*	中国特有
34	五味子科	翼梗五味子	*Schisandra henryi*	中国特有
35	五味子科	东南五味子	*Schisandra henryi* subsp. *marginalis*	中国特有
36	五味子科	毛叶五味子	*Schisandra pubescens*	中国特有
37	番荔枝科	瓜馥木	*Fissistigma oldhamii*	中国特有
38	樟科	毛桂	*Cinnamomum appelianum*	中国特有
39	樟科	华南桂	*Cinnamomum austrosinense*	中国特有
40	樟科	野黄桂	*Cinnamomum jensenianum*	中国特有
41	樟科	川桂	*Cinnamomum wilsonii*	中国特有
42	樟科	茸毛钓樟	*Lindera floribunda*	中国特有
43	樟科	黑壳楠	*Lindera megaphylla*	中国特有
44	樟科	滇粤山胡椒	*Lindera metcalfiana*	中国特有
45	樟科	香粉叶	*Lindera pulcherrima* var. *attenuata*	中国特有
46	樟科	川钓樟	*Lindera pulcherrima* var. *hemsleyana*	中国特有
47	樟科	山橿	*Lindera reflexa*	中国特有
48	樟科	毛豹皮樟	*Litsea coreana* var. *lanuginosa*	中国特有
49	樟科	宜昌润楠	*Machilus ichangensis*	中国特有
50	樟科	薄叶润楠	*Machilus leptophylla*	中国特有
51	樟科	建润楠	*Machilus oreophila*	中国特有
52	樟科	鸭公树	*Neolitsea chuii*	中国特有
53	樟科	大叶新木姜子	*Neolitsea levinei*	中国特有
54	樟科	石山楠	*Phoebe calcarea*	中国特有
55	樟科	白楠	*Phoebe neurantha*	中国特有

续表

序号	科名	中文名	学名	特有程度
56	毛茛科	打破碗花花	*Anemone hupehensis*	中国特有
57	毛茛科	钝齿铁线莲	*Clematis apiifolia* var. *argentilucida*	中国特有
58	毛茛科	山木通	*Clematis finetiana*	中国特有
59	毛茛科	扬子铁线莲	*Clematis ganpiniana*	中国特有
60	毛茛科	单叶铁线莲	*Clematis henryi*	中国特有
61	毛茛科	还亮草	*Delphinium anthriscifolium*	中国特有
62	毛茛科	蕨叶人字果	*Dichocarpum dalzielii*	中国特有
63	毛茛科	盾叶唐松草	*Thalictrum ichangense*	中国特有
64	小檗科	六角莲	*Dysosma pleiantha*	中国特有
65	小檗科	阔叶十大功劳	*Mahonia bealei*	中国特有
66	木通科	白木通	*Akebia trifoliata* subsp. *australis*	中国特有
67	木通科	野木瓜	*Stauntonia chinensis*	中国特有
68	木通科	钝药野木瓜	*Stauntonia obovata*	中国特有
69	防己科	轮环藤	*Cyclea racemosa*	中国特有
70	防己科	血散薯	*Stephania dielsiana*	中国特有
71	防己科	汝兰	*Stephania sinica*	中国特有
72	马兜铃科	管花马兜铃	*Aristolochia tubiflora*	中国特有
73	马兜铃科	小叶马蹄香	*Asarum ichangense*	中国特有
74	马兜铃科	金耳环	*Asarum insigne*	中国特有
75	马兜铃科	祁阳细辛	*Asarum magnificum*	中国特有
76	马兜铃科	五岭细辛	*Asarum wulingense*	中国特有
77	胡椒科	山蒟	*Piper hancei*	中国特有
78	金粟兰科	丝穗金粟兰	*Chloranthus fortunei*	中国特有
79	金粟兰科	宽叶金粟兰	*Chloranthus henryi*	中国特有
80	金粟兰科	多穗金粟兰	*Chloranthus multistachys*	中国特有
81	罂粟科	血水草	*Eomecon chionantha*	中国特有
82	堇菜科	柔毛堇菜	*Viola fargesii*	中国特有
83	堇菜科	三角叶堇菜	*Viola triangulifolia*	中国特有
84	远志科	尾叶远志	*Polygala caudata*	中国特有
85	远志科	黄花倒水莲	*Polygala fallax*	中国特有
86	远志科	狭叶远志	*Polygala hongkongensis* var. *stenophylla*	中国特有
87	远志科	曲江远志	*Polygala koi*	中国特有
88	景天科	凹叶景天	*Sedum emarginatum*	中国特有
89	虎耳草科	大叶金腰	*Chrysosplenium macrophyllum*	中国特有
90	虎耳草科	蒙自虎耳草	*Saxifraga mengtzeana*	中国特有
91	石竹科	巫山繁缕	*Stellaria wushanensis*	中国特有
92	蓼科	愉悦蓼	*Polygonum jucundum*	中国特有
93	蓼科	赤胫散	*Polygonum runcinatum* var. *sinense*	中国特有
94	凤仙花科	黄金凤	*Impatiens siculifer*	中国特有
95	瑞香科	毛瑞香	*Daphne kiusiana* var. *atrocaulis*	中国特有
96	瑞香科	北江荛花	*Wikstroemia monnula*	中国特有
97	山龙眼科	网脉山龙眼	*Helicia reticulata*	中国特有
98	海桐花科	短萼海桐	*Pittosporum brevicalyx*	中国特有

续表

序号	科名	中文名	学名	特有程度
99	海桐花科	卵果海桐	*Pittosporum lenticellatum*	中国特有
100	海桐花科	薄萼海桐	*Pittosporum leptosepalum*	中国特有
101	葫芦科	蛇莲	*Hemsleya sphaerocarpa*	中国特有
102	葫芦科	罗汉果	*Siraitia grosvenorii*	中国特有
103	葫芦科	中华栝楼	*Trichosanthes rosthornii*	中国特有
104	秋海棠科	紫背天葵	*Begonia fimbristipula*	中国特有
105	秋海棠科	红孩儿	*Begonia palmata* var. *bowringiana*	中国特有
106	山茶科	川杨桐	*Adinandra bockiana*	中国特有
107	山茶科	尖萼川杨桐	*Adinandra bockiana* var. *acutifolia*	中国特有
108	山茶科	亮叶杨桐	*Adinandra nitida*	中国特有
109	山茶科	心叶毛蕊茶	*Camellia cordifolia*	中国特有
110	山茶科	贵州连蕊茶	*Camellia costei*	中国特有
111	山茶科	连蕊茶	*Camellia cuspidata*	中国特有
112	山茶科	西南山茶	*Camellia pitardii*	中国特有
113	山茶科	多齿山茶	*Camellia polyodonta*	中国特有
114	山茶科	尖萼毛柃	*Eurya acutisepala*	中国特有
115	山茶科	翅柃	*Eurya alata*	中国特有
116	山茶科	金叶柃	*Eurya aurea*	中国特有
117	山茶科	短柱柃	*Eurya brevistyla*	中国特有
118	山茶科	微毛柃	*Eurya hebeclados*	中国特有
119	山茶科	凹脉柃	*Eurya impressinervis*	中国特有
120	山茶科	细枝柃	*Eurya loquaiana*	中国特有
121	山茶科	格药柃	*Eurya muricata*	中国特有
122	山茶科	四角柃	*Eurya tetragonoclada*	中国特有
123	山茶科	粗毛核果茶	*Pyrenaria hirta*	中国特有
124	山茶科	夹萼厚皮香	*Ternstroemia luteoflora*	中国特有
125	猕猴桃科	异色猕猴桃	*Actinidia callosa* var. *discolor*	中国特有
126	猕猴桃科	京梨猕猴桃	*Actinidia callosa* var. *henryi*	中国特有
127	猕猴桃科	金花猕猴桃	*Actinidia chrysantha*	中国特有
128	猕猴桃科	毛花猕猴桃	*Actinidia eriantha*	中国特有
129	猕猴桃科	条叶猕猴桃	*Actinidia fortunatii*	中国特有
130	猕猴桃科	黄毛猕猴桃	*Actinidia fulvicoma*	中国特有
131	猕猴桃科	蒙自猕猴桃	*Actinidia henryi*	中国特有
132	野牡丹科	少花柏拉木	*Blastus pauciflorus*	中国特有
133	野牡丹科	叶底红	*Bredia fordii*	中国特有
134	野牡丹科	短柄野海棠	*Bredia sessilifolia*	中国特有
135	野牡丹科	谷木	*Memecylon ligustrifolium*	中国特有
136	野牡丹科	锦香草	*Phyllagathis cavaleriei*	中国特有
137	使君子科	风车子	*Combretum alfredii*	中国特有
138	金丝桃科	扬子小连翘	*Hypericum faberi*	中国特有
139	金丝桃科	衡山金丝桃	*Hypericum hengshanense*	中国特有
140	藤黄科	岭南山竹子	*Garcinia oblongifolia*	中国特有
141	杜英科	褐毛杜英	*Elaeocarpus duclouxii*	中国特有

续表

序号	科名	中文名	学名	特有程度
142	杜英科	薄果猴欢喜	*Sloanea leptocarpa*	中国特有
143	锦葵科	梵天花	*Urena procumbens*	中国特有
144	大戟科	绿背山麻杆	*Alchornea trewioides* var. *sinica*	中国特有
145	大戟科	广东地构叶	*Speranskia cantonensis*	中国特有
146	鼠刺科	厚叶鼠刺	*Itea coriacea*	中国特有
147	鼠刺科	腺鼠刺	*Itea glutinosa*	中国特有
148	绣球花科	罗蒙常山	*Dichroa yaoshanensis*	中国特有
149	绣球花科	临桂绣球	*Hydrangea linkweiensis*	中国特有
150	绣球花科	腊莲绣球	*Hydrangea strigosa*	中国特有
151	绣球花科	星毛冠盖藤	*Pileostegia tomentella*	中国特有
152	蔷薇科	桃	*Amygdalus persica*	中国特有
153	蔷薇科	华中樱桃	*Cerasus conradinae*	中国特有
154	蔷薇科	樱桃	*Cerasus pseudocerasus*	中国特有
155	蔷薇科	毛叶木瓜	*Chaenomeles cathayensis*	中国特有
156	蔷薇科	柔毛路边青	*Geum japonicum* var. *chinense*	中国特有
157	蔷薇科	垂丝海棠	*Malus halliana*	中国特有
158	蔷薇科	中华绣线梅	*Neillia sinensis*	中国特有
159	蔷薇科	小叶石楠	*Photinia parvifolia*	中国特有
160	蔷薇科	庐山石楠	*Photinia villosa* var. *sinica*	中国特有
161	蔷薇科	李	*Prunus salicina*	中国特有
162	蔷薇科	臀果木	*Pygeum topengii*	中国特有
163	蔷薇科	全缘火棘	*Pyracantha atalantioides*	中国特有
164	蔷薇科	麻梨	*Pyrus serrulata*	中国特有
165	蔷薇科	石斑木	*Rhaphiolepis indica*	中国特有
166	蔷薇科	软条七蔷薇	*Rosa henryi*	中国特有
167	蔷薇科	广东蔷薇	*Rosa kwangtungensis*	中国特有
168	蔷薇科	粉团蔷薇	*Rosa multiflora* var. *cathayensis*	中国特有
169	蔷薇科	腺毛莓	*Rubus adenophorus*	中国特有
170	蔷薇科	深裂悬钩子	*Rubus reflexus* var. *lanceolobus*	中国特有
171	蔷薇科	灰白毛莓	*Rubus tephrodes*	中国特有
172	蔷薇科	无腺灰白毛莓	*Rubus tephrodes* var. *ampliflorus*	中国特有
173	蔷薇科	美脉花楸	*Sorbus caloneura*	中国特有
174	蔷薇科	石灰花楸	*Sorbus folgneri*	中国特有
175	蔷薇科	中华绣线菊	*Spiraea chinensis*	中国特有
176	蔷薇科	野珠兰	*Stephanandra chinensis*	中国特有
177	苏木科	紫荆	*Cercis chinensis*	中国特有
178	苏木科	肥皂荚	*Gymnocladus chinensis*	中国特有
179	蝶形花科	香花鸡血藤	*Callerya dielsiana*	中国特有
180	蝶形花科	亮叶崖豆藤	*Callerya nitida*	中国特有
181	蝶形花科	野百合	*Crotalaria sessiliflora*	中国特有
182	蝶形花科	大金刚藤	*Dalbergia dyeriana*	中国特有
183	蝶形花科	藤黄檀	*Dalbergia hancei*	中国特有
184	蝶形花科	黄檀	*Dalbergia hupeana*	中国特有

续表

序号	科名	中文名	学名	特有程度
185	蝶形花科	中南鱼藤	*Derris fordii*	中国特有
186	蝶形花科	亮叶中南鱼藤	*Derris fordii* var. *lucida*	中国特有
187	蝶形花科	中华胡枝子	*Lespedeza chinensis*	中国特有
188	蝶形花科	褐皮黧豆	*Mucuna lamellata*	中国特有
189	蝶形花科	花榈木	*Ormosia henryi*	中国特有
190	蝶形花科	木荚红豆	*Ormosia xylocarpa*	中国特有
191	旌节花科	中国旌节花	*Stachyurus chinensis*	中国特有
192	金缕梅科	瑞木	*Corylopsis multiflora*	中国特有
193	金缕梅科	蜡瓣花	*Corylopsis sinensis*	中国特有
194	金缕梅科	杨梅叶蚊母树	*Distylium myricoides*	中国特有
195	金缕梅科	金缕梅	*Hamamelis mollis*	中国特有
196	金缕梅科	缺萼枫香	*Liquidambar acalycina*	中国特有
197	金缕梅科	红花檵木	*Loropetalum chinense* var. *rubrum*	中国特有
198	金缕梅科	半枫荷	*Semiliquidambar cathayensis*	中国特有
199	黄杨科	板凳果	*Pachysandra axillaris*	中国特有
200	黄杨科	野扇花	*Sarcococca ruscifolia*	中国特有
201	杨柳科	响叶杨	*Populus adenopoda*	中国特有
202	桦木科	华南桦	*Betula austrosinensis*	中国特有
203	桦木科	亮叶桦	*Betula luminifera*	中国特有
204	壳斗科	锥栗	*Castanea henryi*	中国特有
205	壳斗科	茅栗	*Castanea seguinii*	中国特有
206	壳斗科	锥	*Castanopsis chinensis*	中国特有
207	壳斗科	甜槠	*Castanopsis eyrei*	中国特有
208	壳斗科	栲	*Castanopsis fargesii*	中国特有
209	壳斗科	钩锥	*Castanopsis tibetana*	中国特有
210	壳斗科	厚斗柯	*Lithocarpus elizabethae*	中国特有
211	壳斗科	白栎	*Quercus fabri*	中国特有
212	榆科	青檀	*Pteroceltis tatarinowii*	中国特有
213	榆科	银毛叶山黄麻	*Trema nitida*	中国特有
214	榆科	多脉榆	*Ulmus castaneifolia*	中国特有
215	榆科	大叶榉树	*Zelkova schneideriana*	中国特有
216	桑科	白桂木	*Artocarpus hypargyreus*	中国特有
217	桑科	藤构	*Broussonetia kaempferi* var. *australis*	中国特有
218	桑科	珍珠榕	*Ficus sarmentosa* var. *henryi*	中国特有
219	桑科	爬藤榕	*Ficus sarmentosa* var. *impressa*	中国特有
220	桑科	岩木瓜	*Ficus tsiangii*	中国特有
221	荨麻科	湿生冷水花	*Pilea aquarum*	中国特有
222	冬青科	满树星	*Ilex aculeolata*	中国特有
223	冬青科	细刺枸骨	*Ilex hylonoma*	中国特有
224	冬青科	光叶细刺冬青	*Ilex hylonoma* var. *glabra*	中国特有
225	冬青科	广东冬青	*Ilex kwangtungensis*	中国特有
226	冬青科	大果冬青	*Ilex macrocarpa*	中国特有
227	冬青科	毛冬青	*Ilex pubescens*	中国特有

续表

序号	科名	中文名	学名	特有程度
228	冬青科	香冬青	*Ilex suaveolens*	中国特有
229	卫矛科	过山枫	*Celastrus aculeatus*	中国特有
230	卫矛科	大芽南蛇藤	*Celastrus gemmatus*	中国特有
231	卫矛科	窄叶南蛇藤	*Celastrus oblanceifolius*	中国特有
232	卫矛科	百齿卫矛	*Euonymus centidens*	中国特有
233	卫矛科	裂果卫矛	*Euonymus dielsianus*	中国特有
234	卫矛科	大果卫矛	*Euonymus myrianthus*	中国特有
235	卫矛科	福建假卫矛	*Microtropis fokienensis*	中国特有
236	卫矛科	密花假卫矛	*Microtropis gracilipes*	中国特有
237	茶茱萸科	马比木	*Nothapodytes pittosporoides*	中国特有
238	铁青树科	华南青皮木	*Schoepfia chinensis*	中国特有
239	桑寄生科	锈毛钝果寄生	*Taxillus levinei*	中国特有
240	桑寄生科	桑寄生	*Taxillus sutchuenensis*	中国特有
241	桑寄生科	大苞寄生	*Tolypanthus maclurei*	中国特有
242	鼠李科	毛果枳椇	*Hovenia trichocarpa*	中国特有
243	鼠李科	铜钱树	*Paliurus hemsleyanus*	中国特有
244	鼠李科	山绿柴	*Rhamnus brachypoda*	中国特有
245	鼠李科	黄鼠李	*Rhamnus fulvo–tincta*	中国特有
246	鼠李科	钩齿鼠李	*Rhamnus lamprophylla*	中国特有
247	鼠李科	薄叶鼠李	*Rhamnus leptophylla*	中国特有
248	鼠李科	皱叶雀梅藤	*Sageretia rugosa*	中国特有
249	鼠李科	毛叶翼核果	*Ventilago leiocarpa* var. *pubescens*	中国特有
250	胡颓子科	巴东胡颓子	*Elaeagnus difficilis*	中国特有
251	胡颓子科	宜昌胡颓子	*Elaeagnus henryi*	中国特有
252	胡颓子科	披针叶胡颓子	*Elaeagnus lanceolata*	中国特有
253	葡萄科	羽叶蛇葡萄	*Ampelopsis chaffanjoni*	中国特有
254	葡萄科	三裂蛇葡萄	*Ampelopsis delavayana*	中国特有
255	葡萄科	牯岭蛇葡萄	*Ampelopsis glandulosa*	中国特有
256	葡萄科	异叶地锦	*Parthenocissus dalzielii*	中国特有
257	芸香科	酸橙	*Citrus aurantium*	中国特有
258	芸香科	宜昌橙	*Citrus ichangensis*	中国特有
259	芸香科	秃叶黄檗	*Phellodendron chinense* var. *glabriusculum*	中国特有
260	芸香科	枳	*Poncirus trifoliata*	中国特有
261	芸香科	蚬壳花椒	*Zanthoxylum dissitum*	中国特有
262	芸香科	刺壳花椒	*Zanthoxylum echinocarpum*	中国特有
263	无患子科	黄梨木	*Boniodendron minius*	中国特有
264	无患子科	伞花木	*Eurycorymbus cavaleriei*	中国特有
265	无患子科	复羽叶栾树	*Koelreuteria bipinnata*	中国特有
266	槭树科	桂林槭	*Acer kweilinense*	中国特有
267	槭树科	五裂槭	*Acer oliverianum*	中国特有
268	槭树科	中华槭	*Acer sinense*	中国特有
269	清风藤科	异色泡花树	*Meliosma myriantha* var. *discolor*	中国特有
270	清风藤科	灰背清风藤	*Sabia discolor*	中国特有

续表

序号	科名	中文名	学名	特有程度
271	清风藤科	凹萼清风藤	*Sabia emarginata*	中国特有
272	省沽油科	银鹊树	*Tapiscia sinensis*	中国特有
273	省沽油科	锐尖山香圆	*Turpinia arguta*	中国特有
274	省沽油科	茸毛锐尖山香圆	*Turpinia arguta* var. *pubescens*	中国特有
275	漆树科	黄连木	*Pistacia chinensis*	中国特有
276	漆树科	滨盐肤木	*Rhus chinensis* var. *roxburghii*	中国特有
277	山茱萸科	尖叶四照花	*Cornus elliptica*	中国特有
278	八角枫科	小花八角枫	*Alangium faberi*	中国特有
279	珙桐科	喜树	*Camptotheca acuminata*	中国特有
280	五加科	台湾毛楤木	*Aralia decaisneana*	中国特有
281	五加科	棘茎楤木	*Aralia echinocaulis*	中国特有
282	五加科	长刺楤木	*Aralia spinifolia*	中国特有
283	五加科	变叶树参	*Dendropanax proteus*	中国特有
284	五加科	短梗大参	*Macropanax rosthornii*	中国特有
285	五加科	鹅掌藤	*Schefflera arboricola*	中国特有
286	五加科	通脱木	*Tetrapanax papyrifer*	中国特有
287	伞形科	南岭前胡	*Peucedanum longshengense*	中国特有
288	伞形科	前胡	*Peucedanum praeruptorum*	中国特有
289	桤叶树科	贵州桤叶树	*Clethra kaipoensis*	中国特有
290	杜鹃花科	齿缘吊钟花	*Enkianthus serrulatus*	中国特有
291	杜鹃花科	毛滇白珠	*Gaultheria leucocarpa* var. *crenulata*	中国特有
292	杜鹃花科	腺萼马银花	*Rhododendron bachii*	中国特有
293	杜鹃花科	短脉杜鹃	*Rhododendron brevinerve*	中国特有
294	杜鹃花科	丁香杜鹃	*Rhododendron farrerae*	中国特有
295	杜鹃花科	云锦杜鹃	*Rhododendron fortunei*	中国特有
296	杜鹃花科	百合花杜鹃	*Rhododendron liliiflorum*	中国特有
297	杜鹃花科	岭南杜鹃	*Rhododendron mariae*	中国特有
298	杜鹃花科	满山红	*Rhododendron mariesii*	中国特有
299	杜鹃花科	马银花	*Rhododendron ovatum*	中国特有
300	鹿蹄草科	长叶鹿蹄草	*Pyrola elegantula*	中国特有
301	乌饭树科	短尾越桔	*Vaccinium carlesii*	中国特有
302	乌饭树科	流苏萼越桔	*Vaccinium fimbricalyx*	中国特有
303	乌饭树科	黄背越桔	*Vaccinium iteophyllum*	中国特有
304	乌饭树科	江南越桔	*Vaccinium mandarinorum*	中国特有
305	乌饭树科	峨眉越桔	*Vaccinium omeiensis*	中国特有
306	乌饭树科	凸脉越桔	*Vaccinium supracostatum*	中国特有
307	柿科	野柿	*Diospyros kaki* var. *silvestris*	中国特有
308	柿科	油柿	*Diospyros oleifera*	中国特有
309	紫金牛科	少年红	*Ardisia alyxiifolia*	中国特有
310	紫金牛科	九管血	*Ardisia brevicaulis*	中国特有
311	紫金牛科	月月红	*Ardisia faberi*	中国特有
312	安息香科	陀螺果	*Melliodendron xylocarpum*	中国特有
313	安息香科	白辛树	*Pterostyrax psilophyllus*	中国特有

续表

序号	科名	中文名	学名	特有程度
314	安息香科	赛山梅	*Styrax confusus*	中国特有
315	安息香科	白花龙	*Styrax faberi*	中国特有
316	安息香科	芬芳安息香	*Styrax odoratissimus*	中国特有
317	山矾科	黄牛奶树	*Symplocos cochinchinensis* var. *laurina*	中国特有
318	山矾科	密花山矾	*Symplocos congesta*	中国特有
319	马钱科	巴东醉鱼草	*Buddleja albiflora*	中国特有
320	马钱科	醉鱼草	*Buddleja lindleyana*	中国特有
321	木犀科	野迎春	*Jasminum mesnyi*	中国特有
322	木犀科	华素馨	*Jasminum sinense*	中国特有
323	木犀科	川素馨	*Jasminum urophyllum*	中国特有
324	木犀科	女贞	*Ligustrum lucidum*	中国特有
325	木犀科	光萼小蜡	*Ligustrum sinense* var. *myrianthum*	中国特有
326	木犀科	石山桂花	*Osmanthus fordii*	中国特有
327	木犀科	桂花	*Osmanthus fragrans*	中国特有
328	夹竹桃科	筋藤	*Alyxia levinei*	中国特有
329	夹竹桃科	紫花络石	*Trachelospermum axillare*	中国特有
330	夹竹桃科	贵州络石	*Trachelospermum bodinieri*	中国特有
331	夹竹桃科	毛杜仲藤	*Urceola huaitingii*	中国特有
332	萝藦科	柳叶白前	*Cynanchum stauntonii*	中国特有
333	萝藦科	假木藤	*Jasminanthes chunii*	中国特有
334	萝藦科	吊山桃	*Secamone sinica*	中国特有
335	茜草科	云桂虎刺	*Damnacanthus henryi*	中国特有
336	茜草科	剑叶耳草	*Hedyotis caudatifolia*	中国特有
337	茜草科	拟金草	*Hedyotis consanguinea*	中国特有
338	茜草科	粗毛耳草	*Hedyotis mellii*	中国特有
339	茜草科	羊角藤	*Morinda umbellata* subsp. *obovata*	中国特有
340	茜草科	展枝玉叶金花	*Mussaenda divaricata*	中国特有
341	茜草科	广州蛇根草	*Ophiorrhiza cantoniensis*	中国特有
342	茜草科	中华蛇根草	*Ophiorrhiza chinensis*	中国特有
343	茜草科	白毛鸡矢藤	*Paederia pertomentosa*	中国特有
344	茜草科	狭序鸡矢藤	*Paederia stenobotrya*	中国特有
345	茜草科	毛钩藤	*Uncaria hirsuta*	中国特有
346	茜草科	华钩藤	*Uncaria sinensis*	中国特有
347	忍冬科	皱叶忍冬	*Lonicera rhytidophylla*	中国特有
348	忍冬科	接骨木	*Sambucus williamsii*	中国特有
349	忍冬科	伞房荚蒾	*Viburnum corymbiflorum*	中国特有
350	忍冬科	南方荚蒾	*Viburnum fordiae*	中国特有
351	忍冬科	球核荚蒾	*Viburnum propinquum*	中国特有
352	忍冬科	合轴荚蒾	*Viburnum sympodiale*	中国特有
353	忍冬科	台东荚蒾	*Viburnum taitoense*	中国特有
354	菊科	纤枝兔儿风	*Ainsliaea gracilis*	中国特有
355	菊科	长穗兔儿风	*Ainsliaea henryi*	中国特有
356	菊科	灯台兔儿风	*Ainsliaea macroclinidioides*	中国特有

续表

序号	科名	中文名	学名	特有程度
357	菊科	奇蒿	*Artemisia anomala*	中国特有
358	菊科	小花金挖耳	*Carpesium minum*	中国特有
359	菊科	蒲公英	*Taraxacum mongolicum*	中国特有
360	菊科	少花斑鸠菊	*Vernonia chunii*	中国特有
361	龙胆科	穿心草	*Canscora lucidissima*	中国特有
362	龙胆科	福建蔓龙胆	*Crawfurdia pricei*	中国特有
363	龙胆科	五岭龙胆	*Gentiana davidii*	中国特有
364	龙胆科	双蝴蝶	*Tripterospermum chinense*	中国特有
365	报春花科	广西过路黄	*Lysimachia alfredii*	中国特有
366	报春花科	灵香草	*Lysimachia foenum-graecum*	中国特有
367	报春花科	山萝过路黄	*Lysimachia melampyroides*	中国特有
368	报春花科	落地梅	*Lysimachia paridiformis*	中国特有
369	报春花科	狭叶落地梅	*Lysimachia paridiformis* var. *stenophylla*	中国特有
370	报春花科	巴东过路黄	*Lysimachia patungensis*	中国特有
371	报春花科	显苞过路黄	*Lysimachia rubiginosa*	中国特有
372	桔梗科	杏叶沙参	*Adenophora hunanensis*	中国特有
373	桔梗科	球果牧根草	*Asyneuma chinense*	中国特有
374	玄参科	台湾泡桐	*Paulownia kawakamii*	中国特有
375	玄参科	粗茎返顾马先蒿	*Pedicularis resupinata* subsp. *crassicaulis*	中国特有
376	玄参科	四方麻	*Veronicastrum caulopterum*	中国特有
377	苦苣苔科	牛耳朵	*Primulina eburnea*	中国特有
378	苦苣苔科	蚂蝗七	*Primulina fimbrisepala*	中国特有
379	苦苣苔科	桂林唇柱苣苔	*Primulina gueilinensis*	中国特有
380	苦苣苔科	羽裂唇柱苣苔	*Primulina pinnatifida*	中国特有
381	苦苣苔科	光叶苣苔	*Glabrella mihier*	中国特有
382	苦苣苔科	贵州半蒴苣苔	*Hemiboea cavaleriei*	中国特有
383	苦苣苔科	华南半蒴苣苔	*Hemiboea follicularis*	中国特有
384	苦苣苔科	纤细半蒴苣苔	*Hemiboea gracilis*	中国特有
385	苦苣苔科	半蒴苣苔	*Hemiboea subcapitata*	中国特有
386	苦苣苔科	长瓣马铃苣苔	*Oreocharis auricula*	中国特有
387	苦苣苔科	大叶石上莲	*Oreocharis benthamii*	中国特有
388	苦苣苔科	湘桂马铃苣苔	*Oreocharis xgiangguiensis*	中国特有
389	苦苣苔科	石山苣苔	*Petrocodon dealbatus*	中国特有
390	马鞭草科	尖齿臭茉莉	*Clerodendrum lindleyi*	中国特有
391	唇形科	筋骨草	*Ajuga ciliata*	中国特有
392	唇形科	灯笼草	*Clinopodium polycephalum*	中国特有
393	唇形科	小野芝麻	*Galeobdolon chinense*	中国特有
394	唇形科	小叶假糙苏	*Paraphlomis javanica* var. *coronata*	中国特有
395	唇形科	南丹参	*Salvia bowleyana*	中国特有
396	唇形科	贵州鼠尾草	*Salvia cavaleriei*	中国特有
397	唇形科	华鼠尾草	*Salvia chinensis*	中国特有
398	唇形科	红根草	*Salvia prionitis*	中国特有

续表

序号	科名	中文名	学名	特有程度
399	唇形科	地蚕	*Stachys geobombycis*	中国特有
400	唇形科	二齿香科科	*Teucrium bidentatum*	中国特有
401	唇形科	庐山香科科	*Teucrium pernyi*	中国特有
402	唇形科	长毛香科科	*Teucrium pilosum*	中国特有
403	芭蕉科	大蕉	*Musa paradisiaca*	中国特有
404	姜科	花叶山姜	*Alpinia pumila*	中国特有
405	姜科	箭秆风	*Alpinia sichuanensis*	中国特有
406	姜科	三叶豆蔻	*Amomum austrosinense*	中国特有
407	姜科	阳荷	*Zingiber striolatum*	中国特有
408	百合科	薤头	*Allium chinense*	中国特有
409	百合科	山文竹	*Asparagus acicularis*	中国特有
410	百合科	白丝草	*Chionographis chinensis*	中国特有
411	百合科	紫萼	*Hosta ventricosa*	中国特有
412	百合科	野百合	*Lilium brownii*	中国特有
413	百合科	短药沿阶草	*Ophiopogon angustifoliatus*	中国特有
414	百合科	狭叶沿阶草	*Ophiopogon stenophyllus*	中国特有
415	百合科	阴生沿阶草	*Ophiopogon umbraticola*	中国特有
416	百合科	多花黄精	*Polygonatum cyrtonema*	中国特有
417	百合科	牯岭藜芦	*Veratrum japonicum*	中国特有
418	百合科	丫蕊花	*Ypsilandra thibetica*	中国特有
419	菝葜科	云南肖菝葜	*Heterosmilax yunnanensis*	中国特有
420	菝葜科	柔毛菝葜	*Smilax chingii*	中国特有
421	菝葜科	黑果菝葜	*Smilax glaucochina*	中国特有
422	菝葜科	红果菝葜	*Smilax polycolea*	中国特有
423	菝葜科	短梗菝葜	*Smilax scobinicaulis*	中国特有
424	天南星科	磨芋	*Amorphophallus konjac*	中国特有
425	天南星科	灯台莲	*Arisaema bockii*	中国特有
426	天南星科	湘南星	*Arisaema hunanense*	中国特有
427	天南星科	瑶山南星	*Arisaema sinii*	中国特有
428	天南星科	滴水珠	*Pinellia cordata*	中国特有
429	石蒜科	文殊兰	*Crinum asiaticum* var. *sinicum*	中国特有
430	鸢尾科	小花鸢尾	*Iris speculatrix*	中国特有
431	露兜树科	露兜草	*Pandanus austrosinensis*	中国特有
432	兰科	小羊耳蒜	*Liparis fargesii*	中国特有
433	兰科	细叶石仙桃	*Pholidota cantonensis*	中国特有
434	兰科	香港绶草	*Spiranthes hongkongensis*	中国特有
435	莎草科	硬果薹草	*Carex sclerocarpa*	中国特有
436	莎草科	细枝藨草	*Scirpus filipes*	中国特有
437	禾本科	粉单竹	*Bambusa chungii*	中国特有
438	禾本科	车筒竹	*Bambusa sinospinosa*	中国特有
439	禾本科	篲竹	*Pseudosasa hindsii*	中国特有
440	禾本科	高粱	*Sorghum bicolor*	中国特有

（四）常用药材及道地药材

通过调查走访和查阅文献，灵川县常用药材约有138科321属428种，民族药资源丰富。其中被《中华人民共和国药典》（2020年版）收录的有69科166属214种，《广西中药材标准》（第一、第二册）和《广西壮族自治区壮药质量标准》（第一、第二、第三卷）收录有86科203属272种（其中《广西壮族自治区壮药质量标准》收录246种），《广西壮族自治区瑶药材质量标准》（第一卷）收录有101种。

道地药材是我国传统优质药材的代表，在特定地域所产的，较其他地区所产的同种药材品质佳、疗效好，具有较高知名度的药材。灵川县属中亚热带气候区，境内盛产的道地药材有白果、山苍子、灵芝、钩藤、多花黄精、草珊瑚、黄花倒水莲、山药、葛根、杜仲、厚朴、百部、天冬、罗汉果、槐花、山银花、茯苓等。灵川县地处漓江上游，境内海洋山自然保护区和青狮潭自然保护区属丘陵山区，雨量充沛，气候适宜，其中就盛产木本天然香料和油料作物山苍子（山胡椒）树，山苍子油是一种经济价值很高的天然植物油，为医药、香料、化妆品等工业的主要原料。而灵川白果历来以早熟、个大、荚白、质优而著称，尤其海洋乡素有"天下银杏第一乡"之称，所产的白果为全国优良品种之一，畅销东南亚地区及日本等国。

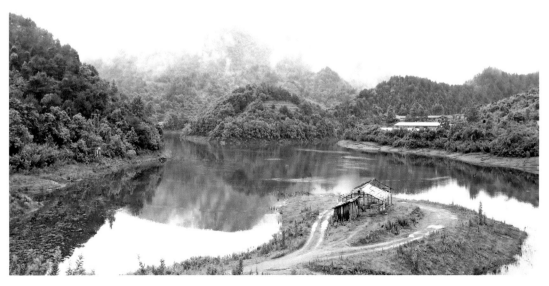

灵川县海洋乡炉田水库景观

二、药用动物资源

灵川县森林资源丰富，气候适宜，为野生动物提供了良好的栖息环境。境内动物资源丰富多样，《灵川县志》记载境内陆生野生动物230种，属国家或自治区级重点保护的野生动物有穿山甲、大鲵、林麝、水獭、红腹锦鸡、红腹角雉、大灵猫、小灵猫、毛冠鹿、白鹇、果子狸、各种鸟类、蛇类等，其中国家一级重点保护野生动物有6种，国家二级重点保护野生动物有12种，列为广西重点保护野生动物有18种，主要分布在九屋镇、兰田瑶族乡和大境瑶族乡；果子狸、野猪、穿山甲、竹鼠、画眉、竹鸡等，主要分布在西北部和东南部的山区乡镇；眼镜蛇、五步蛇、金环蛇、银环蛇、乌梢蛇、虎纹蛙等全县均有分布。

我国动物类中药资源的应用有着悠久的历史，且动物药来源广泛，种类多，从历代药物典籍的记载到现代医学对动物药的开发，有1500~2000种动物药。近年来从药用动物中发现了一些疗效显著的物质，在人类健康中发挥重要作用。根据据第三次和第四次全国中药资源普查统计，灵川县有药用动物共238种，隶属15纲47目109科，主要有蝉蜕、广地龙、九香虫、蟾蜍以及各种蛇类、鱼类等药用动物。

随着社会的发展，物种栖息地的改变，以及人为无序的捕杀掠夺，导致一些野生动物药资源逐年减少或濒危枯竭。2020年3月国务院发布《中华人民共和国陆生野生动物保护实施条例》，2020年6月经广西壮族自治区人民政府同意，自治区林业局、财政厅联合印发了《广西人工繁育陆生野生动物处置指导意见》，对促进野生动物资源的有效保护具有重要意义。因此，必须合理开发利用药用动物资源，实施可行的药用动物资源保护措施，不断完善野生动物驯养和繁殖利用法律制度，实现野生动物的保护和合理利用的良性发展。

三、药用矿物资源

矿物药在整个中药资源中所占的比例较少，然而矿物药的应用在我国已有悠久的历史，历代医药学家都非常注重矿物药的临床应用。常用的矿物药单味药品种虽仅有几十种，但在成方、制剂中，常常是不可缺少的。灵川县矿产资源品种较多，且分布广，部分矿产储量较大。其中金属矿产有7种，主要金属矿种有铅、锌、铜、铁、金、锰、锑等；非金属矿产有20多种，主要非金属矿种有方解石、页岩、石灰岩、石英等，优势矿种为铁、砖瓦用页岩、石灰岩、方解石。矿产资源中，中小型矿床和矿点分布相对集中，主要分布在灵川县东南部和中部。灵川县记录矿物药有朱砂、伏龙土、黄土、钟乳石、钟乳鹅管石、石灰、绿青、寒水石、无名异共9种。

矿物药资源是以矿物组分为主的药材，包括天然矿物、矿物加工品、动物或动物骨骼的化石，是经过漫长而复杂的地质作用形成的。矿物药通过其主要成分和微量成分发挥治病功效，其属可耗竭性资源而不可再生，尤其一些稀缺品种如古生物化石、矿物晶体，均是在历经上万年甚至更久的地质作用形成的，珍贵而稀少，而随着矿产资源的日渐匮乏，珍惜和爱护矿物药资源变得尤为重要。

第六章　药用资源应用

一、市场流通

1. 中草药材市场流通方式

灵川县中草药材市场流通方式主要有2种，一是长期零散收购野生药材，在海洋乡、兰田瑶族乡、九屋镇、大境瑶族乡、灵田镇等有长期定点收购药材的店铺，或有药贩在乡镇的农贸市场有定点收购，当地药农会自发在不同的季节采集不同的药材拿到收购站出售；二是批量收购栽培药材，如铁皮石斛、鱼腥草、山药等，依据市场的供需要求，公司（合作社）与农户联合种植药材的，由公司（合作社）批量回收或共同销售药材。收购的药材大部分销往外地，其中以广西玉林市中药材市场为主，少部分运往区内的桂林、柳州，以及广东、浙江等地。

2. 市场流通主流药材品种

2017年10月至2018年8月对灵川县的大境瑶族乡、海洋乡、九屋镇、灵田镇、潭下镇和兰田瑶族乡的药材流通品种进行调查（表6-1），其中收购量达1000 kg以上的除山苍子外均为栽培药材，如白果、灵芝、山药、罗汉果、铁皮石斛、鱼腥草、生姜、槐花，这些药材多为药食两用。此外，因近年灵川县为柑橘、橙、桃等果树栽培大县，相应地桃胶、枳壳、枳实等药材收购量亦较大，当地群众把果树种植业与药材产业两者相结合，充分利用资源提高经济效益。

调查发现收购的药材大多来自野生资源，如黄花倒水莲、五指毛桃、黄精、不出林、四叶参、虎杖、石菖蒲、骨碎补、大钻、小钻、钩藤等常用药材，而一些药材如蛇足石杉、金线莲、蚂蝗七、五指毛桃等近年来收购量逐年减少，甚至收购不到。在长期收购的药材中，收购价格相对较高的有走马胎、重楼、石斛类等，因这些药材资源量稀少，且其治疗功效确切而受市场欢迎，因而应积极开展物种和种质资源保护工作，合理采挖使用的同时开展人工规范化培育或寻求可替代药材来满足市场的需求。

表6-1　灵川县主流药材

（调查时间：2017年11月至2018年8月）

序号	药材名	中文名	学　名	药用部位	交易量（kg）	交易地
1	白果	银杏	*Ginkgo biloba*	种子	3500	海洋乡
2	灵芝	灵芝	*Ganoderma lucidum*	子实体	3600	大境瑶族乡、海洋乡、九屋镇
3	山药	薯蓣	*Dioscorea polystachya*	根茎	3500	潭下镇
4	罗汉果	罗汉果	*Siraitia grosvenorii*	果实	2000	兰田瑶族乡
5	石斛	铁皮石斛	*Dendrobium officinale*	茎	1550	九屋镇

续表

序号	药材名	中文名	学 名	药用部位	交易量（kg）	交易地
6	鱼腥草	蕺菜	*Houttuynia cordata*	全草	1100	灵田镇
7	生姜	姜	*Zingiber officinale*	根状茎	1100	灵川镇
8	山苍子	山胡椒	*Litsea cubeba*	果实	1000	海洋乡、九屋镇
9	槐花	槐	*Sophora japonica*	花蕾	1000	海洋乡
10	桃胶	桃	*Amygdalus persica*	树脂	700	海洋乡
11	五指毛桃	粗叶榕	*Ficus hirta*	根	500	大境瑶族乡
12	黄精	多花黄精	*Polygonatum cyrtonema*	根状茎	400	海洋乡
13	枳壳	柑橘	*Citrus reticulata*	成熟果皮	300	海洋乡
14	枳实	柑橘/甜橙	*Citrus reticulata/Citrus sinensis*	幼果	100	九屋镇
15	肿节风	草珊瑚	*Sarcandra glabra*	全株	200	九屋镇
16	白花蛇舌草	白花蛇舌草	*Hedyotis diffusa*	全草	200	九屋镇
17	不出林	紫金牛	*Ardisia japonica*	全株	200	灵田镇
18	四叶参	羊乳	*Codonopsis lanceolata*	块根	200	海洋乡
19	走马胎	走马胎	*Ardisia gigantifolia*	根	150	九屋镇
20	虎杖	虎杖	*Reynoutria japonica*	根茎	130	兰田瑶族乡
21	淡竹叶	淡竹叶	*Lophatherum gracile*	全草	100	海洋乡
22	骨碎补	阔叶骨碎补/槲蕨	*Davallia solida/ Drynaria roosii*	根状茎	100	海洋乡
23	黄花倒水莲	黄花倒水莲	*Polygala fallax*	根	100	兰田瑶族乡
24	重楼	华重楼	*Paris chinensis*	根状茎	100	九屋镇
25	石菖蒲	石菖蒲	*Acorus tatarinowii*	根状茎	50	海洋乡

二、传统知识

灵川境内聚居着汉、瑶、回、苗等10多个民族，有大境和兰田2个瑶族乡，先民们在越城岭、都庞岭余脉代代繁衍生息，积淀了丰富的民间传统医药文化知识。《灵川县志》记载二十世纪八九十年代以来，在九屋镇东源、西岭一带的蛇医韦老田采用口吸毒汁疗法，颇有声望；九屋镇黄梅村、兰田瑶族乡一带的草医赵连妹擅长治疗跌打损伤；兰田瑶族乡西江寨的黄娘妹擅长治疗风湿，还采用沐浴疗法使产妇和婴儿免患破伤风。县内各乡镇拥有多名民间草医，他们不仅为人民防病治病，而且在行医用药过程中积累和总结的宝贵经验为中医药民族医药的传承和发展起到重要作用。

医药传统知识凝聚着先民们的生产生活智慧和结晶，具有独特民族地域特色，但遭受现代医药的冲击等诸多因素影响，面临着严重失传或后继无人的困境，加强医药传统知识的保护传承迫在眉睫。目前国家对中医药的传承保护也出台了许多支持政策，鼓励发展中医中药事业，让中医药真正地为基层人民服务。

三、开发利用

灵川县药用植物资源丰富多样，被利用的药材品种及数量不断增加。1990年《灵川县志》记载境内蕴藏的中药材约328种，2005年《灵川县志》记载药材800余种，草药有七叶一枝花、灯笼草、十大功劳、大血藤、海金沙、叶下珠、铁扫把、路边菊、一枝黄花、黄花倒水莲、护心胆等。2014年第四次全国中药资源普查，县境内野生药材共有1645种，常用药材约428种。

中药材的深加工方面，在20世纪70年代初，灵川县人民医院药厂成立，配制自用的注射液、口服液、中药丸散和外敷药等，生产跌打损伤药酒、五味子糖浆、风湿合剂、骨质增生丸、胎盘散、万应膏、霍香正气丸、十滴水、罗汉果止咳露等20多个品种；1990年中医制剂室生产排石汤、止咳糖浆、板蓝根冲剂等8个品种。1992年建立广西桂林红会制药厂，后更名为桂林红会药业有限公司，主要产品有利用银杏叶生产舒血宁等药品；2011年该公司完成改制，并与贵州大学合作成立银杏叶研究院，专业从事银杏叶成分提取、药品研发，并拥有多项专利技术。

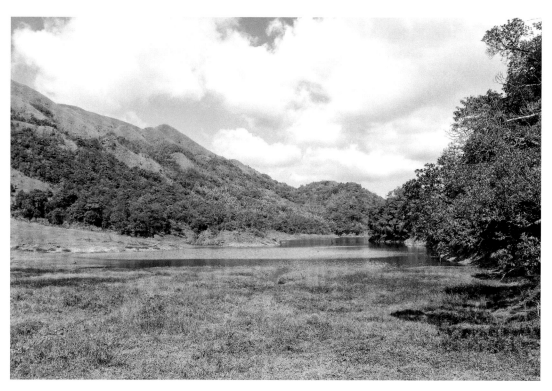

灵川县兰田江洲坪生态景观

第七章　药用资源保护与管理

一、保护与管理现状

1. 认真贯彻实施相关政策法规

中药资源是人民防治疾病、康复保健的重要物质基础，是关系国计民生的战略性资源。为保护和可持续利用药用资源，国家先后颁布实施了《野生药材资源保护管理条例》（1987年）、《中华人民共和国野生植物保护条例》（1997年实施，2017年修订）、《中华人民共和国中医药法》（2017年）等，广西也实施《广西壮族自治区发展中医药壮医药条例》（2009年）、《广西壮族自治区野生植物保护办法》（2009年实施，2016年修订）、《广西壮族自治区药用野生植物资源保护办法》（2015年）；并且公布了《中国珍稀濒危保护植物名录（第一册）》（1987年）、《国家重点保护野生植物名录（第一批）》（1999年）和《广西壮族自治区第一批重点保护野生植物名录》（2010年）等保护物种名录。这一系列法律法规、政策文件的出台，使药用野生资源的保护与利用有法可依，为野生药用资源保护与管理提供了有力措施和保障。近年灵川县林业、卫生、环保等部门的认真贯彻和有力实施，不断促进灵川县药用资源的有效保护和合理利用。

2. 有效保护药用资源生态环境

中药资源的可持续发展赖于生物多样性的保护建设，以及生态环境的安全维护。20世纪80年代以来，灵川县已采取造林、封山育林和推行以电、煤、沼气代柴措施。1982年，广西划定青狮潭、海洋山为水源林保护区，青狮潭水源林保护区位于灵川西北越城岭余脉山区，包括九屋镇、兰田瑶族乡、公平乡、潭下镇等；海洋山水源林保护区位于灵川东南部，属都庞岭海洋山山脉支脉，县境范围包括海洋乡、大境瑶族乡、潮田乡等。这两个水源林保护区都分布于漓江上游及其支流的水源地带，近年来灵川县对漓江流域管理趋严趋紧，经过重拳治理，乱挖乱采等现象得到有效遏制。同时全县开展城乡环境整治、污染减排、饮用水水源保护、生态乡村建设等工作，使县域生态建设和环境保护工作不断取得成效，对县内药用资源的保护与利用起到积极的推动作用。

3. 系统摸清县域药用资源本底

通过第四次全国中药资源普查对灵川县中药资源现状展开了全面的调查，主要围绕野生药用植物资源、栽培药用植物资源、中药材市场调查及传统知识调查等方面，本次普查弥补了灵川县中药资源的空白，摸清了中药资源现状，提供了中药资源本底资料，为该区域中药资源的开发、利用及保护提供了科学依据。

为巩固第四次全国中药资源普查成果，建立中药资源普查长效机制，国家中医药管理局于2014年在全国28个省（自治区、直辖市）建立省级中药原料质量监测技术服务中心。目前广西已建成1个省级中心（南宁）、4个监测站（玉林、靖西、环江、恭城）的中药资源动态监测体系，涵盖了桂东、桂西、桂南与桂北地区，监测并获取广西大宗常用中药材价格、流通对主特产药材进行质量检测，将不断提升区域中药产业信息化水平和政府服务能力，逐步解决中药产业发展信息不对称的问题，服务中药产业和地方经济发展。

二、存在的主要问题

1. 野生资源面临过度采收威胁

中药资源的保护虽然在就地保护、迁地保护、人工种植方面做了大量工作，但是随着市场对中药材需求的急剧增加，且长期以来对合理开发利用的认识不足，将致使一些野生药材面临资源缩减、枯竭。如药用部位为树皮的名贵中药材黄柏、杜仲等，以及利用根茎或藤茎的中药资源如重楼、走马胎、鸡血藤、大血藤等，过度采挖使得资源的再生能力受到损害，野生资源量急剧减少。一些具有观赏性的药用植物如花叶开唇兰、硬叶兜兰、梳帽卷瓣兰及石斛类等许多兰科植物也在劫难逃，长期过度采挖导致其野生种群数量锐减、种群更新困难而成为稀缺，陷入濒危境地。

此外，市场经济发展背景下，县域内经济水果林、杉木林等人工植被逐年增加，天然植被面积正不断减少。野生植物的栖息地缩小，部分野生药用植物生存受到威胁，造成了相应的野生资源流失。且种植区内一些农药、杀虫剂、除草剂等化学试剂的使用，造成生态环境污染，影响周边药用植物的生长，在人工林下普遍没有野生药用植物的分布。

2. 资源开发利用缺乏科技引领

灵川县药用植物物种数量多，野生药用植物达1645种，但常用药材仅近500种，利用效率不高，资源丰富的优势尚未充分发挥。同时灵川县药用物种数量丰富，但品种的蕴藏量少，加上过度利用等原因，部分资源提供已难以为继，如重楼和石斛类等野生药材几近枯竭，亟待进行人工种养、替代药物研发、开发新药源等相关科技创新研发。在中药材种植、生产方面，科技引导不足，技术相对薄弱，缺乏优质的种植基地，导致无法有效提高产量，或重产量轻质量，滥用化肥、农药、生长调节剂等现象时有发生，导致中药材品质得不到保证，影响中药质量和临床疗效，中药材生产种植未步入规范化、健康化发展轨道。

三、发展策略与建议

1. 构建中药资源保护长效机制

生态环境是中药资源分布和质量的决定因素，中药资源的开发利用与生态环境保护息息相关。强化尊重和保护自然的理念，依法保护管理野生药材资源，综合运用安全投入、信息技术和绿色防控等措施，保护濒危药材资源，维护生态环境和生物多样性，实现中药产业永续发展。积极扶持灵川县中药材栽培生态示范区建设，深入实施天然林保护、新一轮退耕还林、防护林建设、坡耕地综合治理等重点生态工程，推进中药材生产与精准扶贫、生态宜居融合发展，实现中药产业和生态文明进步协调发展。

2. 推进道地药材生产基地建设

中药资源是中医药事业发展的重要物质基础，只有优质、安全的中药材，才能保证中药的有效性、安全性和稳定性。保障中药材品质，离不开建立系统、成熟的规范化种植技术体系。鼓励扶持龙头企业和示范园，调整中药材生态农业的种植结构，加强对中药材种植的科学引导，建立一批如罗汉果、草珊瑚、钩藤、灵芝等道地药材良种繁育基地。同时推进质量管理，以中药材种植环节为重点，加强构建覆盖全产业链各环节的质量追溯体系，保证道地药材的优质、安全、可持续生产供应，加快道地药材种植规模化、规范化、产业化健康发展，对促进特色农业发展和农民持续增收、加快发展现代中药产业、实现乡村振兴具有重要意义。

3. 加强中药资源科学合理利用

加强发挥中医药科技创新的支撑与引领作用，着力构建产学研用深度融合的技术创新体系，围绕中药材产业链部署创新链、资金链，注重开展以市场为导向的应用技术研究。大力发展中药材精深加工，提高中药材综合利用率。同时，着力解决优良品种选育、栽培技术提升等中药材可持续生产的关键技术问题，使更多的野生药用资源实现家种，使人工种植中药材向生态化和绿色化发展，不断做大做强中药材产业。

4. 促进康养旅游产业融合发展

随着人们对生活品质和健康的追求不断提高，对健康旅游的需求日益增长，桂林是国际著名的风景旅游城市，环境优美、文化底蕴深厚、中医药壮瑶医药等资源丰富，在旅游生态文化健康融合发展中优势明显，成为首批13个国家健康旅游示范基地之一。按照桂林"一核两线、多点辐射"产业空间布局，灵川县三面环抱桂林市，区位优越、交通便捷，依托现有的海洋银杏景区、古东森林瀑布景区、青狮潭生态旅游区及兰田生态旅游区等独有的自然优势，建成集中医药文化、养生保健、娱乐旅游为一体的观光、体验旅游区，打造休闲养生产业带。

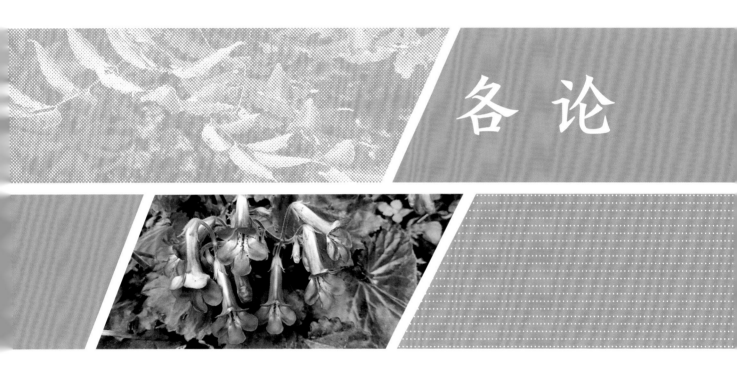

各 论

华南马尾杉

【基原】为石杉科华南马尾杉*Phlegmariurus austrosinicus* (Ching) L. B. Zhang 的全草。

【别名】华南石杉、鹿子草。

【形态特征】附生草本。茎簇生，成熟枝下垂，二回至多回二叉分枝，长20~70 cm，主茎直径约5 mm，枝连叶宽2.5~3.3 cm。叶螺旋状排列；营养叶平展或斜向上开展，椭圆形，长约14 mm，有明显的柄，顶端圆钝，中脉明显，革质，全缘。孢子囊穗比不育部分略细瘦，非圆柱形，顶生；孢子叶椭圆状披针形，排列稀疏，长7~11 mm；孢子囊生在孢子叶腋，肾形，2瓣开裂，黄色。

【分布】附生于林下岩石上。产于广西、广东、香港、江西、四川、贵州、云南等地。

【性能主治】全草味苦，性凉。具有消肿止痛、清热解毒的功效。主治关节疼痛，跌打损伤，四肢麻木，咳嗽，气喘，尿路感染。

【采收加工】夏末、秋初采收，除去杂质、泥土，晒干。

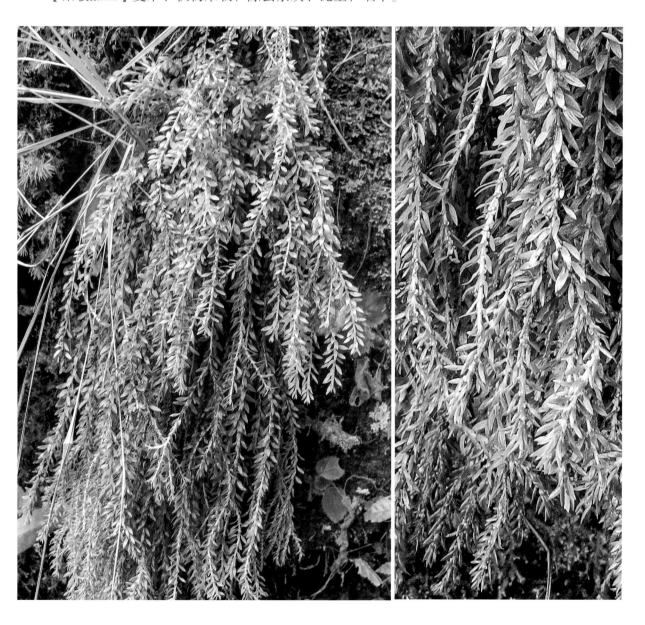

伸筋草

【基原】为石松科石松*Lycopodium japonicum* Thunb. 的全草。

【别名】铺地松筋、小伸筋、舒筋草。

【形态特征】多年生草本。主茎横卧，长可达数米，侧枝斜升，分枝较稀疏。叶螺旋状排列，密集，上斜，披针形或线状披针形。孢子囊穗圆柱形，长2~5 cm，有柄，通常2~6个生于总柄顶部成总状囊穗序，远高出不育枝；孢子叶阔卵形，先端急尖，具芒状长尖头，纸质；孢子囊生于孢子叶腋，内藏，圆肾形。

【分布】生于林下、灌木丛中、草坡、路边或岩石上。产于东北、华北以外的其他各地。

【性能主治】全草味微苦、辛，性温。具有祛风除湿、舒筋活络的功效。主治关节酸痛，屈伸不利。

【采收加工】夏、秋季茎叶茂盛时采收，除去杂质，洗净，切段，晒干。

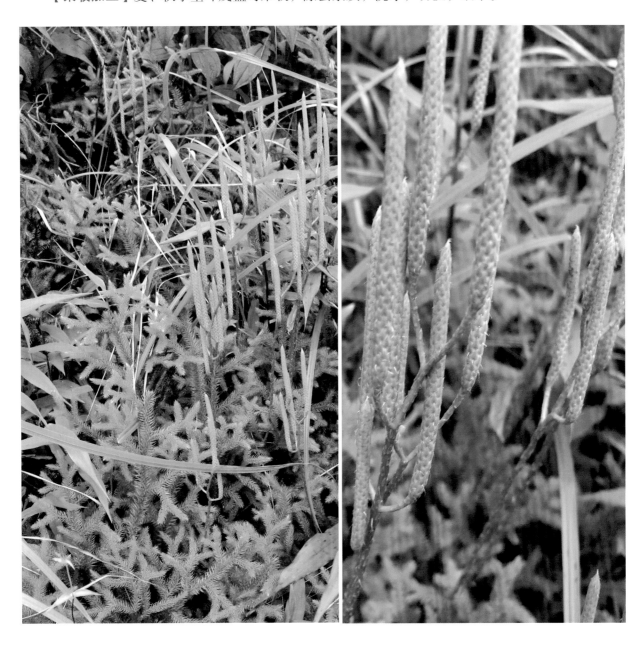

铺地蜈蚣

【基原】为石松科垂穗石松*Palhinhaea cernua* (L.) Franco et Vasc. 的全草。

【别名】铺地蜈蚣、灯笼草、小伸筋。

【形态特征】蔓生草本。主茎高20~50 cm，向上叉状分枝，质柔软，匍匐于地上。主茎上的叶螺旋状排列，稀疏，钻形至线形，长约4 mm，先端尖锐，全缘。孢子叶覆瓦状排列，卵状菱形，先端急尖，尾状，边缘膜质，具不规则的齿；孢子囊穗单生于小枝顶端，短圆柱形，成熟时通常下垂；孢子囊生于孢子叶腋，内藏，圆肾形，黄色。

【分布】生于林下、林缘及灌木丛中阴处或岩石上。产于广西、广东、海南、云南、贵州、四川、重庆、湖南、香港、福建、台湾、江西、浙江等地。

【性能主治】全草味苦、辛，性温。具有祛风散寒、除湿消肿、舒筋活血的功效。主治风寒湿痹，关节酸痛，皮肤麻木，四肢软弱，跌打损伤，黄疸，咳嗽，疮疡，疱疹等。

【采收加工】夏季连根采收，除去泥土、杂质，晒干。

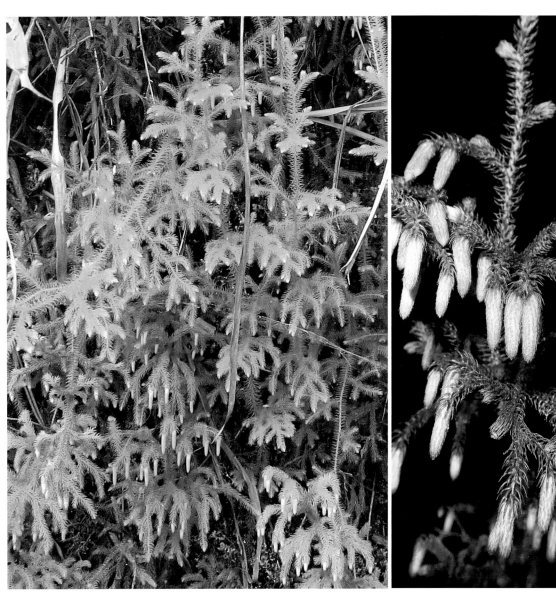
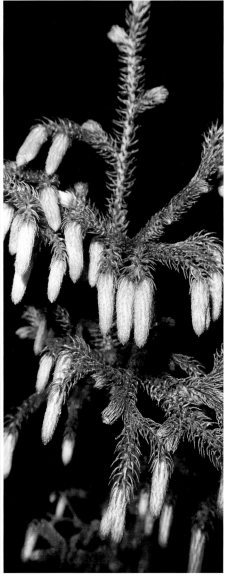

石上柏

【基原】为卷柏科深绿卷柏*Selaginella doederleinii* Hieron. 的全草。

【别名】地侧柏。

【形态特征】多年生草本。植株近直立，基部横卧，高25~45 cm，多回分枝，分枝处常有根托。叶交互排列，二型，翠绿色或深绿色；侧叶向两侧平展，长圆形；中叶长卵形，大小约为侧叶的1/3，先端直指枝顶。孢子囊穗常双生于枝顶，四棱柱形；大孢子白色；小孢子橘黄色。

【分布】生于林下湿润处。产于广西、广东、海南、云南、贵州、湖南、香港、四川、福建、江西、浙江等地。

【性能主治】全草味甘，性平。具有清热解毒、抗癌、止血的功效。主治癌症，肺炎，急性扁桃体炎，眼结膜炎，乳腺炎。

【采收加工】全年均可采收，洗净，鲜用或晒干。

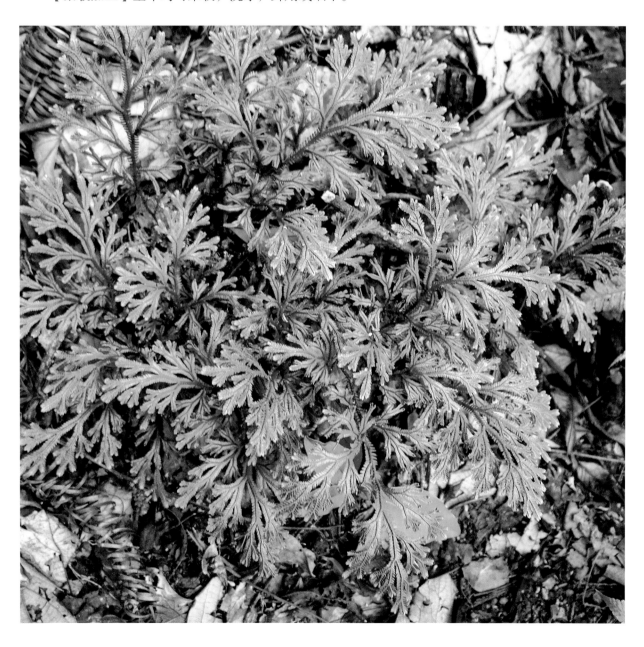

江南卷柏

【基原】为卷柏科江南卷柏*Selaginella moellendorffii* Hieron. 的全草。

【别名】石柏、岩柏草、打不死。

【形态特征】直立草本，高20~65 cm。具横走的地下根状茎和游走茎，其上生鳞片状淡绿色的叶。主茎呈红色或禾秆色，茎枝光滑无毛；侧枝5~8对，二回至三回羽状分枝，小枝较密，排列规则。上部茎生叶二型，侧叶斜展，卵状至卵状三角形；中部叶疏生，斜卵圆形，边缘有细齿和白边。孢子囊穗紧密，四棱柱形，单生于枝顶；孢子叶一型，卵状三角形，边缘有细齿，具白边，先端渐尖，龙骨状；大孢子叶分布于孢子叶穗中部的下侧，浅黄色；小孢子橘黄色。

【分布】生于林下或石灰岩灌木丛中。产于广西、广东、云南、贵州、重庆、福建、安徽、甘肃等地。

【性能主治】全草味微甘，性平。具有清热利尿、活血消肿的功效。主治急性传染性肝炎，胸胁腰部挫伤，全身浮肿，血小板减少。

【采收加工】夏、秋季采收，晒干。

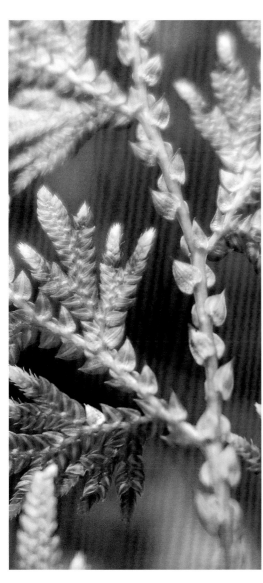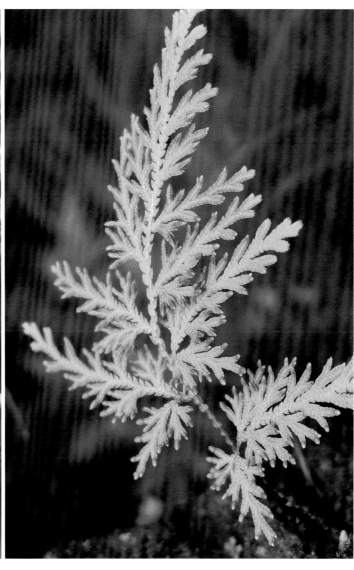

翠云草

【基原】为卷柏科翠云草 *Selaginella uncinata* (Desv.) Spring 的全草。

【别名】细风藤、金猫草。

【形态特征】草本植物。主茎伏地蔓生，节上生不定根。主茎上的叶较大，卵形或卵状椭圆形；分枝上的叶二型，排成一平面，叶片边缘具白边，全缘。孢子囊穗单生于枝顶，四棱柱形；孢子叶一型，密生，卵状三角形，边缘全缘；大孢子灰白色或暗褐色；小孢子淡黄色；羽叶密似云纹，一般有蓝绿色荧光，且嫩叶翠蓝色，故名翠云草。

【分布】生于常绿阔叶林下。产于广西、广东、贵州、重庆、湖南、湖北、安徽、福建等地。

【性能主治】全草味淡、微苦，性凉。具有清热利湿、解毒、止血的功效。主治黄疸，痢疾，泄泻，水肿，淋证，筋骨痹痛，吐血，咳血，便血，外伤出血，痔漏，烧烫伤，毒蛇咬伤。

【采收加工】全年均可采收，洗净，鲜用或晒干。

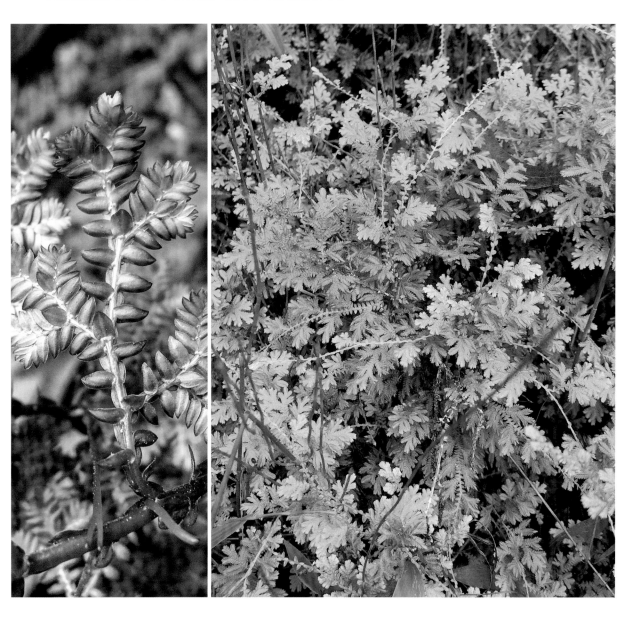

笔筒草

【基原】为木贼科笔管草*Equisetum ramosissimum* Desf. subsp. *debile* (Roxb. ex Vauch.) Hauke 的全草。

【别名】节节菜、木贼草。

【形态特征】多年生草本。根状茎直立或横走，黑棕色，地上茎单生或簇生；主茎粗壮，直径4~6 mm，具沟槽。叶退化成细小的鳞片状，在节上轮生，互相毗连形成管状鞘，鞘筒较短，长宽几相等，鞘齿黑灰棕色，披散，脱落。孢子囊穗生于枝顶，椭圆形或短棒状。

【分布】生于灌木丛或草丛中。产于广西、广东、海南、云南、贵州、四川、重庆、湖南、湖北、福建、台湾、陕西、甘肃、山东、江苏、西藏等地。

【性能主治】全草味甘、苦，性平。具有清肝明目、止血、利尿通淋的功效。主治风热感冒，咳嗽，目赤肿痛，云翳，鼻出血，尿血，肠风下血，淋证，黄疸，带下，骨折。

【采收加工】夏、秋季采收，洗净，鲜用或晾于通风处阴干。

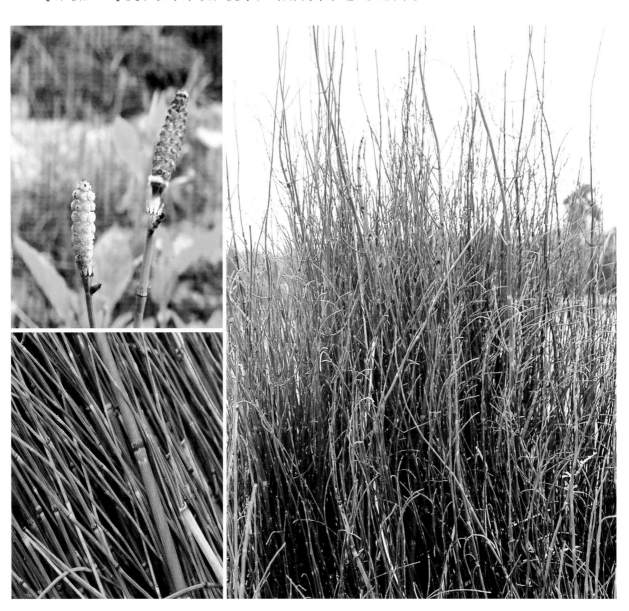

马蹄蕨

【基原】为观音座莲科福建观音座莲*Angiopteris fokiensis* Hieron. 的根状茎。

【别名】马蹄树。

【形态特征】植株高近2 m。根状茎块状，直立，肥大，肉质，突出地面20 cm，宿存的叶柄基部聚生，莲座状。叶簇生，具粗壮的长柄，叶轴及叶柄具瘤状突起，奇数二回羽状；小羽片35~40对，对生或互生，平展，上部的稍斜向上，具短柄，边缘具小齿，叶脉开展，背面明显。孢子囊群长圆形，棕色，由10~15个孢子囊组成。

【分布】生于林中湿润处及山谷沟旁。产于广西、广东、贵州、湖北等地。

【性能主治】根状茎味苦，性凉。具有清热凉血、祛瘀止血、镇痛安神的功效。主治疟腮，痈肿疮毒，毒蛇咬伤，跌打肿痛，外伤出血，崩漏，乳痈，风湿痹痛，产后腹痛，心烦失眠。

【采收加工】全年均可采收，洗净，去须根，切片，鲜用或晒干。

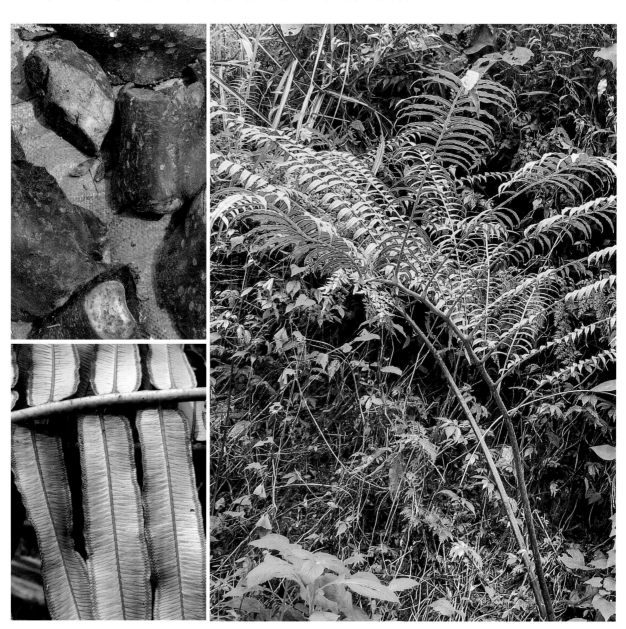

紫萁贯众

【基原】为紫萁科紫萁 *Osmunda japonica* Thunb. 的根状茎和叶柄残基。

【别名】高脚贯众、老虎台。

【形态特征】多年生草本，植株高50~80 cm或更高。根状茎短粗，或呈短树干状而稍弯。叶簇生，直立；叶柄禾秆色；叶片三角状广卵形，顶部一回羽状，其下为二回羽状；羽片3~5对，对生，长圆形；叶片纸质，成长后光滑无毛，干后为棕绿色。孢子叶与营养叶等高或稍高于营养叶，羽片和小羽片均短缩，小羽片线形，沿中肋两侧背面密生孢子囊。

【分布】生于林下或溪边。产于广西、广东、四川、云南、贵州、山东等地。

【性能主治】根状茎和叶柄残基味苦，性微寒；有小毒。具有清热解毒、止血、杀虫的功效。主治疫毒感冒，热毒泻痢，痈疮肿毒，吐血，鼻出血，便血，崩漏，虫积腹痛。

【采收加工】春、秋季采收，洗净，除去须根，晒干。

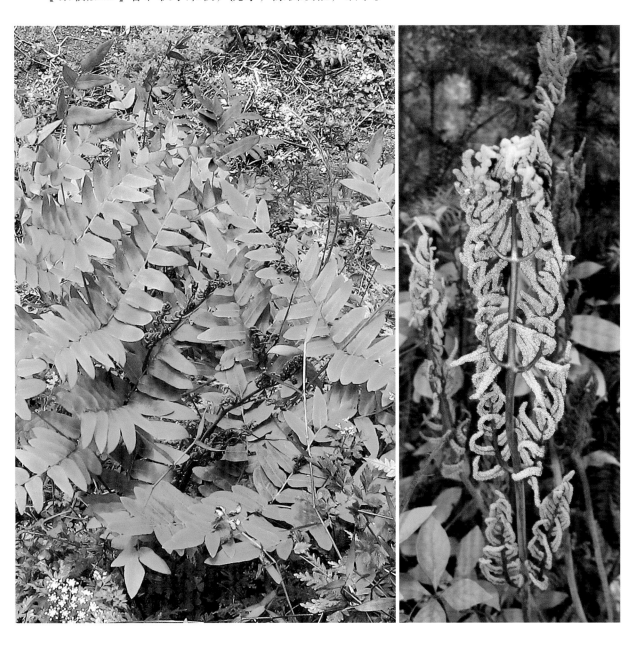

海金沙

【基原】为海金沙科海金沙*Lygodium japonicum* (Thunb.) Sw.的成熟孢子、地上部分。

【别名】金沙藤。

【形态特征】攀缘草本，长达4 m。茎细弱。叶轴上面有两条狭边；羽片多数，对生于叶轴上的短距两侧；一回至二回羽状复叶，小叶卵状披针形，边缘有齿或不规则分裂；能育羽片卵状三角形，长宽几相等。孢子囊生于能育羽片的背面；孢子表面有小疣。

【分布】生于林缘或灌木丛中。产于广西、广东、四川等地。

【性能主治】味甘，性寒。具有清利湿热、通淋止痛的功效。成熟孢子主治热淋，石淋，血淋，尿道涩痛。地上部分主治湿热黄疸，风热感冒，咽喉肿痛，痢疾等。

【采收加工】秋季孢子未脱落时采割藤叶，晒干，搓揉或打下孢子，除去藤叶。夏、秋季采收地上部分，晒干。

【附注】小叶海金沙*Lygodium microphyllum* (Cav.) R. Br.亦以同等功效入药。

海金沙*Lygodium japonicum*　　　　　　　　小叶海金沙*Lygodium microphyllum*

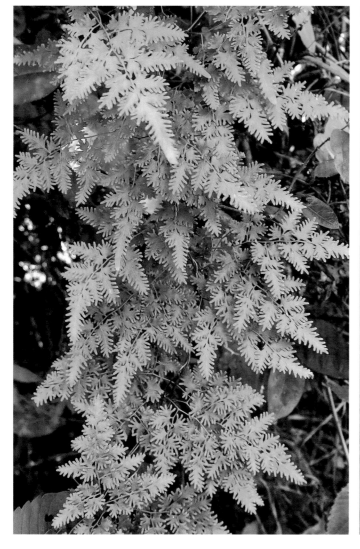 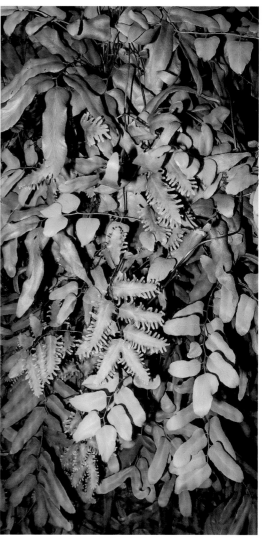

狗脊

【基原】为蚌壳蕨科金毛狗脊*Cibotium barometz* (L.) J. Sm. 的根状茎。

【别名】金猫头、金毛狗、黄狗头。

【形态特征】大型草本，高可达3 m。根状茎横卧，粗大，顶端生出一丛大叶。叶大型，密生，三回羽状深裂；叶柄可长达120 cm，基部密被金黄色长毛。羽片长披针形，裂片边缘有细齿。孢子囊群生于小脉顶端，囊群盖棕褐色，长圆形，形如蚌壳。

【分布】生于林中阴处或山沟边。产于广西、广东、云南、海南、湖南、贵州、四川、浙江等地。

【性能主治】根状茎味苦、甘，性温。具有祛风湿、补肝肾、强腰膝的功效。主治风湿痹痛，腰膝酸软，下肢无力等。

【采收加工】秋、冬季采收，除去泥沙，干燥；或除去硬根、叶柄及金黄色茸毛，切厚片，干燥，为生狗脊片；蒸后晒至六七成干，切厚片，干燥，为熟狗脊片。

【附注】为国家二级重点保护野生植物。

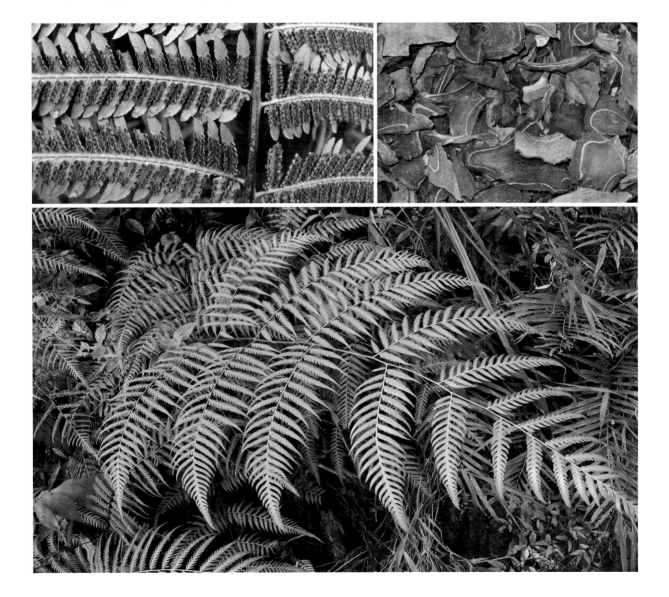

龙骨风

【基原】为桫椤科桫椤*Alsophila spinulosa* (Wall. ex Hook.) R. M. Tryon 的茎干。

【别名】树蕨、刺桫锣、大贯众。

【形态特征】树蕨，高3~8 m。茎干上部有残存的叶柄，向下密被交织的不定根。叶簇生于茎顶端；叶柄、叶轴和羽轴鲜时通常绿色，具刺；叶片大，长可达3 m，三回深羽裂；羽片矩圆形，裂片长圆形，边缘有齿。孢子囊群生于裂片下面小脉分叉处，囊群盖近圆球形。

【分布】生于山地溪边、林缘或疏林中。产于广西、广东、云南、贵州、四川、福建等地。

【性能主治】茎干味微苦，性平。具有清肺胃热、祛风除湿的功效。主治流感，肺热咳喘，吐血，风火牙痛，风湿关节痛，腰痛等。

【采收加工】全年均可采收，去外皮，晒干。

【附注】因为桫椤对研究蕨类植物进化和地壳演变有重要的科学意义，且随时有灭绝的危险，所以世界自然保护联盟（IUCN）将桫椤科的全部种类列入国际濒危物种保护名录中。我国将桫椤科全部种类（小黑桫椤、粗齿桫椤除外）列为国家二级重点保护野生植物。

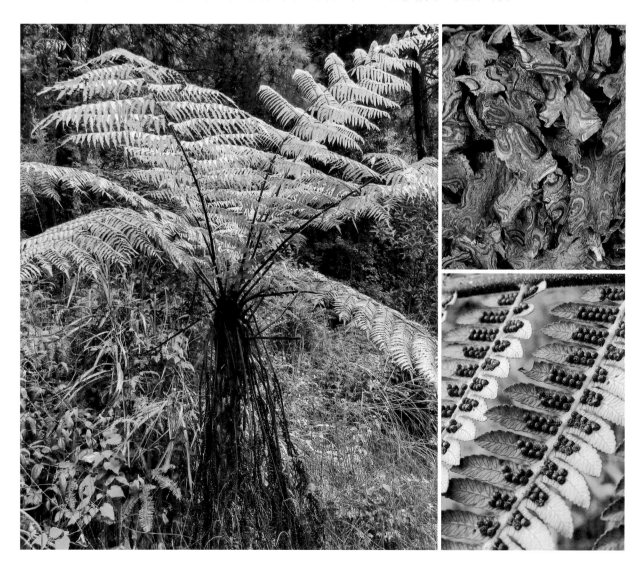

金花草

【基原】为鳞始蕨科乌蕨*Odontosoria chinensis* J. Sm. 的全草。

【别名】大叶金花草、小叶野鸡尾。

【形态特征】植株高30~70 cm。根状茎横走，密生深褐色钻形鳞片。叶近生；叶柄长达25 cm，禾秆色至褐禾秆色，有光泽；叶片坚草质，干后棕褐色，通体光滑，长卵形或披针形，四回羽状深裂；羽片15~20对，有短柄，斜展，卵状披针形。孢子囊群边缘着生，每裂片上1个或2个，顶生于1~2条细脉上；囊群盖灰棕色，倒卵形或长圆形。

【分布】生于林下或灌木丛中阴湿处。产于广西、海南、四川、湖南、湖北等地。

【性能主治】全草味苦，性寒。具有清热解毒、利湿的功效。主治感冒发热，咳嗽，扁桃体炎，腮腺炎，肠炎，痢疾，肝炎，食物中毒，农药中毒；外用治烧烫伤，皮肤湿疹。

【采收加工】全年均可采收，夏、秋季采收较佳，洗净，鲜用或晒干。

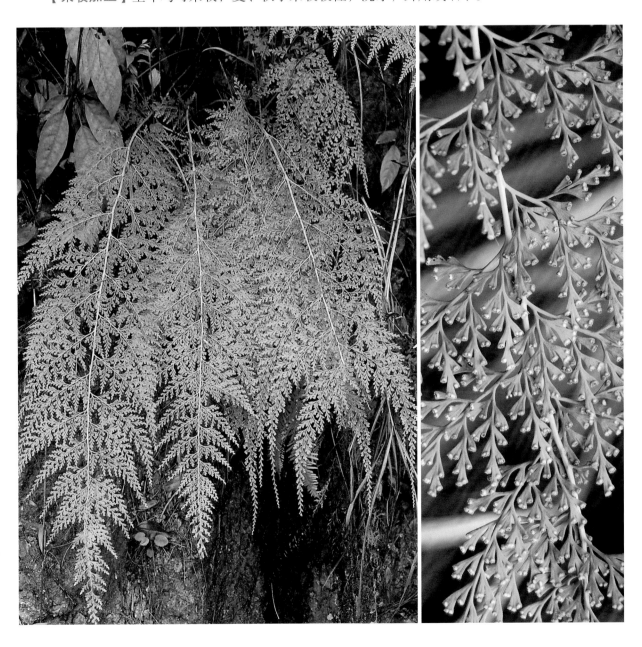

半边旗

【基原】为凤尾蕨科半边旗 *Pteris semipinnata* L. 的全草。

【别名】半边蕨、半凤尾草。

【形态特征】多年生草本，植株高30~80 cm。根状茎长而横走，先端及叶柄基部被褐色鳞片。叶柄四棱形；叶近簇生，二回半边羽状深裂；顶生羽片阔披针形至长三角形，裂片6~12对，对生；侧生羽片4~7对，半三角形而略呈镰刀状；不育叶边缘有细齿。孢子囊群线形，连续排列于叶缘。

【分布】生于疏林中或路旁的酸性土壤。产于广西、广东、云南、贵州、四川、湖南、江西等地。

【性能主治】全草味苦、辛，性凉。具有清热解毒、消肿止痛的功效。主治细菌性痢疾，急性肠炎，黄疸型肝炎，结膜炎；外用治跌打损伤，外伤出血，疮疡疖肿，湿疹，毒蛇咬伤。

【采收加工】全年均可采收，洗净，鲜用或晒干。

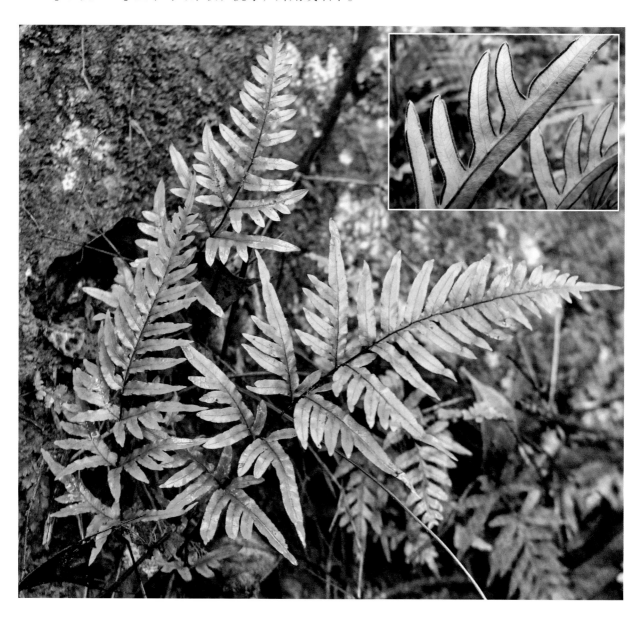

倒生根

【基原】为铁角蕨科长叶铁角蕨*Asplenium prolongatum* Hook. 的全草。

【别名】长生铁角蕨、倒生莲、凤凰尾。

【形态特征】植株高15~30 cm。根状茎短而直立，先端密被鳞片。叶轴顶端往往延长成鞭状而生根。叶簇生；叶片线状披针形，二回羽状；羽片20~24对，向上互生，斜向上，近无柄，彼此密接，下部羽片常不缩短；叶脉明显，每小羽片或裂片有小脉1条。孢子囊群狭线形，深棕色，每小羽片或裂片有1个，位于小羽片的中部上侧边；囊群盖灰绿色，膜质，开向叶边，宿存。

【分布】附生于林中树干上或潮湿岩石上。产于广西、广东、云南、四川、浙江、江西等地。

【性能主治】全草味辛、苦，性平。具有活血化瘀、祛风湿、通关节的功效。主治吐血，鼻出血，咳嗽痰多，黄肿，跌打损伤，筋骨疼痛。

【采收加工】全年均可采收，除去杂质，洗净，晒干。

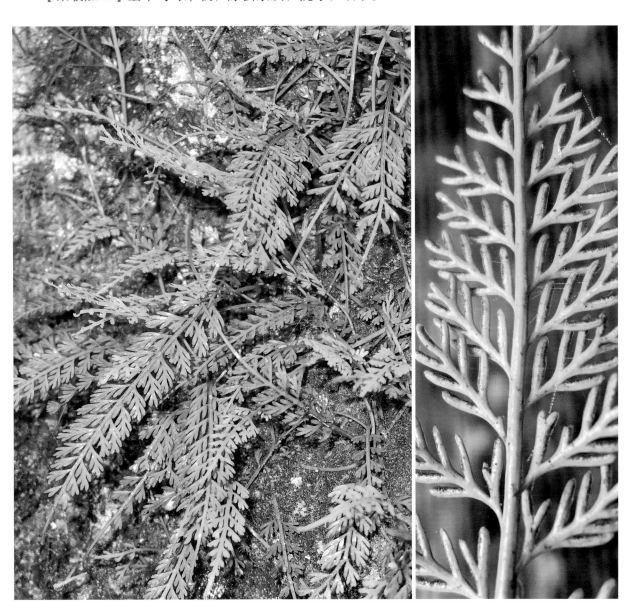

肾蕨

【基原】为肾蕨科肾蕨*Nephrolepis cordifolia* (L.) C. Presl 的根状茎、叶或全草。

【别名】马骝卵、石黄皮、蜈蚣草。

【形态特征】附生或土生植物。根状茎直立，被淡棕色鳞片，根下有球茎，肉质多汁。叶丛生；叶柄暗褐色，密被淡棕色鳞片；叶片披针形，光滑，无毛，一回羽状；羽片多数，无柄，互生，覆瓦状排列，披针形。孢子囊群生于羽片两缘的小脉顶端；囊群盖肾形，褐棕色。

【分布】生于石山溪边、路旁或林下。产于广西、广东、海南、云南、湖南、福建、浙江等地。

【性能主治】根状茎、叶或全草味甘、淡、涩，性凉。具有清热利湿、通淋止咳、消肿解毒的功效。主治感冒发热，肺热咳嗽，黄疸，淋浊，小便涩痛，泄泻，痢疾，带下，疝气，乳痈，瘰疬，烧烫伤，刀伤，淋巴结炎，体癣，睾丸炎。

【采收加工】全年均可挖取根状茎，去除鳞片，洗净，鲜用或晒干。夏、秋季采叶或全草，洗净，鲜用或晒干。

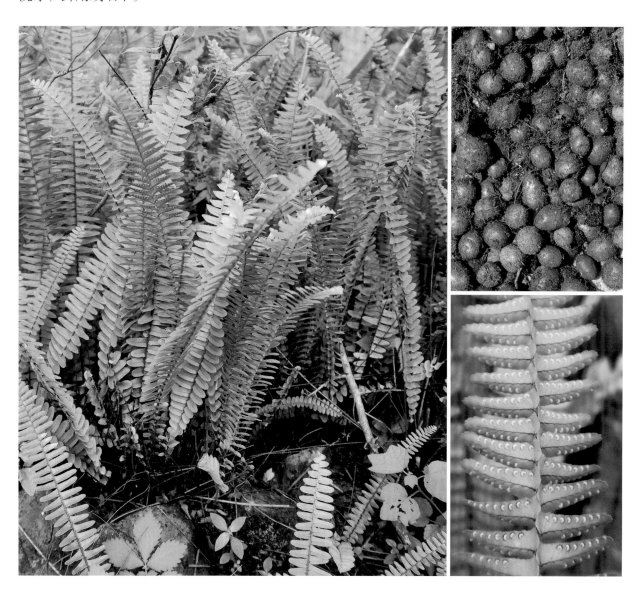

白毛蛇

【基原】为骨碎补科圆盖阴石蕨*Humata tyermannii* T. Moore 的根状茎。

【别名】白伸筋、石上蚂蟥。

【形态特征】植株高达20 cm。根状茎长而横走，密被蓬松的淡棕色鳞片。叶远生；叶柄长6~8 cm，棕色或深禾秆色，光滑或仅基部被鳞片；叶片长阔卵状三角形，长宽几相等，各10~15 cm，三回至四回羽状深裂；羽片约10对，有短柄，互生，彼此密接。孢子囊群生于小脉顶端；囊群盖近圆形，全缘，浅棕色。

【分布】生于林下树干上或岩石上。产于广西、湖南、贵州、云南、重庆等地。

【性能主治】根状茎味微苦、甘，性凉。具有祛风除湿、止血、利尿的功效。主治风湿性关节炎，慢性腰腿痛，腰肌劳损，跌打损伤，骨折，黄疸性肝炎，吐血，便血，血尿等症；外用治疮疖。

【采收加工】全年均可采收，洗净，晒干。

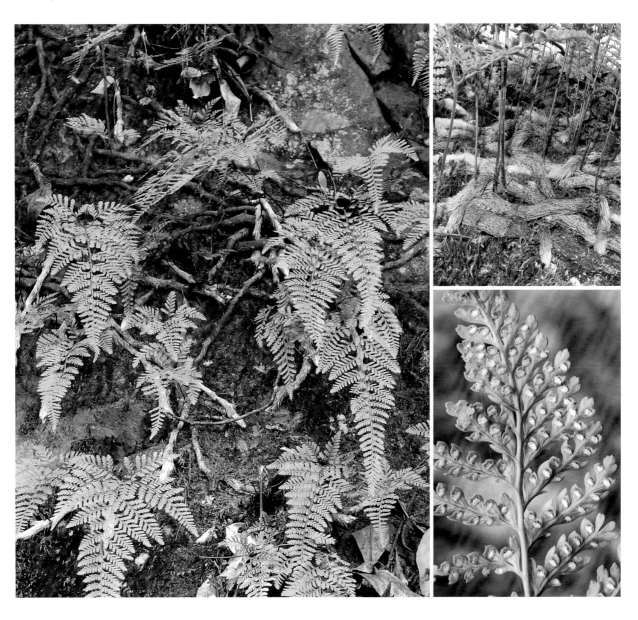

石韦

【基原】为水龙骨科石韦*Pyrrosia lingua* (Thunb.) Farwell 的叶。

【别名】石耳朵、蛇舌风。

【形态特征】植株高10~30 cm。根状茎长而横走，密被淡棕色鳞片。叶远生，近二型；叶片有长柄，革质，披针形至矩圆披针形，腹面绿色，并有小凹点，背面密被灰棕色星状毛；能育叶常远比不育叶高而狭窄。孢子囊群沿着叶背侧脉整齐排列，初为星状毛包被，成熟后开裂外露而呈砖红色。

【分布】附生于林中树干或溪边石上。产于华东、中南、西南地区。

【性能主治】叶味苦、甘，性微寒。具有利尿通淋、清肺止咳、凉血止血的功效。主治热淋，血淋，石淋，小便不通，淋沥涩痛，肺热喘咳，吐血，衄血，尿血，崩漏。

【采收加工】全年均可采收，除去根状茎和根，晒干或阴干。

【附注】庐山石韦*Pyrrosia sheareri* (Baker) Ching亦以同等功效入药。

石韦*Pyrrosia lingua*　　　　　　　　庐山石韦*Pyrrosia sheareri*

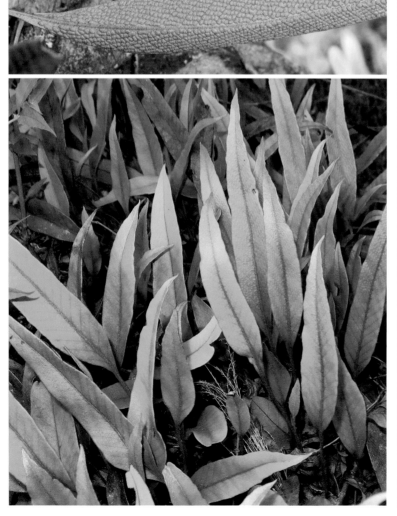
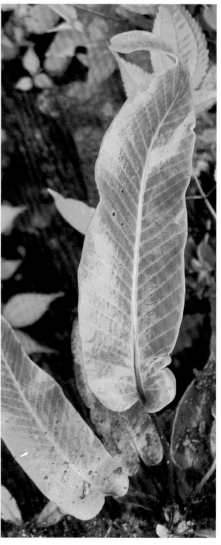

骨碎补

【基原】为槲蕨科槲蕨*Drynaria roosii* Nakaike 的根状茎。

【别名】猴子姜。

【形态特征】通常附生于岩石上，匍匐生长，或附生于树干上，螺旋状攀缘。植株高25~40 cm。根状茎横走，粗壮肉质，为扁平的条状或块状，密被鳞片。叶二型；营养叶枯棕色，厚干膜质，覆盖于根状茎上；孢子叶高大而绿色，中部以上深羽裂；裂片7~13对，披针形。孢子囊群生于内藏小脉的交叉处，在主脉两侧各有2~3行。

【分布】附生于树干或岩石上。产于广西、广东、海南、云南、江西、湖北、江苏等地。

【性能主治】根状茎味苦，性温。具有疗伤止痛、补肾强骨、消风祛斑的功效。主治跌扑闪挫，筋骨折伤，筋骨痿软，肾虚腰痛，耳鸣耳聋，牙齿松动等；外用治斑秃，白癜风。

【采收加工】全年均可采收，除去泥沙，干燥，或再燎去鳞片。

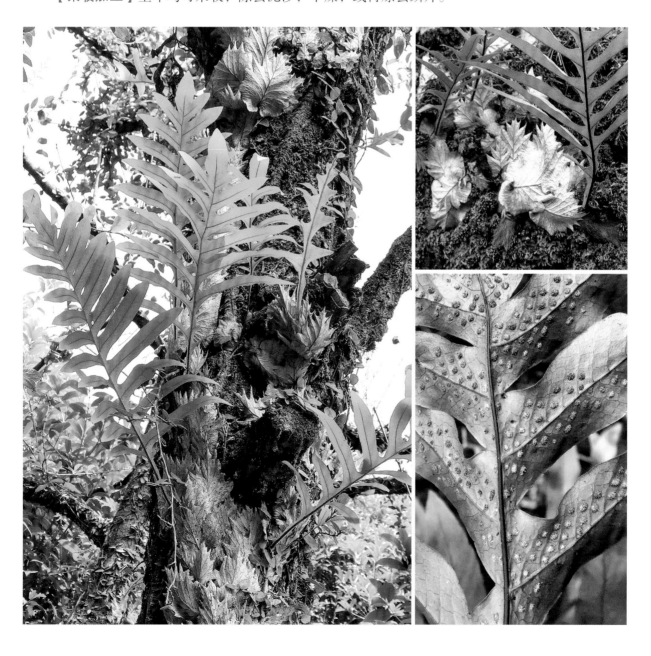

白果

【基原】为银杏科银杏Ginkgo biloba L.的叶及成熟种子。

【别名】白果树、公孙树。

【形态特征】乔木。一年生长枝淡褐黄色，二年生以上变灰色，短枝密被叶痕。叶片扇形，有长柄，淡绿色，在一年生长枝上螺旋状散生，在短枝上3~8片叶呈簇生状，秋季落叶前变为黄色。雌雄异株，花生于短枝顶端的鳞片状叶腋内。种子椭圆形或近球形。花期3~4月，种子9~10月成熟。

【分布】生于天然林中，常见栽培。产于广西、四川、河南、山东、湖北、辽宁等地。

【性能主治】叶味甘、苦、涩，性平。具有活血化瘀、通络止痛、敛肺平喘、化浊降脂的功效。主治瘀血阻络，胸痹心痛，中风偏瘫，肺虚咳喘，高脂血症。种子味甘、苦、涩，性平；有毒。具有敛肺定喘、止带缩尿的功效。主治痰多喘咳，白带异常，遗尿尿频。

【采收加工】秋季叶尚绿时采收，及时干燥。秋季种子成熟时采收，除去肉质外种皮，洗净，稍蒸或略煮后烘干。

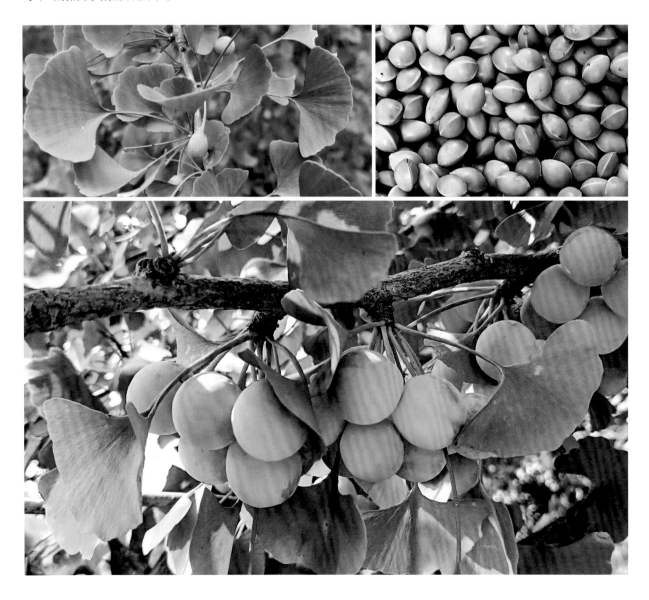

三尖杉

【基原】为三尖杉科三尖杉*Cephalotaxus fortunei* Hook. f. 的种子及枝、叶。

【别名】沙巴豆、岩杉木、杉巴果。

【形态特征】常绿乔木，高可达20 m。树皮褐色或红褐色，片状脱落。叶排成2列，披针状线形，长可达13.5 cm，先端有长尖头，基部楔形或宽楔形，背面白色气孔带较绿色边带宽3~5倍。雌雄异株；雄球花8~10朵聚生成头状，直径约1 cm；雌球花的胚珠3~8颗发育成种子。种子卵圆形，熟时假种皮紫色或红紫色。花期3~4月，种子9~10月成熟。

【分布】生于常绿针叶、阔叶混交林中。产于广西、广东、云南、贵州、湖南、湖北、四川、浙江、安徽、福建、江西等地。

【性能主治】种子味甘、涩，性平。具有驱虫、消积的功效，主治蛔虫病，钩虫病，积食。枝、叶味苦、涩，性寒。具有抗癌的功效，主治恶性肿瘤。

【采收加工】种子秋季采收。枝、叶全年均可采收。

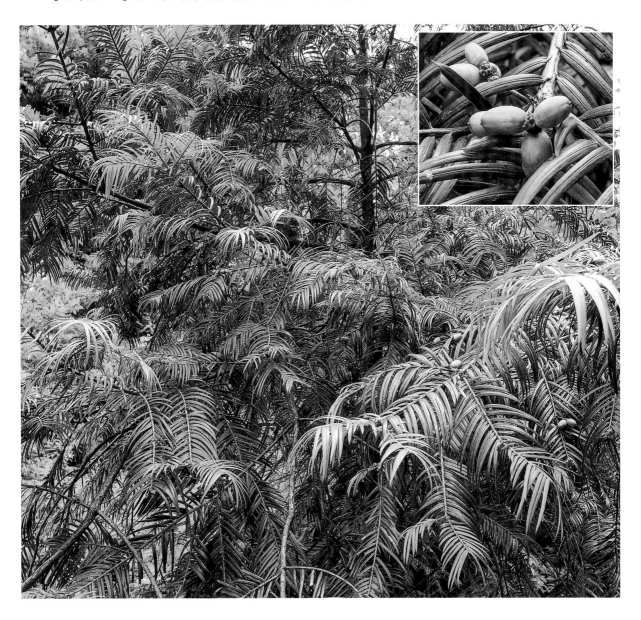

南方红豆杉

【基原】为红豆杉科南方红豆杉*Taxus wallichiana* Zucc. var. *mairei* (Lemee et H. Lev.) L. K. Fu et Nan Li 的种子。

【别名】红豆杉、酸把果。

【形态特征】常绿乔木，高达30 m。树皮纵裂成长条薄片剥落。叶2列；叶片弯镰状条形，长2.0~4.5 cm，宽3~5 mm，背面中脉带明晰可见，色泽与气孔带相异，淡黄绿色或绿色，绿色边带较宽。种子倒卵圆形，生于杯状红色肉质的假种皮中。花期2~3月，种子10~11月成熟。

【分布】生于天然林中或人工栽培。产于广西、云南、湖南、湖北、四川、甘肃等地。

【性能主治】树皮可提取紫杉醇。种子具有驱虫的功效。主治积食，蛔虫病。

【采收加工】秋季种子成熟时采收，鲜用或晒干。

【附注】为我国特有树种。因树皮含有抗癌物质紫杉醇，故树皮不断遭到采剥，其数量急剧下降。现列为国家一级重点保护野生植物。野生资源少，现已有大量的人工栽培。

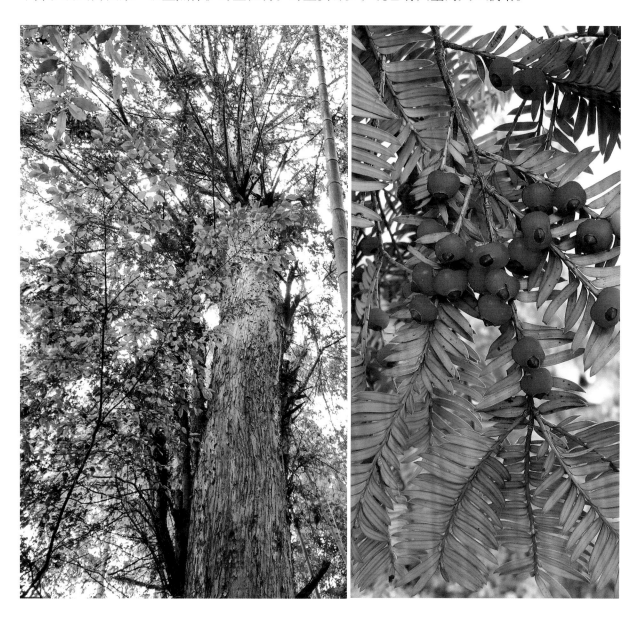

麻骨风

【基原】为买麻藤科小叶买麻藤*Gnetum parvifolium* (Warb.) W. C. Cheng 的藤茎。

【别名】五层风、大节藤、铁钻。

【形态特征】常绿木质藤本。茎节膨大呈关节状，皮孔明显，横断面有5层黑色圆圈，呈蛛网状花纹。叶革质，长卵形，长4~10 cm，宽2.5 cm，先端急尖或渐尖而钝，基部宽楔形或微圆形。雄球花序不分枝或一次分枝，分枝三出或成2对；雌球花序多生于老枝上，一次三出分枝。成熟种子长椭圆形或窄矩圆状倒卵圆形，几无柄，假种皮红色。花期4~6月，种子9~11月成熟。

【分布】生于低海拔林中，常缠绕于其他树上。产于广西、广东、湖南、福建等地。

【性能主治】藤茎味苦，性微温。具有祛风活血、消肿止痛、化痰止咳的功效。主治风湿性关节炎，腰肌劳损，筋骨酸软，跌打损伤，骨折，支气管炎等。

【采收加工】全年均可采收，切段，鲜用或晒干。

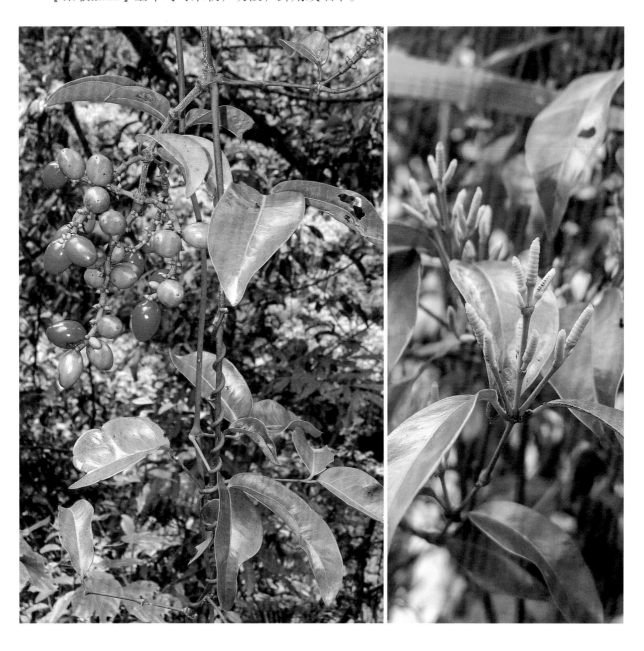

大钻

【基原】为五味子科黑老虎*Kadsura coccinea* (Lem.) A. C. Smith 的根。

【别名】大叶钻骨风、过山风。

【形态特征】藤本。全株无毛。叶片革质，长圆形至卵状披针形，基部宽楔形或近圆形，全缘，网脉不明显。花单生于叶腋，稀成对，雌雄异株；花被片红色。聚合果近球形，红色或暗紫色，直径6~10 cm或更大，小浆果倒卵形，外果皮革质，不显出种子；熟后味甜，可食。种子心形或卵状心形。花期4~7月，果期7~11月。

【分布】生于林中。产于广西、广东、香港、云南、贵州、四川、湖南等地。

【性能主治】根味辛、微苦，性温。具有行气活血、祛风止痛的功效。主治胃痛，腹痛，风湿痹痛，跌打损伤，痛经，产后瘀血腹痛，疝气痛等。

【采收加工】全年均可采收，洗净，干燥。

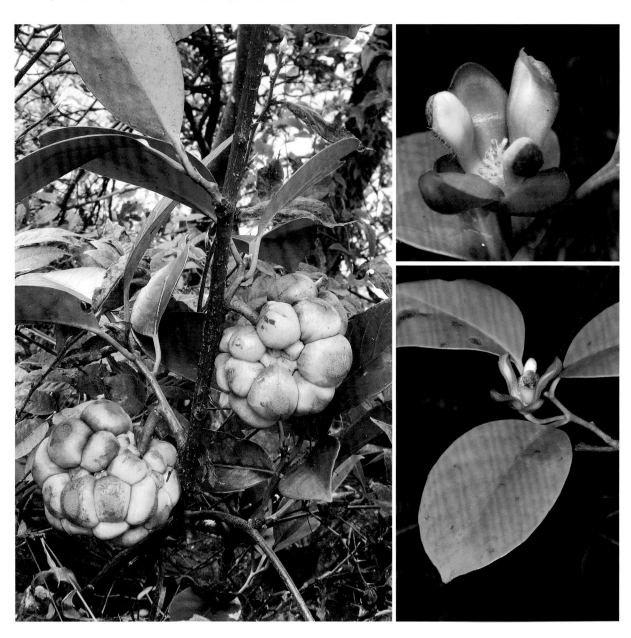

小钻

【基原】为五味子科南五味子*Kadsura longipedunculata* Finet et Gagnep. 的根及茎。

【别名】钻骨风、风沙藤。

【形态特征】藤本。全株无毛。叶片长圆状披针形、倒卵状披针形或卵状长圆形，先端渐尖或尖，边缘有疏齿，腹面具淡褐色透明腺点。花单生于叶腋，雌雄异株。聚合果球形，小浆果倒卵圆形，外果皮薄革质，干时显出种子。种子肾形或肾状椭圆形。花期6~9月，果期9~12月。

【分布】生于山坡、林中。产于广西、广东、云南、四川、湖南、湖北、安徽、浙江、江苏、江西、福建等地。

【性能主治】根及茎味辛、苦，性温。具有活血理气、祛风活络、消肿止痛的功效。主治溃疡病，胃肠炎，中暑，腹痛，月经不调，风湿性关节炎，跌打损伤。

【采收加工】全年均可采收，晒干。

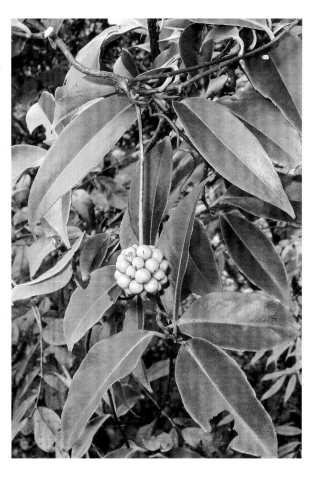

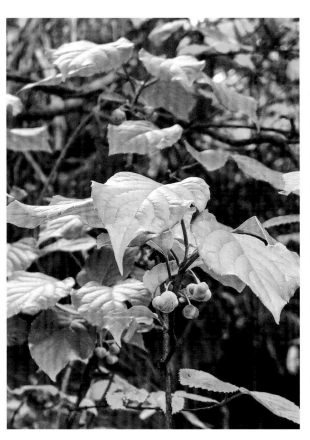

边缘罗裙子

【基原】为五味子科东南五味子*Schisandra henryi* C. B. Clarke subsp. *marginalis* (A. C. Smith) R. M. K. Saunders 的地上部分。

【形态特征】落叶木质藤本。茎圆柱形，表面灰褐色，具纵皱纹或棱翅，体轻易断，断面皮部常粘连，木质部灰白色，髓部灰黑色或中空。叶片近革质，多皱缩，宽卵形，长8~12cm，宽5~8cm，先端渐尖，基部楔形或圆形，边缘有疏锯齿，表面灰绿色。花期4~5月，果期7~10月。

【分布】生于山坡林下。产于广西、广东、福建、湖南和浙江等地。

【性能主治】地上部分味微辛、涩，性温。具有祛风除湿、行气止痛、活血止血的功效。主治风湿痹痛，心胃气痛，月经不调，跌打损伤。

【采收加工】夏、秋季采收，切段，晒干。

过山风

【基原】为五味子科绿叶五味子 *Schisandra arisanensis* Hayata subsp. *viridis* (A. C. Sm.) R. M. K. Saunders 的藤茎及根。

【别名】小血藤。

【形态特征】落叶木质藤本。全株无毛。小枝具稀疏细纵条纹；当年生枝紫褐色，短枝间疏离；二年生枝变灰褐色。叶片纸质，卵状椭圆形。先端渐尖，基部钝或阔楔形，中上部边缘有胼胝质齿尖的粗齿或波状疏齿。雄蕊群倒卵圆形或近球形，花托椭圆状圆柱形。聚合果，成熟心皮红色，果皮具黄色腺点。种子肾形，种皮具皱纹或小瘤点。花期4~6月，果期7~9月。

【分布】生于沟谷边、山坡林下或灌木丛中。产于广西、广东、贵州、湖南、安徽、浙江、江西、福建等地。

【性能主治】藤茎及根味辛，性温。具有祛风活血、行气止痛的功效。主治风湿骨痛，胃痛，疝气痛，月经不调，荨麻疹，带状疱疹。

【采收加工】全年均可采收，切片，鲜用或晒干。

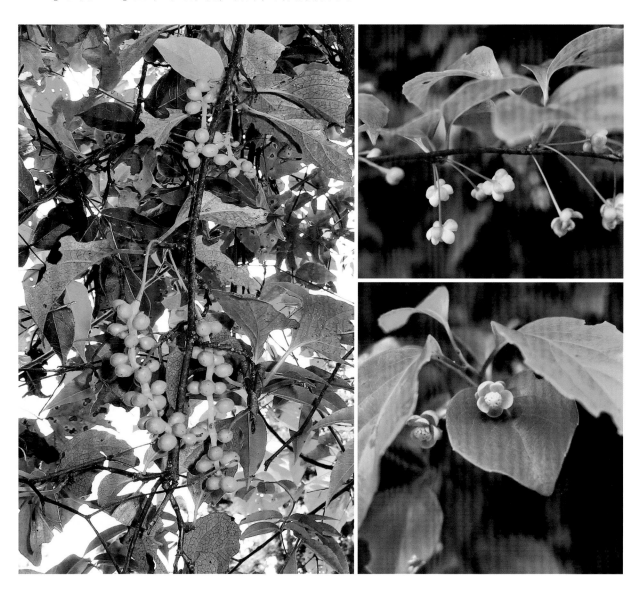

钻山风

【基原】为番荔枝科瓜馥木*Fissistigma oldhamii* (Hemsl.) Merr. 的根及藤茎。

【别名】山龙眼藤、广香藤、小香藤。

【形态特征】攀缘灌木。小枝、叶背和叶柄被黄褐色柔毛。叶片革质，倒卵状椭圆形或长圆形，先端圆形或急尖，基部近圆形。花大，长约2.5 cm，常1~3朵集成密伞花序。果圆球状，直径约1.8 cm，密被黄棕色茸毛；果柄长不及2.5 cm。花期4~9月，果期7月至翌年2月。

【分布】生于低海拔山地林下或山谷水旁灌木丛中。产于广西、广东、云南、湖南、浙江、江西、福建等地。

【性能主治】根及藤茎味微辛，性平。具有祛风镇痛、活血化瘀的功效。主治坐骨神经痛，风湿性关节炎，跌打损伤。

【采收加工】全年均可采收，切段，晒干。

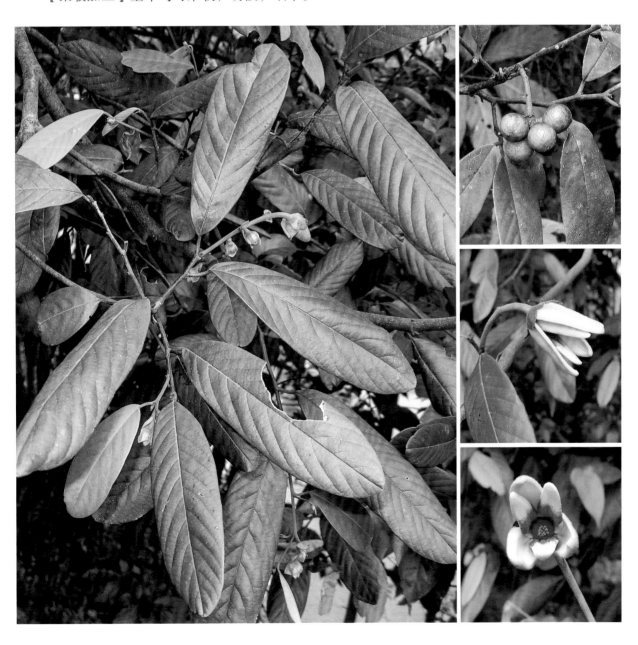

阴香皮

【基原】为樟科阴香*Cinnamomum burmannii* (Nees et T. Nees) Blume 的树皮。

【别名】广东桂皮、小桂皮、山肉桂。

【形态特征】乔木，高达14 m。树皮光滑，灰褐色至黑褐色，内皮红色，味似肉桂。叶互生或近对生；叶片卵圆形至披针形，具离基三出脉。圆锥花序腋生或近顶生，少花，疏散，密被灰白微柔毛，最末分枝为3朵花的聚伞花序。果卵球形，果托具齿裂，齿顶端截平。花期主要在秋、冬季，果期主要在冬末及翌年春季。

【分布】生于疏林、密林或灌木丛中、溪边、路旁等处。产于广西、广东、云南、福建等地。

【性能主治】树皮味辛、微甘，性温。具有温中止痛、祛风散寒、解毒消肿、止血的功效。主治寒性胃痛，腹痛泄泻，食欲不振，风寒湿痹，腰腿疼痛，跌打损伤，创伤出血，疮疖肿毒。

【采收加工】夏季剥取树皮，晒干。

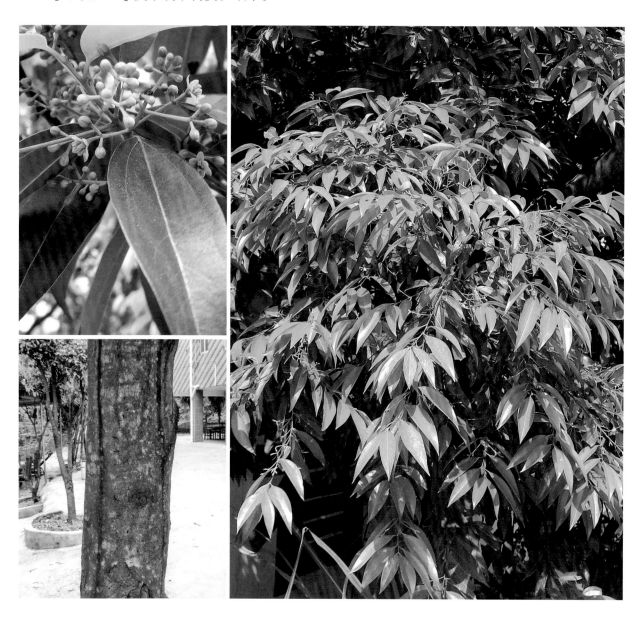

樟

【基原】为樟科樟*Cinnamomum camphora* (L.) Presl 的根、果实。

【别名】土沉香、香樟。

【形态特征】常绿大乔木，树冠广卵形。枝、叶及木材均有樟脑气味。树皮黄褐色，有不规则的纵裂。叶互生；叶片卵状椭圆形，具离基三出脉。花绿白色或黄色；花被外面无毛或被微柔毛，内面密被短柔毛，花被筒倒锥形。果卵球形或近球形，紫黑色。花期4~5月，果期8~11月。

【分布】常生于山坡或沟谷中。产于我国南方及西南各地。

【性能主治】根味辛，性温。具有温中止痛、祛风除湿的功效。主治胃脘疼痛，风湿痹痛，皮肤瘙痒。果实味辛，性温。具有祛风散寒、温胃和中、理气止痛的功效。主治脘腹冷痛，寒湿吐泻，气滞腹胀，脚气。

【采收加工】根春、秋季采收，洗净，切片，晒干。成熟果实11~12月采收，晒干。

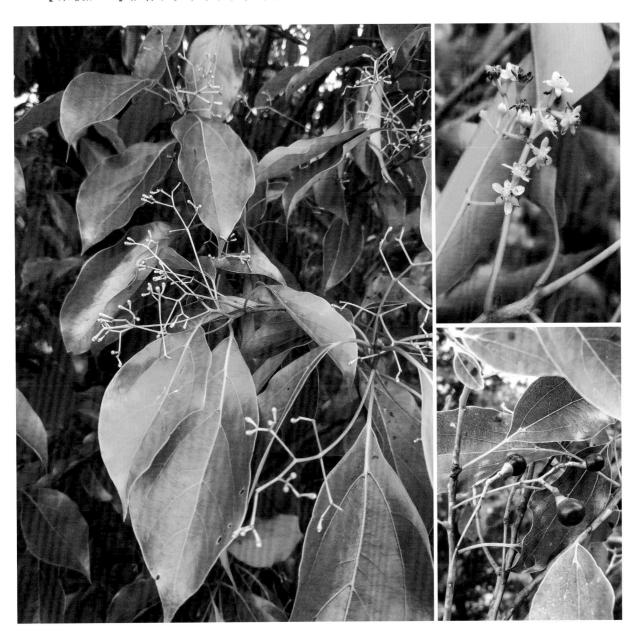

假死风

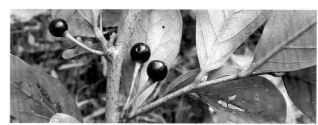

【基原】为樟科山胡椒*Lindera glauca* (Sieb. et Zucc.) Blume 的全株。

【别名】牛筋条、见风消。

【形态特征】落叶灌木或小乔木。树皮平滑，灰色或灰白色。叶互生；叶片宽椭圆形、椭圆形、倒卵形至狭倒卵形，腹面深绿色，背面淡绿色，被白色柔毛。伞形花序腋生。花黄色。果熟时红色。花期3~4月，果期7~8月。

【分布】生于山坡、林缘。产于广西、广东、湖南、四川、福建等地。

【性能主治】全株味辛，性温。属风打相兼药。具有祛风活络、解毒消肿、止血、止痛的功效。主治风湿痛，肝脾肿大，感冒发热，跌打损伤，无名肿毒，痈疮肿毒，胃寒痛。

【采收加工】秋季采收，晒干。

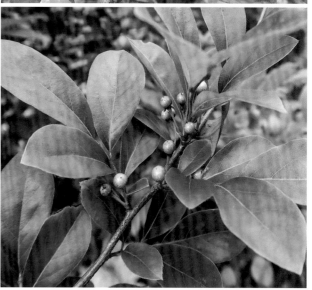

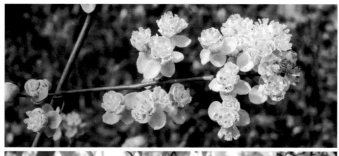

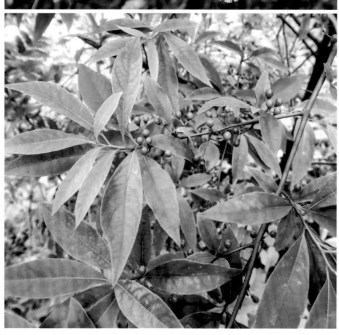

山苍子

【基原】为樟科山鸡椒*Litsea cubeba* (Lour.) Per. 的果实。

【别名】荜澄茄、豆豉姜。

【形态特征】落叶灌木或小乔木。小枝无毛，枝、叶具芳香味。叶互生；叶片披针形或长圆形，纸质，腹面深绿色，背面粉绿色，两面均无毛。伞形花序单生或簇生。果幼时绿色，熟时黑色。花期2~3月，果期7~8月。

【分布】生于向阳的山地、灌木丛中、林缘路旁。产于广西、广东、云南、湖南、四川等地。

【性能主治】果实味辛，性温。具有温中散寒、行气止痛的功效。主治胃寒呕逆，脘腹冷痛，寒疝腹痛，寒湿郁滞，小便浑浊。

【采收加工】秋季果实成熟时采收，除去杂质，晒干。

打破碗花花

【基原】为毛茛科打破碗花花 *Anemone hupehensis* (Lemoine) Lemoine 的根或全草。

【别名】野棉花、大头翁、山棉花。

【形态特征】多年生草本。基生叶3~5片，有长柄，通常为三出复叶，有时1~2片或全部为单叶；小叶片卵形或宽卵形，顶端急尖或渐尖，基部圆形或心形。花葶直立，疏被柔毛；聚伞花序二回至三回分枝，有较多花。聚合果球形，直径约1.5cm；瘦果长约3.5mm，有细柄，密被绵毛。花期7~10月。

【分布】生于低山或丘陵的草坡或沟边。产于广西北部、广东北部、云南东部、贵州、四川、陕西南部等地。

【性能主治】根或全草味辛、苦，性平；有小毒。具有清热利湿、解毒杀虫、消肿散瘀的功效。主治痢疾，泄泻，蛔虫病，疮疖痈肿，瘰疬，跌打损伤。

【采收加工】6~8月花未开放前挖取根部，除去茎叶、须根及泥土，晒干。茎叶切段，鲜用或晒干。

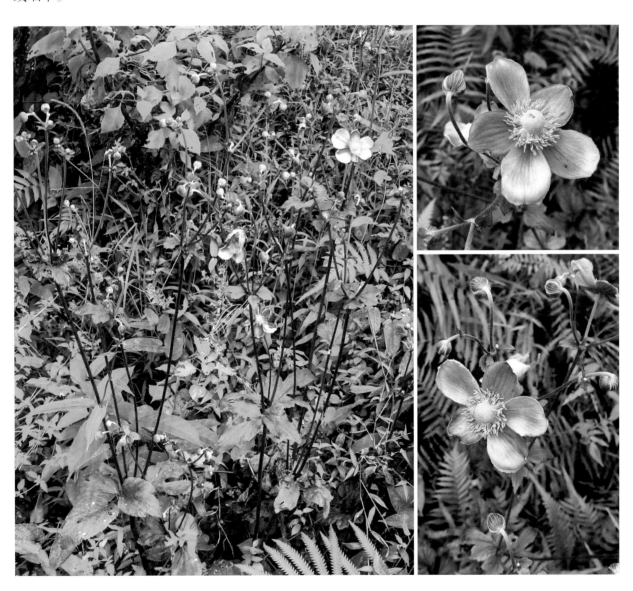

川木通

【基原】为毛茛科小木通 *Clematis armandii* Franch. 的藤茎。

【别名】淮木通、山木通。

【形态特征】木质藤本，高达 6m。茎圆柱形，有纵条纹，小枝有棱，有白色短柔毛，后脱落。三出复叶；小叶片革质，卵状披针形、长椭圆状卵形至卵形，两面无毛。聚伞花序或圆锥状聚伞花序腋生或顶生；萼片开展，白色，偶带淡红色，长圆形或长椭圆形，大小变异极大。瘦果扁，卵形至椭圆形，疏生柔毛。花期3~4月，果期4~7月。

【分布】生于山坡、山谷、路边灌木丛中、林边或水沟旁。产于广西、广东、福建、湖南、湖北、贵州、云南、四川、陕西、甘肃等地。

【性能主治】藤茎味苦，性寒。具有清热利尿、利尿通淋、清心除烦、通经下乳的功效。主治淋证，水肿，心烦尿赤，口舌生疮，闭经乳少，湿热痹痛。

【采收加工】春、秋季采收，除去粗皮，晒干；或趁鲜切成薄片，晒干。

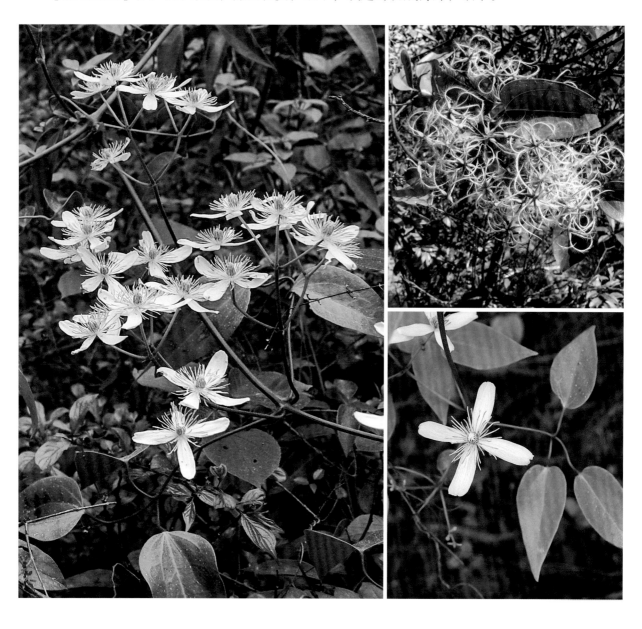

威灵仙

【基原】为毛茛科威灵仙*Clematis chinensis* Osbeck 的根及根茎。

【别名】铁脚威灵仙、老虎须。

【形态特征】木质藤本，干后变黑色。茎、小枝近无毛或疏生短柔毛。一回羽状复叶，有5片小叶；小叶纸质，窄卵形至披针形，长1.5~10 cm，宽1~7 cm，先端锐尖至渐尖，偶有微凹，基部宽楔形至浅心形，全缘，两面近无毛。常为圆锥状聚伞花序，多花，腋生或顶生；萼片4枚，开展，白色，长圆形或长圆状倒卵形。瘦果卵形至宽椭圆形，有柔毛。花期6~9月，果期8~11月。

【分布】生于山坡、山谷灌木丛中或沟边、路旁草丛中。产于广西、广东、贵州、四川、湖南、湖北、浙江、江苏、河南、陕西、江西、福建等地。

【性能主治】根及根茎味辛、咸，性温。具有祛风除湿、通经络的功效。主治风湿痹痛，肢体麻木，筋脉拘挛，屈伸不利。

【采收加工】秋季采收，除去泥沙，晒干。

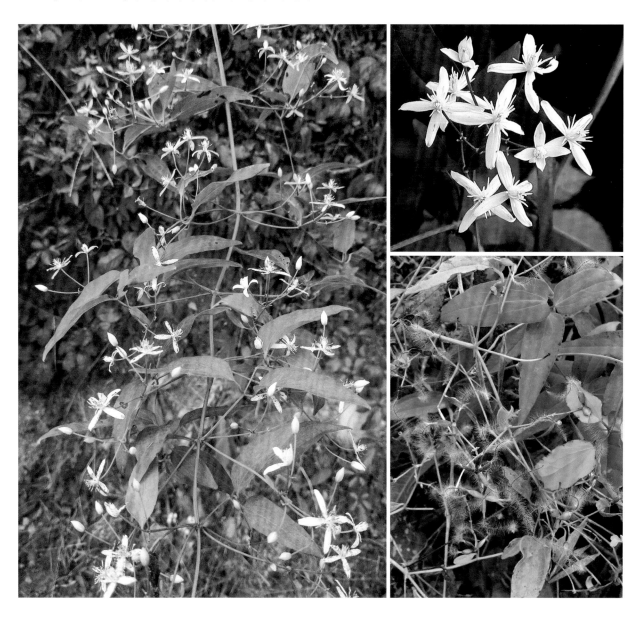

鸭脚板草

【基原】为毛茛科扬子毛茛*Ranunculus sieboldii* Miq. 的全草。

【别名】辣子草、野芹菜。

【形态特征】多年生草本。茎铺散，斜升，高20~50 cm，多分枝，被柔毛。叶为三出复叶；叶片肾圆形至宽卵形；小叶3浅裂至较深裂，边缘有齿，背面或两面疏生柔毛。花与叶对生；花萼向下反折；花瓣黄色或内面变白色，狭椭圆形，有长爪。聚合果球形。花期、果期4~7月。

【分布】生于溪边或林边阴湿处。产于我国长江中、下游各地。

【性能主治】全草味苦、辛，性热；有毒。具有除痰截疟、解毒消肿的功效。主治疟疾，瘰肿，毒疮，跌打损伤。

【采收加工】春、夏季采收，洗净，鲜用或晒干。

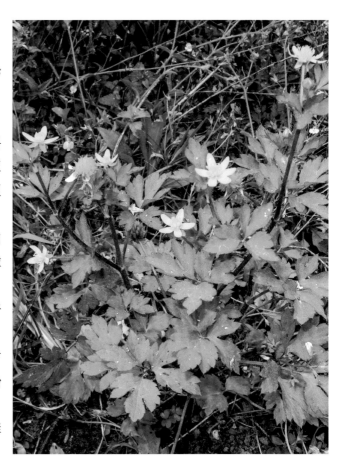

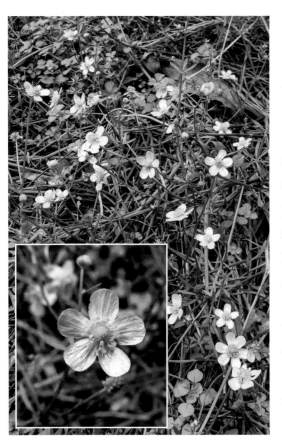

茴猫爪草

【基原】为毛茛科猫爪草*Ranunculus ternatus* Thunb. 的块根。

【别名】小毛茛。

【形态特征】一年生草本。簇生多数肉质小块根，块根卵球形或纺锤形，顶端质硬，形似猫爪，直径3~5mm。茎铺散，高5~20cm，多分枝，较柔软，大多无毛。基生叶有长柄，无毛；茎生叶无柄，叶片较小，全裂或细裂，裂片线形。花单生于茎顶和分枝顶端，黄色，后变白色。聚合果近球形。花期3月，果期4~7月。

【分布】生于平原与丘陵的水湿草地。产于广西、江苏、浙江、江西、湖南、安徽、湖北、河南等地。

【性能主治】块根味辛、甘，性温。具有散结、消肿的功效。主治瘰疬未溃、淋巴结核。

【采收加工】春、秋季采收，除去须根，晒干。

天葵子

【基原】为毛茛科天葵*Semiaquilegia adoxoides* (DC.) Makino 的块根。

【别名】夏无踪、散血球、金耗子屎。

【形态特征】多年生草本。块根长1~2 cm，直径3~6 mm，外皮棕黑色。茎1~5条，被稀疏的白色柔毛。基生叶多数，为掌状三出复叶，叶片卵圆形至肾形，小叶扇状菱形或倒卵状菱形，3深裂；茎生叶与基生叶相似，较小。花小，萼片白色，常带淡紫色。蓇葖卵状长椭圆形。花期3~4月，果期4~5月。

【分布】生于疏林、路旁或山谷较阴处。产于广西、贵州、四川、湖南、湖北、安徽、福建、江西、浙江、江苏、陕西等地。

【性能主治】块根味甘、苦，性寒。具有清热解毒、消肿散结的功效。主治痈肿疔疮，乳痈，瘰疬，毒蛇咬伤。

【采收加工】夏初采收，除去须根，洗净，干燥。

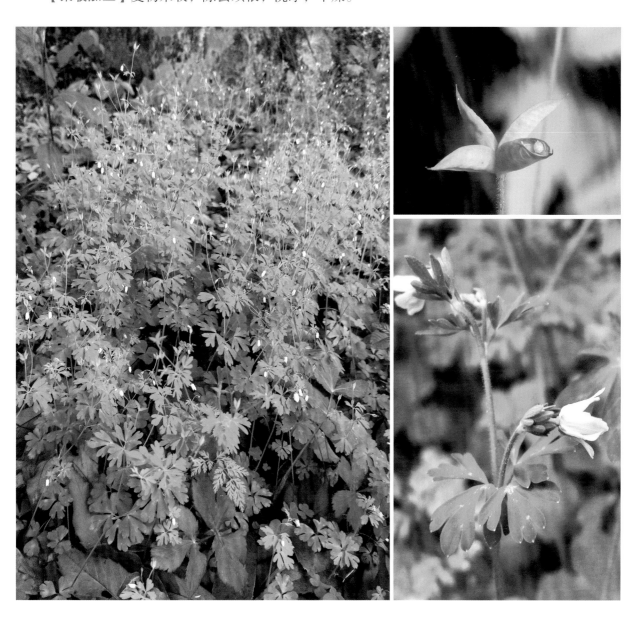

功劳木

【基原】为小檗科阔叶十大功劳 *Mahonia bealei* (Fort.) Carr. 的茎。

【别名】黄连木、土黄连。

【形态特征】灌木或小乔木，高0.5~4（8）m。叶狭倒卵形至长圆形，具4~10对小叶；小叶厚革质，自叶下部往上小叶渐次变长而狭，最下一对小叶距叶柄基部0.5~2.5 cm，腹面暗灰绿色，背面被白霜，有时淡黄绿色或苍白色，卵形，具1~2枚粗齿，往上小叶近圆形至卵形或长圆形。总状花序直立，3~9个簇生；苞片阔卵形；花黄色，花瓣倒卵状椭圆形，先端微缺。浆果卵形，深蓝色，被白粉。花期9月至翌年1月，果期3~5月。

【分布】生于阔叶林、竹林、杉木林及混交林下、林缘、溪边、路旁或灌木丛中。产于广西、广东、四川、贵州、湖南、福建等地。野生资源逐年减少，现多为人工栽培。

【性能主治】茎味苦，性寒。具有清热燥湿、泻火解毒的功效。主治湿热泻痢，黄疸尿赤，目赤肿痛，胃火牙痛，疮疖痈肿。

【采收加工】全年均可采收，除去枝叶，切块或切片，晒干。

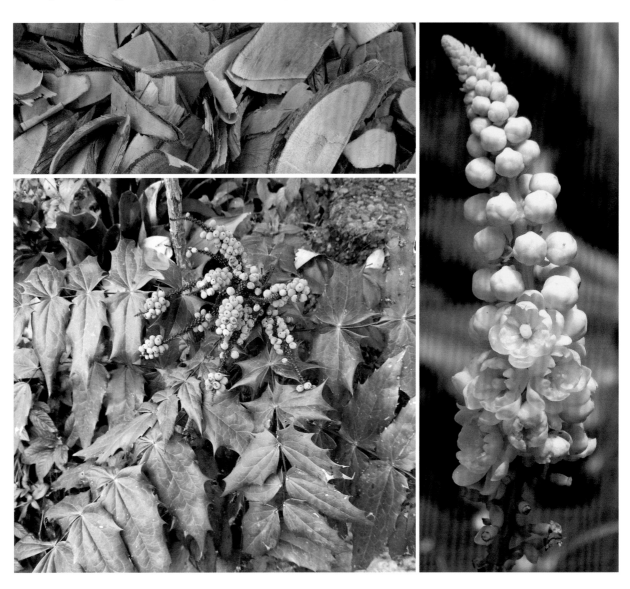

木通

【基原】为木通科三叶木通*Akebia trifoliata* (Thunb.) Koidz. 的藤茎或成熟果实（预知子）。

【别名】预知子、狗腰藤、八月瓜。

【形态特征】落叶木质藤本。茎皮灰褐色，有稀疏的皮孔及小疣点。掌状复叶互生或在短枝上簇生；小叶3片，纸质或薄革质，卵形至阔卵形，具小突尖。总状花序自短枝上簇生叶中抽出。果长圆形，熟时灰白略带淡紫色。种子极多数，扁卵形；种皮红褐色或黑褐色，稍有光泽。花期4~5月，果期7~8月。

【分布】生于地沟谷边疏林或丘陵灌木丛中。产于广西、河北、山西、山东、河南、甘肃等地。

【性能主治】全株味苦，性寒。藤茎具有利尿通淋、清心除烦、通经下乳的功效，主治淋证，水肿，心烦尿赤，口舌生疮，闭经乳少，湿热痹痛。果实具有疏肝理气、活血止痛、散结、利尿的作用，主治脘胁胀痛，痛经闭经，痰核痞块，小便不利。

【采收加工】藤茎秋季采收，截取茎部，除去细枝，阴干。果实于夏、秋季呈绿黄色时采收，晒干，或置沸水中稍烫后晒干。

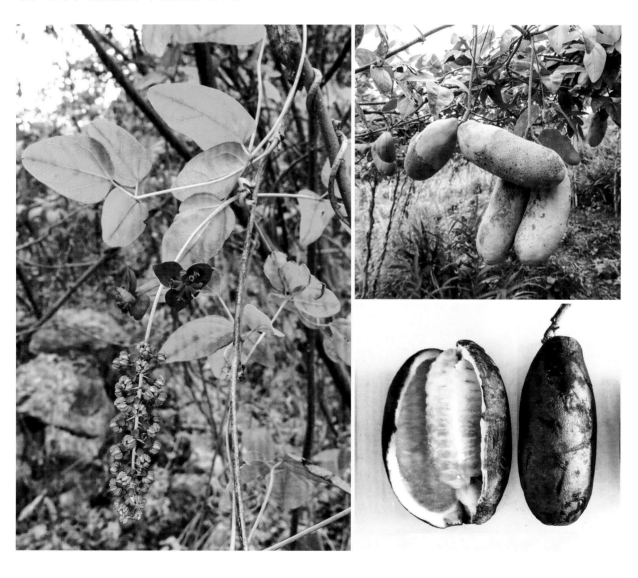

野木瓜

【基原】为木通科野木瓜*Stauntonia chinensis* DC. 的带叶茎枝。

【别名】七叶木通、野木通。

【形态特征】木质藤本。掌状复叶有小叶5~7片；小叶长圆形、椭圆形或长圆状披针形，嫩时常密布更浅色的斑点。花雌雄同株，通常3~4朵组成伞房花序式的总状花序；雄花萼片外面淡黄色或乳白色，内面紫红色；雌花萼片与雄花的相似但稍大。果长圆形。种子近三角形。花期3~4月，果期6~10月。

【分布】生于山地密林、山腰灌木丛或山谷溪边疏林中。产于广西、广东、云南、贵州、湖南、安徽、浙江、江西、福建等地。

【性能主治】带叶茎枝味微苦，性平。具有祛风止痛、舒筋活络的功效。主治风湿痹痛，腰腿疼痛，头痛，牙痛，痛经，跌打伤痛。

【采收加工】全年均可采收，洗净，切段，干燥。

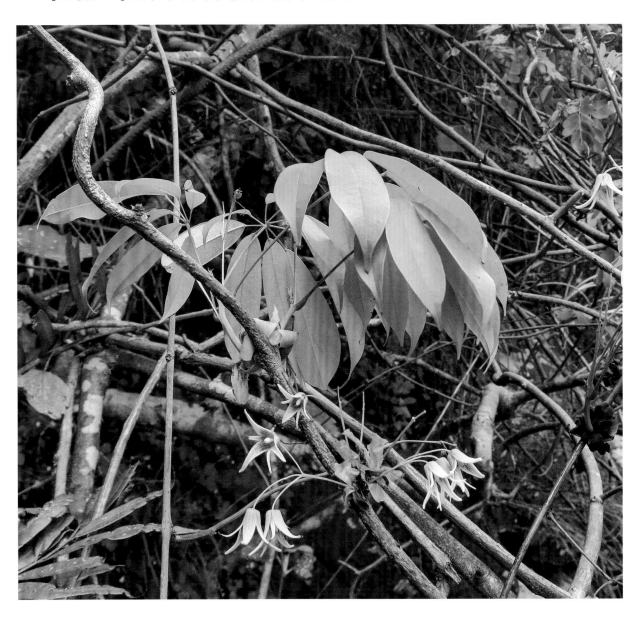

百解藤

【基原】为防己科粉叶轮环藤*Cyclea hypoglauca* (Schauer) Diels 的根、藤茎。

【别名】金线风。

【形态特征】藤本。老茎木质，小枝纤细，除叶腋有簇毛外其余无毛。叶片阔卵状三角形至卵形，顶端渐尖，基部截平至圆形，边全缘而稍反卷，两面无毛或背面被稀疏而长的白毛。花序腋生，雄花序为间断的穗状花序，花序轴常不分枝或有时基部有短小分枝，纤细而无毛。核果红色，无毛。花期5~7月，果期7~9月。

【分布】生于林缘和山地灌木丛中。产于广西、广东、海南、湖南、江西、福建、云南等地。

【性能主治】根、藤茎味苦，性寒。具有清热解毒、祛风止痛、利水通淋的功效。主治风热感冒，咳嗽，咽喉肿痛，尿路感染，尿路结石，风湿疼痛，疮疡肿毒，毒蛇咬伤。

【采收加工】全年均可采收，除去须根和枝叶，洗净，切段，晒干。

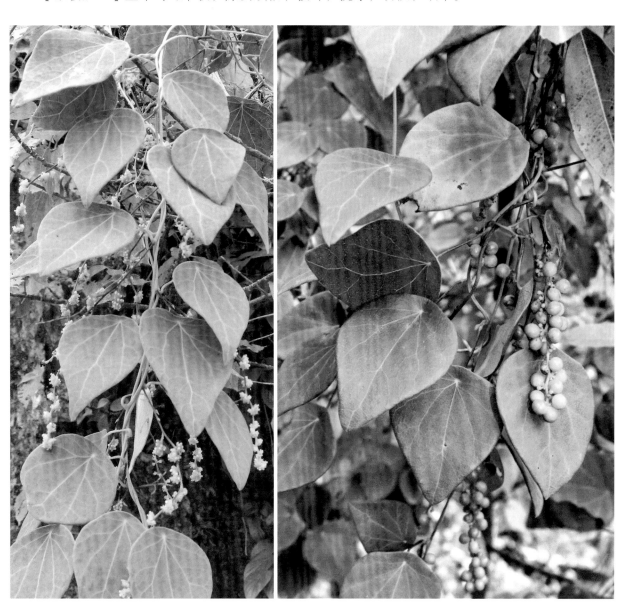

金线吊乌龟

【基原】为防己科金线吊乌龟*Stephania cephalantha* Hayata的块根。

【别名】白药子、山乌龟。

【形态特征】草质藤本。全株无毛。块根团块状或近圆锥状，有时不规则，褐色，生有许多突起的皮孔。叶片纸质，三角状扁圆形至近圆形，顶端具小突尖，基部圆或近截平，边全缘或多少浅波状。雄花序梗丝状，常于腋生、具小型叶的小枝上呈总状花序式排列。核果红色，倒卵形。花期4~5月，果期6~7月。

【分布】生于村边、旷野、林缘等处土层深厚的地方。产于我国南部大部分地区。

【性能主治】块根味苦，性寒；有小毒。具有清热解毒、凉血止血、散瘀消肿的功效。主治急性肝炎，细菌性痢疾，急性阑尾炎，胃痛，内出血，跌打损伤，毒蛇咬伤；外用治流行性腮腺炎，淋巴结炎，神经性皮炎。

【采收加工】全年均可采收，以秋末冬初采收为好，除去须根，洗净，切片，晒干。

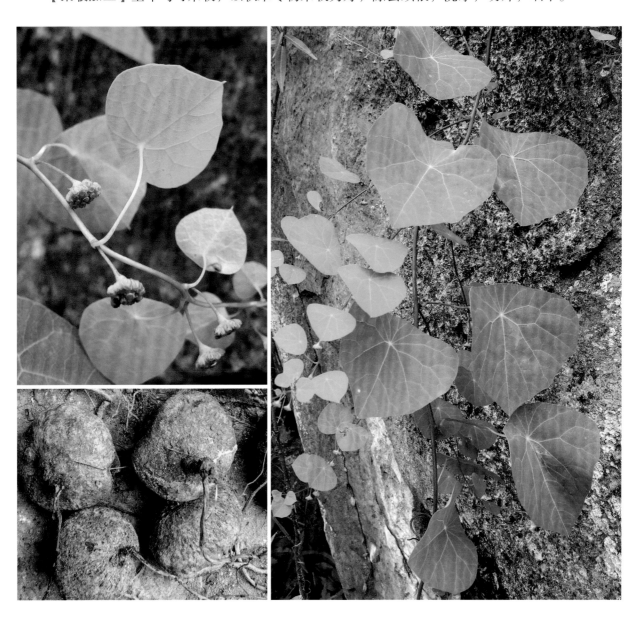

马兜铃

【基原】为马兜铃科马兜铃*Aristolochia debilis* Sieb. et Zucc. 的地上部分或果实。

【别名】天仙藤、青木香。

【形态特征】草质藤本。根圆柱形，外皮黄褐色；茎柔弱，无毛，暗紫色或绿色，有腐肉味。叶片纸质，卵状三角形或戟形，长3~6 cm，基部宽1.5~3.5 cm，顶端钝圆或短渐尖，基部心形，两面无毛。花单生或2朵聚生于叶腋；花被基部膨大呈球形，向上收狭成长管，管口扩大呈漏斗状，黄绿色，口部有紫斑。蒴果近球形，顶端圆形而微凹，长约6 cm，具6棱，熟时黄绿色，由基部向上沿室间6瓣开裂。花期7~8月，果期9~10月。

【分布】生于山谷、沟边、路边阴湿处及山坡灌木丛中。产于长江以南各地以及山东、河南等地。

【性能主治】果实味苦，性微寒。具有清肺降气、止咳平喘、清肠消痔的功效。主治肺热咳喘，痰中带血，肠热痔血，痔疮肿痛。地上部分味苦，性温。具有行气活血、通络止痛的功效。主治脘腹刺痛，风湿痹痛。

【采收加工】地上部分秋季采收，除去杂质，晒干。秋季果实由绿变黄时采收，干燥。

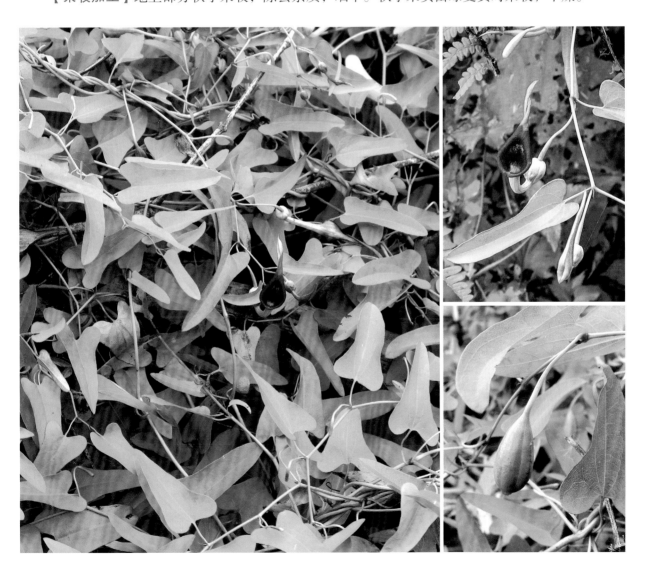

一点血

【基原】为马兜铃科管花马兜铃*Aristolochia tubiflora* Dunn 的根、全草。

【别名】天然草、南木香。

【形态特征】草质藤本。根细长，黄褐色。茎无毛，干后有槽纹。嫩枝、叶柄折断后渗出微红色汁液。叶片纸质或近膜质，卵状心形或卵状三角形。花单生或2朵聚生于叶腋；花被基部膨大呈球形，向上急剧收狭成长管，管口扩大呈漏斗状。蒴果长圆形。种子卵形或卵状三角形。花期4~8月，果期10~12月。

【分布】生于林下阴湿处。产于广西、广东、贵州、四川、湖南、湖北、江西、福建、浙江、河南等地。

【性能主治】根、全草味苦、辛，性寒。具有清热解毒、行气止痛的功效。主治毒蛇咬伤，疮疡疔肿，胃疼痛，腹泻，风湿关节疼痛，痛经，跌打损伤。

【采收加工】冬季采收，洗净，切段，鲜用或晒干。

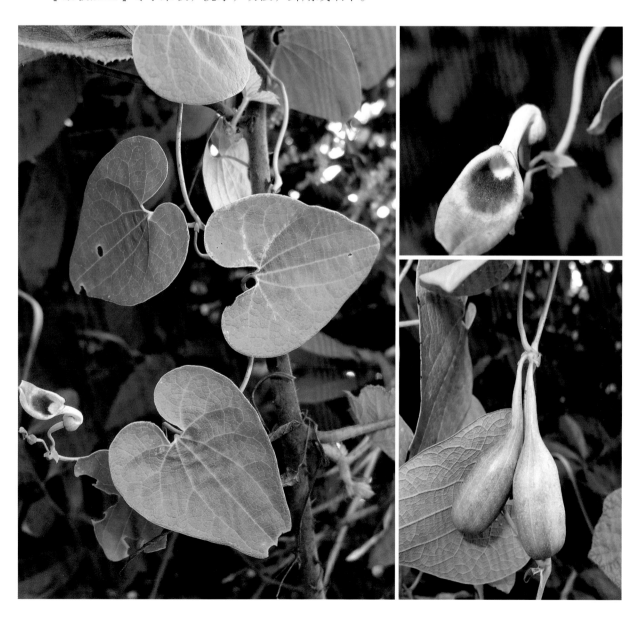

金耳环

【基原】为马兜铃科金耳环*Asarum insigne* Diels 的全草。

【别名】土细辛、大叶细辛、一块瓦。

【形态特征】多年生草本。根状茎粗短，根丛生，有浓烈的麻辣味。叶片长卵形或三角状卵形，背面可见细小颗粒状油点，脉上和叶缘有柔毛，腹面有白色云斑或无。花紫色；花被管钟状，中部以上扩展成一个环突，喉孔窄三角形；花被裂片宽卵形，中部至基部有1块半圆形白色点状斑块。花期3~4月。

【分布】生于林下阴湿地或土石山坡上。产于广西、广东、江西等地。

【性能主治】全草味辛、苦，性温；有小毒。具有温经散寒、祛痰止咳、散瘀消肿、行气止痛的功效。主治风寒咳嗽，风寒感冒，慢性支气管炎，哮喘，慢性胃炎，风寒痹痛，龋齿痛，跌打损伤，毒蛇咬伤。

【采收加工】夏、秋季连根采收，除去泥土，阴干。

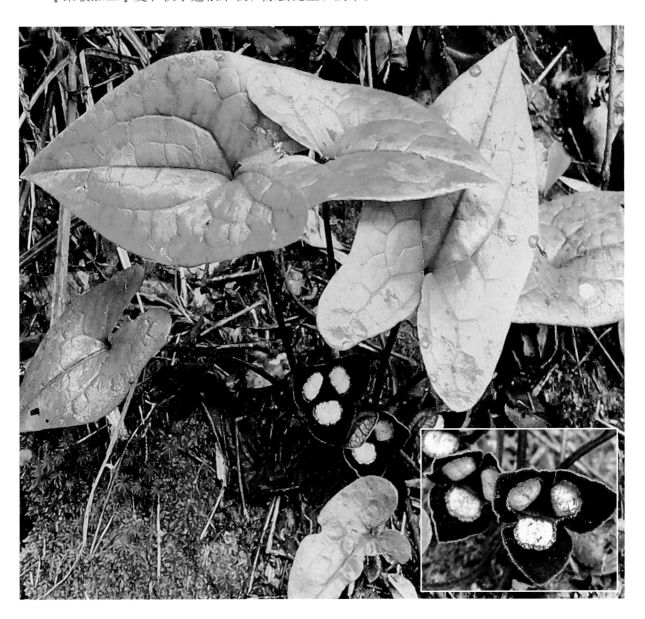

山蒟

【基原】为胡椒科山蒟 *Piper hancei* Maxim. 的茎叶或根。

【别名】酒饼藤、爬岩香、石蒟。

【形态特征】攀缘藤本。除花序轴和苞片柄外，其余均无毛。叶片纸质或近革质，卵状披针形或椭圆形，顶端短尖或渐尖，基部渐狭或楔形，具5~7条脉，网状脉通常明显。花单性，雌雄异株，聚集成与叶对生的穗状花序；花序梗与叶柄等长或略长；花序轴被毛。浆果球形，黄色，直径2.5~3 mm。花期3~8月。

【分布】生于山地溪涧边、密林或疏林中，攀缘于树上或石上。产于广西、广东、云南、贵州、湖南、江西、福建、浙江等地。

【性能主治】茎叶或根味辛，性温。具有祛风除湿、活血消肿、行气止痛、化痰止咳的功效。主治风湿痹痛，胃痛，痛经，跌打损伤，风寒咳喘，疝气痛。

【采收加工】秋季采收，切段，晒干。

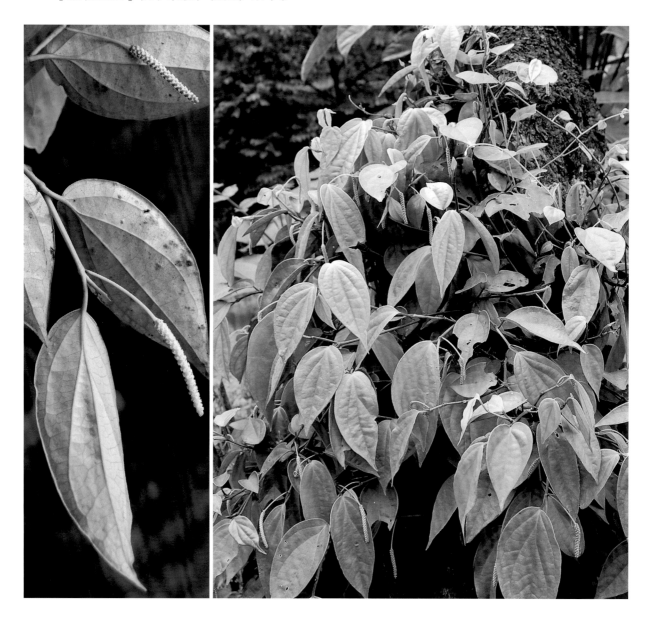

石南藤

【基原】为胡椒科石南藤 *Piper wallichii* (Miq.) Hand.-Mazz. 的茎、叶或全株。

【别名】搜山虎、巴岩香。

【形态特征】攀缘藤本。枝被疏毛或脱落无毛时呈淡黄色，有纵棱。叶片硬纸质，干时淡黄色，无明显腺点，椭圆形，先端长渐尖，基部渐狭或钝圆，腹面无毛，背面被长短不一的疏粗毛。花单性，雌雄异株，聚集成与叶对生的穗状花序；雄花序与叶片近等长，花序梗与叶柄近等长；雌花苞片柄于果期延长达2 mm，密被白色长毛。浆果球形，直径3~3.5 mm，无毛，有疣状突起。花期5~6月。

【分布】生于林中阴处或湿润处，攀缘于石壁上或树上。产于广西、云南、贵州、湖南、湖北、四川、甘肃等地。

【性能主治】茎、叶或全株味辛，性温。具有祛风湿、强腰膝、补肾壮阳、止咳平喘、活血止痛的功效。主治风寒湿痹，腰膝酸痛，阳痿，咳嗽气喘，痛经，跌打肿痛。

【采收加工】8~10月采收带叶茎枝，扎成小把，晒干。

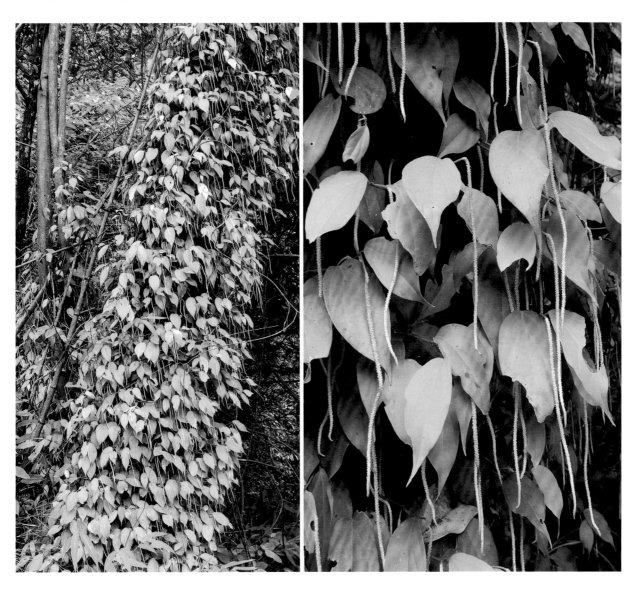

鱼腥草

【基原】为三白草科蕺菜*Houttuynia cordata* Thunb. 的全草。

【别名】侧耳根、臭草。

【形态特征】草本，气味腥臭。茎下部伏地，节上轮生小根，上部直立，无毛或节上被毛，有时带紫红色。叶片薄纸质，有腺点，背面尤甚，卵形或阔卵形，顶端短渐尖，基部心形，两面有时除叶脉被毛外其余均无毛，背面常呈紫红色。花序长约2 cm，无毛；总苞片长圆形或倒卵形。蒴果顶端有宿存的花柱。花期4~7月。

【分布】生于沟边、林下潮湿处。产于我国中部、东南至西南部地区，东起台湾，西南至云南、西藏，北达陕西、甘肃等地。

【性能主治】全草味辛，性微寒。具有清热解毒、消痈排脓、利尿通淋的功效。主治肺痈吐脓，痰热喘咳，热痢，热淋，痈肿疮毒。

【采收加工】夏季茎叶茂盛花穗多时采收，除去杂质，鲜用或晒干。

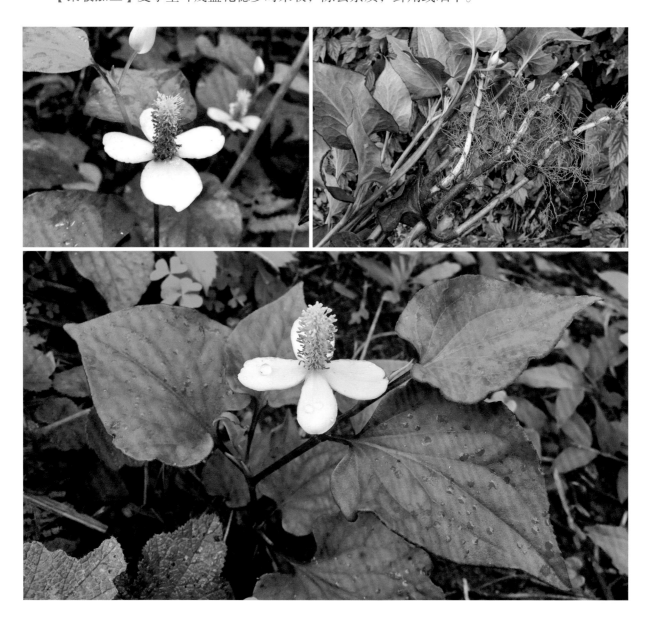

三白草

【基原】为三白草科三白草*Saururus chinensis* (Lour.) Baill. 的根茎、全草。

【别名】水木通、五路白、三点白。

【形态特征】湿生草本。茎粗壮，有纵长粗棱和沟槽；下部伏地，常带白色，上部直立，绿色。叶片纸质，密生腺点，阔卵形至卵状披针形，长10~20 cm，宽5~10 cm，顶端短尖或渐尖，基部心形或斜心形，两面均无毛。花序白色，花序梗无毛，花序轴密被短柔毛；苞片近匙形，无毛或有疏缘毛，被柔毛。花期4~6月。

【分布】生于沟边、塘边或溪旁。产于广西、广东、山东、河南、河北等地。

【性能主治】根茎或全草味甘、辛，性寒。具有利尿消肿、清热解毒的功效。主治水肿，小便不利，淋沥涩痛，带下；外用治疮疡肿毒，湿疹。

【采收加工】根茎秋季采收。全草全年均可采收，洗净，晒干。

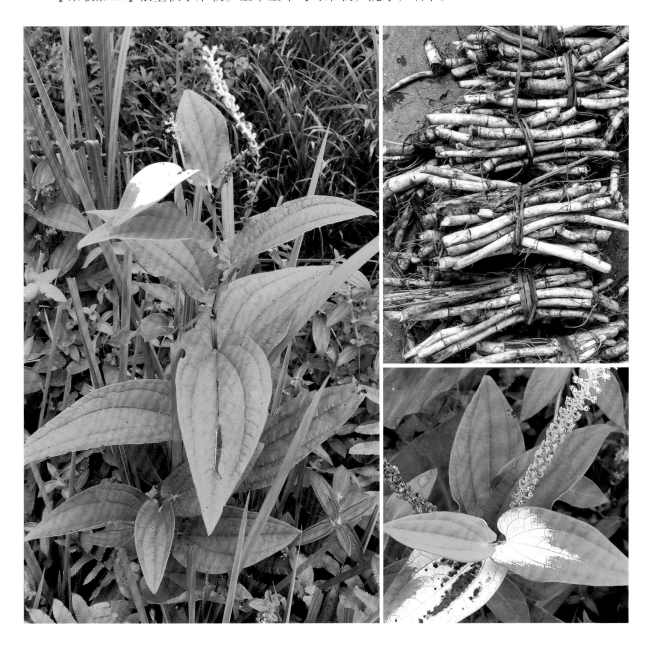

四季风

【基原】为金粟兰科丝穗金粟兰*Chloranthus fortunei* (A. Gray) Solms-Laub. 的全草、根。

【别名】土细辛、四块瓦、四大天王、银线草。

【形态特征】多年生草本。全株无毛。根状茎粗短，密生多数细长须根；茎直立，单生或数个丛生，下部节上对生2片鳞状叶。叶对生，通常4片生于茎上部；叶片纸质，宽椭圆形或倒卵形，长5~11 cm，宽3~7 cm，嫩叶背面密生细小腺点。穗状花序单一；花白色，有香气，药隔伸长成丝状，直立或斜向上，长1~1.9 cm。核果球形，有纵条纹。花期4~5月，果期5~6月。

【分布】生于山坡或低山林下阴湿处和山沟草丛中。产于广西、广东、四川、湖南、湖北、江西、安徽、浙江、江苏、山东、台湾等地。

【性能主治】全草味辛、苦，性平；有毒。具有祛风活血、解毒消肿的功效。主治风湿痹痛，跌打损伤，疮疖癣疥，毒蛇咬伤。

【采收加工】夏季采收，除去杂质，洗净，晒干。

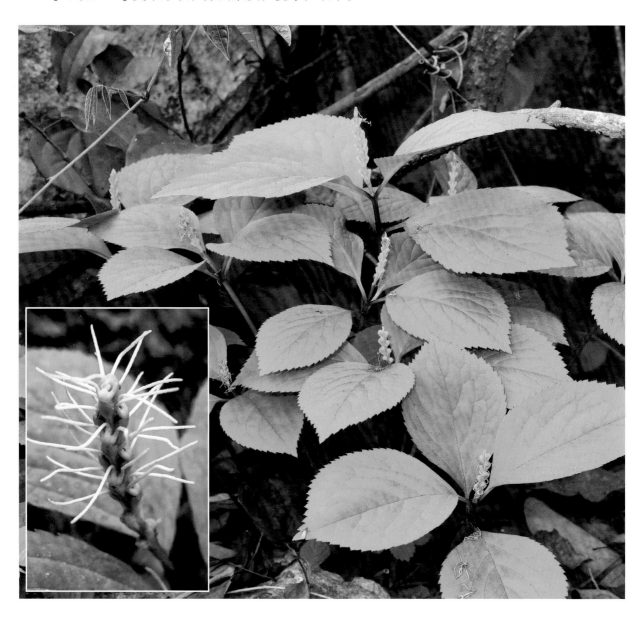

及己

【基原】为金粟兰科及己*Chloranthus serratus* (Thunb.) Roem. et Schult. 的根、全草。

【别名】四大金刚。

【形态特征】多年生草本。根状茎横生，生多数土黄色须根；茎直立，单生或数个丛生，具明显的节，无毛，下部节上对生2片鳞状叶。叶对生，4~6片生于茎顶；叶片椭圆形、倒卵形或卵状披针形，边缘具齿，齿尖具腺体。穗状花序顶生，稀腋生，花白色。核果近球形或梨形，绿色。花期4~5月，果期6~8月。

【分布】生于山地林下湿润处和山谷溪边草丛中。产于广西、广东、四川、江西、福建、湖南、湖北、安徽、浙江、江苏等地。

【性能主治】根或全草味苦，性平；有毒。具有活血散瘀、祛风止痛、解毒杀虫的功效。主治跌打损伤，骨折，闭经，风湿痹痛，疔疮疖肿，疥癣，皮肤瘙痒，毒蛇咬伤。

【采收加工】夏、秋季采收全草，洗净，晒干；或将根砍下，分别晒干。

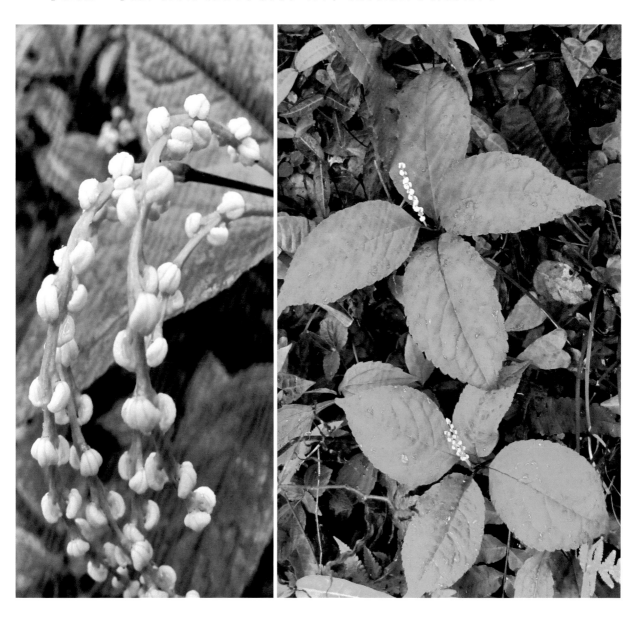

肿节风

【基原】为金粟兰科草珊瑚*Sarcandra glabra* (Thunb.) Nakai 的全株。

【别名】九节茶、九节风、接骨莲。

【形态特征】常绿小灌木。叶片革质，椭圆形、卵形至卵状披针形，长6~17 cm，宽2~6 cm，边缘具粗锐齿，齿尖有1个腺体，两面均无毛；叶柄基部合生成鞘状。穗状花序顶生，通常分枝，多少成圆锥状花序；花黄绿色；子房球形或卵形，无花柱。核果球形，直径3~4mm，熟时亮红色。花期6月，果期8~10月。

【分布】生于山谷林下阴湿处。产于广西、广东、云南、贵州、四川、湖南、江西、福建、台湾、安徽、浙江等地。

【性能主治】全株味苦、辛，性平。具有清热凉血、活血祛斑、祛风通络的功效。主治血热紫斑、紫癜，风湿痹痛，跌打损伤。

【采收加工】夏、秋季采收，除去杂质，晒干。

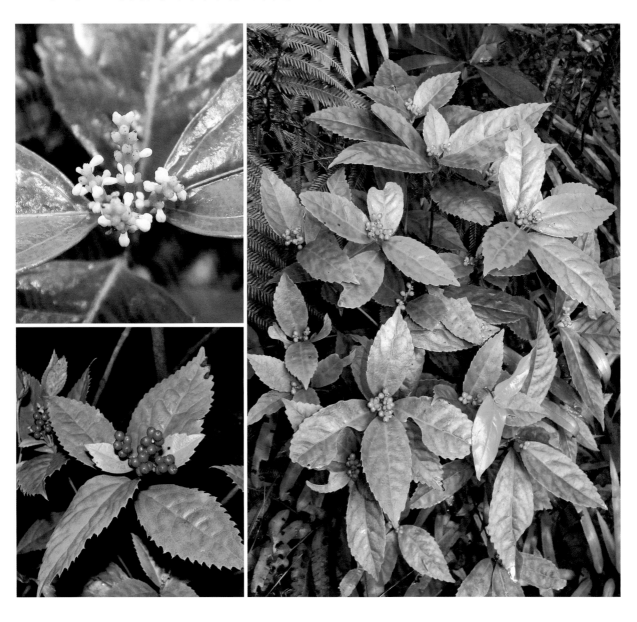

血水草

【基原】为罂粟科血水草*Eomecon chionantha* Hance 的根及根状茎。

【别名】斗蓬草。

【形态特征】多年生无毛草本。具橙色液汁。根橙黄色，根状茎匍匐。叶全部基生；叶片心形或心状肾形，稀心状箭形，长5~26 cm，宽5~20 cm，先端渐尖或急尖，基部耳垂形，边缘呈波状，腹面绿色，背面灰绿色；掌状脉5~7条，网脉明显；叶柄长10~30 cm，蓝灰色。花葶灰绿色略带紫红色，排列成聚伞状伞房花序；花白色，花药黄色。花期3~6月，果期6~10月。

【分布】生于林下、灌木丛中或路边。产于广西、广东、云南、贵州、湖南、安徽、江西、福建等地。

【性能主治】根及根状茎味苦、辛，性凉；有小毒。具有清热解毒、散瘀止痛的功效。主治风热目赤肿痛，咽喉疼痛，尿路感染，疮疡疖肿，毒蛇咬伤，跌打损伤，湿疹，疥癣等。

【采收加工】9~10月采收，鲜用或晒干。

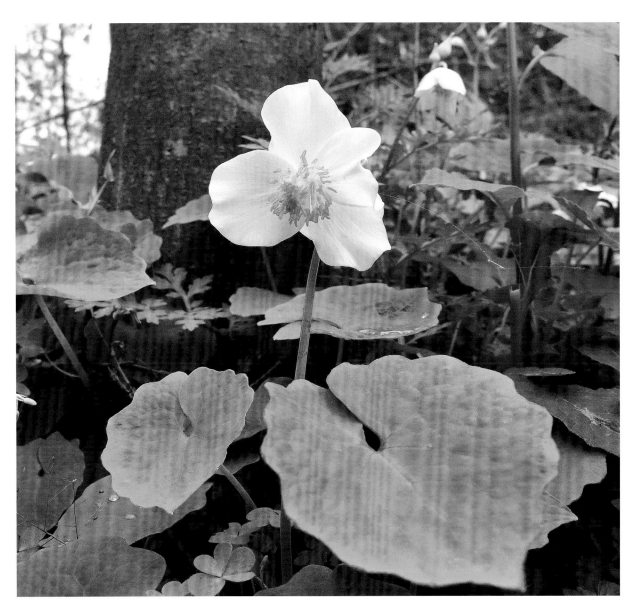

博落回

【基原】为罂粟科博落回*Macleaya cordata* (Willd.) R. Br.的根或全草。

【别名】炮筒杆、三钱三、号筒梗。

【形态特征】直立草本。基部木质化，具乳黄色浆汁。叶片宽卵形或近圆形，通常7深裂或9深裂或浅裂，边缘波状、缺刻状，具粗齿或多细齿，背面多白粉，被易脱落的细茸毛。大型圆锥花序多花。蒴果狭倒卵形或倒披针形。花期6~8月，果期7~10月。

【分布】生于丘陵或低山林中、灌木丛中或草丛间。产于长江以南、南岭以北的大部分地区。

【性能主治】全草味辛、苦，性寒；有剧毒。具有散瘀、祛风、解毒、止痛、杀虫的功效。主治痈疮疔肿，湿疹，蛇虫咬伤，跌打肿痛，风湿关节痛，顽癣，滴虫性阴道炎。

【采收加工】秋、冬季采收，根茎与茎叶分开，晒干，鲜用随时可采。

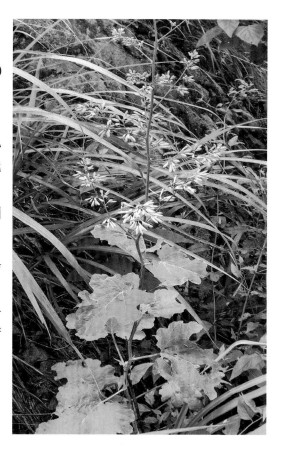

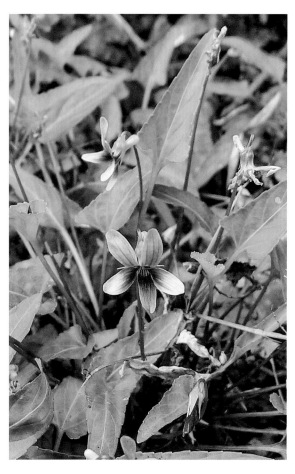

紫花地丁

【基原】为堇菜科紫花地丁*Viola inconspicua* Blume 的全草。

【别名】犁头草、光瓣堇菜、箭头草。

【形态特征】多年生草本。无地上茎，节密生，有数条淡褐色或近白色的细根。叶多数，基生，莲座状；叶片三角状卵形或狭卵形，边缘具较平的圆齿，两面无毛或被细短毛。花中等大，紫堇色或淡紫色，稀呈白色，喉部色较淡并带有紫色条纹。蒴果长圆形。种子卵球形，淡黄色。花期、果期4月中下旬至9月。

【分布】生于田间、荒地、山坡草丛、林缘或灌木丛中。产于河南、广西、云南、贵州、四川、湖南、湖北、江西、福建、安徽、浙江等地。

【性能主治】全草味苦、辛，性寒。具有清热解毒、凉血消肿的功效。主治疔疮肿毒，痈疽发背，毒蛇咬伤。

【采收加工】春、秋季采收，除去杂质，晒干。

黄花倒水莲

【基原】为远志科黄花倒水莲*Polygala fallax* Hemsl. 的根。

【别名】黄花参、观音串、黄花远志。

【形态特征】灌木或小乔木。根粗壮，多分支，表皮淡黄色。单叶互生；叶片膜质，披针形至椭圆状披针形，全缘，腹面深绿色，背面淡绿色，两面均被短柔毛。总状花序顶生或腋生；花瓣黄色，侧生花瓣长圆形。蒴果阔倒心形至圆形，黄绿色。种子圆形，密被白色短柔毛。花期5~8月，果期8~10月。

【分布】生于山谷林下水旁阴湿处。产于广西、广东、云南、湖南、江西、福建等地。

【性能主治】根味甘、微苦，性平。具有补益、强壮、祛湿、散瘀的功效。主治产后或病后体虚，急慢性肝炎，腰腿酸痛，子宫脱垂，脱肛，神经衰弱，月经不调，尿路感染，风湿骨痛，跌打损伤。

【采收加工】秋、冬季采收，切片，晒干。

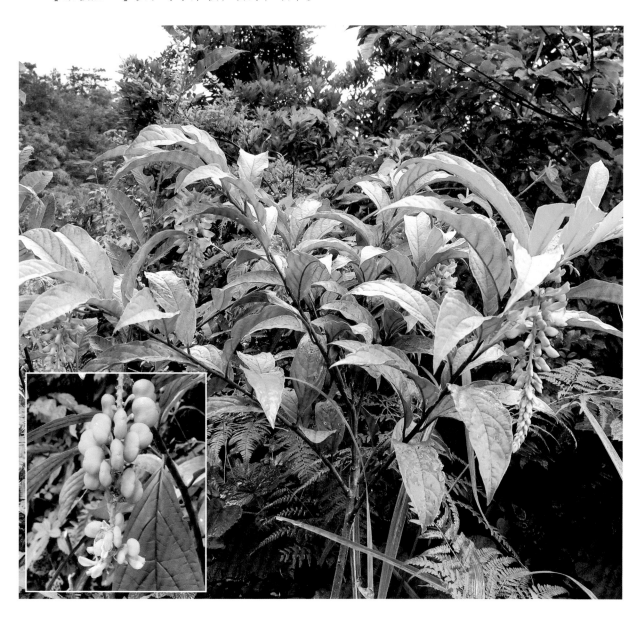

凹叶景天

【基原】为景天科凹叶景天*Sedum emarginatum* Migo 的全草。

【别名】旱半支，马牙苋、山半支。

【形态特征】多年生草本。叶对生；叶片匙状倒卵形至宽卵形，长1~2 cm，宽5~10 mm，先端圆，有微缺，基部渐狭，有短距。花序聚伞状，顶生，有多花，常有3条分枝；花无梗；萼片5枚，披针形至狭长圆形；花瓣5片，黄色，线状披针形至披针形。蓇葖略叉开，腹面有浅囊状隆起。种子细小，褐色。花期5~6月，果期6月。

【分布】生于山坡阴湿处。产于广西、云南、四川、湖南、湖北、江西、安徽、浙江、江苏、甘肃、陕西等地。

【性能主治】全草味苦、酸，性凉。具有清热解毒、凉血止血、利湿的功效。主治痈疖，疔疮，带状疱疹，瘰疬，咯血，吐血，鼻出血，便血，痢疾，淋证，黄疸，白带异常。

【采收加工】夏、秋季可采收，晒干。

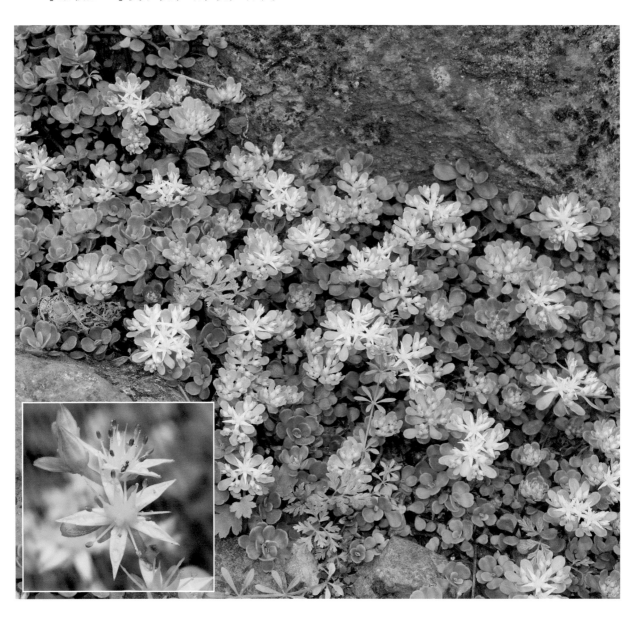

佛甲草

【基原】为景天科佛甲草*Sedum lineare* Thunb. 的茎叶。

【别名】火烧草、铁指甲。

【形态特征】多年生草本。全株无毛。茎高10~20 cm。3叶轮生，少有4叶轮生或对生；叶片线形，长20~25 mm，宽约2 mm，先端钝尖，基部无柄，有短距。花序聚伞状，顶生，疏生花，中央有1朵有短梗的花；着生花无梗；萼片5枚，线状披针形，先端钝；花瓣5片，黄色，披针形。蓇葖略叉开，长4~5 mm。花期4~5月，果期6~7月。

【分布】生于低山或平地草坡上。产于广西、广东、云南、四川、贵州、湖南、福建、安徽、浙江、河南等地。

【性能主治】茎叶味甘、淡，性寒。具有清热解毒、利湿、止血的功效。主治咽喉肿痛，目赤肿毒，热毒痈肿，疔疮，丹毒，带状疱疹，烧烫伤，毒蛇咬伤，黄疸，湿热泻痢，便血，崩漏，外伤出血，扁平疣。

【采收加工】鲜用随采；或夏、秋季拔出全株，洗净，放入开水中稍烫，捞起，晒干。

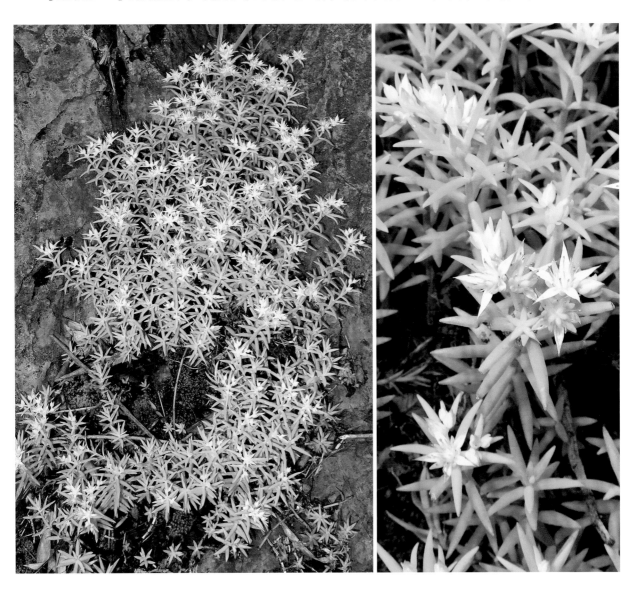

落新妇

【基原】为虎耳草科华南落新妇 *Astilbe grandis* Stapf ex E. H. Wilson 的全草。

【别名】小升麻、马尾参。

【形态特征】多年生草本。根状茎粗壮。茎通常不分枝，被褐色长柔毛和腺毛。二回至三回三出复叶至羽状复叶；叶轴与小叶柄均多少被腺毛，叶腋近旁具长柔毛；小叶卵形、狭卵形至长圆形，边缘有重齿，腹面被糙伏腺毛，背面沿脉生短腺毛。圆锥花序顶生；花瓣5片，白色或紫色，线形。花果期6~9月。

【分布】生于林下、灌木丛中或沟谷阴湿处。产于广西、广东、四川、贵州、江西、福建、浙江、山西、山东等地。

【性能主治】全草味苦，性凉。具有祛风、清热止咳的功效。主治风热感冒，头身疼痛，咳嗽。

【采收加工】秋季采收，晒干。

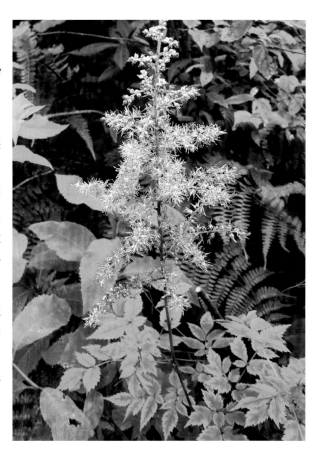

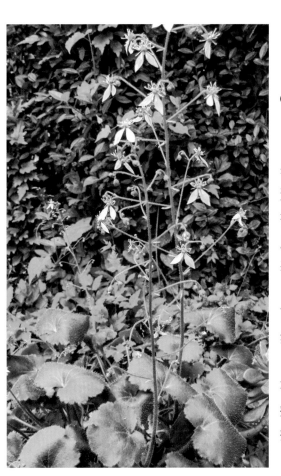

虎耳草

【基原】为虎耳草科虎耳草 *Saxifraga stolonifera* Curtis 的全草。

【别名】金线吊芙蓉、老虎耳。

【形态特征】多年生小草本。鞭匐枝细长，密被卷曲长腺毛，具鳞片状叶。基生叶具长柄，叶片近心形、肾形至扁圆形，裂片边缘具不规则齿和腺睫毛，被腺毛，背面通常红紫色，被腺毛，有斑点。聚伞花序圆锥状；花瓣5片，白色，中上部具紫红色斑点，基部具黄色斑点。花期5~8月，果期7~11月。

【分布】生于林下、草丛和阴湿岩隙中。产于广西、广东、云南、贵州、四川、江西、福建、湖南、湖北等地。

【性能主治】全草味辛、苦，性寒；有小毒。具有疏风、清热、凉血解毒的功效。主治风热咳嗽，肺痈，吐血，风火牙痛，风疹瘙痒，痈肿丹毒，痔疮肿痛，毒虫咬伤，外伤出血。

【采收加工】全年均可采收，鲜用或晒干。

马齿苋

【基原】为马齿苋科马齿苋*Portulaca oleracea* Linn. 的全草。

【别名】马齿草、马齿菜。

【形态特征】一年生铺地草本。多分枝，淡绿色或带暗红色。叶互生，有时近对生；叶片扁平，肥厚，倒卵形，似马齿状，全缘，腹面暗绿色，背面淡绿色或暗红色，中脉微隆起。花无梗，常3~5朵簇生枝端，黄色。蒴果卵球形，盖裂。花期5~8月，果期6~9月。

【分布】生于菜园、农田、路旁。产于我国南北各地。

【性能主治】全草味酸，性寒。具有清热解毒、凉血止痢、除湿通淋的功效。主治热毒泻痢，热淋，尿闭，赤白带下，痔血，疮疡痈疖。

【采收加工】8~9月采收，鲜用或用开水稍烫（煮）或蒸上气后取出晒干或烘干。

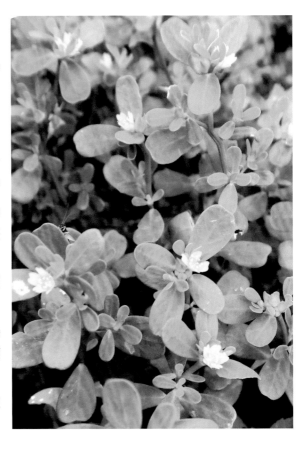

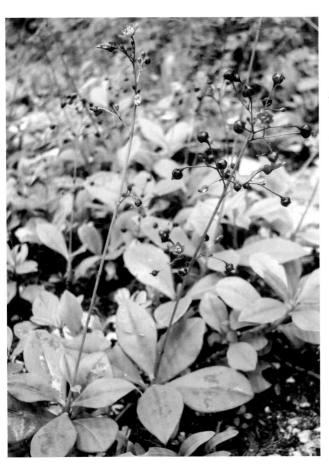

土人参

【基原】为马齿苋科土人参*Talinum paniculatum* (Jacq.) Gaertn. 的根。

【形态特征】一年生肉质草本。主根棕褐色，粗壮，有分枝，皮黑褐色，断面乳白色。叶互生或近对生；叶片稍肉质，倒卵形或倒卵状长椭圆形。圆锥花序顶生或腋生；花小，花瓣粉红色或淡紫红色，倒卵形或椭圆形。蒴果近球形。种子多数，黑褐色或黑色。花期6~8月，果期9~11月。

【分布】生于路边、山坡沟边等阴湿处。产于广西、广东、云南、四川等地。

【性能主治】根味甘、淡，性平。具有补气润肺、止咳、调经的功效。主治气虚无力，食少，潮热，盗汗，月经不调，带下，产妇乳汁不足。

【采收加工】夏、秋季采收，洗净，除去须根，晒干；或刮去表皮，蒸熟晒干。

金线草

【基原】为蓼科金线草*Antenoron filiforme* (Thunb.) Roberty et Vautier 的全草。

【别名】人字草、九盘龙。

【形态特征】多年生草本。茎直立，具糙伏毛，有纵沟，节部膨大。叶片椭圆形或长圆形，两面被长糙伏毛；托叶鞘筒状，膜质，褐色。总状花序呈穗状，通常数个，顶生或腋生，花序轴延伸，花排列稀疏。瘦果卵形，褐色。花期7~8月，果期9~10月。

【分布】生于山坡林缘、山谷路旁。产于华东、华中、华南及西南地区。

【性能主治】全草味辛，性凉；有小毒。具有凉血止血、清热利湿、散瘀止痛的功效。主治咳血，便血，血崩，泄泻，痢疾，胃痛，经期腹痛，产后血瘀腹痛，跌打损伤，风湿痹痛。

【采收加工】夏、秋季采收，鲜用或晒干。

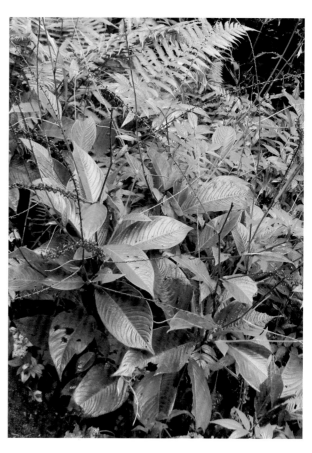

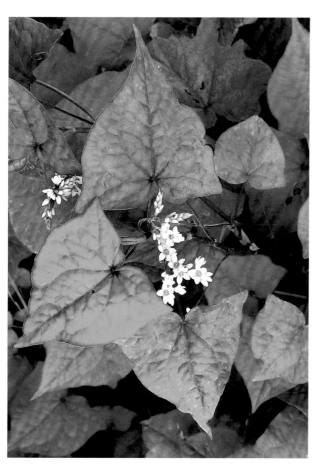

金荞麦

【基原】为蓼科金荞麦*Fagopyrum dibotrys* (D. Don) H. Hara 的根状茎。

【别名】野荞麦、荞麦三七、金锁银开。

【形态特征】多年生草本。根状茎木质化，黑褐色。叶片三角形，两面具乳头状突起或被柔毛；托叶鞘筒状，膜质，褐色，无缘毛。花序伞房状，顶生或腋生；花被5深裂，白色，花被片长椭圆形。瘦果宽卵形，黑褐色，无光泽。花期7~9月，果期8~10月。

【分布】生于山谷湿地、山坡灌木丛中。产于华东、华中、华南及西南地区。

【性能主治】根状茎味微辛、涩，性凉。具有清热解毒、排脓祛瘀的功效。主治肺痈吐脓，肺热咳喘，乳房肿痛。

【采收加工】冬季采收，洗净，晒干。

何首乌

【基原】为蓼科何首乌*Fallopia multiflora* (Thunb.) Haraldson 的块根或藤茎。

【别名】首乌、首乌藤、夜交藤。

【形态特征】多年生草本。块根肥厚，黑褐色。茎缠绕，多分枝，具纵棱，无毛，下部木质化。叶片卵状心形，全缘。花序圆锥状，顶生或腋生；苞片三角状卵形，具小突起，每苞内具花2~4朵；花被5深裂，白色或淡绿色，果时增大，外形近圆形。瘦果卵形，黑褐色。花期8~9月，果期9~10月。

【分布】生于山谷路边、灌木丛中、山坡及沟边石隙。产于广西、贵州、四川、湖北等地。

【性能主治】块根味苦、甘、涩，性微温。具有解毒、消痈、截疟、润肠通便的功效。主治疮痈，瘰疬，风疹瘙痒，久疟体虚，肠燥便秘。藤茎味甘，性平。具有养血安神、祛风通络的功效。主治失眠多梦，血虚身痛，风湿痹痛，皮肤瘙痒。

【采收加工】块根在秋、冬季叶枯萎时采收，削去两端，洗净，个大的切成块，干燥。藤茎在秋、冬季采收，除去残叶，捆成把或趁鲜切段，干燥。

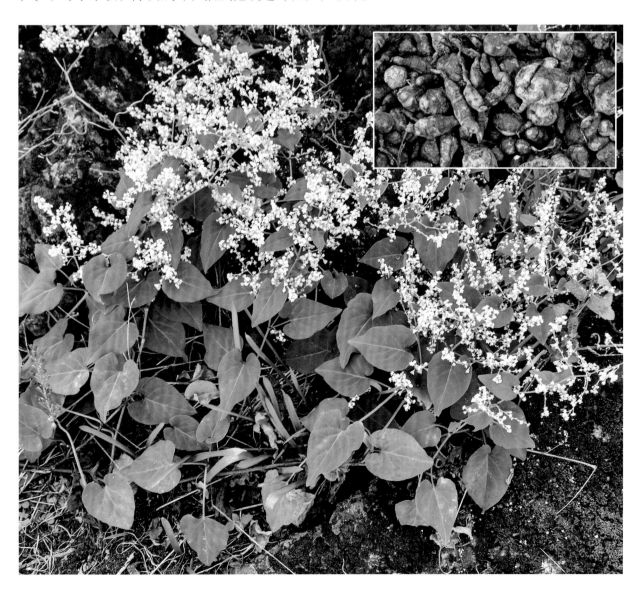

扛板归

【基原】为蓼科扛板归*Polygonum perfoliatum* L. 的全草。

【别名】方胜板、刺犁头、蛇不过。

【形态特征】一年生草本。茎攀缘，多分枝，沿棱具稀疏的倒生皮刺。叶片三角形，薄纸质，腹面无毛，背面沿叶脉疏生皮刺。总状花序呈短穗状，不分枝顶生或腋生；花被5深裂，白色或淡红色，果时增大，呈肉质，深蓝色。瘦果球形，黑色，有光泽，包于宿存花被内。花期6~8月，果期7~10月。

【分布】生于田边、路旁、山谷湿地。产于广西、广东、云南、贵州、四川、海南、江西、福建、湖南、湖北、安徽、浙江、江苏、山东等地。

【性能主治】全草味酸、苦，性平。具有清热解毒、利湿消肿、散瘀止血的功效。主治疔疮痈肿、疟腮，乳腺炎，感冒发热，肺热咳嗽，百日咳，痔疾，泻痢，黄疸，臌胀，水肿，淋浊，带下，疟疾，风火赤眼，跌打肿痛，吐血，便血，蛇虫咬伤。

【采收加工】在夏、秋季采收。割取地上部分，鲜用或晒干。

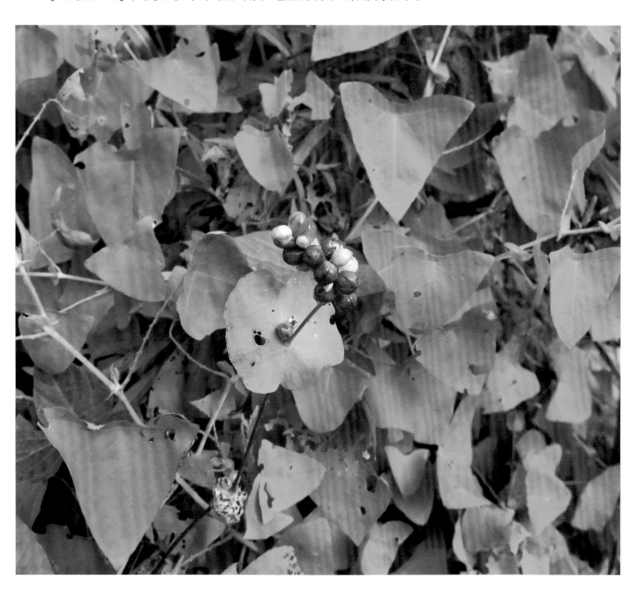

虎杖

【基原】为蓼科虎杖*Reynoutria japonica* Houtt. 的根状茎和根。

【别名】花斑竹、酸筒杆、酸汤梗。

【形态特征】多年生草本。根状茎粗壮，横走。茎直立，具小突起，无毛，散生红色或紫红色斑点。叶片近革质，宽卵形或卵状椭圆形，长5~12 cm，宽4~9 cm，顶端渐尖，基部宽楔形、截形或近圆形，全缘，两面无毛，沿叶脉具小突起。花单性，雌雄异株，花序圆锥状；花被5深裂，淡绿色；雄花花被片具绿色中脉，无翅。花期8~9月，果期9~10月。

【分布】生于山坡灌木丛中、山谷、路旁、田边湿地。产于华东、华中、华南、四川、云南、贵州、陕西南部、甘肃南部等地。

【性能主治】根状茎和根味咸，性寒。具有消痰、软坚散结、利水消肿的功效。主治瘿瘤，瘰疬，睾丸肿痛，痰饮水肿。

【采收加工】夏、秋季采收，晒干。

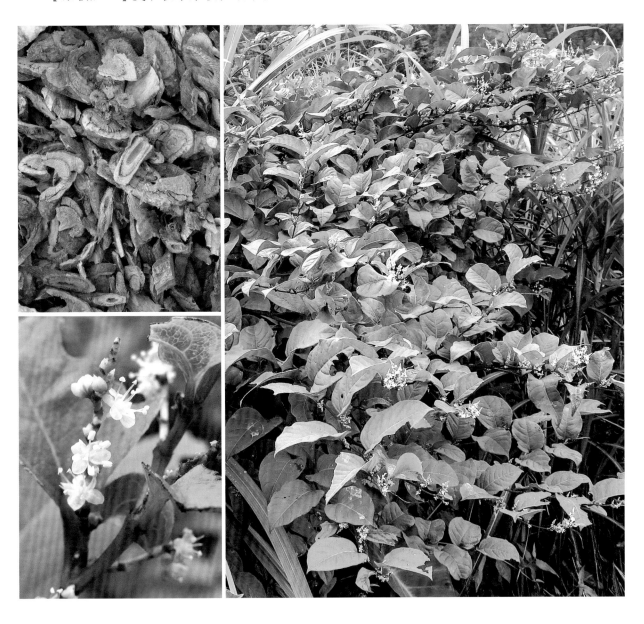

商陆

【基原】为商陆科垂序商陆*Phytolacca americana* L. 的根。

【别名】地萝卜。

【形态特征】多年生草本。根粗壮，肥大，倒圆锥形。茎直立，圆柱形，有时带紫红色。叶片椭圆状卵形或卵状披针形，长9~18 cm，宽5~10 cm，顶端急尖，基部楔形。总状花序顶生或侧生；花白色，微带红晕；花被片5枚；雄蕊、心皮及花柱通常均为10枚；心皮合生。果序下垂；浆果扁球形，熟时紫黑色。种子肾圆形。花期6~8月，果期8~10月。

【分布】生于山坡、路旁、田边。产于广西、广东、云南、四川、江西、福建、湖北、浙江、江苏、山东、河南、河北、陕西。

【性能主治】味苦，性寒；有毒。具有逐水消肿、通利二便、解毒散结的功效。主治水肿胀满，二便不通；外治痈肿疮毒。

【采收加工】秋季至翌年春季采收，除去须根和泥沙，切成块或片，晒干或阴干。

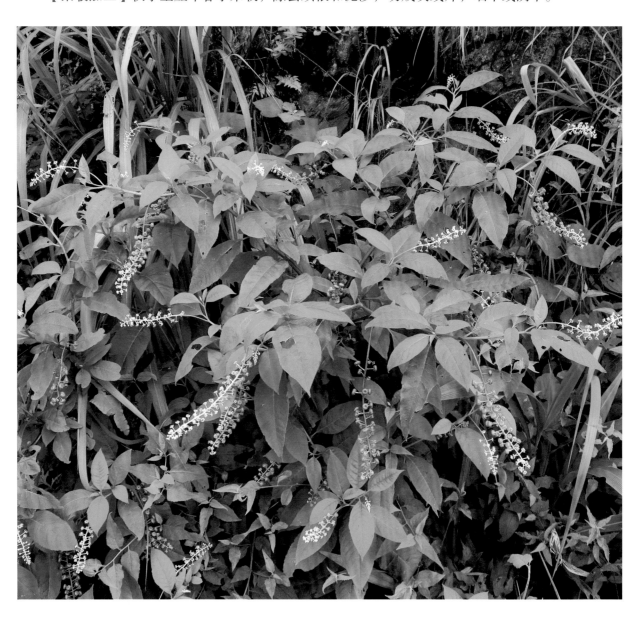

倒扣草

【基原】为苋科土牛膝*Achyranthes aspera* L. 的全草。

【别名】倒刺草、倒钩草。

【形态特征】多年生草本，高20~120 cm。茎四棱形，节部稍膨大，分枝对生。叶片纸质，宽卵状倒卵形或椭圆状矩圆形，顶端圆钝，具突尖，两面密生柔毛，或近无毛。穗状花序顶生，总花梗具棱角，粗壮，坚硬，密生白色伏贴或开展柔毛。胞果卵形。花期6~8月，果期10月。

【分布】生于山坡疏林中或村边空旷地。产于广西、广东、云南、湖南、四川等地。

【性能主治】全草味甘、淡、微酸，性凉。具有解表清热、利湿的功效。主治外感发热，咽喉肿痛，烦渴，风湿性关节痛。

【采收加工】夏、秋季花果期采收，干燥。

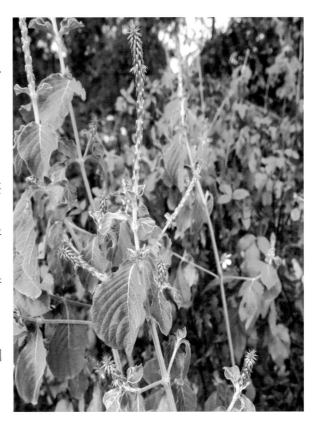

青葙子

【基原】为苋科青葙*Celosia argentea* L. 的成熟种子。

【别名】野鸡冠花、狗尾苋。

【形态特征】一年生草本。全株无毛。茎直立，有分枝，绿色或红色。叶片矩圆状披针形、披针形或披针状条形，长5~8 cm，宽1~3 cm，绿色常带红色，顶端急尖或渐尖，具小芒尖，基部渐狭。花多数，密生，在茎端或枝端成单一的塔形或圆柱形穗状花序。胞果小，黑色，包裹在宿存花被片内。花期5~8月，果期6~10月。

【分布】生于平原、田边、丘陵、山坡。分布几遍全国。

【性能主治】成熟种子味苦、辛，性寒。具有清虚热、除骨蒸、解暑热、截疟、退黄的功效。主治温邪伤阴，夜热早凉，阴虚发热，骨蒸劳热，暑邪发热，疟疾寒热，湿热黄疸。

【采收加工】秋季果实成熟时采收植株或摘取果穗，晒干，除去杂质，收集种子。

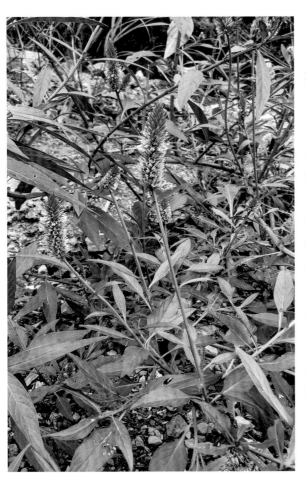

老鹳草

【基原】为牻牛儿苗科野老鹳草*Geranium carolinianum* L. 的地上部分。

【别名】鹳嘴、老鸦嘴。

【形态特征】一年生草本，高20~60 cm。茎直立或仰卧，密被倒向短柔毛。基生叶早枯；茎生叶互生或最上部对生；托叶披针形或三角状披针形；叶片圆肾形，掌状5~7裂近基部，裂片楔状倒卵形或菱形。花序腋生和顶生，每花序梗具花2朵，花瓣淡紫红色，倒卵形。蒴果被短糙毛。花期4~7月，果期5~9月。

【分布】生于平原和低山荒坡杂草丛中。产于广西、云南、四川、江西、湖南、湖北、安徽、江苏、浙江、山东等地。

【性能主治】地上部分味辛、苦，性平。具有祛风湿、通经络、止泻利的功效。主治风湿痹痛，麻木拘挛，筋骨酸痛，泄泻痢疾。

【采收加工】夏、秋季果实近成熟时采收，捆成把，晒干。

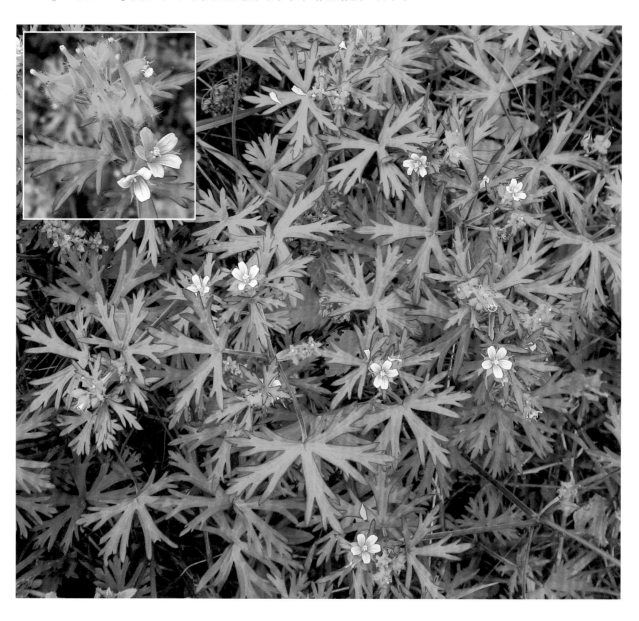

急性子

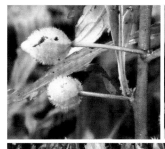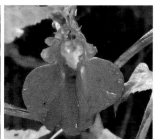

【基原】为凤仙花科凤仙花*Impatiens balsamina* L. 的成熟种子。

【别名】指甲花、金凤花。

【形态特征】一年生草本。茎粗壮，肉质，直立，具多数纤维状根，下部节常膨大。叶互生，最下部叶有时对生；叶片披针形、狭椭圆形或倒披针形。花单生或2~3朵簇生于叶腋，无花序梗，白色、粉红色或紫色，单瓣或重瓣。蒴果宽纺锤形，两端尖，密被柔毛。种子多数，小，黑褐色。花期7~10月。

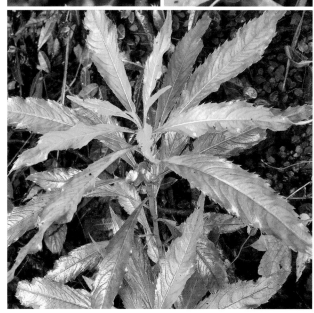

【分布】生于山坡草池、路边、田边。产于全国大部分地区。

【性能主治】成熟种子味微苦、辛，性温，有小毒。具有破血、软坚、消积的功效。主治癥瘕痞块，闭经，噎膈。

【采收加工】夏、秋季果实即将成熟时采收，晒干，除去果皮和杂质。

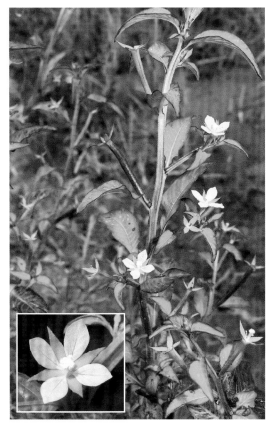

草龙

【基原】为柳叶菜科草龙*Ludwigia hyssopifolia* (G. Don) Exell. 的全草。

【别名】线叶丁香蓼。

【形态特征】一年生草本。茎高60~200 cm，基部常木质化，多分枝，幼枝及花序被微柔毛。叶片披针形至线形，长2~10 cm，宽0.5~1.5 cm，先端渐狭或锐尖，基部狭楔形。花腋生，花瓣4片，黄色，倒卵形或近椭圆形。蒴果近无梗，熟时近圆柱状，长1~2.5 cm。花期、果期几乎四季。

【分布】生于田边、塘边、沟旁及开阔湿润处。产于广西、广东、云南、海南、江西、福建、浙江等地。

【性能主治】全草味苦、微辛，性寒。具有清热解毒、利湿消肿的功效。主治感冒发热，咽喉肿痛，口腔炎，口腔溃疡，痈疮疖肿。

【采收加工】夏、秋季采收，洗净，切段，晒干。

黄瑞香

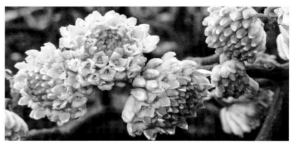

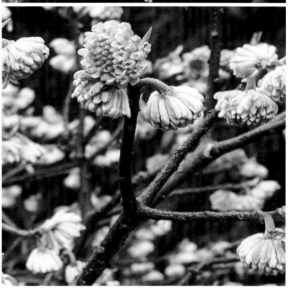

【基原】为瑞香科结香*Edgeworthia chrysantha* Lindl. 的全株。

【别名】野蒙花、保暖风。

【形态特征】灌木。小枝粗壮,褐色,常三叉分枝,幼枝常被短柔毛。叶片长圆形、披针形至倒披针形,先端短尖,基部楔形或渐狭,两面均被银灰色绢状柔毛。头状花序顶生或侧生,具花30~50朵,绒球状;花序梗被灰白色长硬毛;花黄色,芳香。果椭圆形,绿色。花期冬末春初,果期春夏间。

【分布】多生于阴湿肥沃地。产于长江流域以南等地。

【性能主治】全株味甘、辛,性温。具有舒筋络、益肝肾的功效。主治跌打损伤,风湿痹痛,夜盲症,小儿抽筋。

【采收加工】全年均可采收,洗净,切片,晒干。

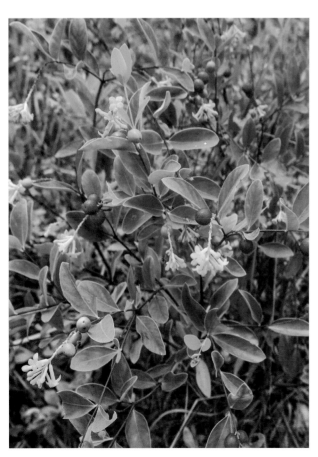

了哥王

【基原】为瑞香科了哥王*Wikstroemia indica* (L.) C. A. Mey. 的根和茎叶。

【形态特征】灌木。小枝红褐色,无毛。叶对生;叶片纸质至近革质,倒卵形、椭圆状长圆形或披针形,干时棕红色,无毛。花数朵组成顶生头状总状花序,黄绿色;裂片4枚,宽卵形至长圆形。果椭圆形,熟时红色至暗紫色。花期、果期夏、秋季。

【分布】生于开阔林下或石山上。产于广西、广东、四川、湖南、浙江、江西、福建等地。

【性能主治】根和茎叶味苦、辛,性寒;有毒。具有消热解毒、化痰散结、消肿止痛的功效。主治痈肿疮毒,瘰疬,风湿痛,跌打损伤,蛇虫咬伤。

【采收加工】秋季采根,茎叶全年均可采收,洗净,切段,鲜用或晒干。

绞股蓝

【基原】为葫芦科绞股蓝*Gynostemma pentaphyllum* (Thunb.) Makino 的全草。

【别名】五叶参。

【形态特征】常绿草质藤本。茎细弱，具纵棱及槽。叶鸟足状，小叶5~7片；小叶膜质或纸质，卵状长圆形或披针形；中央小叶长3~12 cm，宽1.5~4 cm；侧生叶较小，先端急尖或短渐尖，基部渐狭，边缘具波状齿或圆状齿。卷须纤细，二歧，稀单一。雌雄异株；雄花圆锥花序，花绿白色；雌花圆锥花序远较雄花花序短小，花萼及花冠似雄花。果肉质不裂，球形，熟后黑色。种子卵状心形。花期3~11月，果期4~12月。

【分布】生于沟谷林下、山坡或灌木丛中。产于我国南部各省区。

【性能主治】全草味苦、微甘，性寒。具有清热解毒、止咳祛痰、益气养阴、延缓衰老的功效。主治胸膈痞闷，痰阻血瘀，心悸气短，眩晕头痛，健忘耳鸣，自汗乏力，高脂血症。

【采收加工】夏、秋季采收，洗净，晒干。

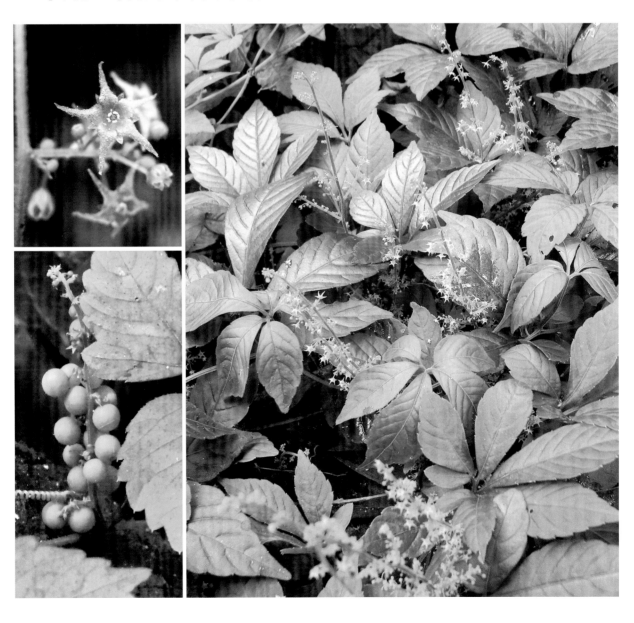

罗汉果

【基原】为葫芦科罗汉果 *Siraitia grosvenorii* (Swingle) C. Jeffrey ex A. M. Lu et Z. Y. Zhang 的果实。

【别名】野栝楼、光果木鳖。

【形态特征】多年生攀缘草本。全株被黄褐色柔毛和黑色疣状腺鳞。叶片膜质,卵状心形、三角状卵形或阔卵状心形,长12~23 cm,宽5~17 cm,先端渐尖或长渐尖,基部心形,弯缺半圆形或近圆形,近全缘。雌雄异株;雄花花序总状,花黄色,被黑色腺点。果实阔椭圆形或近球形,被黄色柔毛,老后脱落变光滑。种子压扁状,有放射状沟纹。花期2~5月,果期7~9月。

【分布】生于山地林中,多为栽培。产于广西、贵州、湖南、广东和江西等地。现野生资源少见,多为人工栽培。为广西道地药材。

【性能主治】果实味甘,性凉。具有清热润肺、利咽开音、滑肠通便的功效。主治肺火燥咳,咽痛失音,肠燥便秘。

【采收加工】秋季果实由嫩绿色变深绿色时采收,晾数天后,低温干燥。

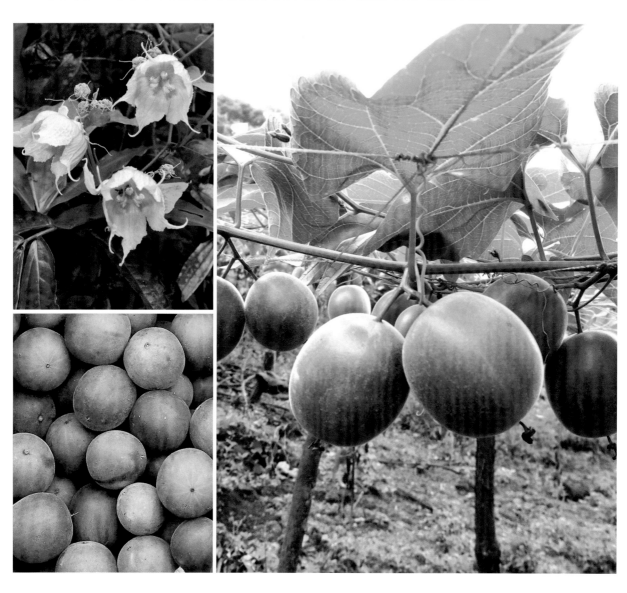

中华栝楼

【基原】为葫芦科中华栝楼*Trichosanthes rosthornii* Harms 的根、成熟果实、成熟种子。

【别名】双边栝楼、栝楼子。

【形态特征】草质藤本。块根条状，肥厚，具横瘤状突起。叶片纸质，3~7深裂，几达基部，裂片线状披针形至倒披针形，叶基心形。花冠白色，顶端具丝状长流苏。果实球形或椭圆形，熟时果皮及果瓤均橙黄色。种子卵状椭圆形，深棕色，边缘呈环状隆起。花期6~8月，果期8~10月。

【分布】生于山坡、灌木丛中或湿地。产于广西、贵州、云南、四川、湖北、江西、甘肃、陕西等地。

【性能主治】根（天花粉）味甘、微苦，性微寒。具有清热泻火、生津止渴、消肿排脓的功效。主治热病烦渴，肺热燥咳，内热消渴，疮疡肿毒。果实（瓜蒌）味甘、微苦，性寒。具有清热涤痰、宽胸散结、润燥滑肠的功效。主治肺热咳嗽，痰浊黄稠，胸痹心痛，结胸痞满，乳痈，肺痈，肠痈肿痛，大便秘结。种子（瓜蒌子）味甘，性寒。有润肺化痰、滑肠通便的功效。主治燥咳痰黏，肠燥便秘。

【采收加工】根秋、冬季采收，洗净，除去外皮，切段或纵剖成瓣，干燥。果实于秋季成熟时连果梗剪下，置通风处阴干。种子于秋季采摘成熟果实，剖开，取出种子，洗净，晒干。

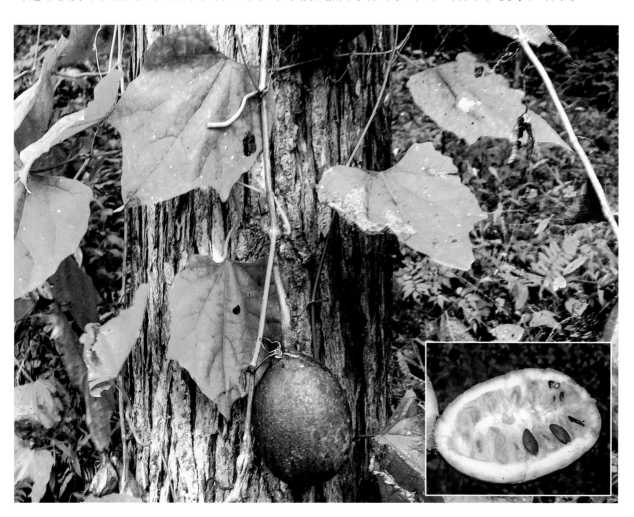

马㼎儿

【基原】为葫芦科马㼎儿*Zehneria indica* (Lour.) Keraudren 的根或叶。

【别名】老鼠拉冬瓜、老鼠瓜、山冬瓜。

【形态特征】攀缘或平卧草本。茎、枝纤细，疏散。叶片膜质，三角状卵形、卵状心形或戟形，不分裂或3~5浅裂，长3~5 cm，宽2~4 cm，边缘微波状或有疏齿。雌雄同株；雄花单生或稀2~3朵生于短的总状花序上；雌花在与雄花同一叶腋内单生或稀双生。果长圆形或狭卵形，熟后橘红色或红色。种子灰白色，卵形。花期4~7月，果期7~10月。

【分布】生于山坡、村边草丛、路旁灌木丛中。产于广西、广东、云南、江苏、福建等地。

【性能主治】根或叶味甘、苦，性凉。具有清热解毒、消肿散结的功效。主治咽喉肿痛，结膜炎；外用治疮疡肿毒，睾丸炎，湿疹。

【采收加工】夏季采叶，秋季挖根，洗净，鲜用或晒干。

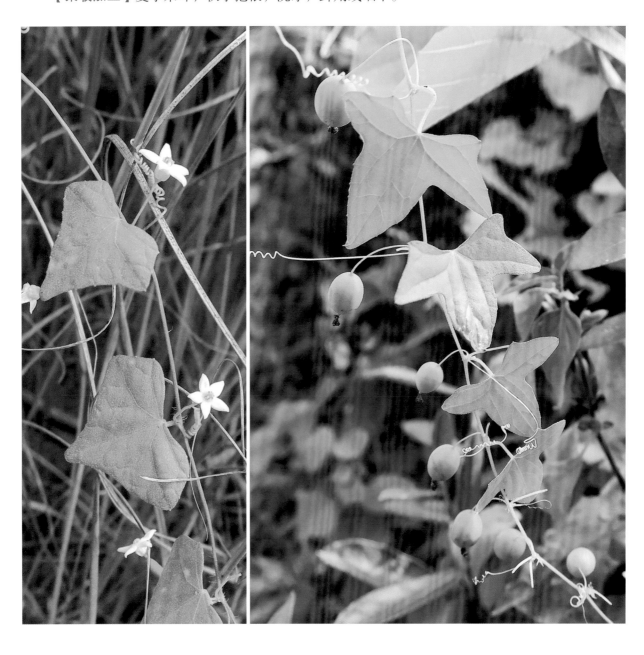

红天葵

【基原】为秋海棠科紫背天葵*Begonia fimbristipula* Hance 的块茎或全草。

【别名】红水葵、散血子。

【形态特征】多年生小草本。块茎球状，直径7~8 mm。基生叶常1片；叶片两侧略不相等，轮廓宽卵形，先端急尖或渐尖状急尖，基部略偏斜，腹面绿色，常具白色小斑点，背面紫色。花葶高6~18 cm；花粉红色，二回至三回二歧聚伞状花序；雄花花被片4枚，雌花花被片3枚。蒴果具不等的3翅。种子极多数。花期4~5月，果期6月。

【分布】生于山坡、沟谷湿润的石壁上。产于广西、广东、浙江、湖南、福建、海南、浙江、江西等地。

【性能主治】块茎或全草味甘、淡，性凉。具有清热凉血、散瘀消肿、止咳化痰的功效。主治肺热咳嗽，中暑发烧，咯血，淋巴结结核；外用治扭挫伤，烧烫伤，骨折。

【采收加工】夏、秋季采收，洗净，晒干。

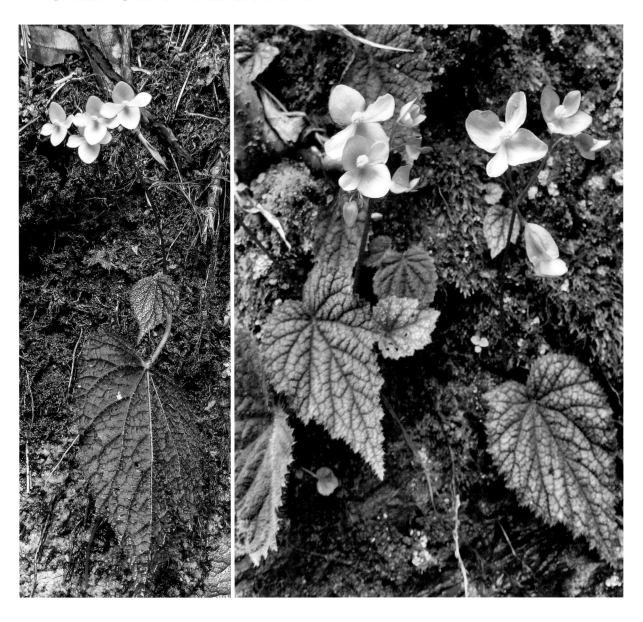

红孩儿葵

【基原】为秋海棠科裂叶秋海棠*Begonia palmata* D. Don 的全草。

【别名】红天葵、鸡爪莲、半边莲。

【形态特征】多年生草本，高可达50 cm。根状茎匍匐，节膨大；茎直立，有明显沟纹。叶片通常斜卵形，长5~16 cm，宽3.5~13 cm，不规则浅裂，边缘被紫红色小齿和缘毛，背面淡绿色或淡紫色；叶柄被褐色长毛。聚伞花序，花粉红色或白色。蒴果具不等的3翅。花期6~8月及10~12月，果期7~11月。

【分布】生于林下、溪谷边阴湿处。产于长江以南各地。

【性能主治】全草味甘、酸，性寒。具有清热解毒、化瘀消肿的功效。主治肺热咳嗽，疔疮痈肿，痛经，闭经，风湿热痹，跌打肿痛，蛇咬伤。

【采收加工】夏、秋季挖取全草，洗净，晒干。

【附注】红孩儿*Begonia palmata* D. Don var. *bowringiana* (Champ. ex Benth.) Golding et Kareg. 以同等功效入药。

裂叶秋海棠*Begonia palmata*　　　　　　　红孩儿*Begonia palmata* var. *bowringiana*

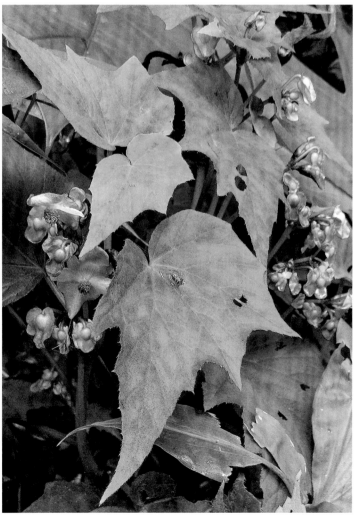

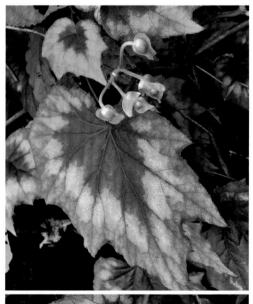

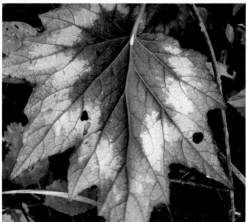

毛冬瓜

【基原】为猕猴桃科毛花猕猴桃*Actinidia eriantha* Benth. 的根、根皮及叶。

【别名】白洋桃、白毛桃。

【形态特征】大型落叶藤本。小枝、叶柄、花序和萼片密被乳白色或淡污黄色直展的茸毛或交织压紧的绵毛。髓白色，片层状。叶片软纸质，卵形至阔卵形，长8~16 cm，宽6~11 cm，顶端短尖至短渐尖，基部圆形、截形或浅心形，边缘具硬尖小齿；腹面草绿色，背面粉绿色，密被乳白色或淡污黄色星状茸毛。聚伞花序具花1~3朵，被与小枝上相同但较蓬松的毛；花瓣顶端和边缘橙黄色，中央和基部桃红色。果柱状卵珠形。花期5~6月，果熟期11月。

【分布】生于山地上的高草灌木林丛中或灌木丛中。产于广西、广东、湖南、贵州、浙江、福建、江西等地。

【性能主治】根、根皮及叶味微辛，性寒。具有抗癌、解毒消肿、清热利湿的功效。根主治胃癌，乳癌，腹股沟淋巴结炎，皮炎。根皮外用治跌打损伤。叶外用治乳腺炎。

【采收加工】根全年可采收，晒干。夏、秋季采收叶，鲜用或晒干。

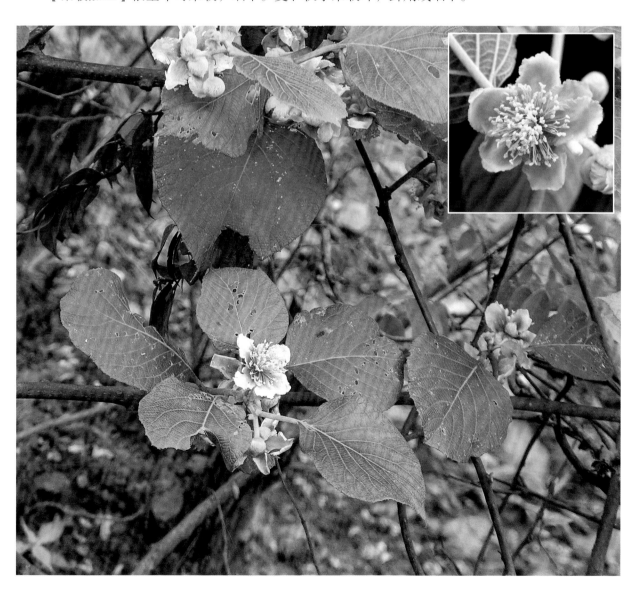

桃金娘

【基原】为桃金娘科桃金娘 *Rhodomyrtus tomentosa* (Ait.) Hassk. 的根、叶、花、果实。

【别名】山稔子、山菍。

【形态特征】灌木。高1~2 m。叶对生；叶片革质，椭圆形或倒卵形，先端圆或钝，常微凹入，有时稍尖，基部阔楔形，离基三出脉，网脉明显。花有长梗，常单生，紫红色；花瓣5片，倒卵形；雄蕊红色；子房下位，3室。浆果卵状壶形，熟时紫黑色。种子每室2列。花期4~5月。

【分布】生于丘陵坡地、灌木丛中。产于广西、广东、海南、云南、贵州、湖南、福建等地。

【性能主治】根味辛、甘，性平。具有理气止痛、利湿止泻、益肾养血的功效。主治脘腹疼痛，消化不良，呕吐泻痢，跌打伤痛，风湿痹痛。叶味甘，性平。具有利湿止泻、生肌止血的功效。主治泄泻，痢疾，乳痈，疮肿，外伤出血。花味甘、涩，性平。具有收敛止血的功效。主治咳血，咯血，鼻出血。果实味甘、涩，性平。具有养血止血、涩肠固精的功效。主治血虚体弱，吐血，鼻衄，劳伤咳血，便血，痢疾，烫伤，外伤出血。

【采收加工】根、叶全年均可采收，鲜用或晒干。花4~5月采收，鲜用或阴干。果实秋季成熟时采收，晒干。

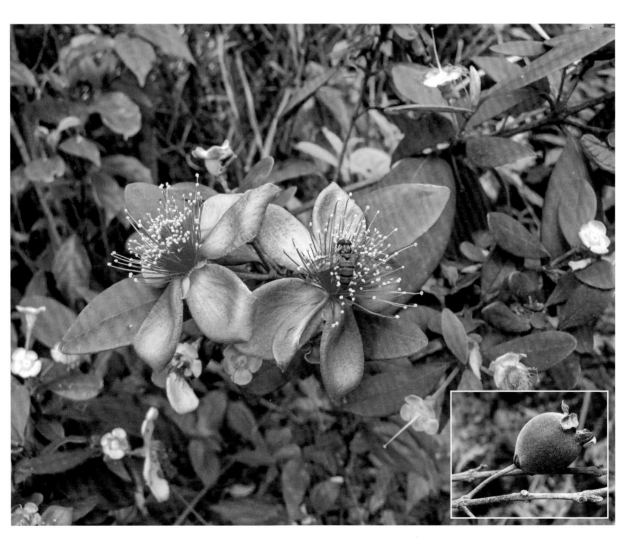

地菍

【基原】为野牡丹科地菍*Melastoma dodecandrum* Lour. 的全草、果实。

【别名】地枇杷、地葡萄、山地菍。

【形态特征】小灌木，高10~30 cm。茎匍匐上升，逐节生根。分枝多，披散，幼时被糙伏毛，以后无毛。叶片坚纸质，对生，卵形或椭圆形，基出脉3~5条。聚伞花序顶生；花淡紫红色，菱状倒卵形，上部略偏斜，顶端有1束刺毛。果坛状球形，截平，近顶端略缢缩，肉质，熟时紫黑色。花期5~7月，果期7~9月。

【分布】生于丘陵山地，为酸性土壤常见的植物。产于广西、广东、贵州、湖南、江西、福建等地。

【性能主治】全草味甘、涩，性凉。具有清热解毒、活血止血的功效。主治高热，咽肿，牙痛，黄疸，水肿，痛经，产后腹痛，瘰疬，疔疮，毒蛇咬伤。果实味甘，性温。具有补肾养血、止血安胎的功效。主治肾虚精亏，腰膝酸软，血虚萎黄，气虚乏力，胎动不安。

【采收加工】5~6月采收全草，除去杂质，晒干或烘干。秋季果实成熟时采收，晒干。

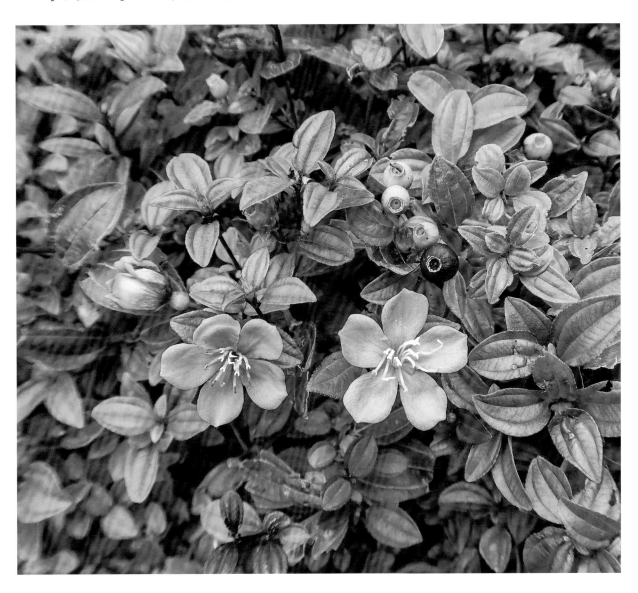

朝天罐

【基原】为野牡丹科朝天罐*Osbeckia opipara* C. Y. Wu et C. Chen 的根、枝叶。

【别名】抗劳草、公石榴。

【形态特征】灌木，高0.3~1.2 m。茎四棱形，稀六棱形，被糙伏毛。叶对生或有时3片轮生；叶片卵形至卵状披针形，顶端渐尖，基部钝或圆形，长5.5~11.5 cm，宽2.3~3 cm，两面除被糙伏毛外尚密被微柔毛及透明腺点，基出脉5条。圆锥花序顶生；花深红色至紫色。蒴果长卵形，宿存萼长坛状，被刺毛。花期、果期7~9月。

【分布】生于山坡、山谷、水边、路旁、疏林中或灌木丛中。产于广西、贵州、台湾及长江以南各地。

【性能主治】根味甘，性平。具有止血、解毒的功效。主治咯血，痢疾，咽喉痛。枝叶味苦、甘，性平。具有清热利湿、止血调经的功效。主治湿热泻痢，淋痛，久咳，劳嗽，咯血，月经不调，白带异常。

【采收加工】根秋后采收，洗净，切片，晒干。枝叶全年均可采收，切段，晒干。

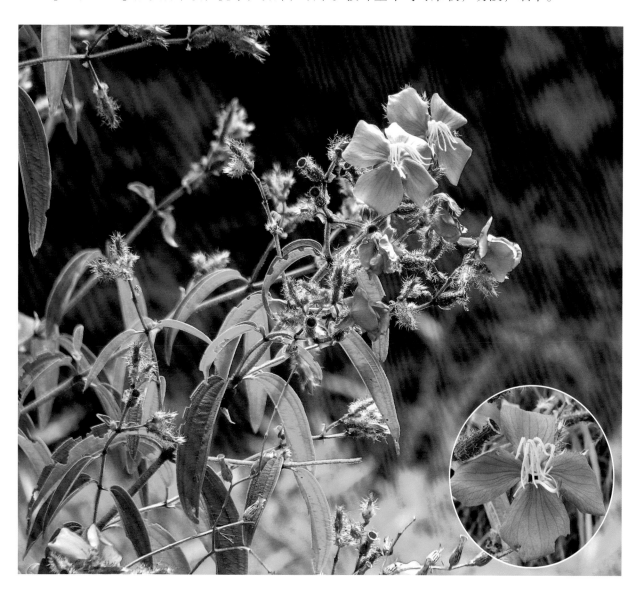

元宝草

【基原】为金丝桃科元宝草*Hypericum sampsonii* Hance 的全草。

【别名】对月草。

【形态特征】多年生草本。叶对生；叶片基部合生为一体，茎贯穿其中心，边缘密生黑色腺点，两面均散生黑色斑点和透明油点。花序顶生，多花，伞房状；花瓣淡黄色，椭圆状长圆形，边缘具无柄或近无柄的黑腺体。蒴果卵形，散布卵珠状黄褐色囊状腺体。花期6~7月，果期8~9月。

【分布】生于路旁、山坡、灌木丛中、沟边等处。产于长江以南各省区。

【性能主治】全草味辛、苦，性寒。具有凉血止血、清热解毒、活血调经、祛风通络的功效。主治吐血，月经不调，痛经，白带异常，跌打损伤，风湿痹痛，腰腿痛；外用治口疮，目翳。

【采收加工】夏、秋季采收，鲜用或晒干。

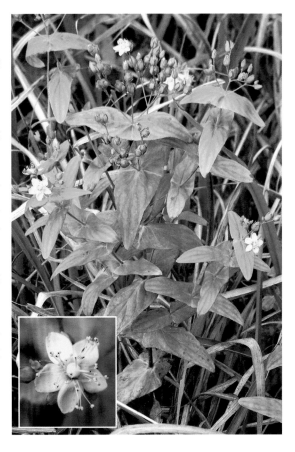

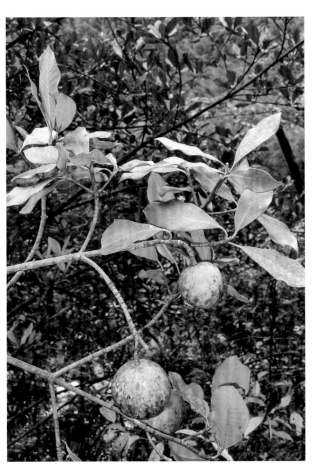

山竹子叶

【基原】为藤黄科岭南山竹子*Garcinia oblongifolia* Champ. ex Benth. 的叶和果实。

【别名】黄牙果、岭南倒念子。

【形态特征】乔木。树皮内面浅黄色。单叶对生；叶片近革质、卵形，基部楔形，全缘，无毛。雌雄异株；花橙黄色或淡黄色，单生或伞形聚伞花序；萼片4片，等大。浆果卵圆形，光滑，宿存盾状柱头具乳突，熟时黄色，味酸可食，食后牙齿染为黄色。花期4~5月，果期10~12月。

【分布】生于丘陵沟谷密林或疏林中。产于广西、广东、海南。

【性能主治】叶味酸，性凉。具有消炎止痛、收敛生肌的作用。主治烧烫伤，下肢溃疡，湿疹。果实有清热、生津的功效。主治胃热津伤，呕吐，口渴，肺热气逆，咳嗽不止。

【采收加工】叶全年均可采收，晒干。果实冬季成熟时采收，鲜用。

黄蜀葵花

【基原】为锦葵科黄蜀葵 *Abelmoschus manihot*
(L.) Medik. 的花冠。

【别名】秋葵、野棉花、假芙蓉。

【形态特征】一年或多年生草本，高1~2 m，
疏被长硬毛。叶片卵形至近圆形，掌状5~9深裂，
有粗齿，两面疏被长硬毛。花单生于枝端叶腋；萼
片佛焰苞状，近全缘，果时脱落；花大，淡黄色，
内面基部紫色。蒴果长圆形，被硬毛。种子多数，
肾形，被柔毛组成的条纹。花期8~10月。

【分布】生于山谷草丛或沟旁灌木丛中。产于
广西、广东、云南、贵州、湖南、四川等地。

【性能主治】花冠味甘，性寒。具有利清利湿
热、消肿解毒的功效。主治湿热壅遏，淋浊水肿；
外用治痈疽肿毒，烧烫伤。

【采收加工】秋季分批采摘花蕾，晒干。

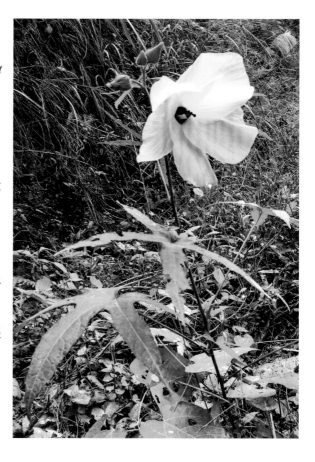

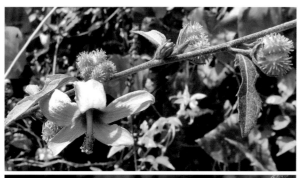

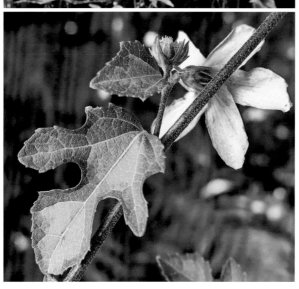

狗脚迹

【基原】为锦葵科梵天花 *Urena procumbens*
L. 的全草。

【别名】野棉花。

【形态特征】直立小灌木。小枝、叶柄、
花梗均被星状柔毛。下部生叶掌状3~5深裂，裂
口深达中部以下，圆形而狭。花单生于叶腋或簇
生；花冠淡红色；雄蕊柱无毛，与花瓣等长。果
球形，直径约6 mm，具刺和长硬毛，刺端有倒
钩。种子平滑无毛。花期6~9月。

【分布】生于山坡灌木丛中或路旁。产于广
西、广东、湖南、福建、江西、浙江等地。

【性能主治】全草味甘、苦，性凉。具有
祛风利湿、消热解毒的功效。主治感冒，风湿性
关节炎，肠炎，痢疾，肺热咳嗽；外用治跌打损
伤，疮疡肿毒，毒蛇咬伤。

【采收加工】夏、秋季采收，除去杂质，
晒干。

铁苋

【基原】为大戟科铁苋菜*Acalypha australis* L. 的全草。

【别名】海蚌含珠、耳仔茶。

【形态特征】一年生草本。多分枝。叶片膜质，长卵形、近菱状卵形或阔披针形，长3~9 cm，宽1~5 cm，顶端短渐尖，基部楔形，稀圆钝，边缘具圆锯，腹面无毛，背面沿中脉具柔毛，基出脉3条，侧脉3对；叶柄长2~6 cm。雌雄花同序，雄花在上，雌花在下，2~3朵生于叶状苞片内；花柱羽裂至基部；雌花苞片特殊，开放时为肾形，而合拢时为蚌壳状，其中藏有果实，故有"海蚌含珠"之名。花期、果期4~12月。

【分布】生于荒地、山坡或村边较湿润处。产于我国大部分地区。

【性能主治】全草味苦、涩，性凉。具有清热解毒、止痢、止血、消积的功效。主治痢疾，泄泻、吐血、鼻出血、尿血、崩漏、小儿疳积、痈疖疮疡、皮肤湿疹。

【采收加工】全草夏、秋季采收，除去泥土，洗净，晒干。

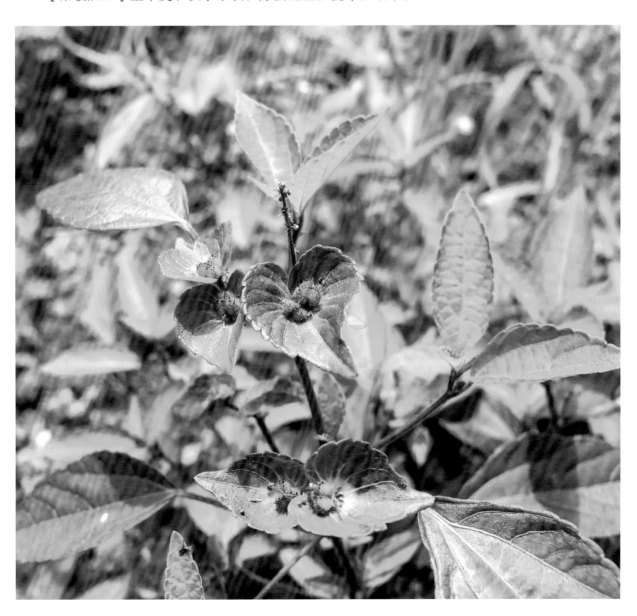

铁苋

红背娘

【基原】为大戟科红背山麻杆*Alchornea trewioides* (Benth.) Muell. Arg. 的全株。

【别名】红背叶、新妇木。

【形态特征】灌木。小枝被灰色微柔毛，后变无毛。叶片薄纸质，阔卵形，长8~15 cm，宽7~13 cm，顶端急尖或渐尖，基部浅心形或近截平，边缘疏生具腺小齿，腹面无毛，背面浅红色，仅沿脉被微柔毛，基部具斑状腺体4个，基出脉3条。雌雄异株；雄花序穗状，腋生或生于一年生小枝已落叶腋部，长7~15 cm；雌花序总状，顶生，长5~6 cm。蒴果球形，被灰色柔毛。种子扁卵状，具瘤体。花期3~6月，果期9~10月。

【分布】生于路旁灌木丛中或林下，尤以石灰岩石山坡脚最常见。产于广西、广东、湖南、福建、海南等地。

【性能主治】全株味甘，性凉。具有清热利湿、凉血解毒、杀虫止痒的功效。主治痢疾，热淋，石淋，血尿，崩漏，风疹，湿疹，龋齿痛，褥疮。

【采收加工】叶春、夏季收，洗净，鲜用或晒干。根全年均可采收，洗净，晒干。

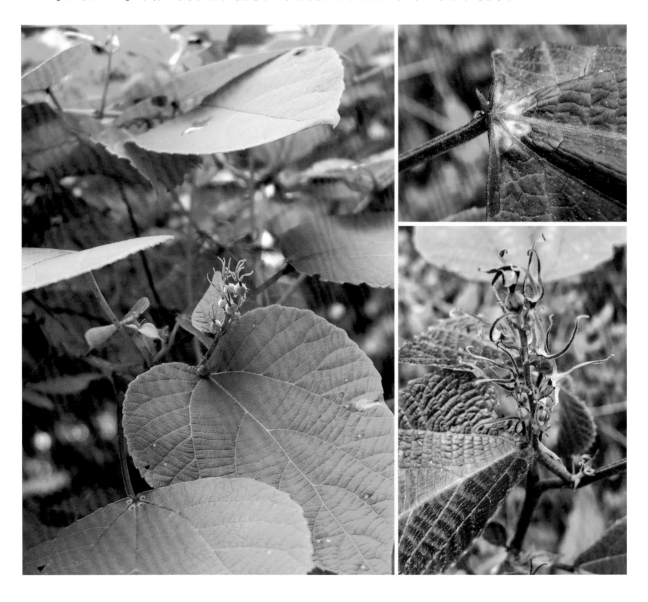

地锦草

【基原】为大戟科地锦*Euphorbia humifusa* Willd. ex Schlecht. 的全草。

【别名】浆草、铺地锦、铺地红。

【形态特征】一年生草本。茎匍匐，自基部以上多分枝，偶先端斜向上伸展，基部常红色或淡红色，长达20（30）cm，被柔毛或疏柔毛。叶对生；叶片矩圆形或椭圆形，长5~10 cm，宽3~6 mm，先端钝圆，基部偏斜，腹面绿色，背面淡绿色，有时淡红色，两面被疏柔毛，边缘常于中部以上具细齿；叶柄极短。花序单生于叶腋。蒴果三棱状卵球形，熟时分裂为3个分果爿，花柱宿存。种子三棱状卵球形。花期、果期5~10月。

【分布】生于原野荒地、路旁、田间、沙丘、海滩、山坡等地。产于我国大部分地区。

【性能主治】全草味辛，性平。具有清热解毒、凉血止血、利湿退黄的功效。主治痢疾，泄泻，咯血，尿血，便血，崩漏，疮疖痈肿，湿热黄疸。

【采收加工】夏、秋季采收，除去杂质，晒干。

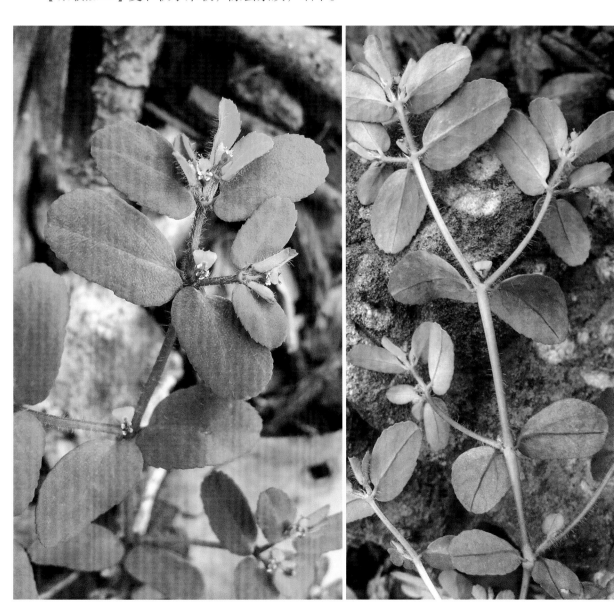

京大戟

【基原】为大戟科大戟*Euphorbia pekinensis* Rupr. 的根。

【别名】空心塔、天平一枝香。

【形态特征】多年生草本。根圆柱状，长20~30 cm，直径6~14 mm，分支或不分支。茎单生或自基部多分枝。叶片常椭圆形，少披针形或披针状椭圆形，变异大。总苞片4~7片，苞片2片；花序单生于二歧分枝顶端，无柄；总苞杯状，边缘4裂，具腺体4个；雄花多数，伸出总苞之外；雌花1朵，具较长的子房柄；子房幼时被较密的瘤状突起；花柱3枚，分离。蒴果球形，被稀疏的瘤状突起，成熟时分裂为3个分果爿。花期5~8月，果期6~9月。

【分布】生于山坡、灌木丛中、路旁、荒地、草丛、林缘和疏林中。产于广西、广东、湖南、四川、河南、河北等地。

【性能主治】根味苦，性寒；有毒。具有泻水逐饮、消肿散结的功效。主治水肿胀满，胸腹积水，痰饮积聚，气逆咳喘，二便不利，痈肿疮毒，瘰疬痰核。

【采收加工】秋、冬季采收，洗净，晒干。

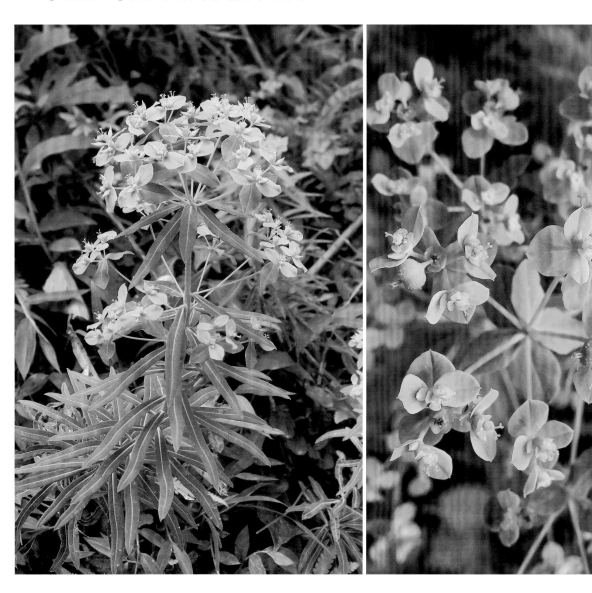

算盘子

【基原】为大戟科算盘子*Glochidion puberum* (L.) Hutch. 的全株。

【别名】算盘珠、馒头果。

【形态特征】直立灌木。小枝、叶背、花序和果均密被短柔毛。叶片纸质或近革质，长圆形、长卵形或倒卵状长圆形，稀披针形，长3~8 cm，宽1~2.5 cm，顶端钝、急尖、短渐尖或圆，基部楔形至钝，腹面灰绿色，仅中脉被疏短柔毛或几无毛，背面粉绿色。花小，雌雄同株或异株，2~4朵簇生于叶腋内；雌花生于小枝上部，雄花生于小枝下部。蒴果扁球形，具8~10条纵沟，熟时带红色。花期4~8月，果期7~11月。

【分布】生于山坡、路边或草地向阳处的灌木丛中。产于广西、广东、四川、福建、湖南、湖北、江西、河南等地。

【性能主治】全株味微苦、微涩，性凉；有小毒。具有清热利湿、消肿解毒的功效。主治痢疾，黄疸，疟疾，腹泻，感冒发热，咽喉炎，淋巴结炎，白带异常，闭经，脱肛，大便下血，睾丸炎，瘰疬，跌打肿痛，蜈蚣咬伤，疮疖肿痛，外痔。

【采收加工】全年均可采收，除去杂质，干燥。

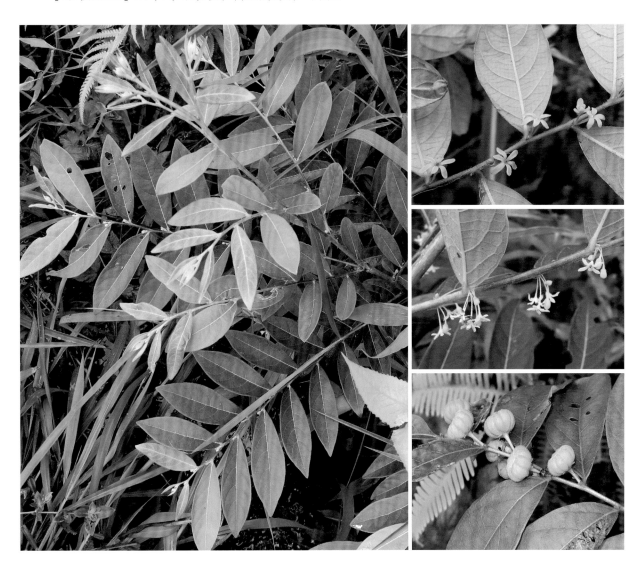

白背叶

【基原】为大戟科白背叶*Mallotus apelta* (Lour.) Müll. Arg. 的根及叶。

【别名】白吊粟、野桐、叶下白。

【形态特征】灌木或小乔木，高1~4 m。小枝、叶柄和花序均密被淡黄色星状柔毛和散生橙黄色颗粒状腺体。叶互生；叶片卵形或阔卵形，长和宽均6~16（25）cm，顶端急尖或渐尖，基部截平或稍心形，边缘具疏齿，腹面干后黄绿色或暗绿色，无毛或被疏毛，背面被灰白色星状茸毛，散生橙黄色颗粒状腺体。雌雄异株，雄花序为开展的圆锥状或穗状，雌花序穗状。蒴果近球形，密生被灰白色星状毛的软刺。种子近球形，具皱纹。花期6~9月，果期8~11月。

【分布】生于山坡或山谷灌木丛中。产于广西、广东、海南、云南、湖南、江西、福建等地。

【性能主治】根及叶味微苦、涩，性平。根有柔肝活血、健脾化湿、收敛固脱的功效。主治慢性肝炎，肝脾肿大，子宫脱垂，脱肛，白带异常，妊娠水肿。叶有消炎止血的功效。外用治中耳炎，疖肿，跌打损伤，外伤出血。

【采收加工】根全年均可采收，洗净，切片晒干或晒干研粉。叶多鲜用。

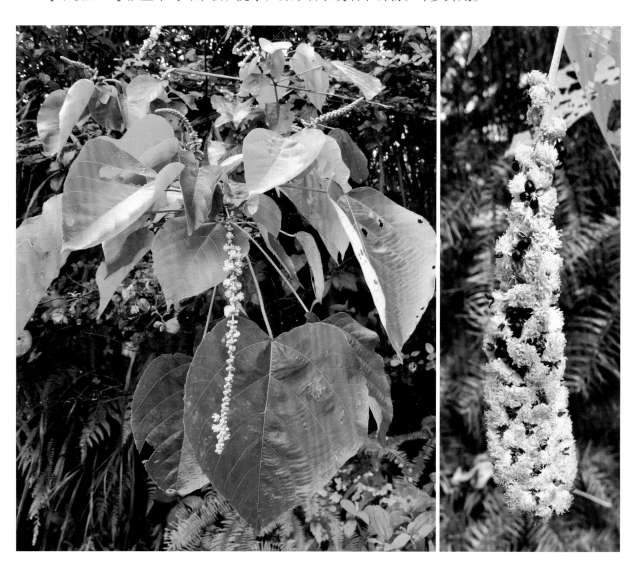

粗糠柴

【基原】为大戟科粗糠柴*Mallotus philippinensis* (Lam.) Muell. Arg. 的根。

【别名】铁面将军、香桂树、香檀。

【形态特征】小乔木或灌木。小枝、嫩叶和花序均密被黄褐色星状柔毛。叶互生或有时小枝顶部的叶对生；叶片近革质，卵形、长圆形或卵状披针形；叶脉上具长柔毛，散生红色颗粒状腺体。雌雄异株；总状花序顶生或腋生，单生或数个簇生。蒴果扁球形，密被红色颗粒状腺体和粉末状毛。花期4~5月，果期5~8月。

【分布】生于山地林中或林缘。产于广西、广东、海南、贵州、湖南、湖北、江西、安徽、江苏等地。

【性能主治】根味微苦、微涩，性凉；有毒。具有清热利湿、解毒消肿的功效。主治湿热下痢，咽喉肿痛。

【采收加工】全年均可采收，洗净，除去须根，晒干。

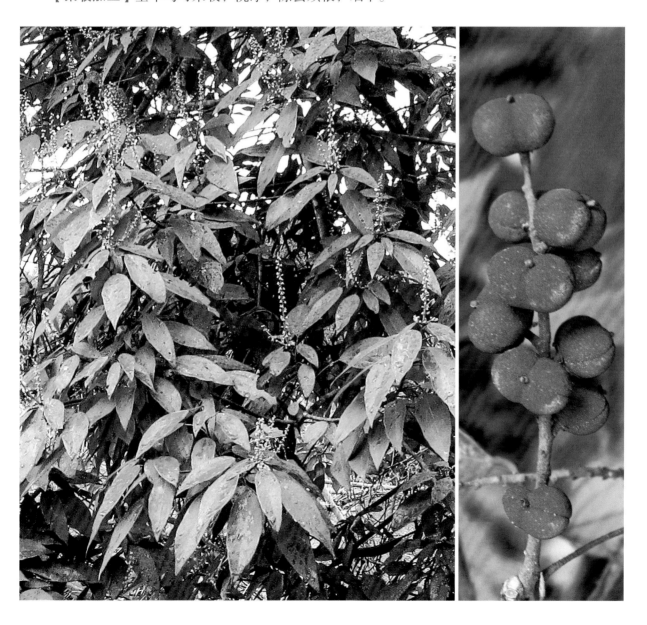

牛耳枫

【基原】为虎皮楠科牛耳枫*Daphniphyllum calycinum* Benth. 的全株。

【别名】假鸦胆子、羊屎子。

【形态特征】灌木，高1.5~4 m。叶片纸质，阔椭圆形或倒卵形，先端钝或圆形，具短尖头，基部阔楔形，干后两面绿色，腹面具光泽，背面多少被白粉，具细小乳突；侧脉8~11对，在腹面清晰，在背面突起。总状花序腋生，长2~3 cm。果卵圆形，被白粉，具小疣状突起，先端具宿存柱头，基部具宿萼。花期4~6月，果期8~11月。

【分布】生于灌木丛、疏林中。产于广西、广东、福建、江西等地。

【性能主治】全株味辛、苦，性凉；有毒。具有清热解毒、活血舒筋的功效。主治感冒发热，泄泻，扁桃体炎，风湿关节痛，跌打肿痛，骨折，毒蛇咬伤，疮疡肿毒，乳腺炎，皮炎，无名肿毒。

【采收加工】全年均可采收，除去杂质，晒干。

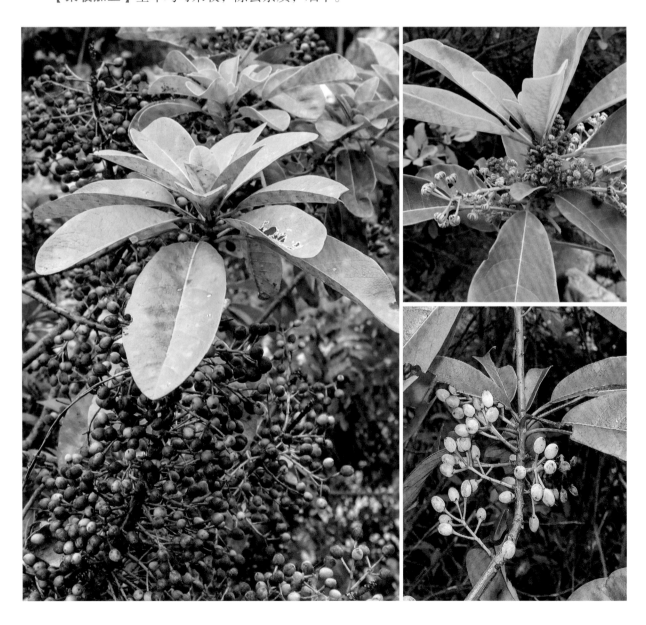

常山

【基原】为绣球花科常山*Dichroa febrifuga* Lour. 的根。

【别名】黄常山、鸡骨常山。

【形态特征】灌木。高1~2 m。小枝圆柱状或稍具四棱，常呈紫红色；小枝、叶柄和叶无毛或被微柔毛。叶形状、大小变化大，椭圆形、椭圆状长圆形或披针形，两端渐尖，边缘具齿。伞房状圆锥花序顶生，有时叶腋具侧生花序，花蓝色或白色。浆果蓝色，干时黑色。种子长约1 mm，具网纹。花期2~4月，果期5~8月。

【分布】生于山谷、林缘、沟边、路旁。产于广西、广东、云南、贵州、四川、湖南、湖北、安徽、江苏等地。

【性能主治】根味苦、辛，性寒；有毒。具有涌吐痰涎、截疟的功效。主治痰饮停聚，胸膈痞塞，疟疾。

【采收加工】秋季采收，除去须根，洗净，晒干。

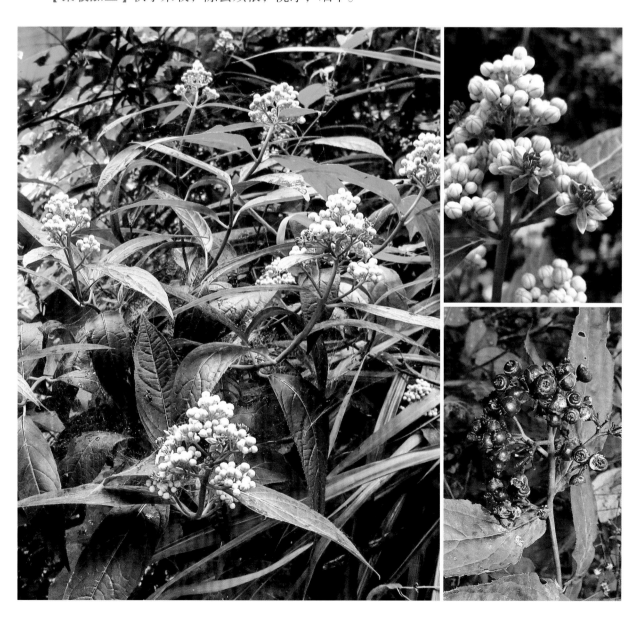

仙鹤草

【基原】为蔷薇科龙芽草*Agrimonia pilosa* Ledeb. 的地上部分。

【别名】鹤草芽。

【形态特征】多年生直立草本。茎高30~120 cm。根常呈块茎状，周围长出若干侧根。根状茎短，基部常有1个至数个地下芽。奇数羽状复叶；小叶倒卵形，长1.5~5 cm，宽1~2.5 cm，顶端急尖至圆钝，基部楔形至宽楔形，边缘有锐齿或裂片，两面被毛且具腺点。花序穗状总状顶生；花瓣黄色，长圆形。瘦果倒圆锥形，外面具10条肋，顶端具钩刺。花期、果期5~12月。

【分布】生于村边、路旁及溪边。产于广西、广东、湖南、云南、浙江、江苏、湖北、河北等地。

【性能主治】地上部分味苦、涩，性平。具有收敛止血、杀虫的功效。主治咯血，吐血，尿血，便血，劳伤脱力，痈肿，跌打，创伤出血。

【采收加工】夏、秋季在枝叶茂盛未开花时割采收上部分，洗净，晒干。

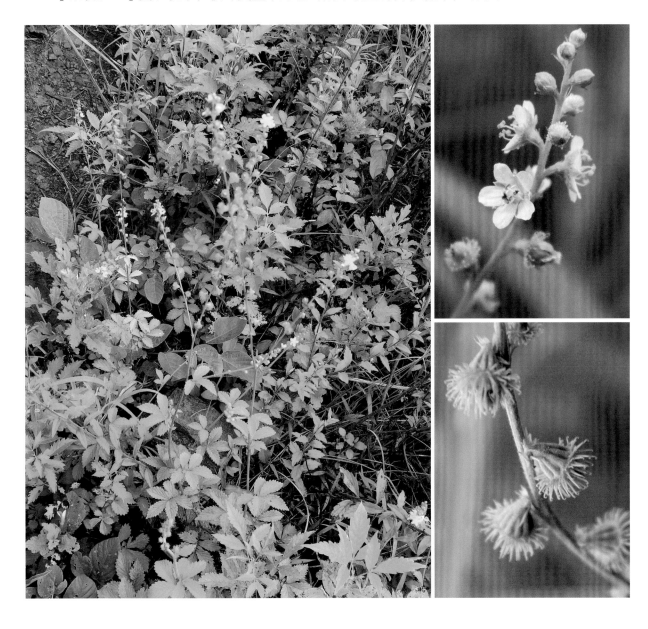

蓝布正

【基原】为蔷薇科柔毛路边青*Geum japonicum* Thunb. var. *chinense* F. Bolle 的全草。

【别名】头晕草、柔毛水杨梅。

【形态特征】多年生草本。茎直立，高25~60 cm，被黄色短柔毛及粗硬毛。基生叶为大头羽状复叶，通常具小叶1~2对，其余侧生小叶呈附片状，连叶柄长5~20 cm；下部茎生叶具3小叶，上部茎生叶单生，3浅裂。花序疏散，顶生数朵，花黄色。聚合果卵球形或椭球形，瘦果被长硬毛，顶端具小钩，果托被长硬毛。花期、果期5~10月。

【分布】生于山坡草地、路旁、灌木丛中及疏林中。产于广西、广东、贵州、湖南、湖北、四川、福建、山东、安徽、浙江、陕西、甘肃等地。

【性能主治】全草味甘、微苦，性凉。具有益气健脾、补血养阴、润肺化痰的功效。主治气血不足，虚痨咳嗽，脾虚带下。

【采收加工】夏、秋季采收，洗净，晒干。

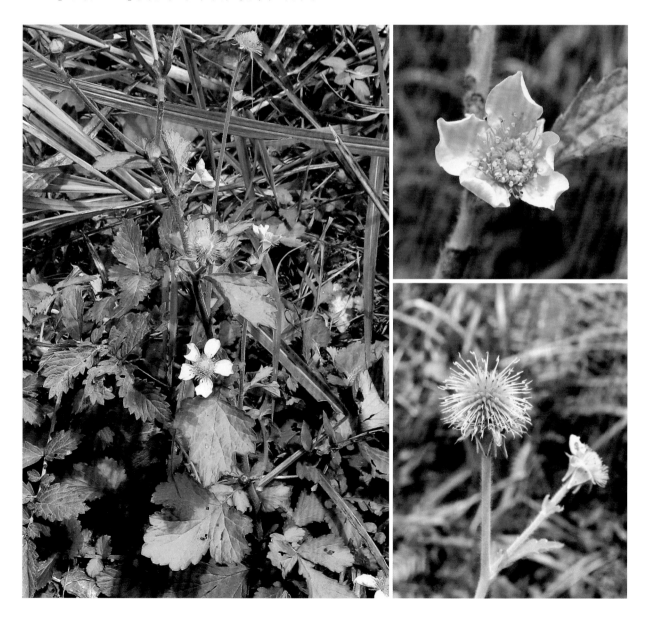

蛇含委陵菜

【基原】为蔷薇科蛇含委陵菜*Potentilla kleiniana* Wight et Arn. 的带根全草。

【别名】五爪风、小龙牙、紫背龙牙。

【形态特征】一年生、二年生或多年生宿根草本。多须根。花茎上升或匍匐，常于节处生根并发育出新植株，被疏柔毛或开展长柔毛。基生叶为近鸟足状5小叶，下部茎生叶具5片小叶，上部茎生叶具3片小叶。聚伞花序密集枝顶如假伞形；花梗长1~1.5 cm，密被开展长柔毛，下具茎生叶如苞片状；花黄色。瘦果近圆形，具皱纹。花、果期4~9月。

【分布】生于山坡草地、田边、水边。产于广西、广东、四川、云南、贵州、湖南、湖北、福建、江苏、浙江等地。

【性能主治】全草味苦，性微寒。具有清热定惊、截疟、止咳化痰、解毒活血的功效。主治高热惊风、疟疾、肺热咳嗽、百日咳、痢疾、疮疖肿毒、咽喉肿痛、风火牙痛、带状疱疹、目赤肿痛、虫蛇咬伤、风湿麻木、跌打损伤、月经不调、外伤出血。

【采收加工】5月和9~10月挖取全草，除去泥沙和杂质，晒干。

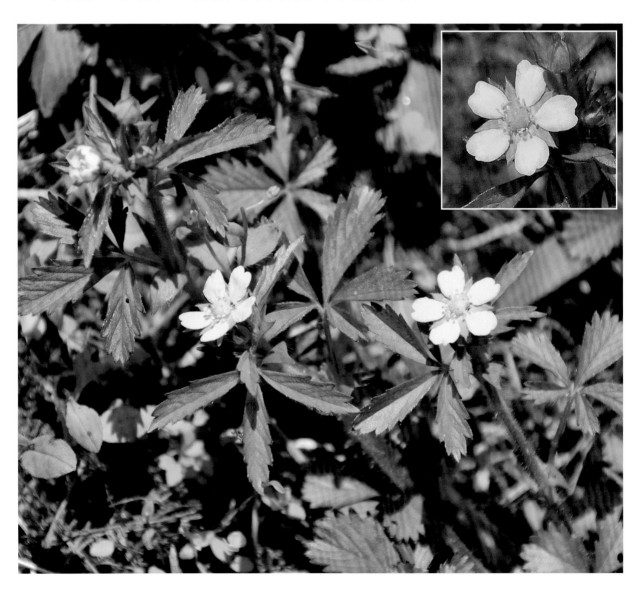

金樱根

【基原】为蔷薇科小果蔷薇*Rosa cymosa* Tratt. 的根及根状茎。

【别名】山木香、小金樱。

【形态特征】攀缘灌木。小枝圆柱形,具钩状皮刺。小叶3~5片,稀7片,卵状披针形或椭圆形,稀长圆状披针形,两面均无毛,边缘具紧贴或尖锐细齿;小叶柄和叶轴具稀疏皮刺和腺毛。复伞房花序;花幼时密被长柔毛,老时渐无毛;花瓣白色,倒卵形,先端凹。果球形,直径4~7mm,红色至黑褐色。花期5~6月,果期7~11月。

【分布】生于路旁、溪边灌木丛中或山坡疏林中。产于广西、广东、福建、江苏、湖南、贵州、云南、四川等地。

【性能主治】根及根茎味甘、酸、涩,性平。具有清热解毒、利湿消肿、收敛止血、活血散瘀、固涩益肾的功效。主治滑精,遗尿,痢疾,泄泻,崩漏,带下,子宫脱垂,痔疮。

【采收加工】全年均可采收,除去泥沙,趁鲜砍成段或切厚片,干燥。

【附注】粉团蔷薇*R. multiflora* Thunb. var. *cathayensis* Rehder et E. H. Wilson的根及根状茎同等功效入药。

小果蔷薇*R. cymosa*

粉团蔷薇*R. multiflora* var. *cathayensis*

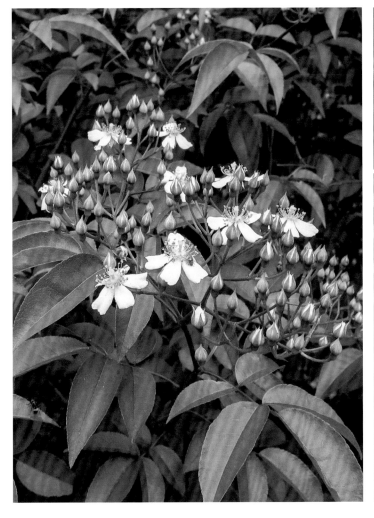

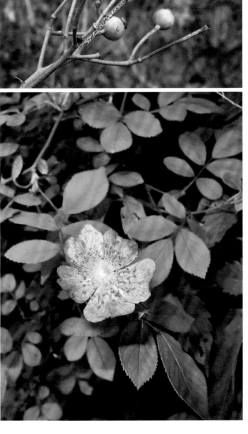

金樱子

【基原】为蔷薇科金樱子*Rosa laevigata* Michx. 的成熟果实。

【别名】刺糖果、倒挂金钩。

【形态特征】攀缘灌木。小枝粗壮，具疏钩刺，无毛，幼时被腺毛，老时逐渐脱落减少。三出复叶，连叶柄长5~10 cm；小叶片椭圆状卵形、倒卵形或披针状卵形，长2~6 cm，宽1.2~3.5 cm，先端急尖或圆钝，稀尾状渐尖，边缘具锐齿。花单生于叶腋；花梗和萼筒密被腺毛；花瓣白色，宽倒卵形，先端微凹。果梨形，熟时红褐色，外密被刺毛。花期4~6月，果期7~11月。

【分布】生于山野、田边、灌木丛中的向阳处。产于广西、广东、湖南、四川、浙江、江西、安徽、福建等地。

【性能主治】果实味酸、甘、涩，性平。具有固精缩尿、固崩止带、涩肠止泻的功效。主治遗精滑精，遗尿尿频，崩漏带下，久泻久痢。

【采收加工】10~11月果实成熟变红时采收，干燥，除去毛刺。

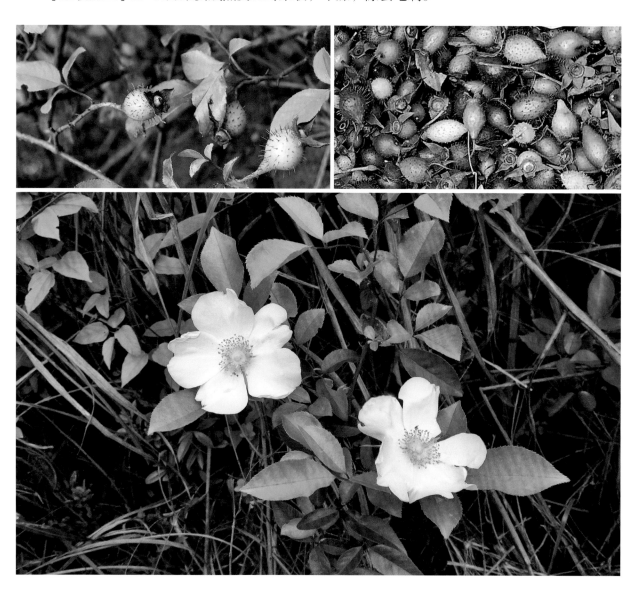

九龙藤

【基原】为云实科龙须藤*Bauhinia championii* (Benth.) Benth. 的藤茎。

【别名】燕子尾、过岗龙、九龙钻。

【形态特征】攀缘灌木。藤茎圆柱形，稍扭曲，表面粗糙；断面皮部棕红色；木部浅棕色，有4~9圈深棕红色环纹，形似舞动的龙而得名。单叶互生；叶片卵形或心形，先端2浅裂或不裂，裂片尖，基部截形、微凹或心形，腹面无毛，背面干时粉白褐色；基出脉5~7条。总状花序；花瓣白色，具瓣柄，瓣片匙形。荚果扁平，果瓣革质。花期6~10月，果期7~12月。

【分布】生于石山灌木丛或山地林中。产于广西、广东、湖南、贵州、浙江、台湾、湖北、海南等地。

【性能主治】藤茎味苦、涩，性平。具有祛风除湿、活血止痛、健脾理气的功效。主治风湿性关节炎，腰腿痛，跌打损伤，胃痛，痢疾，月经不调，胃溃疡，十二指肠溃疡，老人病后虚弱，小儿疳积。

【采收加工】全年均可采收，除去枝叶，切片，晒干。

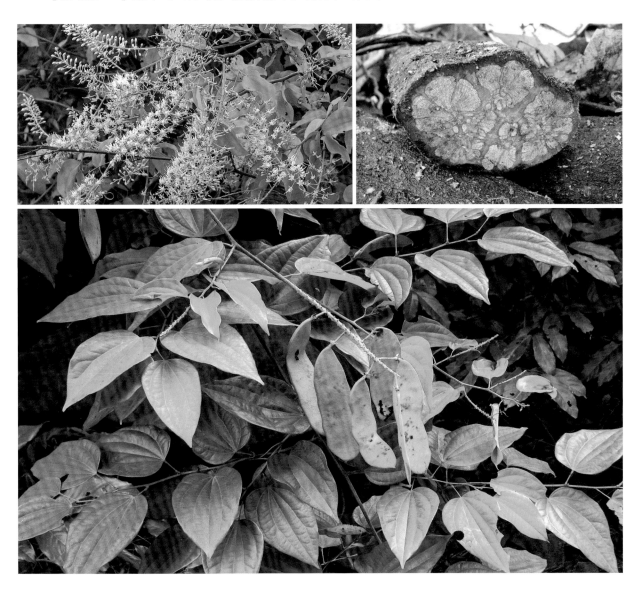

云实

【基原】为云实科云实*Caesalpinia decapetala* (Roth) Alston 的根或根皮、种子。

【别名】铁场豆、老虎刺尖。

【形态特征】藤本。树皮暗红色；枝、叶轴和花序均被柔毛和钩刺。二回羽状复叶长20~30 cm；羽片3~10对，基部具刺1对；小叶8~12对，长圆形，两端近圆钝，两面均被短柔毛，老时渐无毛。总状花序顶生，具多花；花瓣黄色，膜质，圆形或倒卵形。荚果长圆状舌形，栗褐色，先端具尖喙。花期、果期4~10月。

【分布】生于山坡灌木丛、平原、山谷及河边。产于广西、广东、云南、四川、湖北、江西、江苏、河南等地。

【性能主治】根或根皮味苦、辛，性平。具有祛风除湿、具解毒消肿的功效。主治感冒发热，咳嗽，咽喉肿痛，牙痛，风湿痹痛，肝炎，痢疾，痈疽肿毒，皮肤瘙痒，毒蛇咬伤。种子味辛、苦，性温。具有解毒除湿、止咳化痰、杀虫的功效。主治痢疾，疟疾慢性气管炎，小儿疳积，虫积。

【采收加工】根部全年均可采收，挖取根部，洗净，切片或剥取根皮。秋季果实成熟时采收，剥取种子，晒干。

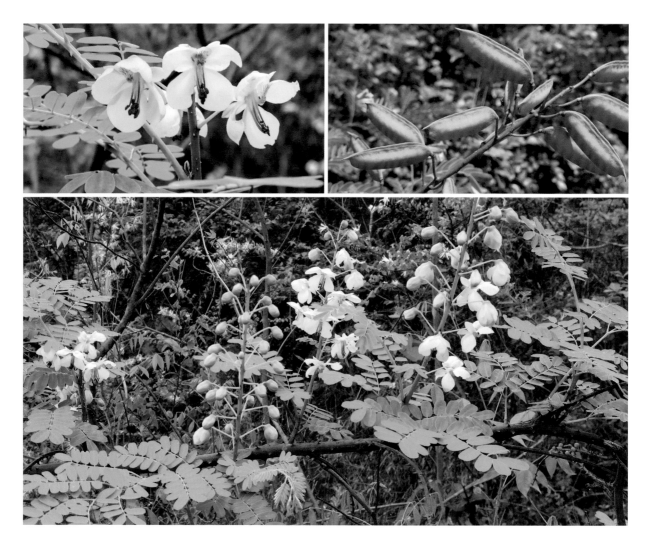

决明子

【基原】为云实科决明*Senna tora* (L.) Roxb. 的成熟种子。

【别名】草决明、假绿豆、枕头子。

【形态特征】一年生亚灌木状草本。叶柄上无腺体；叶轴上每对小叶间具棒状腺体1个；小叶3对，膜质，倒卵形或倒卵状长椭圆形，顶端圆钝而具小尖头。花腋生，通常2朵聚生；花瓣黄色，下面2片略长。荚果细，近四棱柱形，长达15 cm。种子菱形，光亮。花期、果期8~11月。

【分布】生于山坡、河边或人工栽培。产于广西、广东、湖南、四川、安徽等地。

【性能主治】种子味甘、苦、咸，性微寒。具有清热明目、润肠通便的功效。主治目赤涩痛，羞明多泪，目暗不明，头痛眩晕，大便秘结。

【采收加工】秋季采收成熟果实，晒干，除去杂质，留下种子。

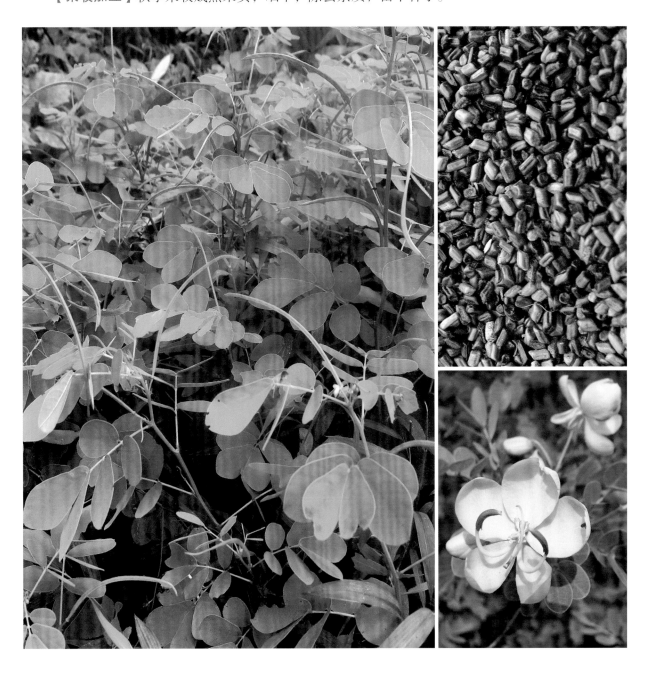

血风藤

【基原】为蝶形花科亮叶崖豆藤*Callerya nitida* (Benth.) R. Geesink的根和藤茎。

【别名】血节藤、血筋藤、光叶崖豆藤。

【形态特征】攀缘灌木。茎皮锈褐色，粗糙。羽状复叶；小叶2对，硬纸质，卵状披针形或长圆形，先端钝尖，基部圆形或钝，腹面光亮无毛，背面无毛或被稀疏柔毛。圆锥花序顶生，粗壮，密被锈褐色茸毛；生花枝通直，粗壮；花冠青紫色，旗瓣密被绢毛。荚果线状长圆形，密被黄褐色茸毛；具种子4~5粒。种子栗褐色，光亮。花期5~9月，果期7~11月。

【分布】生于山坡灌木丛中或山地疏林中。产于广西、广东、海南、贵州、江西、福建等地。

【性能主治】根和藤茎味苦、甘，性温。具有补血、活血、通络的功效。主治月经不调，血虚萎黄，麻木瘫痪，风湿痹痛。

【采收加工】夏、秋季采收，除去枝叶，切片，晒干。

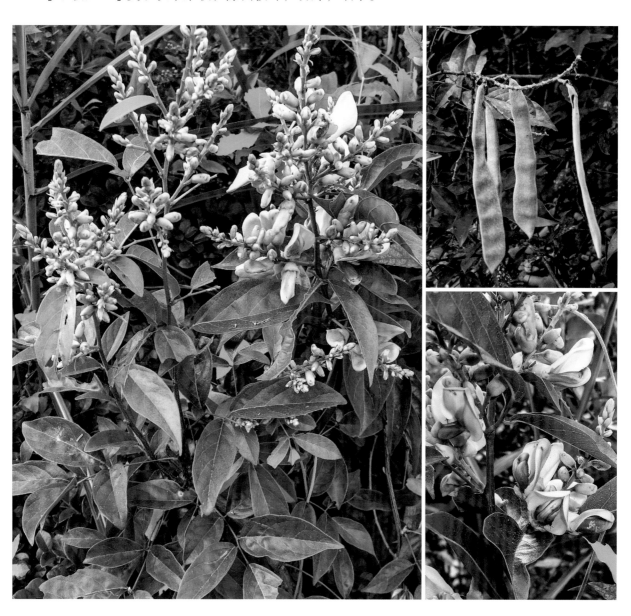

铜罗伞

【基原】为蝶形花科庭藤*Indigofera decora* Lindl. var. *decora* 的根和全株。

【别名】岩藤。

【形态特征】小灌木，高0.4~2 m。羽状复叶长8~25 cm；小叶3~7（11）对，对生或近对生，稀互生或下部互生；叶片通常卵状长圆形或长圆状披针形，少有卵形至椭圆形，长2~6.5 cm，宽1~3.5 cm，先端渐尖或急尖，具小尖头，基部楔形或阔楔形，腹面无毛，背面被平贴白色丁字毛。总状花序长13~21（32）cm；花淡紫色或粉红色，稀白色。荚果棕褐色，圆柱形。花期4~6月，果期6~10月。

【分布】生于溪边、沟谷旁及杂木林和灌木丛中。产于广西、广东、安徽、浙江、福建等地。

【性能主治】根和全株味微酸，性平。具有治跌打、续筋骨、通经络、散瘀积、消肿痛的功效。主治跌打损伤，瘀积，风湿关节疼痛。

【采收加工】全年均可采收，洗净，晒干。

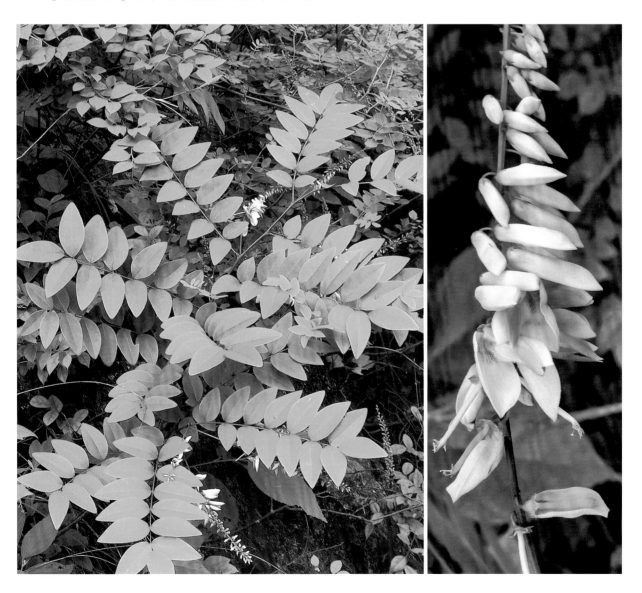

铁扫帚

【基原】为蝶形花科截叶铁扫帚*Lespedeza cuneata* (Dum. Cours.) G. Don 的根和全株。

【别名】夜关门、铁马鞭。

【形态特征】小灌木。茎直立或斜升，被毛，上部分枝；分枝斜上举。叶密集；小叶楔形或线状楔形，先端截形或近截形，具短尖，基部楔形，腹面近无毛，背面密被白色伏毛。总状花序腋生；花淡黄色或白色。荚果宽卵形或近球形，被伏毛。花期7~8月，果期9~10月。

【分布】生于草地、荒地或路旁阳处。产于广西、广东、云南、湖南、山东、河南、湖北、四川等地。

【性能主治】根和全株味甘、微苦，性平。具有清热利湿、消食除积、祛痰止咳的功效。主治小儿疳积，消化不良，胃肠炎，细菌性痢疾，胃痛，黄疸型肝炎，肾炎水肿，白带异常，口腔炎，咳嗽，支气管炎；外用治带状疱疹，毒蛇咬伤。

【采收加工】夏、秋季挖根和全株，洗净，切碎，晒干。

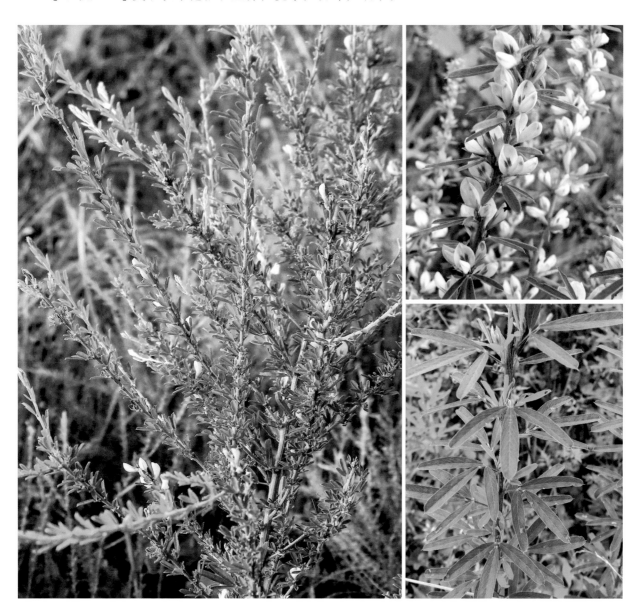

黑血藤

【基原】为蝶形花科大果油麻藤*Mucuna macrocarpa* Wall. 的茎。

【别名】血藤、褐毛黎豆、鸭仔风。

【形态特征】大型木质藤本。茎具纵棱脊和褐色皮孔，被伏贴灰白色或红褐色细毛，尤以节上为密，老茎常光秃无毛。羽状复叶具3片小叶，长25~33 cm；小叶纸质或革质；顶生小叶椭圆形、卵形或稍倒卵形，长10~19 cm，宽5~10 cm，先端急尖或圆，具短尖头，基部圆或稍微楔形，侧生小叶极偏斜。花序常生在老茎上；花多聚生于顶部，常具恶臭；花冠暗紫色。果带形，近念珠状，密被直立红褐色细短毛。花期4~5月，果期6~7月。

【分布】生于山地、河边常绿落叶林中、开阔灌木丛中和干沙地上。产于广西、广东、云南、贵州、海南等地。

【性能主治】茎味苦，性温。具有强筋壮骨、调经补血的功效。主治小儿麻痹后遗症，贫血，月经不调，风湿筋骨痛。

【采收加工】全年均可采收，鲜用或切片晒干。

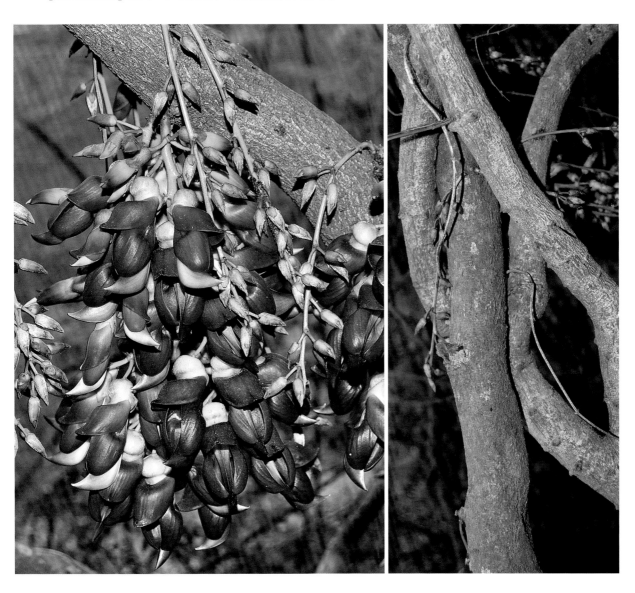

小槐花

【基原】为蝶形花科小槐花*Ohwia caudata* (Thunberg) H. Ohashi 的全株。

【别名】草鞋板、拿身草。

【形态特征】直立灌木或亚灌木。树皮灰褐色，分枝多，上部分枝略被柔毛。叶为羽状3片小叶，两侧具狭翅；小叶近革质或纸质，顶生小叶披针形或阔披针形，长5~9 cm，宽1.5~2.5 cm，侧生小叶较小，先端渐尖、急尖或短渐尖，基部楔形，全缘，干后黑色。总状花序顶生或腋生；花冠绿白色或黄白色。荚果线形，扁平，有4~6个荚节，被钩状毛。花期8~9月，果期10~12月。

【分布】生于山坡草地、路旁和林缘。产于长江以南各省区。

【性能主治】全株味微苦、甘，性凉。具有清热解毒、祛风透疹、消积止痛的功效。主治感冒发热，疹出不透，小儿疳积，脘腹疼痛，泄泻。

【采收加工】全年均可采收，除去杂质，干燥。

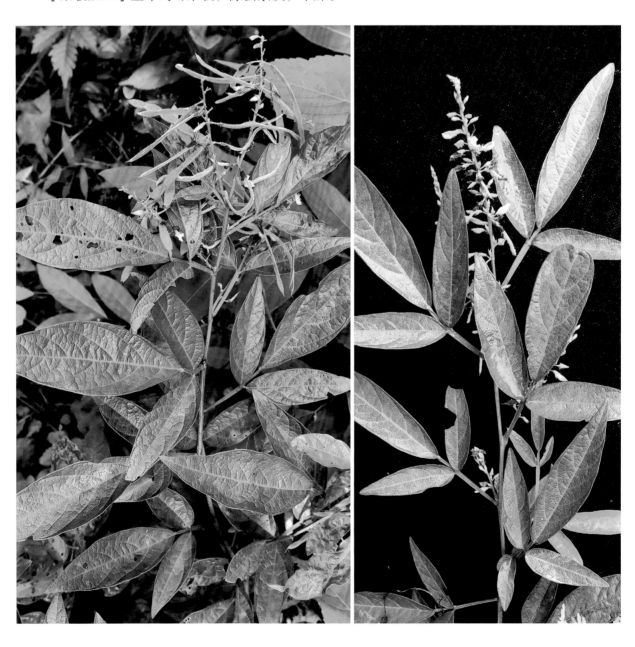

葛根

【基原】为蝶形花科葛*Pueraria montana* (Lour.) Merr. var. *lobata* (Willd.) Maesen et S. M. Almeida ex Sanjappa et Predeep 的根。

【别名】葛藤、五层风。

【形态特征】粗壮藤本。全株被黄色长硬毛，茎基部木质，块根肥厚。三出复叶；顶生小叶宽卵形或斜卵形，全缘或2~3浅裂，两面被淡黄色硬伏毛。总状花序；花紫色，旗瓣倒卵形，基部具2耳及1个黄色硬痂状附属体，翼瓣镰状，龙骨瓣镰状长圆形。荚果狭长椭圆形，被黄色长硬毛。花期9~10月，果期11~12月。

【分布】生于山地疏林或密林中。产于我国南北各地，除新疆、青海及西藏外，分布几遍全国。

【性能主治】根味甘、辛，性凉。具有解肌退热、生津止渴、透疹、升阳止泻、通经活络、解酒毒的功效。主治外感发热头痛，项背强痛，口渴，麻疹不透，热痢，泄泻，眩晕头痛，中风偏瘫，胸痹心痛，酒毒伤中。

【采收加工】秋、冬季采收，趁鲜切成厚片或小块，干燥。

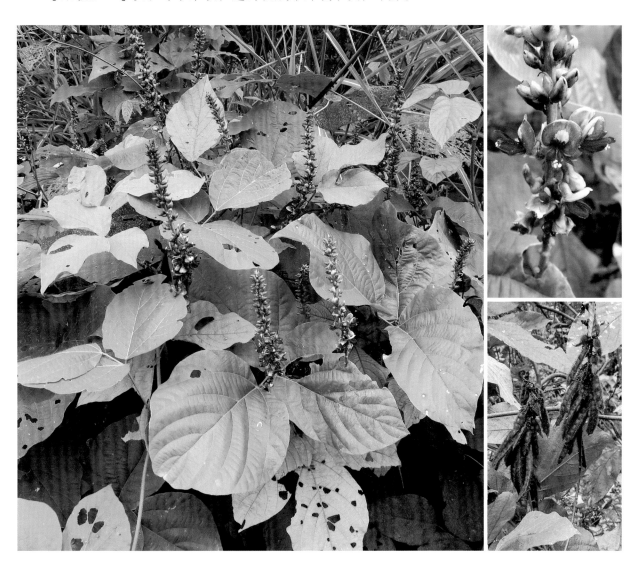

小通草

【基原】为旌节花科西域旌节花*Stachyurus himalaicus* Hook. f. et Thomson ex Benth. 的茎髓。

【别名】喜马山旌节花、通条树、小通花。

【形态特征】落叶灌木或小乔木，高3~5 m。树皮平滑，棕色或深棕色，小枝褐色，具浅色皮孔。叶片坚纸质至薄革质，披针形至长圆状披针形，先端渐尖至长渐尖，基部钝圆，边缘具细而密的锐齿，齿尖骨质并加粗，侧脉两面均突起；叶柄紫红色。穗状花序腋生，长5~13 cm，无总梗，通常下垂；花黄色。果实近球形。花期3~4月，果期5~8月。

【分布】生于山坡阔叶林下或灌木丛中。产于广西、广东、湖南、湖北、四川、贵州等地。

【性能主治】茎髓味甘、淡，性寒。具有清热、利尿、下乳的功效。主治小便不利，淋证，乳汁不下。

【采收加工】秋季取茎，切段，趁鲜取出髓部，理直，晒干。

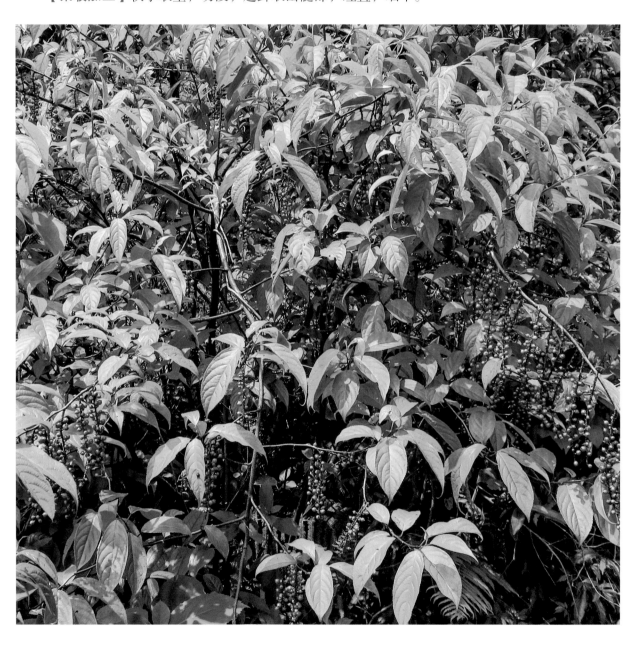

檵木

【基原】为金缕梅科檵木*Loropetalum chinense* (R. Br.) Oliv. 的叶和花。

【别名】白花檵木、白花树。

【形态特征】灌木。多分枝，小枝有星毛。叶片革质，卵形，长2~5 cm，宽1.5~2.5 cm，先端尖锐，基部钝，不等侧，腹面略有粗毛或秃净，干后暗绿色，无光泽，背面被星毛，稍带灰白色。花3~8朵簇生，有短花梗，白色，比新叶先开放，或与嫩叶同时开放，花瓣4片，带状。蒴果卵圆形，被褐色星状茸毛，萼筒长为蒴果的2/3。花期9~10月，果期11~12月。

【分布】生于向阳的丘陵及山地，亦常出现在马尾松林及杉林下。产于我国中部、南部及西南各省区。

【性能主治】叶味苦、涩，性平。具有止血、止泻、止痛、生肌的功效。主治子宫出血，腹泻；外用治烧伤，外伤出血。花味甘、涩，性平。具有清热、止血的功效。主治鼻出血，外伤出血。

【采收加工】叶全年可采收，花于清明前后采收，鲜用或晒干。

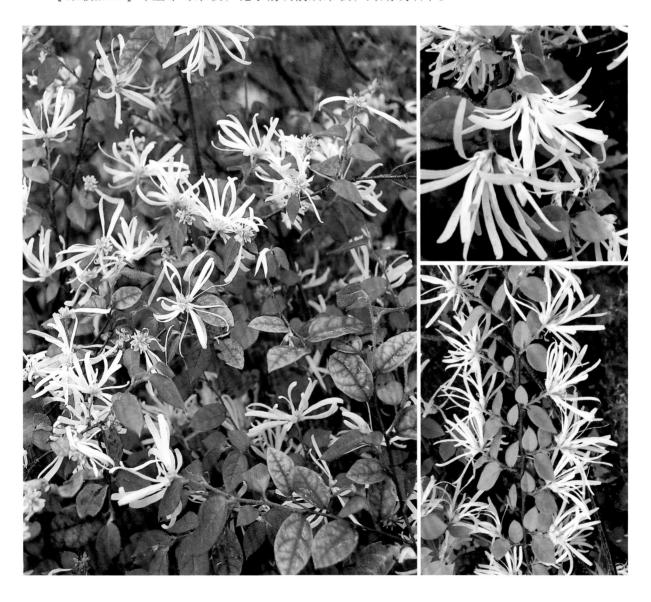

杜仲

【基原】为杜仲科杜仲*Eucommia ulmoides* Oliv. 的树皮。

【别名】扯丝皮、丝棉皮、玉丝皮。

【形态特征】落叶乔木，高20 m。树皮灰褐色，粗糙，含胶质，折断时有多数细丝相连。单叶互生；叶片卵形至长圆形，薄革质，长6~15 cm，宽3.5~6.5 cm；基部圆形或阔楔形，先端渐尖，边缘有齿。雌雄异株；花生于当年枝的基部，先于叶开放或与新叶同时从鳞芽抽出；雄花簇生，雌花单生。翅果长椭圆形，扁平，先端2裂。花期4~5月，果期9月。

【分布】生于山地或疏林里。产于广西、云南、贵州、四川、湖南、湖北、河南、陕西、甘肃等地。

【性能主治】味甘，性温。具有强筋骨、补肝肾、安胎的功效。主治肾虚腰痛，筋骨无力，胎动不安，高血压。

【采收加工】4~6月剥取树皮，刮去粗皮，内皮堆置至紫褐色，晒干。

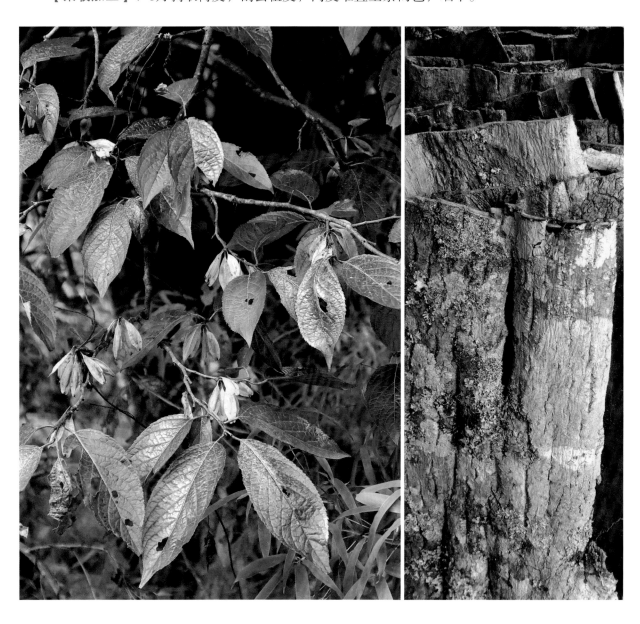

柳枝

【基原】为杨柳科垂柳*Salix babylonica* L. 的枝条。

【别名】水柳、清明柳。

【形态特征】乔木。高达12~18 m，树冠开展而疏散。树皮灰黑色，不规则开裂；枝细，下垂，淡褐黄色、淡褐色或带紫色，无毛。叶片狭披针形或线状披针形，长9~16 cm，宽0.5~1.5 cm，先端长渐尖，基部楔形。花序先于叶开放，或与叶同时开放；雄花序长1.5~3 cm，花药红黄色；雌花序长达2~5 cm，基部有3~4片小叶。蒴果带黄褐色。花期3~4月，果期4~5月。

【分布】产于长江流域与黄河流域，其他各地均有栽培，为道旁、水边等绿化树种。耐水涝，也能生于干旱处。

【性能主治】枝条味苦，性寒。具有祛风、利湿、止痛、消肿的功效。主治风湿痹痛，淋证白浊，小便不通，黄疸，风肿，丹毒，龋齿，牙龈肿痛。

【采收加工】全年均可采收，去叶，晒干；或趁鲜切片，晒干。

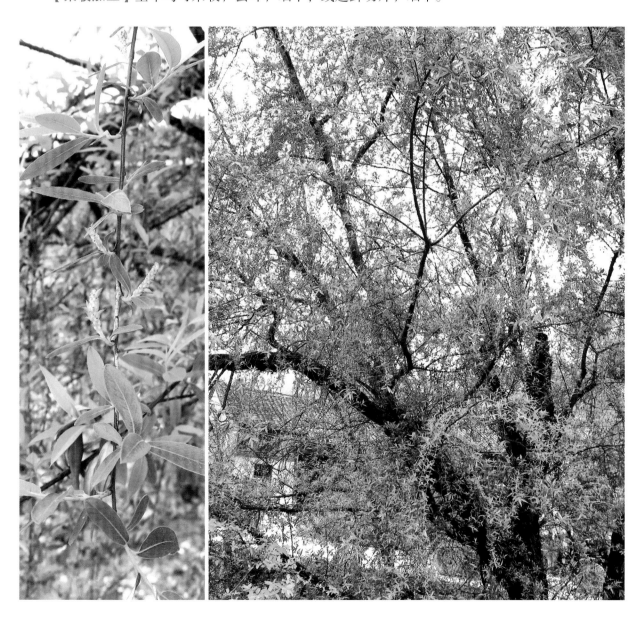

楮实子

【基原】为桑科构树*Broussonetia papyrifera* (L.) L' Her. ex Vent. 的成熟果实。

【别名】谷木、褚、楮树。

【形态特征】乔木。枝粗而直；小枝密生柔毛。叶螺旋状排列；叶片广卵形至长椭圆状卵形，先端渐尖，基部心形，两侧常不相等，边缘具粗齿，不裂或3~5裂，幼树叶常有明显分裂，表面粗糙且疏生糙毛，背面密被茸毛。雌雄异株，雄花序为柔荑花序，雌花序球形头状。聚花果熟时橙红色，肉质。花期4~5月，果期6~7月。

【分布】生于石灰岩山地，栽于村旁、田园。产于我国南北各地。

【性能主治】味甘，性寒。具有明目、补肾、强筋骨、利尿的功效。主治腰膝酸软，肾虚目昏，阳痿。

【采收加工】秋季果实成熟时采收，洗净，晒干，除去灰白色膜状宿萼和杂质。

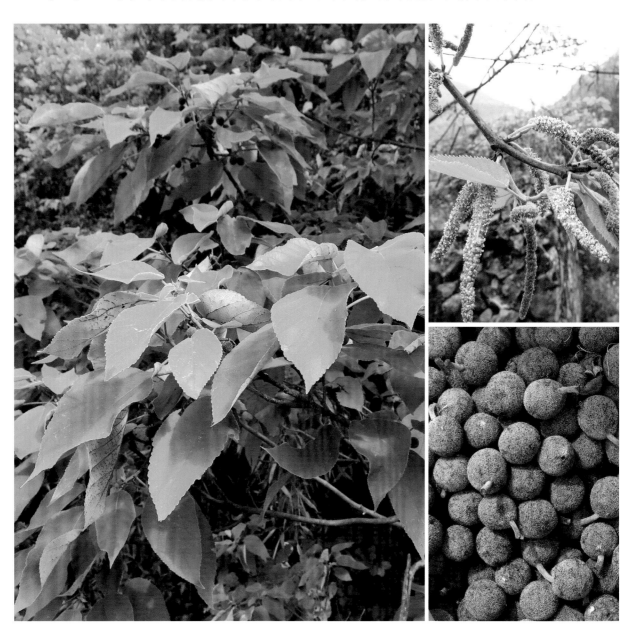

台湾榕

【基原】为桑科台湾榕*Ficus formosana* Maxim.的全株。

【别名】长叶牛奶树、奶汁树。

【形态特征】灌木，高1.5~3 m。小枝、叶柄、叶脉幼时疏被短柔毛；枝纤细，节短。叶片膜质，倒披针形，长4~11 cm，宽1.5~3.5 cm，全缘或在中部以上有疏钝齿裂，顶部渐尖，中部以下渐窄，至基部成狭楔形，干后腹面墨绿色，背面淡绿色。榕果单生于叶腋，卵状球形，直径6~9 mm，熟时绿色带红色，顶部具脐状突起，基部收缩为纤细短柄。花果期4~7月。

【分布】生于溪沟旁湿润处。产于广西、广东、台湾、浙江、福建、江西、湖南、海南、贵州等地。

【性能主治】全株味甘、微涩，性平。具有柔肝和脾、清热利湿的功效。主治急慢性肝炎，腰脊扭伤，急性肾炎，尿路感染。

【采收加工】全年均可采收，鲜用或晒干。

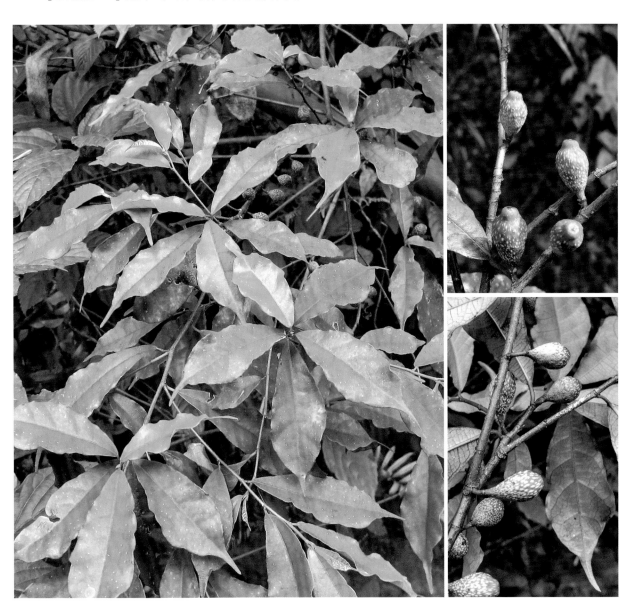

五指毛桃

【基原】为桑科粗叶榕*Ficus hirta* Vahl 的根。

【别名】五指毛桃、五指牛奶。

【形态特征】灌木或小乔木。嫩枝中空，全株有乳汁，枝、叶、叶柄和花序托（榕果）均被金黄色长硬毛。叶片多型，长椭圆状披针形或广卵形，边缘具细齿，有时全缘或3~5深裂。榕果成对腋生或生于已落叶枝上，球形或椭圆球形，无梗或近无梗；幼时顶部苞片形成脐状突起，基生苞片卵状披针形。花期、果期3~11月。

【分布】生于村寨附近开阔地或山坡林边。产于广西、广东、海南、云南、贵州、湖南、福建、江西等地。

【性能主治】根味甘，性平。具有健脾补肺、行气利湿、舒筋活络的功效。主治脾虚浮肿，食少无力，肺痨咳嗽，白带异常，产后无乳，风湿痹痛，肝硬化腹水，肝炎，跌打损伤。

【采收加工】全年均可采收，洗净，切片，晒干。

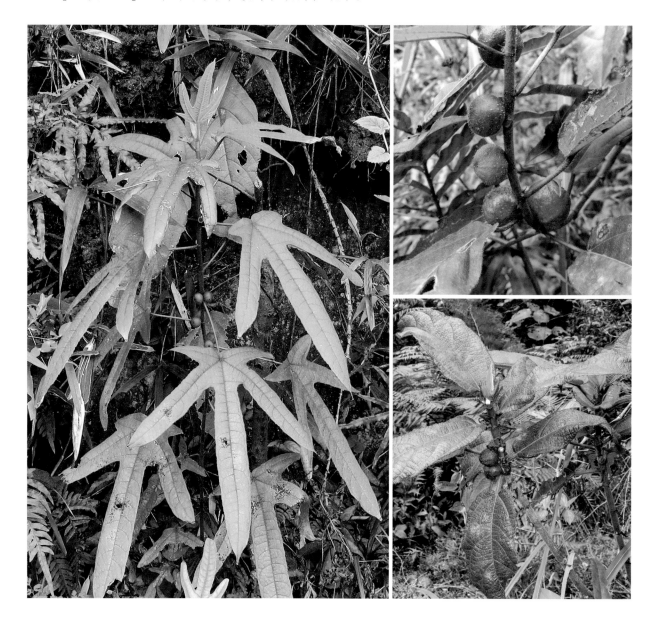

王不留行

【基原】为桑科薜荔*Ficus pumila* L. 的果实。

【别名】凉粉果、爬山虎。

【形态特征】常绿攀缘灌木。叶二型；不结果枝节上生不定根，叶片小而薄，卵状心形；结果枝上无不定根，叶片较大，革质，卵状椭圆形。榕果单生于叶腋；瘿花果梨形；雌花果近球形，长4~8 cm，直径3~5 cm，顶部截平，略具短钝头或为脐状突起，内生众多细小的黄棕色圆球状瘦果。花期5~6月，果期9~10月。

【分布】生于树上或石灰岩山坡。产于广西、广东、云南东南部、贵州、四川、湖南、福建、台湾、江西等地。

【性能主治】果实味甘、性平。具有补肾固精、活血、催乳的功效。主治遗精，阳痿，乳汁不通，闭经。

【采收加工】秋季采收将熟的果实，剪去果柄，投入沸水中浸泡，鲜用或晒干。

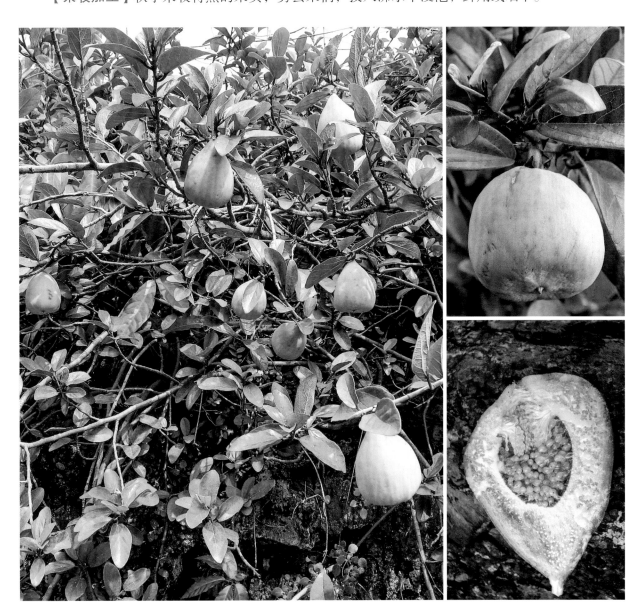

穿破石

【基原】为桑科构棘*Maclura cochinchinensis* (Lour.) Corner 的根。

【别名】莨芝、刺楮、黄龙脱壳。

【形态特征】直立或攀缘灌木。根皮橙黄色，枝具棘刺。叶片革质，椭圆状披针形或长圆形，全缘，先端钝或短渐尖，基部楔形，两面无毛。雌雄异株，雌雄花序均为具苞片的球形头状花序，每花具2~4枚苞片；苞片锥形，苞片内具2个黄色腺体。聚合果肉质，熟时橙红色。花期4~5月，果期9~10月。

【分布】生于山坡、山谷、溪边。产于广西、广东、湖南、安徽、浙江、福建等地。

【性能主治】根味淡、微苦，性凉。具有祛风通络、清热除湿、解毒消肿的功效。主治风湿痹痛，跌打损伤，黄疸，腮腺炎，肺结核，淋浊，闭经，劳伤咳血，疔疮痈肿。

【采收加工】全年均可采收，挖出根部，除去须根，洗净，晒干；或趁鲜切片，鲜用或晒干。

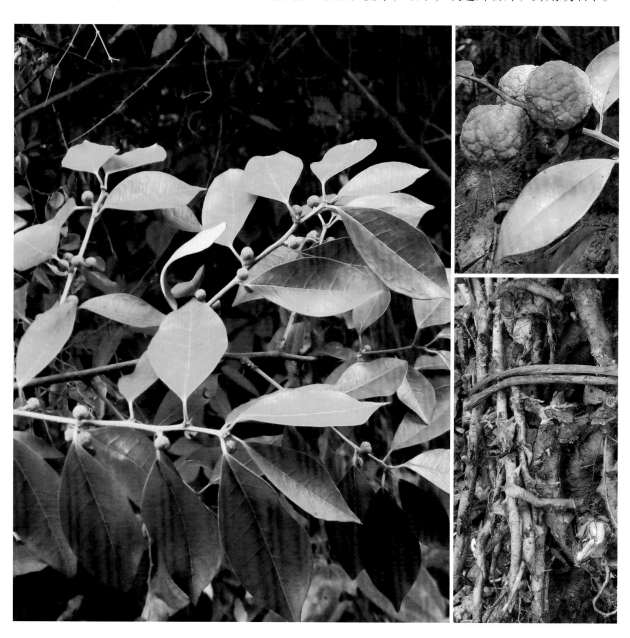

苎麻根

【基原】为荨麻科苎麻*Boehmeria nivea* (L.) Gaudich. 的根。

【别名】青麻、白麻、野麻。

【形态特征】亚灌木或灌木。叶互生；叶片草质，通常圆卵形或宽卵形，少数卵形，长6~15 cm，宽4~11 cm，顶端骤尖，基部近截形或宽楔形，边缘在基部之上有齿，腹面稍粗糙，疏被短伏毛，背面密被雪白色毡毛。圆锥花序腋生，或植株上部的为雌花，下部的为雄花，或同一植株的全为雌花。瘦果近球形，光滑。花期8~10月。

【分布】生于山谷、山坡路旁、林缘或灌木丛中。产于广西、广东、台湾、福建、浙江、四川、贵州、云南等地。

【性能主治】根味甘，性寒。具有凉血止血、利尿、解毒的功效。主治咯血，鼻出血，便血，胎动不安，胎漏下血，痈疮肿毒，虫蛇咬伤等。

【采收加工】冬、春季采收，药效以食指粗细的根为佳，除去地上茎和泥土，晒干。

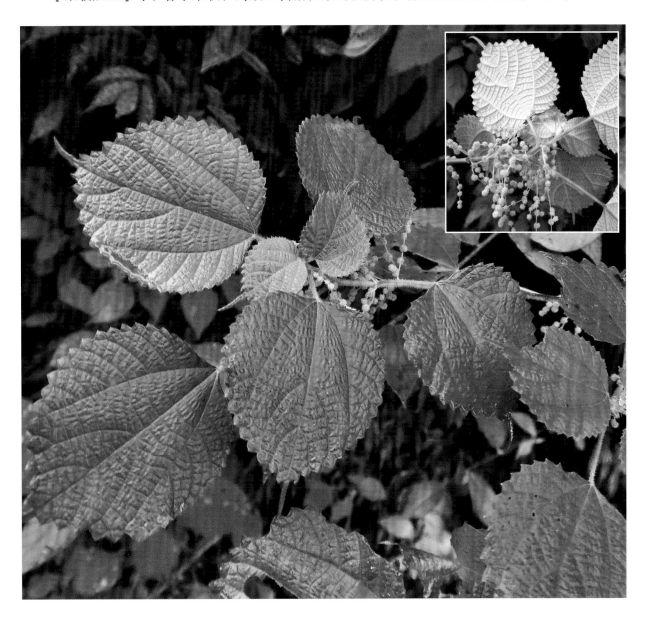

石油菜

【基原】为荨麻科石油菜*Pilea cavaleriei* H. Lévl. 的全草。

【别名】石花菜、波缘冷水花。

【形态特征】多年生披散草本。根状茎匍匐，肉质茎粗壮，多分支，呈伞房状整齐伸出。叶生于分枝上，同对的常不等大，多汁；叶片宽卵形或近圆形，先端钝圆，边全缘或不明显波状，两面密布钟乳体。雌雄同株，聚伞花序常密集成近头状；雄花序长不过叶柄；雌花近无梗或具短梗。花期5~8月，果期8~10月。

【分布】生于石灰岩岩石上或阴地岩石上。产于广西、湖南等地。

【性能主治】全草味微苦，性凉。具有清肺止咳、利水消肿、解毒止痛的功效。主治肺热咳嗽，肺结核，肾炎水肿，烧烫伤，跌打损伤，疮疖肿毒。

【采收加工】全年均可采收，洗净，鲜用或晒干。

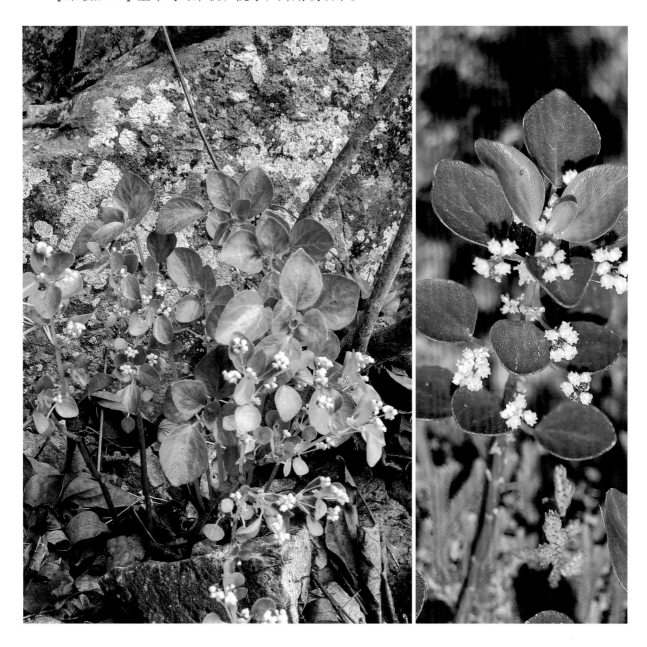

满树星

【基原】为冬青科满树星*Ilex aculeolata* Nakai 的根皮或叶。

【别名】小百解、鼠李冬青。

【形态特征】落叶灌木。具长枝和缩短枝，当年生枝和叶均被小刺。叶片膜质或薄纸质，倒卵形，长2~6 cm，宽1~3.5 cm，基部楔形且渐尖，边缘具齿。花序单生于长枝的叶腋内或短枝顶部的鳞片腋内，花白色；雄花序少数簇生，假簇生；雌花序单生。果球形，具短梗，熟时黑色；果核4粒。花期4~5月，果期6~9月。

【分布】生于常绿阔叶林下、山坡。产于广西、广东、贵州、湖南、浙江等地。

【性能主治】根皮或叶味微苦、甘，性凉。具有清热解毒、止咳化痰的功效。主治感冒咳嗽，牙痛，烫伤。

【采收加工】冬季挖根，剥取根皮，晒干。夏、秋季采叶，晒干。

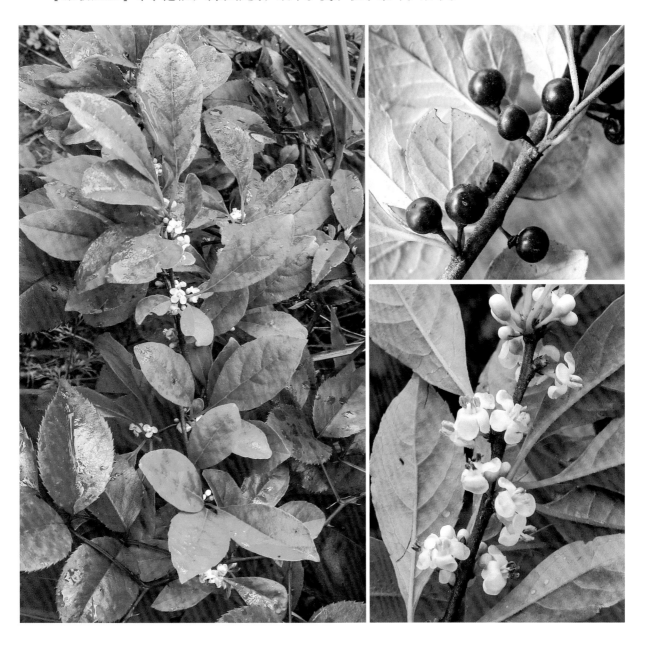

枸骨叶

【基原】为冬青科枸骨*Ilex cornuta* Lindl. et Paxton 的叶。

【别名】猫儿刺、老虎刺、八角刺。

【形态特征】常绿灌木或小乔木。叶片厚革质，二型，四角状长圆形或卵形，长4~9 cm，宽2~4 cm，先端具3枚尖硬刺齿，中央刺齿常反曲，基部圆形或近截形，两侧各具1~2枚刺齿，有时全缘，腹面具光泽，两面无毛。花序簇生于二年生枝的叶腋；花淡黄色，4基数。果球形，熟时鲜红色。花期4~5月，果期10~12月。

【分布】生于山坡、丘陵等处的灌木丛中、疏林中，或路边、溪旁和村舍附近人工栽培。产于广西、江西、湖北、湖南、安徽、浙江等地。

【性能主治】叶味苦，性凉。具有清热养阴、益肾、平肝的功效。主治肺痨咯血，骨蒸潮热，头晕目眩。

【采收加工】秋季采收，除去杂质，晒干。

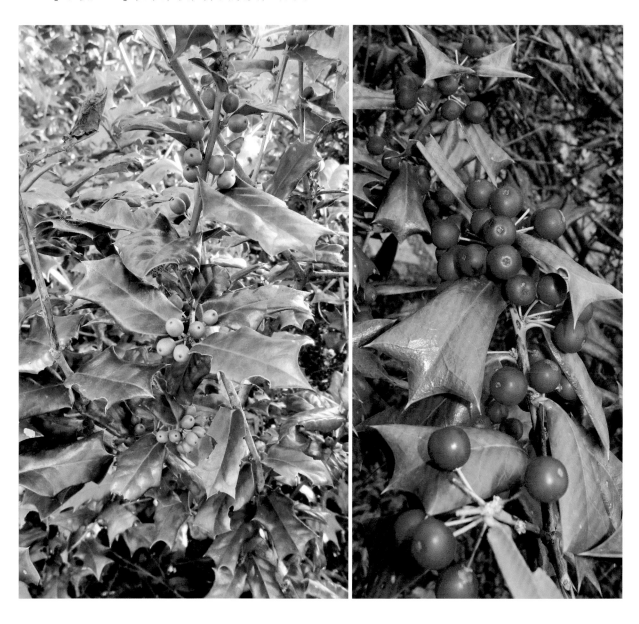

毛冬青

【基原】为冬青科毛冬青*Ilex pubescens* Hook. et Arn. 的根。

【别名】大百解、百解兜。

【形态特征】常绿灌木或小乔木。小枝近四棱形，幼枝、叶片、叶柄和花序密被长硬毛。叶片纸质或膜质，椭圆形或长卵形，先端急尖或短渐尖，基部钝，边缘具疏而尖的细齿或近全缘。花序簇生于一年至二年生枝的叶腋内；花粉红色。果小而簇生，熟后红色；果核6~7粒，分核背部有条纹而无沟槽。花期4~5月，果期8~11月。

【分布】生于山坡林中、林缘、灌木丛中和草丛中。产于广西、广东、贵州、湖南、浙江、安徽、福建、台湾、江西、海南等地。

【性能主治】根味苦、涩，性寒。具有清热解毒、活血通脉、消肿止痛的功效。主治风热感冒，肺热喘咳，咽痛，烧烫伤，扁桃体炎，咽喉炎。

【采收加工】全年均可采收，切片，晒干。

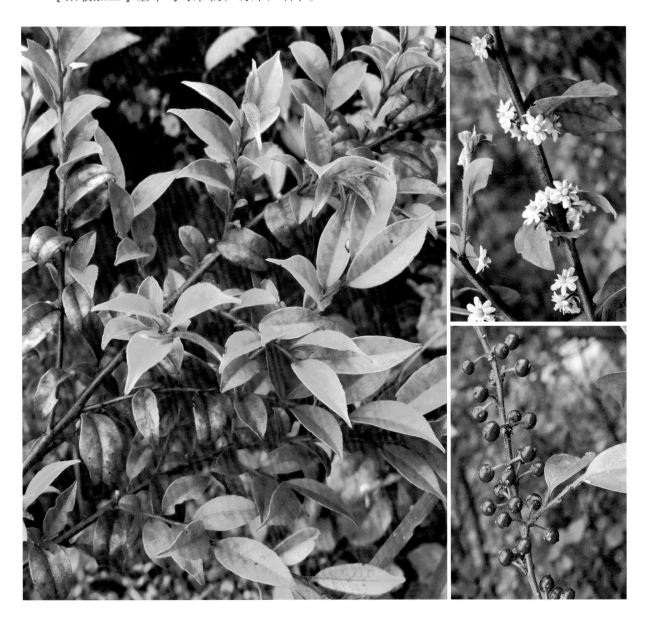

过山风

【基原】为卫矛科过山枫*Celastrus aculeatus* Merr. 的藤茎或根。

【别名】穿山龙。

【形态特征】藤状灌木。小枝具明显淡色皮孔。单叶互生；叶片长方形或近椭圆形，先端渐尖或窄急尖，基部阔楔形，稀近圆形，边缘上部具疏浅细齿，下部多为全缘。聚伞花序腋生或侧生，常具花3朵，总花序梗仅长2~5 mm，花单性，黄绿色或黄白色。蒴果近球形，宿存萼明显增大，直径7~8 mm，室背开裂，假种皮红色。花期3~4月，果期8~9月。

【分布】生于山地灌木丛中或路边疏林中。产于广西、广东、云南、江西、浙江、福建等地。

【性能主治】藤茎味苦、辛，性凉。具有祛风除湿、行气活血、消肿解毒的功效。主治风湿痛，类风湿性关节炎，跌打损伤，肾炎，湿疹。

【采收加工】秋后采收，切片，晒干。

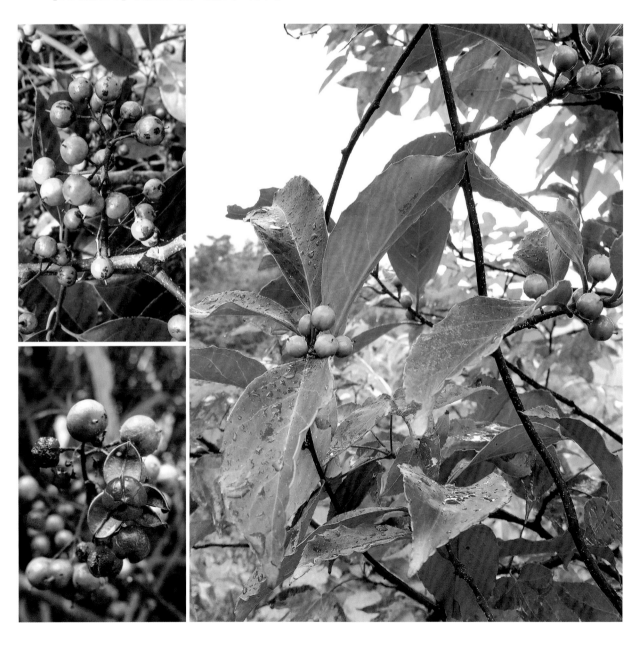

扶芳藤

【基原】为卫矛科扶芳藤*Euonymus fortunei* (Turcz.) Hand.-Mazz. 的茎、叶。

【别名】山百足、惊风草。

【形态特征】常绿攀缘灌木。茎枝常有不定根。单叶对生；叶片薄革质，椭圆形或窄椭圆形，长3.5~8 cm，宽1.5~4 cm，先端钝或急尖，基部楔形，边缘具细齿。聚伞花序腋生，呈二歧分枝，分枝中央有单花；花绿白色，4朵；子房三角锥状，具4棱，粗壮明显。蒴果球形，果皮光滑，熟时黄红色。花期6~7月，果期9~10月。

【分布】生于山坡丛林中，亦有栽培。产于广西、江西、湖南、湖北、浙江、四川、江苏、安徽、陕西等地。

【性能主治】茎、叶味苦、甘、微辛，性微温。具有舒筋活络、益肾壮腰、止血消瘀的功效。主治肾虚，腰膝酸痛，风湿痹痛，小儿惊风，咯血，血崩，月经不调，子宫脱垂，骨折。

【采收加工】茎、叶全年均可采收，切段，晒干。

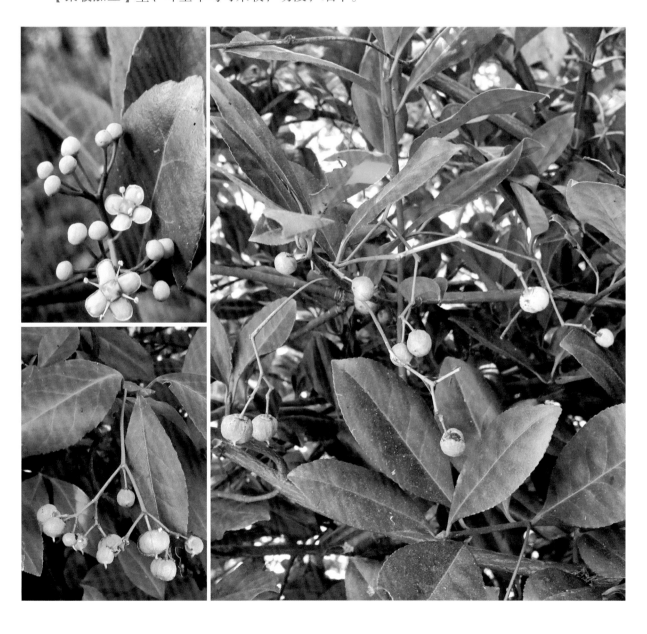

五瓣寄生

【基原】为桑寄生科离瓣寄生*Helixanthera parasitica* Loureiro 的带叶茎枝。

【别名】油桐寄生、榕树寄生、桂花寄生。

【形态特征】灌木，高1~1.5 m。小枝披散状，枝和叶均无毛。叶片卵形至卵状披针形，长5~12 cm，宽3~4.5 cm，顶端急尖至渐尖，干后暗黑色。总状花序1~2个腋生或生于小枝已落叶腋部；花瓣5片，红色或淡黄色，被乳头状毛；花冠花蕾时下半部膨胀，具5条拱起的棱。果长圆形，被乳头状毛。花期1~7月，果期5~8月。

【分布】生于山地林中，寄生于锥属、樟属、榕属等多种植物上。产于广西、广东、云南、贵州、福建等地。

【性能主治】带叶茎枝味苦、甘，性平。具有祛风湿、止咳、止痢的功效。主治风湿痹痛，咳嗽，痢疾。

【采收加工】全年均可采收，扎成束，晾干。

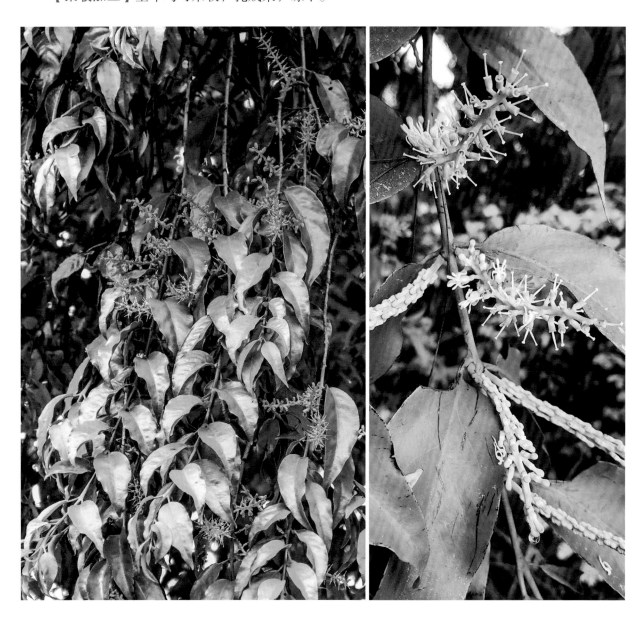

杉寄生

【基原】为桑寄生科鞘花*Macrosolen cochinchinensis* (Lour.) Tiegh. 的带叶茎枝。

【别名】龙眼寄生、樟木寄生。

【形态特征】灌木，高0.5~1.3 m。全株无毛；小枝灰色，具皮孔。叶片革质，阔椭圆形至披针形，顶端急尖或渐尖，基部楔形或阔楔形，羽状叶脉，中脉在背面隆起。总状花序1~3个腋生或生于小枝已落叶腋部，具花4~8朵；花冠橙色，冠管膨胀，具6棱。果近球形，橙色；果皮平滑。花期2~6月，果期5~8月。

【分布】生于疏林、灌木丛中及沟谷中。产于广西、广东、云南、贵州、四川、福建等地。

【性能主治】茎枝味苦，性平。具有祛风湿、补肝肾、活血止痛、止咳的功效。主治风湿痹痛，腰膝酸痛，头晕目眩，脱发，痔疮肿痛，咳嗽，咳血，跌打损伤。叶有祛风解表、利水消肿的功效。主治感冒发热，水肿。

【采收加工】全年均可采收，鲜用或晒干。

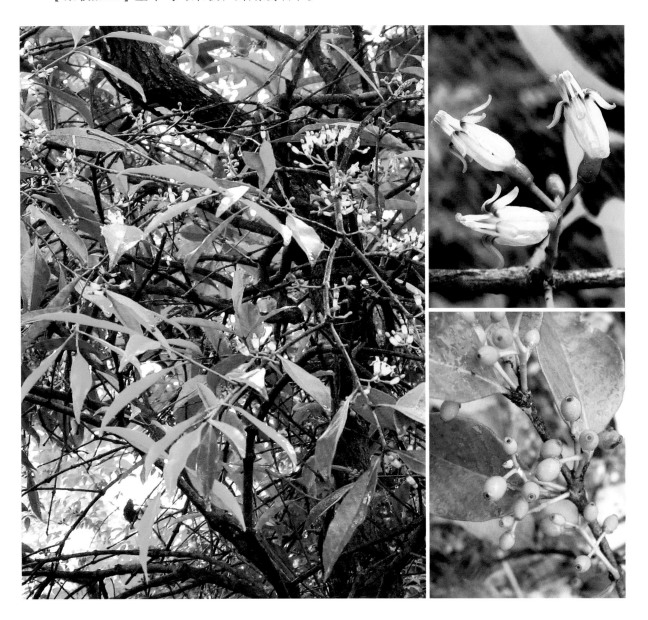

大苞寄生

【基原】为桑寄生科大苞寄生 *Tolypanthus maclurei* (Merr.) Danser 的带叶茎枝。

【别名】油茶寄生、榔榆寄生。

【形态特征】灌木，高0.5~1 m。嫩枝被黄褐色星状毛，枝条披散状。叶互生或近对生，或3~4片簇生于短枝上，长圆形或长卵形。密簇聚伞花序腋生，具花3~5朵；苞片大，长卵形，离生，淡红色；花红色或橙色；冠管上半部膨胀，具5条纵棱，纵棱之间具横皱纹。果椭圆形。花期4~7月，果期8~10月。

【分布】生于山地林中，寄生于油茶、柿树、紫薇或杜鹃属、杜英属、冬青属等植物上。产于广西、广东、贵州、湖南、江西、福建等地。

【性能主治】带叶茎枝味苦、甘，性微温。具有补肝肾、强筋骨、祛风除湿的功效。主治头目眩晕，腰膝酸痛，风湿麻木。

【采收加工】夏、秋季采收，扎成束，晾干。

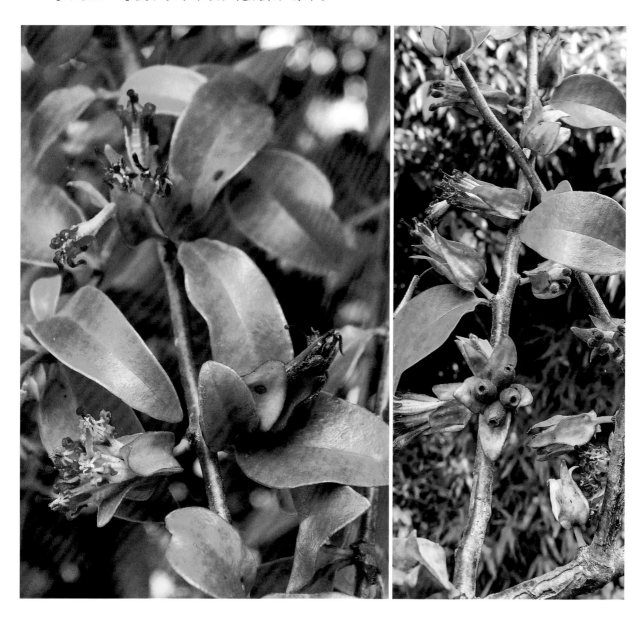

黄鳝藤

【基原】为鼠李科多花勾儿茶*Berchemia floribunda* (Wall.) Brongn.的全株。

【别名】大叶勾儿茶、黄骨风。

【形态特征】藤状或直立灌木。叶片纸质，卵形或卵状椭圆形至与卵状披针形，腹面绿色，无毛，背面干时栗色，无毛，或仅沿脉基部被疏短柔毛。花多数，通常数朵簇生排成顶生宽聚伞圆锥花序，或下部兼腋生聚伞总状花序。核果圆柱状椭圆形，无毛。花期7~10月，果期翌年4~7月。

【分布】生于山坡、沟谷、林缘、林下或灌木丛中。产于广西、广东、湖南、四川、贵州、云南、山西等地。

【性能主治】全株味甘，性平。具有清热、凉血、利尿、解毒的功效。主治鼻出血，黄疸，风湿腰痛，经前腹痛，风毒流注，伤口红肿。

【采收加工】全年均可采收，除去杂质，洗净，晒干。

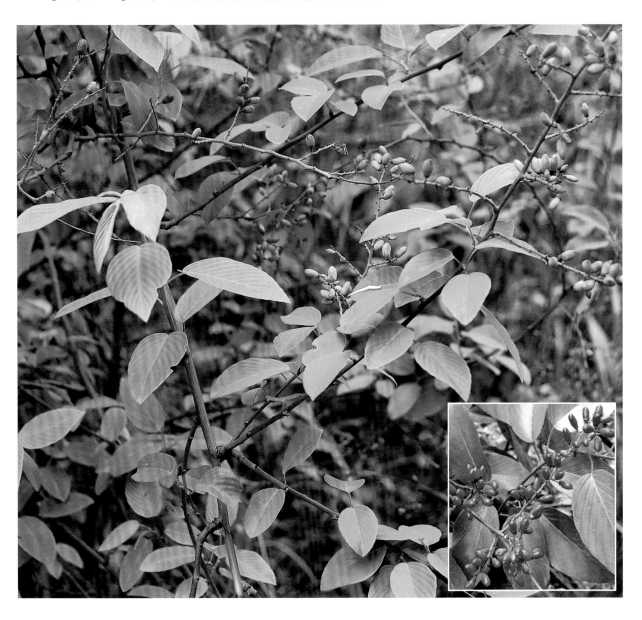

苦李根

【基原】为鼠李科长叶冻绿*Rhamnus crenata* Sieb. et Zucc. 的根或根皮。

【别名】黎辣根、铁包金、一扫光。

【形态特征】落叶灌木或小乔木。幼枝带红色，密被锈色柔毛。叶互生，倒卵形或长圆形，长4~14 cm，宽2~5 cm，顶端渐尖、尾状长渐尖或骤缩成短尖，基部楔形或钝，边缘具细齿，背面及沿脉被柔毛。花数朵或10多朵密集成腋生聚伞花序，被柔毛；花黄绿色；萼片三角形与萼管等长；花瓣近圆形。核果倒卵球形，熟时紫黑色。花期5~8月，果期7~11月。

【分布】生于山地林下或灌木丛中。产于广西、广东、湖南、云南、贵州、四川、浙江、江西、福建等地。

【性能主治】根或根皮味苦、辛，性平；有毒。具有清热解毒、杀虫利湿的功效。主治疥疮，顽癣，疮疖，湿疹，荨麻疹，跌打损伤。

【采收加工】秋后采收，鲜用或切片晒干；或剥皮晒干。

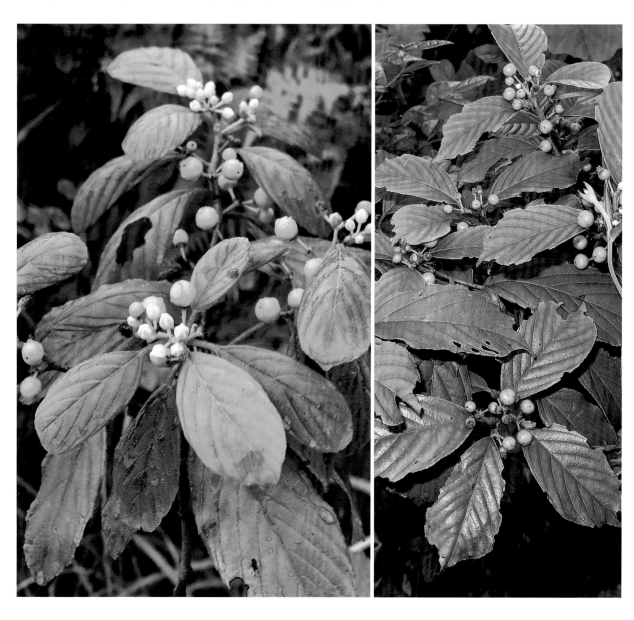

蔓胡颓子

【基原】为胡颓子科蔓胡颓子*Elaeagnus glabra* Thunb. 的全株。

【别名】羊奶果、牛奶子根。

【形态特征】常绿蔓生或攀缘灌木。无刺，稀具刺。幼枝密被锈色鳞片；老枝鳞片脱落，灰棕色。叶片革质或薄革质，卵形、卵状椭圆形或长椭圆形，基部圆形或阔楔形，背面被褐色鳞片。花白色，常下垂，密被银白色鳞片和散生少数褐色鳞片。果长圆形，被锈色鳞片，熟时红色。花期9~11月，果期翌年4~5月。

【分布】生于阔叶林中、向阳山坡或路边。产于广西、广东、贵州、湖南、湖北、江苏、浙江等地。

【性能主治】全株味酸，性平。根具有利水通淋、散瘀消肿的功效；叶有平喘止咳的功效；果有收敛止泻的功效。主治支气管炎哮喘，慢性支气管炎，感冒咳嗽，肠炎，腹泻，跌打肿痛。

【采收加工】根和叶全年可采收，果实4~6月成熟时采收，晒干。

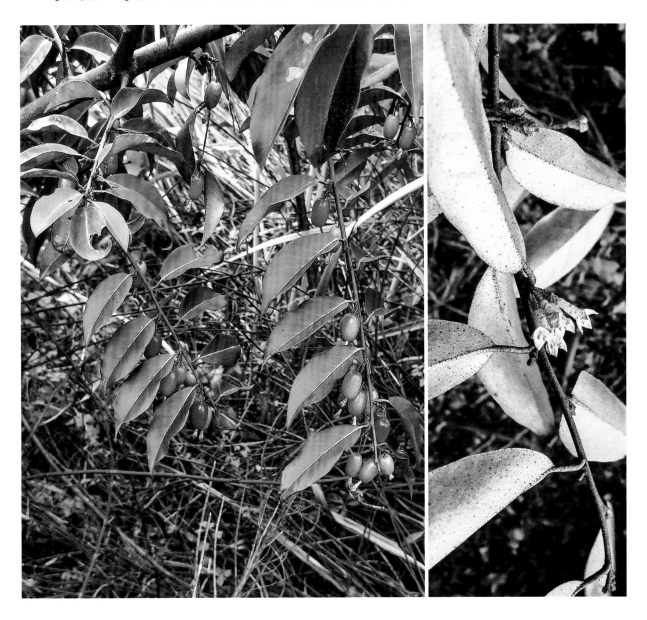

藤茶

【基原】为葡萄科显齿蛇葡萄 *Ampelopsis grossedentata* (Hand.-Mazz.) W. T. Wang 的茎叶或根。

【别名】甜茶藤、端午茶。

【形态特征】木质藤本。小枝具显著纵棱，小枝、叶、叶柄和花序均无毛。复叶为一回至二回羽状复叶，二回羽状复叶者基部一对具3片小叶；小叶长圆状卵形或披针形，长2~5 cm，宽1~2.5 cm，顶端急尖或渐尖，基部阔楔形或近圆形，边缘每侧具2~5枚齿。伞房状多歧聚伞花序与叶对生；花两性。果近球形，直径0.6~1 cm。花期5~8月，果期8~12月。

【分布】生于沟谷林中或山坡灌木丛中。产于广西、广东、云南、贵州、湖南、湖北、江西等地。

【性能主治】茎叶或根味甘、淡，性凉。具有清热解毒、利湿消肿的功效。主治感冒发热，咽喉肿痛，黄疸型肝炎，目赤肿痛，痈肿疮疖。

【采收加工】夏、秋季采收，洗净，鲜用或晒干。

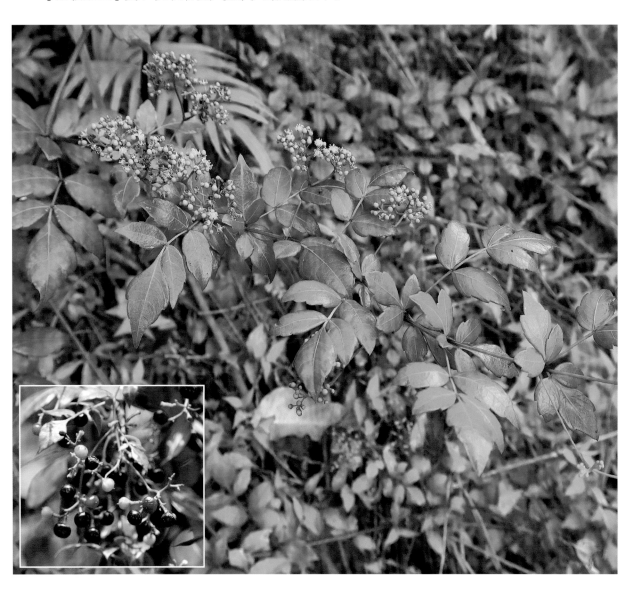

三叶青

【基原】为葡萄科三叶崖爬藤*Tetrastigma hemsleyanum* Diels et Gilg 的块根。

【别名】石老鼠、石猴子、钻石阳。

【形态特征】草质藤本。有纵棱。根粗壮，呈纺锤形或团块状，常数条相连。卷须不分枝，相隔2节间断与叶对生。叶为掌状3小叶；小叶纸质，中央小叶菱状卵形或椭圆形，长3~10 cm，宽1.5~3 cm，顶端渐尖，稀急尖，基部楔形或圆形；侧生小叶基部不对称，边缘有小齿。雌雄异株，花序腋生。果实近球形，直径约0.6 cm。花期4~6月，果期8~11月。

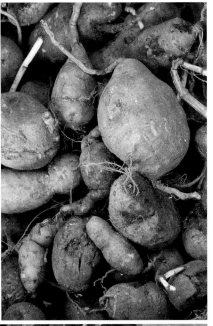

【分布】生于山谷疏林中或石壁上阴处。产于广西、广东、湖南、湖北、四川、贵州、云南、江苏、浙江、江西等地。

【性能主治】块根味微苦，性平。具有清热解毒、祛风化痰、活血止痛的功效。主治白喉，小儿高热惊厥，肝炎。

【采收加工】全年均可采收，鲜用或晒干。

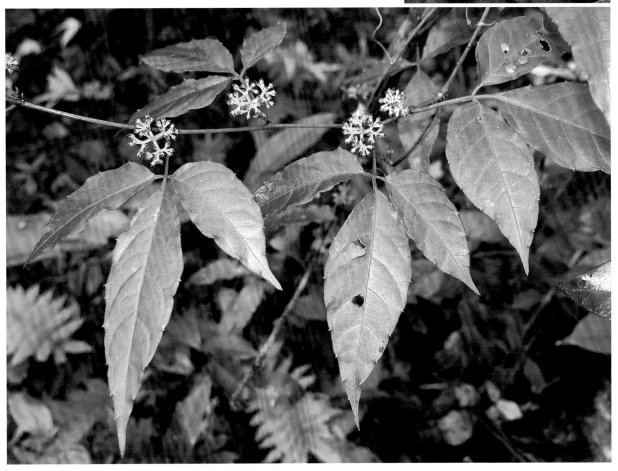

三叉苦

【基原】为芸香科三桠苦*Melicope pteleifolia* (Champion ex Bentham) T. G. Hartley 的全株。

【别名】石蛤骨、三叉虎。

【形态特征】常绿灌木至小乔木，高2~8 m。树皮灰白色。嫩枝扁平，节部常呈压扁状，髓部大。全株味苦。叶具3片小叶；小叶长椭圆形，两端尖，有时倒卵状椭圆形，长6~20 cm，宽2~8 cm，全缘，油点多，揉烂后具浓郁香气。花序腋生；花小而多，淡黄白色，常具透明油点。果淡黄色或茶褐色，散生透明油点。花期4~6月，果期9~10月。

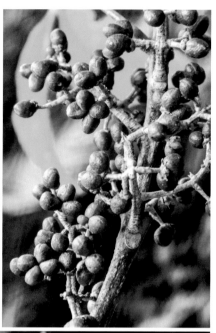

【分布】生于山谷阴湿地方。产于我国南方各地。

【性能主治】全株味苦，性寒。具有清热解毒、祛风除湿、消肿止痛的功效。主治风热感冒，咽喉肿痛，风湿痹痛，跌打损伤，疮疡，皮肤瘙痒。

【采收加工】全年均可采收，根洗净，切片晒干；叶阴干。

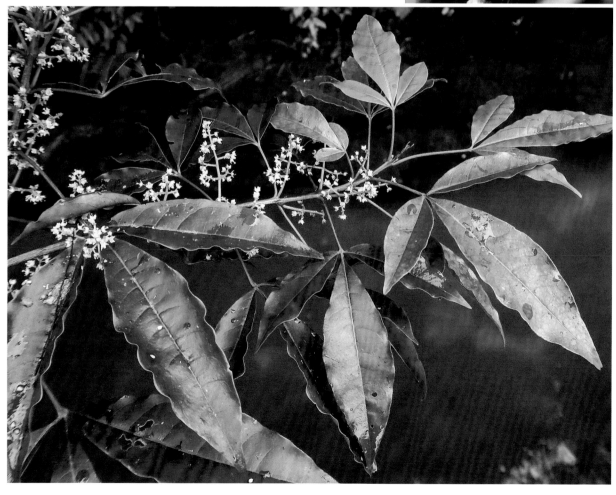

九里香

【基原】为芸香科千里香*Murraya paniculata* (L.) Jack. 的叶和带叶嫩枝。

【别名】七里香。

【形态特征】小乔木，高达12 m。树干及小枝灰白色或淡黄灰色，略具光泽。幼苗期的叶为单叶，成长叶具小叶3~5片；小叶深绿色，腹面具光泽，卵形至长椭圆形，最宽处在中部以下，顶部短尖至渐尖，两侧对称或一侧偏斜，边全缘，波浪状起伏。花序腋生及顶生；花散生淡黄色半透明油点。果橙黄色至朱红色，狭椭圆形，具油点。花期4~9月，也有秋、冬季开花，果期9~12月。

【分布】生于低丘陵或海拔高的山地疏林或密林中，石灰岩地区常见。产于广西、广东、台湾、福建、海南、湖南、贵州、云南等地。

【性能主治】干燥叶和带叶嫩枝味辛、微苦，性温；有小毒。具有行气止痛、活血散瘀的功效。主治胃痛，风湿痹痛；外用治牙痛，跌扑肿痛，虫蛇咬伤。

【采收加工】全年均可采收，除去老枝，阴干。

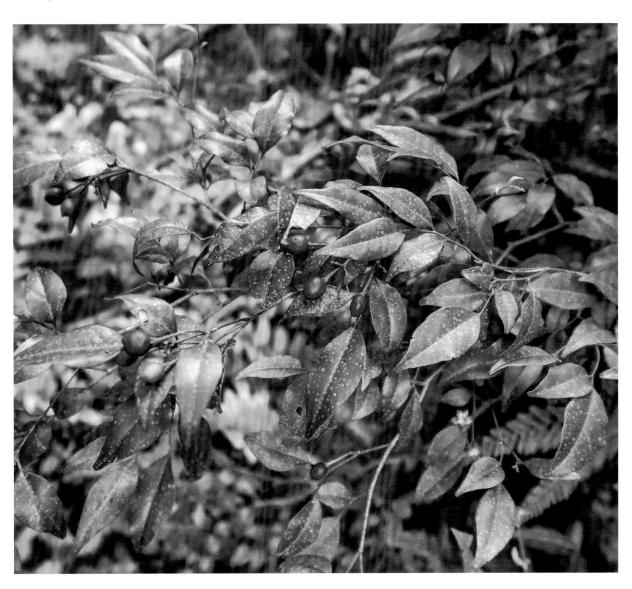

川黄柏

【基原】为芸香科秃叶黄檗*Phellodendron chinense* C. K. Schneid. var. *glabriusculum* C. K. Schneid 的树皮。

【别名】黄檗、檗木。

【形态特征】乔木，高约15 m。成年树具厚而纵裂的木栓层，内皮黄色，嚼烂时有黏胶质，可将唾液染成黄色。叶轴、叶柄和小叶枝柄均无毛或被疏毛。奇数羽状复叶，具小叶7~15片；小叶卵形至披针形，腹面仅中脉具短毛。花序顶生；花疏散，紫绿色。果近圆球形，蓝黑色。花期5~6月，果期9~11月。

【分布】生于杂木林中，常栽培于山地缓坡地上或屋旁。产于广西、广东、贵州、湖南、湖北、江苏、浙江等地。

【性能主治】树皮味苦，性寒。具有清热燥湿、泻火解毒的功效。主治湿热泻痢，黄疸，带下，热淋，脚气，盗汗，遗精，疮疡肿毒，湿疹瘙痒。

【采收加工】全年均可采收，剥取树皮后，除去粗皮，晒干。

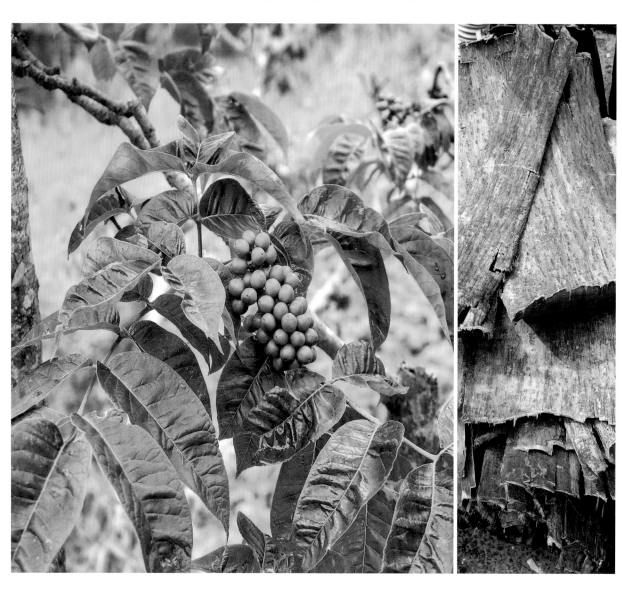

吴茱萸

【基原】为芸香科吴茱萸*Tetradium ruticarpum* (A. Juss.) Hartley 的果实。

【别名】茶辣、吴萸、密果吴萸。

【形态特征】常绿灌木,高2~5 m。茎皮、叶尤其是嫩果均具强烈气味,苦而麻辣。奇数羽状复叶,具小叶5~11片;小叶椭圆形至阔卵形,具油点,小叶较大,宽达7 cm,略厚纸质,两面密被长毛。雌雄异株,圆锥花序顶生。果扁球形,密集成团,熟时暗紫红色,开裂为5个果爿;果梗较短而粗壮。花期4~5月,果期8~11月。

【分布】生于山地疏林下或灌木丛中。产于广西、广东、贵州、四川、湖南、湖北、浙江、台湾、陕西等地。

【性能主治】果实味辛、苦,性热;有小毒。具有散寒止痛、降逆止呕、助阳止泻的功效。主治厥阴头痛,寒疝腹痛,寒湿脚气,经行腹痛,脘腹胀痛,呕吐吞酸,五更泄泻;外用治口疮,高血压。

【采收加工】8~11月果实尚未开裂时,剪下果枝,晒干或低温干燥,除去杂质。

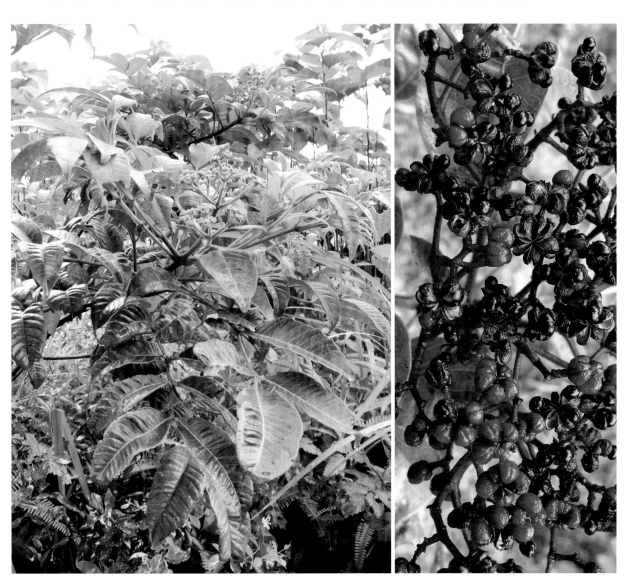

飞龙掌血

【基原】为芸香科飞龙掌血 *Toddalia asiatica* (L.) Lam. 的根。

【别名】散血丹、见血飞。

【形态特征】木质藤本。茎枝及叶轴具甚多向下弯钩的锐刺，嫩枝被锈色短柔毛。三出复叶互生；小叶无柄，卵形，倒卵形，密布透明油点，有柑橘叶的香气。花淡黄白色；雄花序为伞房状圆锥花序；雌花序呈聚伞圆锥花序。核果熟时橙红色或朱红色，果皮味麻辣，果肉味甜。花期春、夏季，果期秋、冬季。

【分布】生于灌木丛中，攀缘于树上，石灰岩山地亦常见。产于广西、广东、湖南、四川、贵州、云南、陕西、浙江、江西、福建等地。

【性能主治】根味辛、微苦，性温。具有祛风止痛、散瘀止血的功效。主治风湿痹痛，胃痛，跌打损伤，吐血，刀伤出血，痛经，闭经，痢疾，牙痛，疟疾。

【采收加工】全年均可采收，除去杂质，切段，干燥。

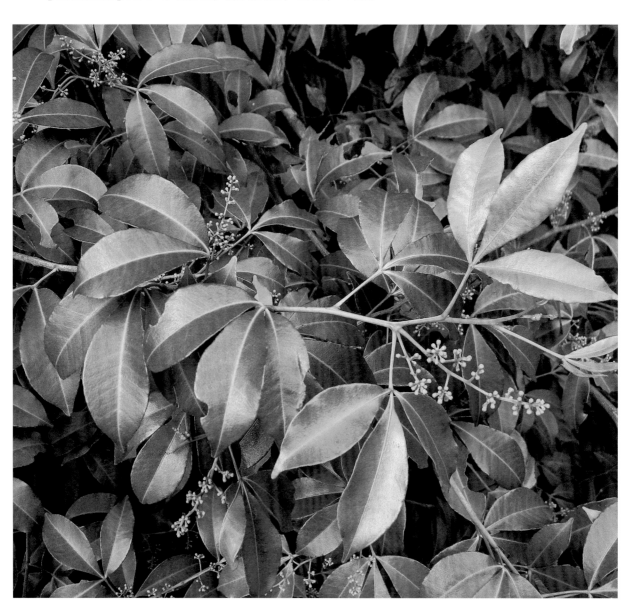

竹叶椒

【基原】为芸香科竹叶花椒*Zanthoxylum armatum* DC.的根、树皮、叶、果实及种子。

【别名】竹叶椒、土花椒、花椒。

【形态特征】落叶灌木，高2~5 m。全株具花椒气味。茎枝多锐刺，刺基部宽而扁，红褐色。奇数羽状复叶互生，具小叶3~9片；小叶背面中脉上常具小刺，叶轴具翅，叶缘常具细齿。花序近腋生或同时生于侧枝之顶。蓇葖果鲜红色，有油点。花期4~5月，果期8~10月。

【分布】生于低丘陵林下、石灰岩山地。产于我国东南部和西南部各省区。

【性能主治】根、树皮、叶、果实及种子味辛、微苦，性温；有小毒。具有温中理气、活血止痛、祛风除湿的功效。根、果实主治感冒头痛，胃腹冷痛，蛔虫病腹痛，风湿关节痛，毒蛇咬伤。叶外用治跌打肿痛，皮肤瘙痒。

【采收加工】根、树皮全年均可采收，果秋季采收，叶夏季采收，鲜用或晒干。

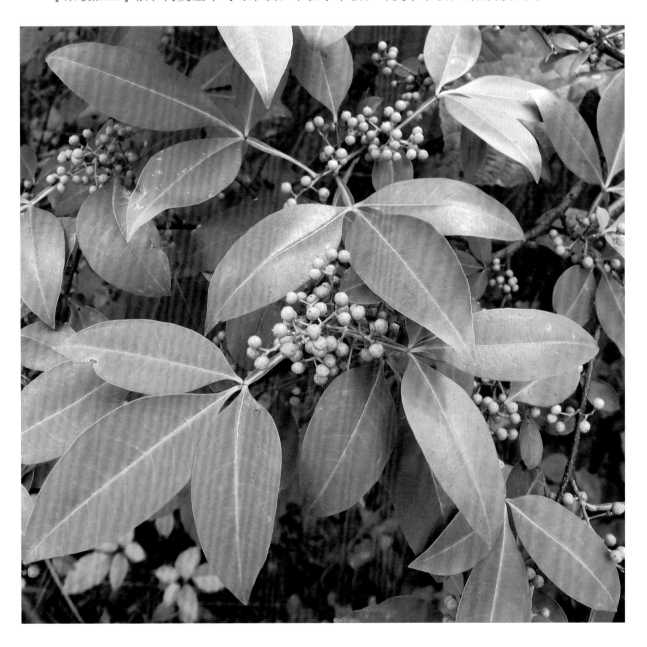

苦楝皮

【基原】为楝科楝*Melia azedarach* L. 的树皮和根皮。

【别名】苦楝。

【形态特征】落叶乔木，高达10多米。树皮灰褐色，纵裂。分枝广展，小枝具叶痕。叶为二回至三回奇数羽状复叶，长20~40 cm；小叶对生，卵形、椭圆形至披针形，顶生一片常略大，先端短渐尖，基部楔形或宽楔形，边缘具钝齿，幼时被星状毛，后两面均无毛。圆锥花序约与叶等长，花淡紫色。核果球形至椭圆形。花期4~5月，果期10~12月。

【分布】生于路旁、疏林中，栽于村边、屋旁。产于广西、云南、贵州、河南、山东、甘肃、四川、湖北等地。

【性能主治】树皮和根皮味苦，性寒；有毒。具有驱虫、疗癣的功效。主治蛔虫病，蛲虫病，虫积腹痛；外用治疥癣瘙痒。

【采收加工】春、秋季剥取树皮和根皮，晒干；或除去粗皮，晒干。

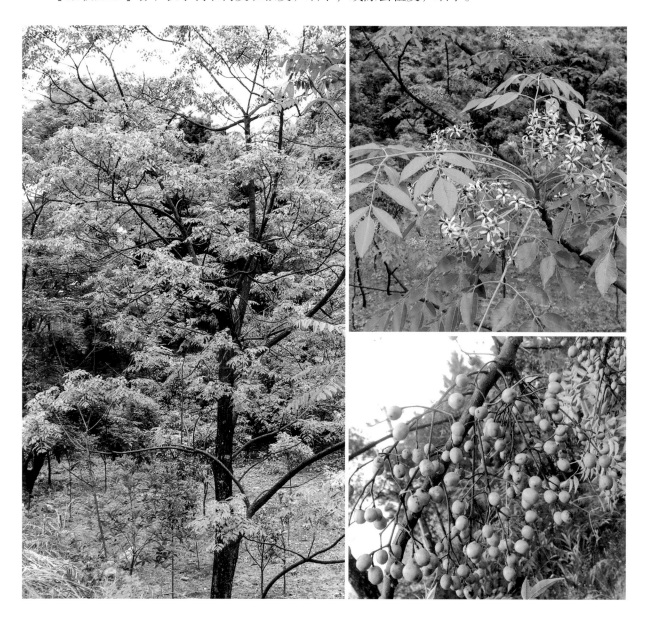

青榨槭

【基原】为槭科青榨槭*Acer davidii* Frarich. 的根、树皮。

【别名】青蛙腿。

【形态特征】落叶乔木。高10~15 m。树皮黑褐色或灰褐色，常纵裂成蛇皮状。叶片纸质，长圆卵形或长圆形，长6~14 cm，宽4~9 cm，先端锐尖或渐尖，常具尖尾，基部近于心脏形或圆形，边缘具不整齐的钝圆齿。花黄绿色，杂性，雄花与两性花同株，顶生于着叶的嫩枝，开花与嫩叶的生长大约同时，雄花常为长4~7cm的总状花序，两性花常为长7~12 cm的总状花序。翅果嫩时淡绿色，成熟后黄褐色，展开成钝角或几乎水平。花期4月，果期9月。

【分布】生于山地疏林中。产于华北、华东、中南、西南各地。

【性能主治】根、树皮味甘，苦，性平。具有祛风除湿、散瘀止痛、消食健脾的功效。主治风湿痹痛，肢体麻木，关节不利，跌打瘀痛，泄泻，痢疾，小儿消化不良。

【采收加工】夏、秋季采收根和树皮，洗净，切片，晒干。

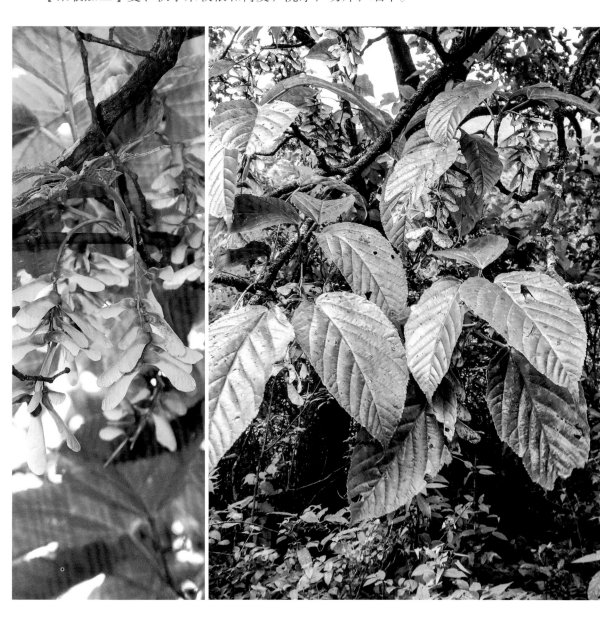

蝴蝶果

【基原】为槭科罗浮槭*Acer fabri* Hance 的果实。

【别名】红翅槭。

【形态特征】常绿乔木。常高10 m。树皮灰褐色或灰黑色。当年生枝紫绿色或绿色，多年生枝绿色或绿褐色。叶片革质，披针形，长圆披针形或长圆倒披针形，长7~11 cm，宽2~3 cm，全缘，基部楔形或钝形，先端锐尖或短锐尖。花杂性，雄花与两性花同株，常成无毛或嫩时被茸毛的紫色伞房花序；花瓣白色。翅果嫩时紫色，熟时黄褐色或淡褐色；小坚果突起，翅与小坚果张开成钝角。花期3~4月，果期9月。

【分布】生于山地疏林中。产于广西、广东、江西、湖北、湖南、四川等地。

【性能主治】果实味微苦，涩，性凉。具有清热、利咽喉的功效。主治声音嘶哑，咽喉炎，扁桃体炎。

【采收加工】夏季采收果实，晒干。

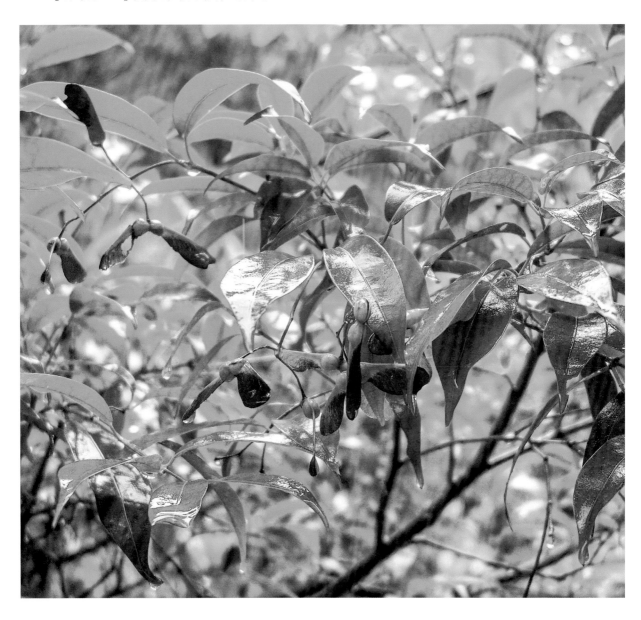

大散骨风

【基原】为清风藤科灰背清风藤*Sabia discolor* Dunn 的藤茎。

【别名】白背清风藤。

【形态特征】常绿攀缘木质藤本。嫩枝具纵条纹；老枝深褐色，具白蜡层。叶片纸质，卵形或椭圆状卵形，先端尖或钝，基部圆或阔楔形，两面均无毛，腹面绿色，干后黑色，背面苍白色。聚伞花序呈伞形状，具花4~5朵。分果爿红色，倒卵形；果核的中肋明显隆起呈翅状，两侧面具不规则的块状凹穴。花期3~4月，果期5~8月。

【分布】生于山地灌木林中。产于广西、广东、浙江、福建、江西、贵州等地。

【性能主治】藤茎味甘、苦，性平。具有祛风除湿、活血止痛、散毒消肿的功效。主治风湿骨痛，甲状腺肿，跌打损伤，肝炎。

【采收加工】全年均可采收，洗净，切段，晒干。

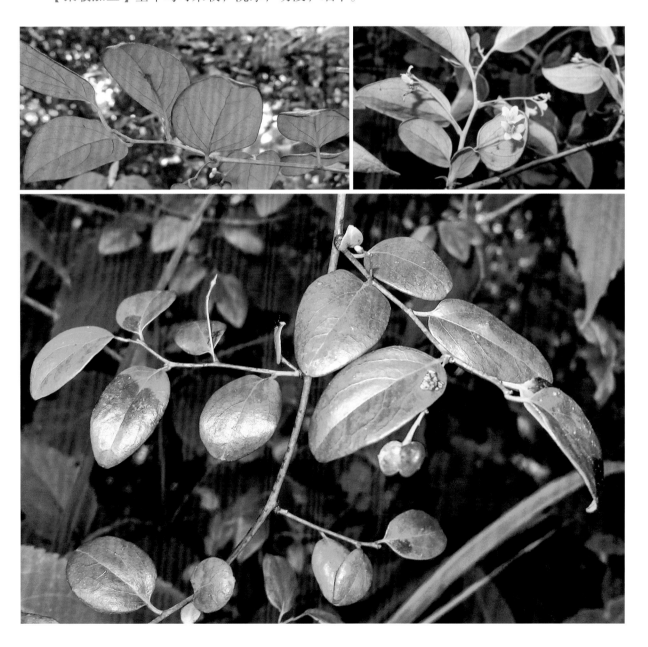

两嘴刺

【基原】为清风藤科清风藤Sabia japonica Maxim. 的茎叶或根。

【别名】一嘴两刺、两嘴刺、寻风藤。

【形态特征】落叶攀缘木质藤本。老枝紫褐色，具白蜡层，常留有木质化成单刺状或双刺状的叶柄基部。叶片近纸质，卵状椭圆形或阔卵形，腹面深绿色，中脉具稀疏毛，背面带白色，脉上被稀疏柔毛。花先于叶开放，单生于叶腋；花瓣淡黄绿色，倒卵形或长圆状倒卵形。分果爿近圆形或肾形。花期2~3月，果期4~7月。

【分布】生于山谷、林缘灌木林中。产于广西、广东、福建、江苏、安徽、浙江等地。

【性能主治】茎叶或根味苦、辛，性温。具有祛风利湿、活血解毒的功效。主治风湿痹痛，水肿、脚气，骨折，骨髓炎，化脓性关节炎，脊椎炎，疮疡肿毒，皮肤瘙痒。

【采收加工】春、夏季割取藤茎，切段，晒干。秋、冬季挖取根部，洗净，切片，鲜用或晒干。

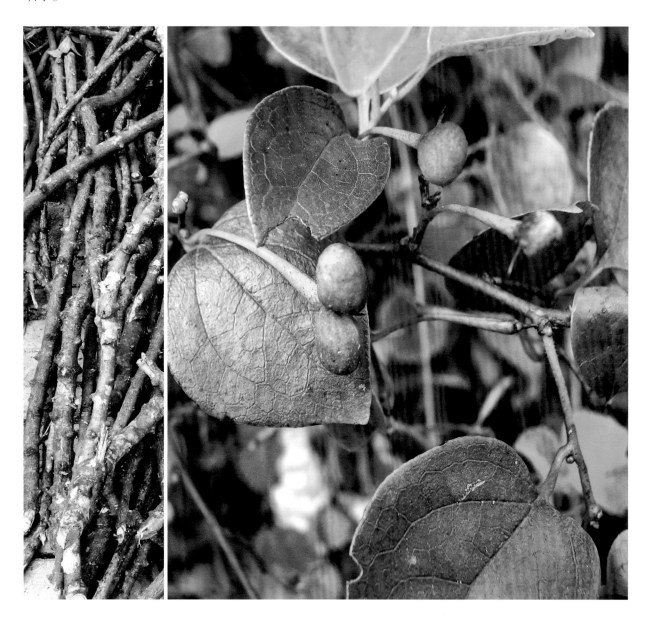

野鸦椿

【基原】为省沽油科野鸦椿 *Euscaphis japonica* (Thunb.) Dippel 的根、果实。

【别名】酒药花、鸡肾果。

【形态特征】落叶小乔木或灌木。小枝及芽红紫色，枝叶揉碎后发出恶臭气味。叶对生，奇数羽状复叶，具小叶5~9片；小叶长卵形或椭圆形，先端渐尖，基部钝圆，边缘具疏短齿，齿尖具腺体。圆锥花序顶生，花多，较密集，黄白色。蓇葖果长1~2 cm，每朵花发育为1~3个蓇葖；果皮紫红色。花期5~6月，果期8~9月。

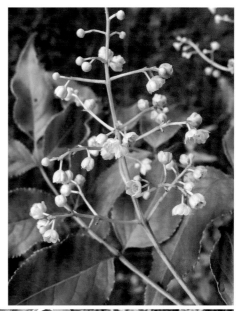

【分布】生于山坡、山谷林下或灌木丛中。产于广西、广东、四川、山西、湖北、安徽等地。

【性能主治】根味微苦，性平。具有清热、解表、利湿的功效；主治感冒头痛，痢疾，肠炎。果味辛，性温。具有祛风散寒、行气止痛的功效。主治治月经不调，疝痛，胃痛。

【采收加工】秋季采集根、果实，分别晒干。

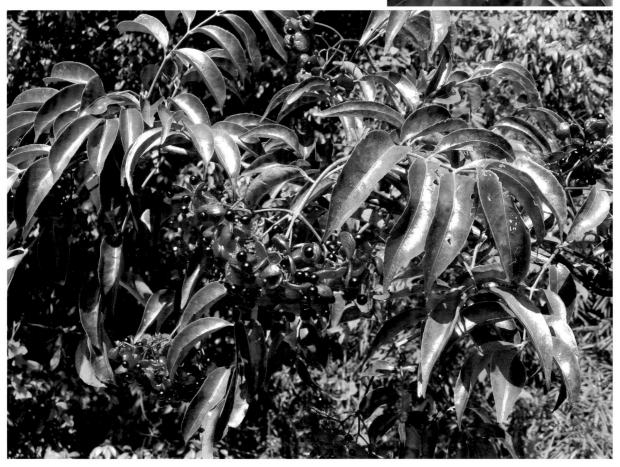

山香圆叶

【基原】为省沽油科锐尖山香圆*Turpinia arguta* Seem. 的叶。

【别名】五寸铁树、五寸刀。

【形态特征】落叶灌木，高1~3 m。单叶对生；叶片厚纸质，椭圆形或长椭圆形，长7~22 cm，宽2~6 cm，先端渐尖，具尖尾，基部钝圆或宽楔形，边缘具疏齿，齿尖具硬腺体。顶生圆锥花序较叶短，密集或较疏松；花梗中部具苞片2枚；花瓣白色。果近球形，幼时绿色，后转红色，表面粗糙，先端具小尖头。花期3~4月，果期9~10月。

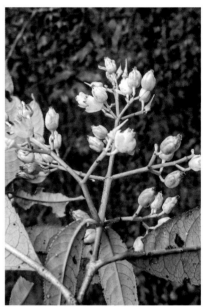

【分布】生于山坡、谷地林中。产于广西、广东、海南、湖南、贵州、四川、江西、福建等地。

【性能主治】叶味苦，性寒。具有清热解毒、利咽消肿、活血止痛的功效。主治乳蛾喉痹，咽喉肿痛，疮疡肿毒，跌打伤痛。

【采收加工】夏、秋季叶茂盛时采收，除去杂质，晒干。

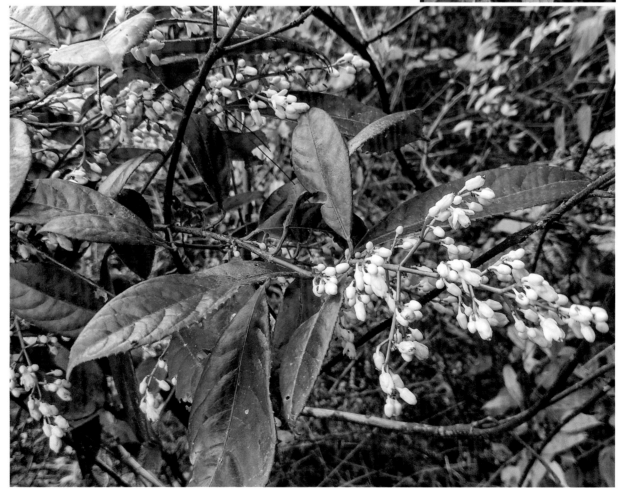

广枣

【基原】为漆树科南酸枣*Choerospondias axillaris* (Roxb.) B. L. Burtt et A. W. Hill 的果实。

【别名】五眼果、鼻涕果、酸枣。

【形态特征】高大落叶乔木。树皮灰褐色，片状剥落。奇数羽状复叶互生，有小叶3~6对；小叶对生，卵形或卵状披针形或卵状长圆形，基部多少偏斜，阔楔形或近圆形，全缘或幼株叶边缘具粗齿；叶柄纤细，基部略膨大。花单性或杂性异株，雄花和假两性花组成圆锥花序，雌花单生于上部叶腋。核果黄色，椭圆状球形。花期4月，果期8~10月。

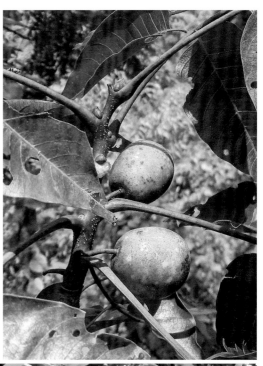

【分布】生于山坡、沟谷林中。产于广西、广东、云南、贵州、湖南、江西等地。

【性能主治】果实味甘、酸，性平。具有行气活血、养心安神的功效。主治气滞血瘀，胸痹作痛，心悸气短，心神不安。

【采收加工】秋季果实成熟时采收，除去杂质，干燥。

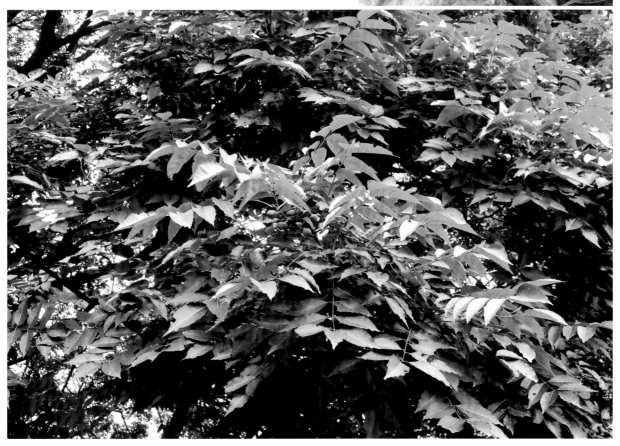

黄连木

【基原】为漆树科黄连木*Pistacia chinensis* Bunge
的叶或树皮。

【别名】石山漆、倒麟木。

【形态特征】落叶乔木，高达20多米。树干扭
曲，树皮暗褐色，呈鳞片状剥落。奇数羽状复叶互
生，小叶5~6对；小叶对生或近对生，纸质，披针形
或卵状披针形或线状披针形，先端渐尖或长渐尖，
基部偏斜，全缘。花单性异株，先花后叶，圆锥花序
腋生，花密集。核果倒卵状球形，略压扁，熟时紫红
色。花期3~4月，果期9~11月。

【分布】生于石山林中。产于长江以南及华北、
西北各地。

【性能主治】叶或树皮味苦，性寒；有小毒。具
有清热解毒的功效。主治暑热口渴，痢疾，疮痒，皮
肤瘙痒。

【采收加工】树皮春季采收，叶夏、秋季采收，
晒干。

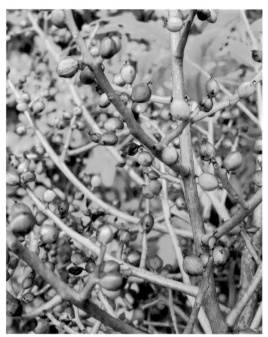

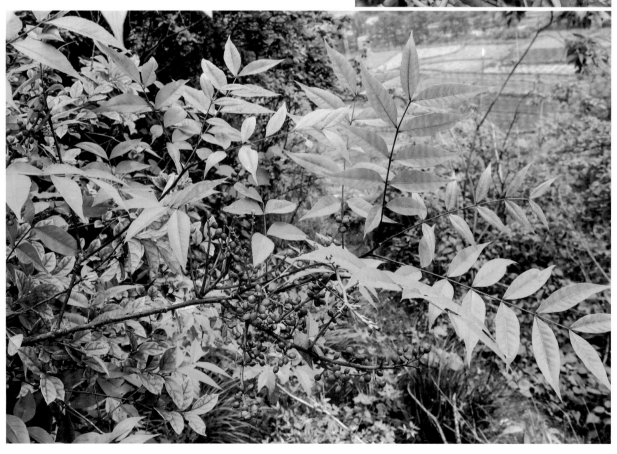

五倍子

【基原】为漆树科盐肤木*Rhus chinensis* Mill. 的叶上的虫瘿。

【别名】五倍子树。

【形态特征】落叶小乔木或灌木，高2~10 m。小枝、叶柄及花序均密被锈色柔毛。奇数羽状复叶，有小叶3~6对，叶轴具宽的叶状翅，小叶自下而上逐渐增大，叶轴和叶柄密被锈色柔毛；小叶多形，卵形或椭圆状卵形或长圆形，长6~12 cm，宽3~7 cm，先端急尖，基部圆形；顶生小叶基部楔形，边缘具粗齿或圆齿，腹面暗绿色，背面粉绿色，被白粉。圆锥花序顶生，多分枝；花小，黄白色。核果扁圆形，红色。花期8~9月，果期10月。

【分布】生于向阳山坡、沟谷的疏林或灌木丛中。我国除东北、内蒙古、新疆外，其他各地均有分布。

【性能主治】虫瘿味酸、涩，性寒。具有敛肺降火、涩肠止泻、敛汗、止血、收湿敛疮的功效。主治肺虚久咳，肺热痰嗽，久泻久痢，自汗盗汗，消渴，便血痔血，外伤出血，痈肿疮毒，皮肤溃烂。

【采收加工】秋季采摘，置沸水中略煮或蒸至表面呈灰色，杀死蚜虫，取出，干燥。

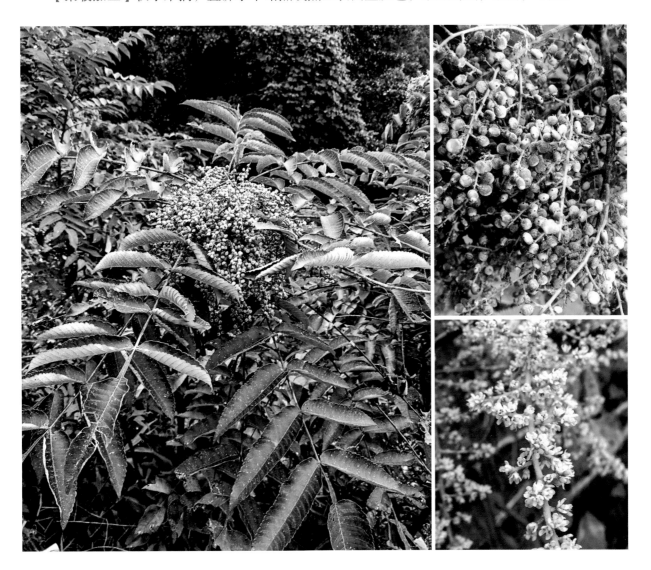

化香树

【基原】为胡桃科化香树*Platycarya strobilacea* Sieb. et Zucc. 的果、叶。

【别名】板香树。

【形态特征】落叶小乔木，高2~6 m。叶长15~30 cm，具7~23片小叶；小叶纸质，侧生小叶无叶柄，对生或生于下端者偶尔有互生，卵状披针形至长椭圆形，长4~11 cm，宽1.5~3.5cm，不等边，基部歪斜，顶端长渐尖，边缘具齿。两性花序和雄花序在小枝顶端排列成伞房状花序束，直立；两性花序通常1个，着生于中央顶端；雌花序位于下部；雄花序通常3~8个。果序球果状，卵状椭圆形至长椭圆状圆柱形。花期5~6月，果期7~8月。

【分布】生于向阳山坡及杂木林中，也有栽培。产于广西、广东、湖南、湖北、四川、贵州、安徽、浙江、江西、福建和云南等地。

【性能主治】果味辛，性温。具有顺气祛风、消肿止痛、燥湿杀虫的功效。主治内伤胸胀，腹痛，筋骨疼痛，痈肿，湿疮，疥癣。叶味辣，性热；有毒。具有解毒疗疮、杀虫止痒的功效。主治疮痈肿毒，骨痛流脓，顽癣，阴囊湿疹，癞头疮。

【采收加工】叶夏、秋季采收，鲜用或晒干。果实秋季近成熟时采收，晒干。

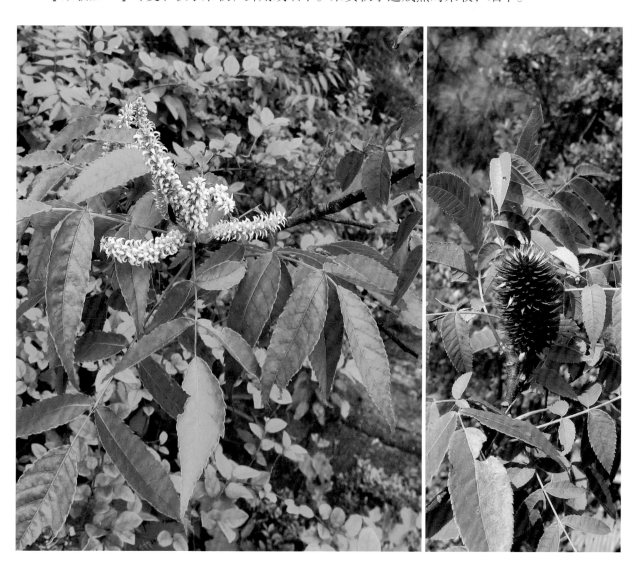

香港四照花

【基原】为山茱萸科香港四照花*Cornus hongkongensis* Hemsl. 的叶、花。

【别名】山荔枝。

【形态特征】常绿乔木或灌木。老枝具多数皮孔。叶对生；叶片薄革质至厚革质，椭圆形至长椭圆形，稀倒卵状椭圆形，先端短渐尖或短尾状，基部宽楔形或钝尖形。头状花序球形，由50~70朵花聚集而成；总苞片4片，白色；花小，有香味。果序球形，直径2.5 cm，熟时黄色或红色。花期5~6月，果期11~12月。

【分布】生于湿润山谷的密林或混交林中。产于广西、广东、云南、贵州、四川、浙江、江西等地。

【性能主治】花、叶味苦、涩，性凉。具有收敛止血的功效。主治外伤出血。

【采收加工】全年均可采叶，夏季采花，除去枝梗，鲜用或晒干。

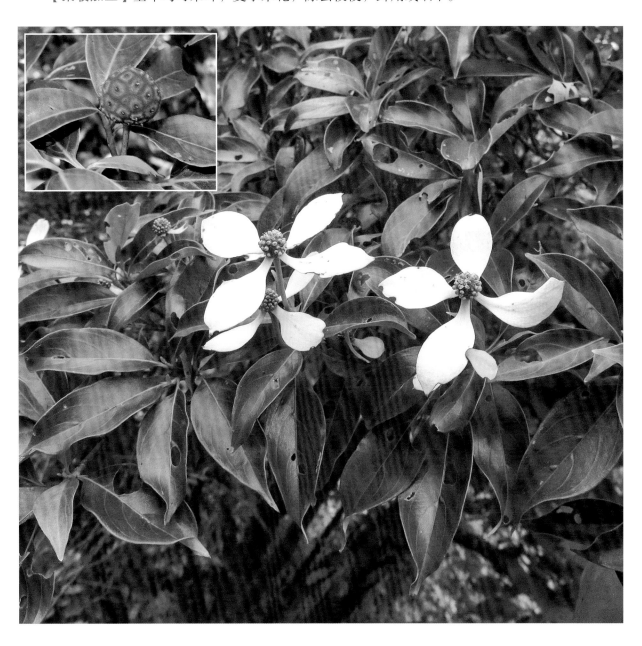

八角枫

【基原】为八角枫科八角枫*Alangium chinense* (Lour.) Harms 的细根及须根。

【别名】白龙须。

【形态特征】落叶小乔木或灌木。小枝呈之字形。单叶互生；叶片纸质，卵圆形，全缘或微浅裂，基部两侧常不对称，不分裂或3~7裂，裂片短锐尖或钝尖；入秋叶变为橙黄色。聚伞花序腋生；花初开时白色，后变为黄色；花瓣狭带形，具香气；雄蕊和花瓣同数而近等长；子房2室。核果卵圆形，黑色。花期5~7月和9~10月，果期7~11月。

【分布】生于山野路旁、灌木丛中或林下。产于广西、广东、云南、四川、江西、福建、湖南、湖北、浙江、河南等地。

【性能主治】细根及须根味辛，性微温；有毒。具有祛风除湿、舒筋活络、散瘀止痛的功效。主治风湿关节痛，跌打损伤。

【采收加工】夏、秋季采收，除去泥沙，干燥。

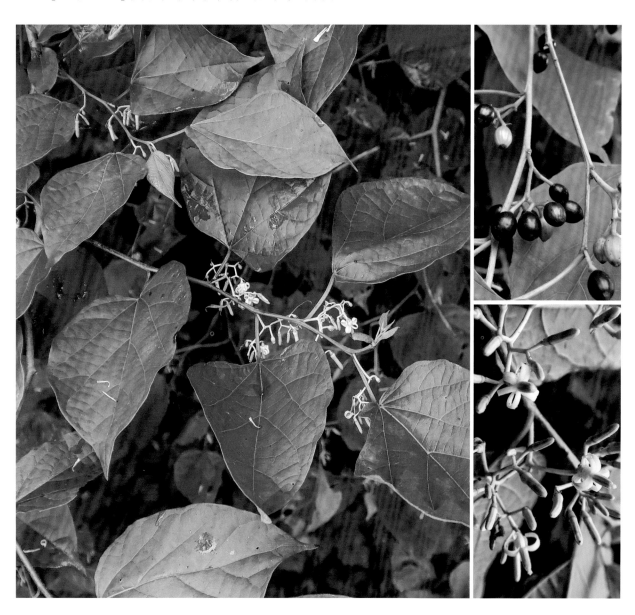

小花八角枫

【基原】为八角枫科小花八角枫*Alangium faberi* Oliv. 的根。

【别名】三角枫。

【形态特征】落叶灌木。树皮平滑，灰褐色或深褐色。小枝纤细，近圆柱形，淡绿色或淡紫色。叶片薄纸质至膜质，二型，不裂或掌状3裂，不分裂者长圆形或披针形，腹面幼时具稀疏的小硬毛，背面具粗伏毛，老叶几无毛。聚伞花序短而纤细，具淡黄色粗伏毛，具花5~10（20）朵。核果近卵形或卵状椭圆形，熟时淡紫色，顶端有宿存萼齿。花期6月，果期9月。

【分布】生于山谷疏林下。产于广西、广东、湖南、贵州、湖北等地。

【性能主治】根味辛、微苦，性温。具有清热、消积食、解毒的功效。主治小儿疳积，风湿骨痛。

【采收加工】全年均可采收，洗净，切片，晒干。

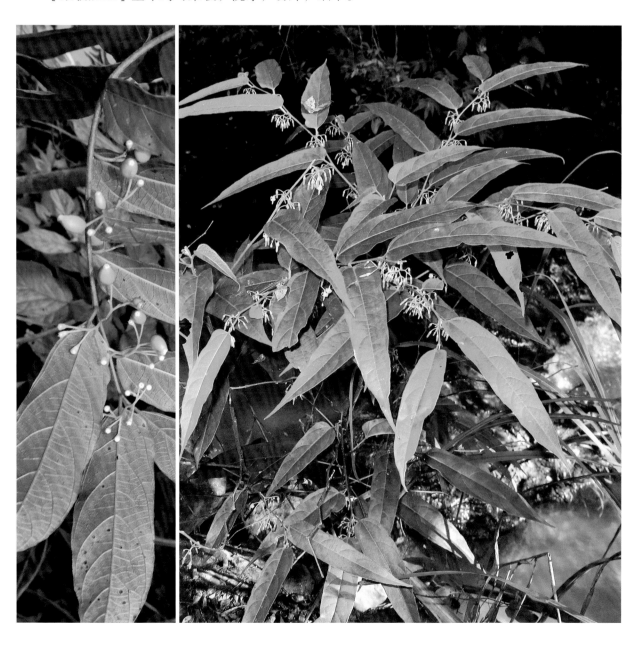

喜树

【基原】为珙桐科喜树*Camptotheca acuminata* Decne. 的全株。

【别名】旱莲木、水桐树。

【形态特征】落叶乔木。树皮灰色或浅灰色，纵裂成浅沟状。叶互生；叶片纸质，矩圆状卵形或矩圆状椭圆形，顶端短锐尖，基部近圆形或阔楔形，全缘。头状花序近球形，常由2~9个头状花序组成圆锥花序，顶生或腋生，上部为雌花序，下部为雄花序。翅果矩圆形，着生成近球形的头状果序。花期5~7月，果期9月。

【分布】生于林边、溪边。产于广西、广东、贵州、四川、湖南、江苏、浙江等地。

【性能主治】全株味苦、涩，性凉；有毒。具有抗癌、清热、杀虫的功效。主治胃癌，结肠癌，直肠癌，膀胱癌，慢性粒细胞性白血病，急性淋巴细胞性白血病；外用治牛皮癣。

【采收加工】秋、冬季采果，晒干。根、树皮、树枝全年均可采收，洗净，晒干。叶春季至秋季均可采收，鲜用或晒干。

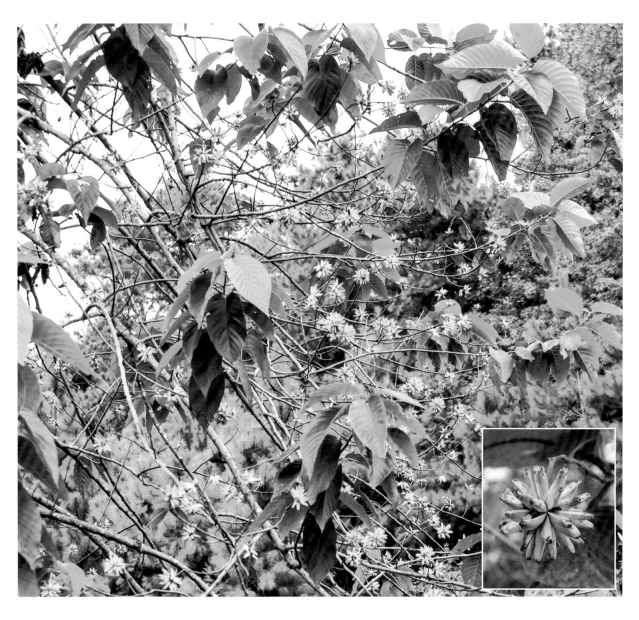

鸟不企

【基原】为五加科台湾毛楤木*Aralia decaisneana* Hance的根。

【别名】黄毛楤木、鹰不拍。

【形态特征】灌木。新枝密生黄棕色茸毛，具刺。叶为二回羽状复叶，长达1.2 m；叶柄粗壮，长20~40 cm，疏生细刺和黄棕色茸毛；羽片具小叶7~13片，基部具小叶1对；小叶革质，卵形至长圆状卵形，先端渐尖或尾尖，基部圆形，腹面密生黄棕色茸毛，背面毛更密，边缘具细尖齿。圆锥花序大；分枝长达60 cm，密生黄棕色茸毛，疏生细刺。果近球形，黑色，具5棱。花期10月至翌年1月，果期12月至翌年2月。

【分布】生于阳坡或疏林中。产于广西、江西、福建、台湾、广东、贵州、云南等地。

【性能主治】根味苦，辛，性平。具有祛风除湿、活血通经、解毒消肿的功效。主治热感冒头痛、咳嗽、风湿痹痛、腰腿酸痛、湿热黄疸、水肿、闭经、产后风痛、跌打肿痛、胃脘痛、咽喉肿痛、牙龈肿痛。

【采收加工】根秋后采收，洗净，鲜用，或切片，晒干。

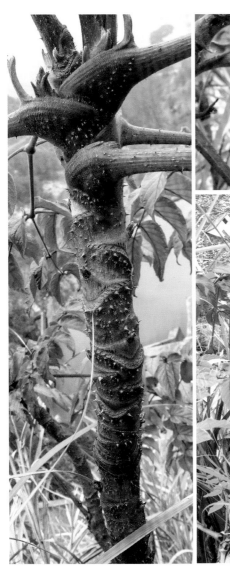
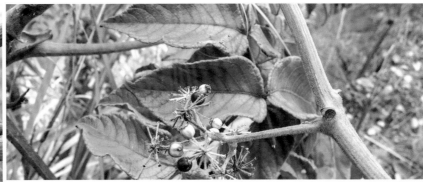
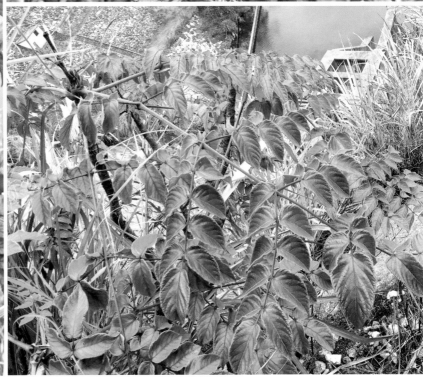

阴阳枫

【基原】为五加科树参*Dendropanax dentigerus* (Harms) Merr. 的茎枝。

【别名】枫荷桂、半枫荷。

【形态特征】常绿乔木或灌木。叶厚纸质或革质，密生半透明腺点；叶形多变，往往在同一枝上全缘叶与分裂叶共存，不裂叶为椭圆形或卵状披针形，分裂叶倒三角形，2~3裂，两面均无毛，边缘全缘，或近先端处具不明显细齿1枚至数枚，或明显疏离的齿；三出脉。伞形花序单生或2~3个组成复伞形花序。果近球形，熟时红色，具5棱。花期8~10月，果期10~12月。

【分布】生于山谷溪边较阴湿的密林下或山坡路旁。产于广西、广东、四川、云南、贵州、江西等地。

【性能主治】茎枝味甘、辛，性温。具有祛风除湿、活血消肿的功效。主治风湿痹痛，偏瘫，头痛，月经不调，跌打损伤。

【采收加工】秋、冬季采挖根部，剪切茎枝，切片，鲜用或晒干。

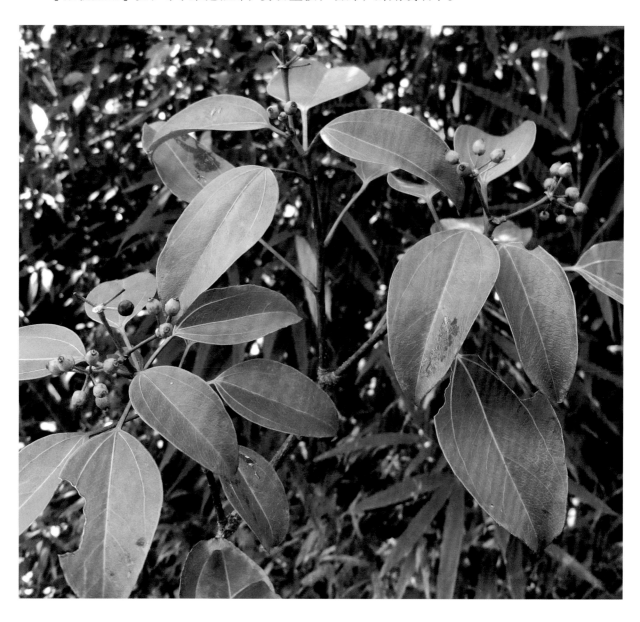

三加

【基原】为五加科白簕*Eleutherococcus trifoliatus* (L.) S. Y. Hu 的根及茎。

【别名】三叶五加、刚毛白簕。

【形态特征】直立或蔓生有刺灌木。全株具五加皮清香气味，有刺。掌状复叶，具3片小叶，稀4~5片；小叶纸质，稀膜质，椭圆状卵形至椭圆状长圆形，叶缘常具疏圆钝齿或细齿。伞形花序3个至多个组成复伞形花序或圆锥花序，稀单一，花序梗长2~7 cm，花黄绿色。果扁球形，熟时黑色。花期8~11月，果期10~12月。

【分布】生于山坡路旁、石山或土山疏林中。产于我国南部和中部等地。

【性能主治】干燥根及茎味微辛、苦，性凉。具有清热解毒、祛风利湿、舒筋活血的功效。主治感冒发热，白带过多，月经不调，百日咳，尿路结石，跌打损伤，疔肿疮疡。

【采收加工】全年均可采收，除去泥沙杂质，晒干。

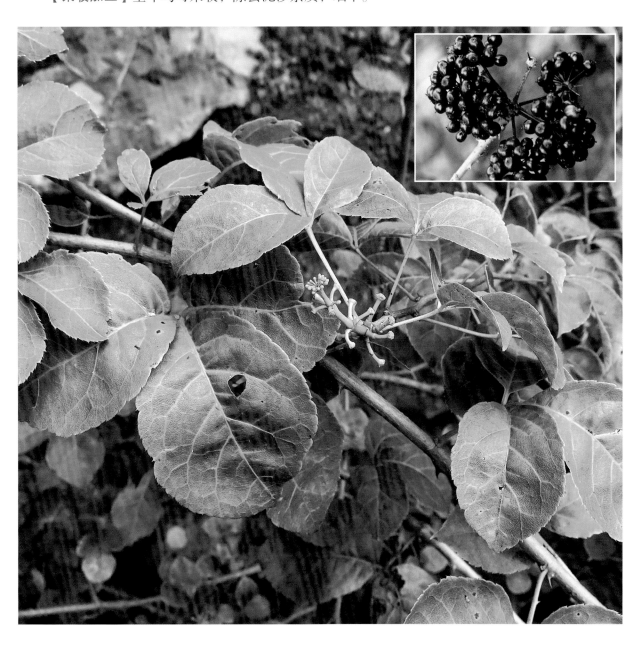

三角风

【基原】为五加科常春藤*Hedera sinensis* (Tobler) Hand.-Mazz. 的全株。

【别名】三角藤。

【形态特征】常绿攀缘木质藤本。具有气生根。一年生枝疏生锈色鳞片，幼嫩部分和花序上具锈色鳞片。叶互生；叶片革质，营养枝上的叶三角状卵形，通常3浅裂，花枝上的叶椭圆状卵形，常歪斜，全缘。伞形花序顶生；花小，黄白色或绿白色。果圆球形，熟时黄色或红色。花期9~11月，果期翌年3~5月。

【分布】攀缘于林缘树木、林下路旁、岩石和房屋墙壁上，庭园中也常栽培。产于广西、广东、江西、福建、江苏、浙江、河南、山东等地。

【性能主治】全株味涩、苦，性平。具有舒筋散风、清热解毒、消肿止痛、强腰膝的功效。主治感冒咳嗽，胃脘痛，风湿痹痛，跌打损伤。

【采收加工】全年均可采收，除去杂质，晒干。

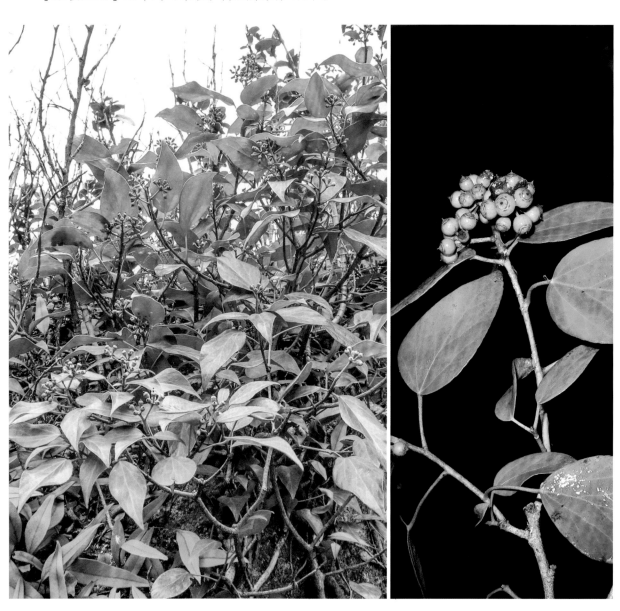

鸭脚木

【基原】为五加科鹅掌柴*Schefflera heptaphylla* (L.) Frodin 的树皮、茎干。

【别名】鸭脚风。

【形态特征】常绿小乔木。树冠呈圆伞形。小枝幼时密生星状短柔毛。叶聚生于枝顶，掌状复叶似鹅掌，亦似鸭脚，因此得名，其小叶6~10片；小叶纸质至革质，椭圆形或倒卵状椭圆形，长9~17 cm，宽3~5 cm，幼时密生星状短柔毛，后毛渐脱落，先端急尖或短渐尖，基部渐狭。圆锥序花序顶生，主轴和分枝幼时密生星状短柔毛；花白色，多而芳香。浆果球形，黑色。花期11~12月，果期12月。

【分布】生于常绿阔叶林中。产于广西、广东、台湾、福建、浙江、云南等地。

【性能主治】树皮、茎干味苦，性凉。具有发汗解表、祛风除湿、舒筋活络、消肿止痛的功效。主治感冒发热，咽喉肿痛，风湿关节痛，跌打损伤，骨折。

【采收加工】全年均可采剥，干燥。

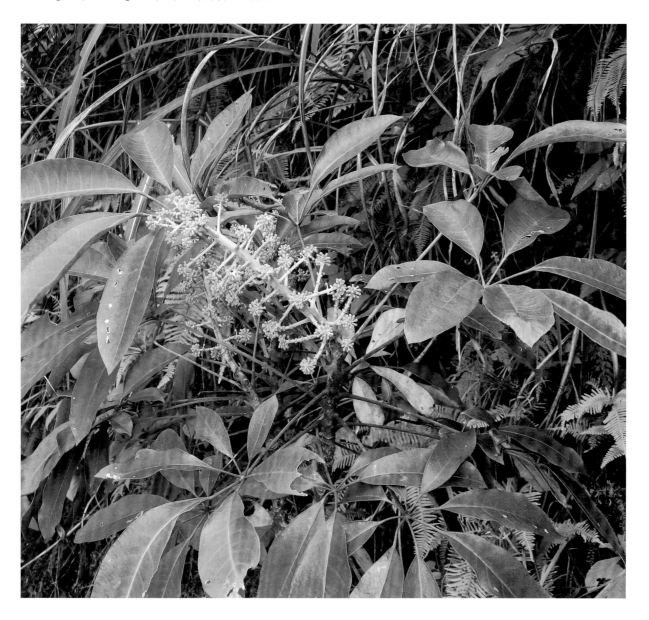

茸毛鸭脚木

【基原】为五加科穗序鹅掌柴*Schefflera delavayi* (Franch.) Hutch.的根、茎。

【别名】大五加皮、假通脱木。

【形态特征】乔木或灌木，高3~8 m。小枝粗壮，幼时密生黄棕色星状茸毛，不久毛即脱净。小叶4~7片；小叶纸质至薄革质，稀革质，形状变化很大，椭圆状长圆形、卵状长圆形等，长6~20 cm，宽2~8 cm，先端急尖至短渐尖，基部钝形至圆形，腹面无毛，背面密生灰白色或黄棕色星状茸毛，边缘全缘或疏生不规则的齿。花无梗，密集成穗状花序，再组成长40 cm以上的大圆锥花序，花白色。浆果球形，紫黑色。花期10~11月，果期翌年1月。

【分布】生于山谷溪边的常绿阔叶林中、阴湿的林缘或疏林中。产于广西、云南、贵州、四川、湖北、湖南、广东、江西和福建等地。

【性能主治】根、茎味苦、涩，性平。具有祛风活络、补肝肾、强筋骨的功效。主治骨折，扭挫伤，腰肌劳损，风湿关节痛，肾虚腰痛，跌打损伤恢复期。

【采收加工】全年均可采收，切片，晒干。

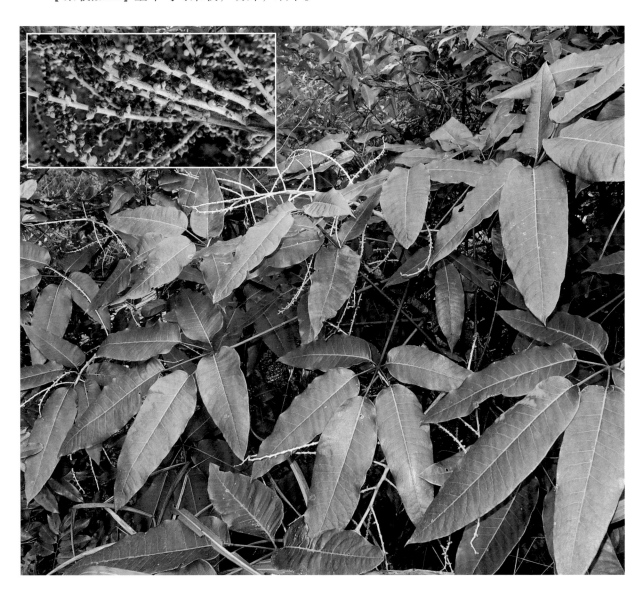

积雪草

【基原】为伞形科积雪草 *Centella asiatica* (L.) Urb. 的全草。

【别名】崩大碗、雷公根、灯盏菜。

【形态特征】多年生匍匐草本。节上生根。叶片圆形、肾形或马蹄形，边缘具钝齿，基部阔心形；叶柄长 1.5~27 cm，无毛或上部具柔毛，基部叶鞘透明。伞形花序聚生于叶腋，每个伞形花序具花 3~4 朵；花瓣紫红色或乳白色。果实两侧扁压状，圆球形。花期、果期 4~10 月。

【分布】生于阴湿的路边、草地或水沟边。产于广西、广东、湖南、四川、江苏等地。

【性能主治】干燥全草味辛、苦，性寒。具有清热利湿、解毒消肿的功效。主治湿热黄疸，砂淋血淋，中暑腹泻，跌打损伤。

【采收加工】夏、秋季采收，除去泥沙，晒干。

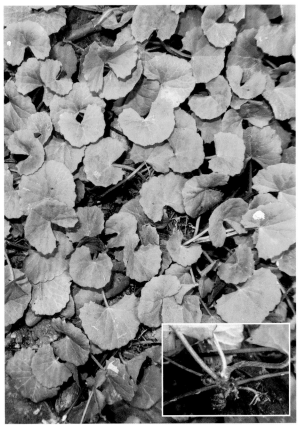

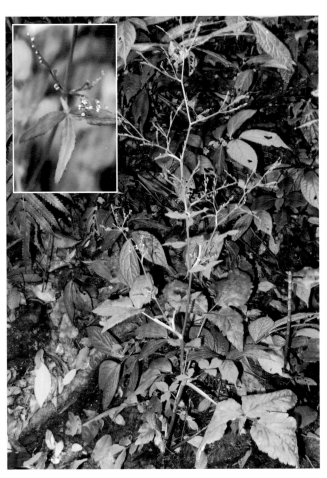

鸭儿芹

【基原】为伞形科鸭儿芹 *Cryptotaenia japonica* Hassk. 的全草。

【别名】鸭脚板、鹅脚板。

【形态特征】多年生草本，高 30~90 cm。茎直立，光滑，有分枝。基生叶或上部叶具柄；叶鞘边缘膜质；叶片轮廓三角形至广卵形，常为 3 片小叶，叶缘具齿。复伞形花序呈圆锥状；花序梗不等长；花小，白色，有时带淡紫色。分生果线状长圆形，长 4~6 mm。花期 4~5 月，果期 6~10 月。

【分布】生于林下阴湿处。产于广西、广东、河北、浙江、福建、江西、湖南、山西等地。

【性能主治】全草味辛，性温。具有祛风止咳、活血祛瘀的功效。主治感冒咳嗽，跌打损伤；外用治皮肤瘙痒。

【采收加工】全年均可采收，晒干。

天胡荽

【基原】为伞形科天胡荽*Hydrocotyle sibthorpioides* Lam. 的全草。

【别名】满天星、铜钱草、花边灯盏。

【形态特征】匍匐草本。平铺地上成片。节上生根。叶片圆形或肾圆形，直径0.8~2.5 cm，基部心形，不分裂或5~7浅裂，边缘有钝齿。伞形花序与叶对生，单生于节上；小伞形花序具花5~18朵，花绿白色。果实略呈心形，两侧扁压状，熟时具紫色斑点。花期、果期4~9月。

【分布】生于沟边、潮湿的草地，常成片生长。产于广西、广东、湖南、四川、福建、江苏、浙江等地。

【性能主治】全草味辛、微苦，性凉。具有清热利湿、解毒消肿的功效。主治痢疾，水肿，淋症，痈肿疮毒，带状疱疹，跌打损伤。

【采收加工】夏、秋季采收，洗净晒干。

【附注】破铜钱*Hydrocotyle sibthorpioides* Lam. var. *batrachium* (Hance) Hand.-Mazz. ex Shan以同等功效入药。

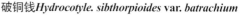

天胡荽*Hydrocotyle sibthorpioides*　　　　破铜钱*Hydrocotyle. sibthorpioides* **var. *batrachium***

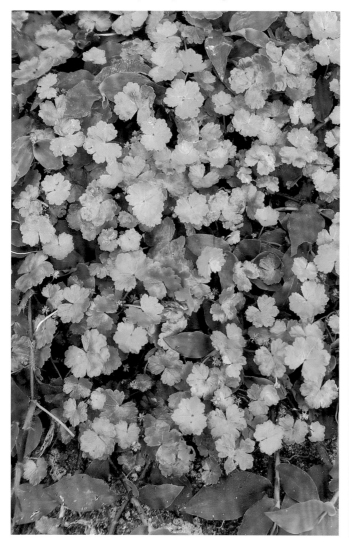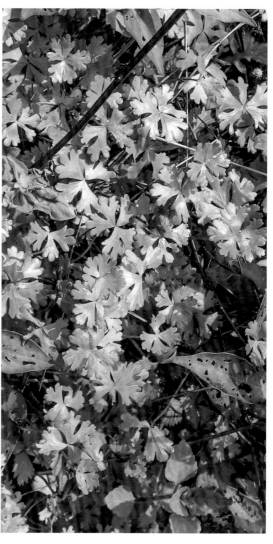

野鹅脚板

【基原】为伞形科直刺变豆菜 *Sanicula orthacantha* S. moore的全草。

【别名】直刺山芹菜。

【形态特征】多年生草本。根茎短而粗壮；茎1~6条，直立，上部分枝。基生叶圆心形或心状五角形；茎生叶略小于基生叶，具柄，掌状3全裂。花序通常2~3分枝，伞形花序3~8个；总苞片3~5片；花瓣白色、淡蓝色或紫红色，倒卵形。果实卵形，外面有直而短的皮刺，皮刺不呈钩状，分生果侧扁，横剖面略呈圆形；油管不明显。花期、果期4~9月。

【分布】生长在山涧林下、路旁、沟谷及溪边等处。产于广西、广东、湖南、四川、贵州、云南、安徽、浙江、江西、福建等地。

【性能主治】全草味苦、辛，性凉。具有清热解毒、益肺止咳、祛风除湿、活血通络的功效。主治肺热咳喘，顿咳，劳嗽，耳热瘙痒，头痛，疮肿，风湿关节痛，跌打损伤。

【采收加工】春、夏季采收，晒干。

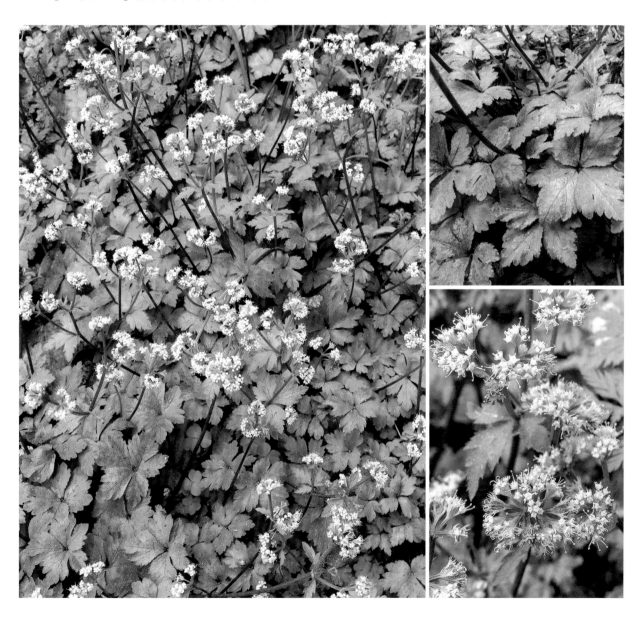

窃衣

【基原】为伞形科小窃衣Torilis japonica (Houtt.) DC.的果实。

【别名】华南鹤虱。

【形态特征】一年生或多年生草本，高20~120 cm。茎具纵条纹及刺毛。叶柄长2~7cm，下部具窄膜质的叶鞘；叶片长卵形，一回至二回羽状分裂，两面疏生紧贴的粗毛，第一回羽片卵状披针形，长2~6 cm，宽1~2.5 cm，边缘羽状深裂至全缘。复伞形花序顶生或腋生；伞辐4~12个，长1~3 cm，开展，具向上的刺毛；花瓣白色、紫红色或蓝紫色，倒圆卵形。果实圆卵形，通常具内弯或呈钩状的皮刺。花期、果期4~10月。

【分布】生长在杂木林下、林缘、路旁、沟边及溪边草丛中。产于广西、广东、江苏、安徽、浙江、江西、福建、台湾、湖北、湖南等地。

【性能主治】果实味苦、辛，性微温；有小毒。具有活血消肿、收敛杀虫的功效。主治慢性腹泻，蛔虫病；外用治痈疮溃疡久不收口，阴道滴虫。

【采收加工】夏末秋初采收，鲜用或晒干。

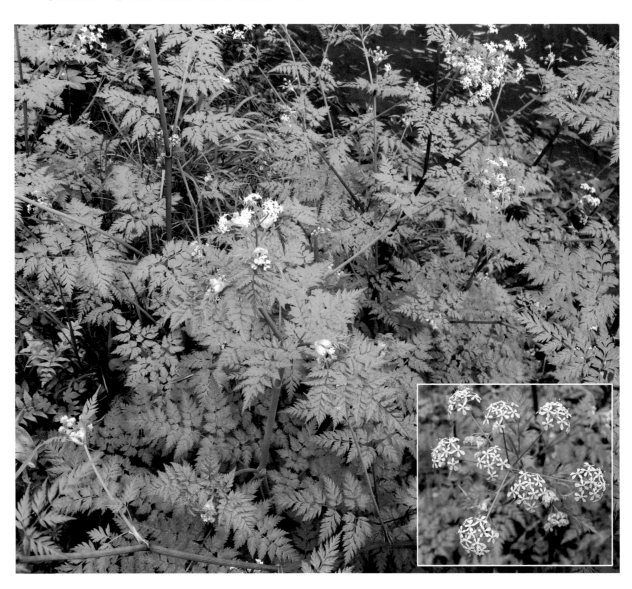

杜鹃

【基原】为杜鹃花科杜鹃*Rhododendron simsii* Planch. 的全株。

【别名】映山红。

【形态特征】落叶灌木。分枝多而纤细，密被亮棕褐色扁平糙伏毛。叶片革质，常集生枝端，卵形或倒卵形至倒披针形，长1.5~5 cm，宽0.5~3 cm，先端短渐尖，基部楔形或宽楔形，边缘微反卷，具细齿，腹面深绿色，背面淡白色，密被褐色糙伏毛。花2~3（6）朵簇生枝顶，花冠阔漏斗形，玫瑰色、鲜红色或暗红色。蒴果卵球形，密被糙伏毛。花期4~5月，果期6~8月。

【分布】生于山地疏灌木丛或松林中。产于广西、四川、江苏、安徽、浙江、江西、福建、台湾、湖北、湖南等地。

【性能主治】根味酸、涩，性温。具有祛风湿、活血祛瘀、止血的功效。主治风湿性关节炎，跌打损伤，闭经；外用治外伤出血。花、叶具有清热解毒、化痰止咳、止痒的功效。主治支气管炎，荨麻疹；外用治痈肿。

【采收加工】春末采花，夏季采叶，秋冬采根，鲜用或晒干。

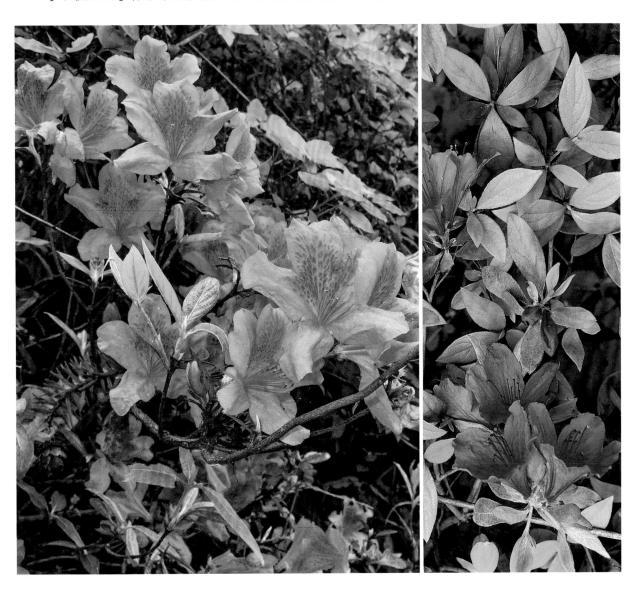

血党

【基原】为紫金牛科九管血*Ardisia brevicaulis* Diels 的全株。

【别名】小罗伞、短茎紫金牛。

【形态特征】矮小灌木。具匍匐生根的根茎；直立茎高10~15 cm，除侧生特殊花枝外无分枝。叶片坚纸质，狭卵形至近长圆形，顶端急尖且钝，或渐尖，基部楔形或近圆形，全缘具不明显的边缘腺点。伞形花序，着生于侧生特殊花枝顶端；花粉红色，具腺点。果球形，熟时鲜红色，具腺点；宿存萼与果梗通常为紫红色。花期6~7月，果期10~12月。

【分布】生于山地密林下阴湿的地方。产于我国西南至台湾，湖北至广东等地。

【性能主治】全株味苦、微涩，性平。具有祛风湿、活血调经、消肿止痛的功效。主治风湿痹痛，痛经，闭经，跌打损伤，咽喉肿痛，无名肿痛。

【采收加工】全年均可采收，洗净，鲜用或晒干。

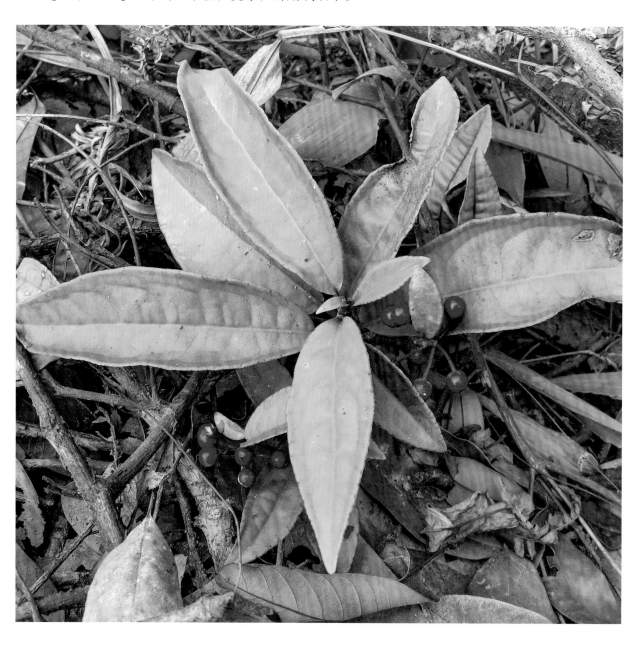

小紫金牛

【基原】为紫金牛科小紫金牛*Ardisia japonica* (Thunb.) Blume 的全株。

【别名】石狮子、产后草、衫纽根。

【形态特征】亚灌木状矮灌木，具蔓生走茎。直立茎通常丛生，幼时被锈色细微柔毛及灰褐色鳞片，以后脱落而具皱纹。叶片坚纸质，倒卵形或椭圆形，顶端钝或钝急尖，基部楔形，长3~7.5 cm，宽1.5~3 cm，全缘或于中部以上具疏波状齿，背面被疏鳞片。亚伞形花序，单生于叶腋，具花3（5）朵；花白色，无毛，无腺点。果球形，直径约5 mm，由红色变黑色，无毛，无腺点。花期4~6月，果期10~12月。

【分布】生于山谷、山地疏林和密林中阴湿处或溪旁。产于广西、广东、浙江、江西、福建等地。

【性能主治】全株味苦，性平。具有活血止血、散瘀止痛、清热利湿的功效。主治肺痨咳血，咯血，吐血，痛经，闭经，跌打损伤，黄疸，小便淋痛。

【采收加工】夏、秋季采收，洗净，晒干。

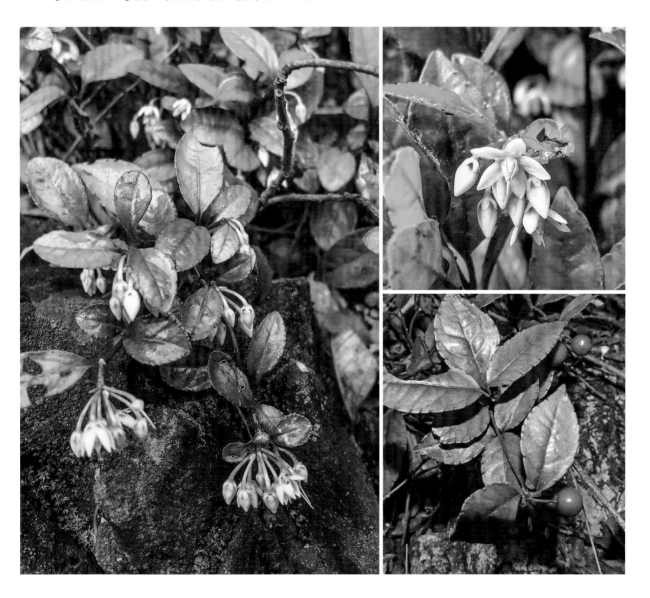

朱砂根

【基原】为紫金牛科朱砂根*Ardisia crenata* Sims 的根。

【别名】大罗伞、郎伞树、凉伞盖珍珠。

【形态特征】常绿灌木，高1~2 m。除花枝外不分枝。叶片革质，椭圆形至倒披针形，顶端急尖或渐尖，基部楔形，边缘皱波状具腺点。伞形花序着生于侧生花枝顶端，花枝近顶端常具2~3片叶；花白色，盛开时反卷；雌蕊与花瓣近等长或略长。果球形，熟时鲜红色，具腺点。花期5~6月，果期10~12月。

【分布】生于山地林下或灌木丛中。产于广西、广东、四川、湖南、湖北、福建等地。

【性能主治】干燥根味辛、苦，性平。具有行血祛风、解毒消肿的功效。主治咽喉肿痛，扁桃体炎，跌打损伤，腰腿痛；外用治外伤肿痛，骨折，毒蛇咬伤。

【采收加工】秋季采收，切碎，晒干。

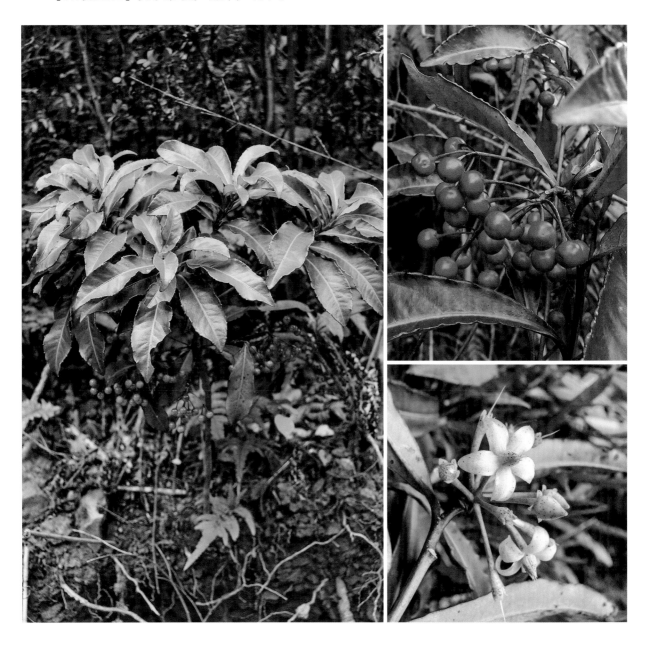

百两金

【基原】为紫金牛科百两金*Ardisia crispa* (Thunb.) A. DC的全株。

【别名】高脚凉伞。

【形态特征】灌木，高60~100 cm。具匍匐生根的根状茎；直立茎除侧生特殊花枝外无分枝；花枝多，幼嫩时具细微柔毛或疏鳞片。叶片膜质或近坚纸质，椭圆状披针形或狭长披针形，顶端长渐尖，基部楔形，长7~15 cm，宽1.5~4 cm，全缘或略波状，具明显的边缘腺点，两面无毛。亚伞形花序；花枝长5~10 cm；花白色或带粉红色，里面多少被细微柔毛，具腺点。花期5~6月，果期10~12月。

【分布】生于山谷、山坡常绿阔叶林密林中或竹林中。产于广西、广东、云南、贵州、四川、湖南、湖北、福建、江西、河南等地。

【性能主治】全株味苦、辛，性平。具有清热利咽、舒筋活血的功效。主治咽喉肿痛，肺病咳嗽，咯痰不畅，湿热黄疸，肾炎水肿，痢疾，白浊，风湿骨痛，牙痛，睾丸肿痛。

【采收加工】全年均可采收，以秋、冬季较好，洗净，鲜用或晒干。

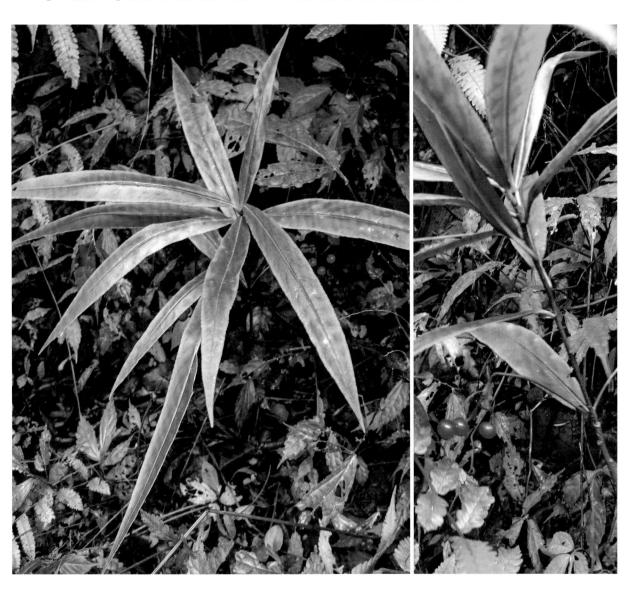

血风

【基原】为紫金牛科走马胎*Ardisia gigantifolia* Stapf 的根及根茎。

【别名】大叶紫金牛、走马风。

【形态特征】大灌木或亚灌木，高1~3 m。具匍匐根茎；茎粗壮，常无分枝，幼嫩部分被微柔毛。叶常簇生于茎顶端，叶片膜质，椭圆形至倒卵状披针形，顶端钝急尖或近渐尖，基部楔形，下延至叶柄成狭翅，边缘具密啮蚀状细齿，齿具小尖头。由多个亚伞形花序组成的大型金字塔状或总状圆锥花序；花白色或粉红色，具疏腺点。果球形，红色，具纵肋，多少具腺点。花期4~6月，有时2~3月；果期11~12月，有时2~6月。

【分布】生于山间疏、密林中阴湿处。产于广西、广东、云南、江西、福建等地。

【性能主治】根及根茎味辛，性温。具有祛风湿、壮筋骨、活血祛瘀的功效。主治风湿筋骨疼痛、跌打损伤、产后血瘀、痈疽溃疡。

【采收加工】全年均可采收，洗净，除去须根，干燥。

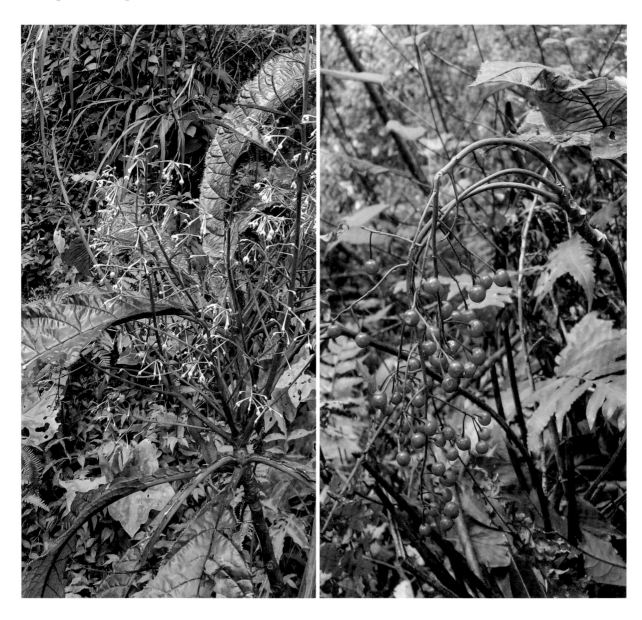

凉伞盖珍珠

【基原】为紫金牛科大罗伞树*Ardisia hanceana* mez的根。

【别名】郎伞树。

【形态特征】灌木，高0.8~1.5 m，极少达6 m。茎通常粗壮，无毛，除侧生特殊花枝外，无分枝。叶片坚纸质或略厚，椭圆状或长圆状披针形，顶端长急尖或渐尖，基部楔形，长10~17 cm，宽1.5~3.5 cm，近全缘或具边缘反卷的疏突尖齿，齿尖具边缘腺点，两面无毛。复伞房状伞形花序，着生于顶端下弯的侧生特殊花枝尾端；花白色或带紫色，具腺点。果球形，深红色，腺点不明显。花期5~6月，果期11~12月。

【分布】生于山谷、山坡林下阴湿处。产于广西、浙江、安徽、江西、福建、湖南、广东等地。

【性能主治】根味苦、辛，性平。具有活血止痛的功效。主治风湿痹痛，闭经，跌打损伤。

【采收加工】夏、秋季采收，洗净，切片，晒干。

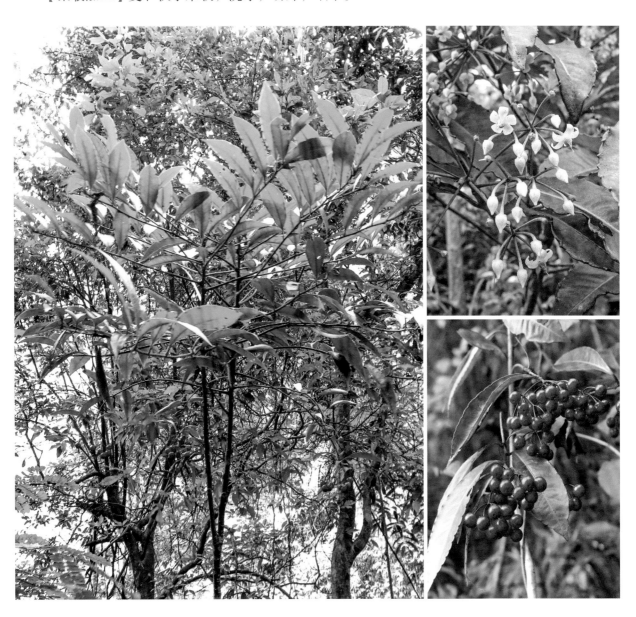

矮地茶

【基原】为紫金牛科紫金牛 *Ardisia japonica* (Thunb.) Blume 的全株。

【别名】不出林、平地木、矮婆茶。

【形态特征】小灌木，常高30 cm。近蔓生，具匍匐生根的根茎，不分枝。叶对生或近轮生；叶片坚纸质或近革质，椭圆形至椭圆状倒卵形，顶端急尖，基部楔形，边缘具细齿，多少具腺点。亚伞形花序，腋生或生于近茎顶端的叶腋；花粉红色或白色，具密腺点。果球形，熟时鲜红色转黑色，多少具腺点。花期5~6月，果期11~12月，有时翌年5~6月仍有果。

【分布】生于山间林中或竹林中阴湿处。产于广西、湖南、广东、贵州、云南、四川、江西、福建等地。

【性能主治】全株味辛，性平。具有化痰止咳、清利湿热、活血化瘀的功效。主治支气管炎、咳嗽、肺结核、肝炎、痢疾、尿路感染；外用治皮肤瘙痒。

【采收加工】夏、秋季茎叶茂盛时采收，除去泥沙，干燥。

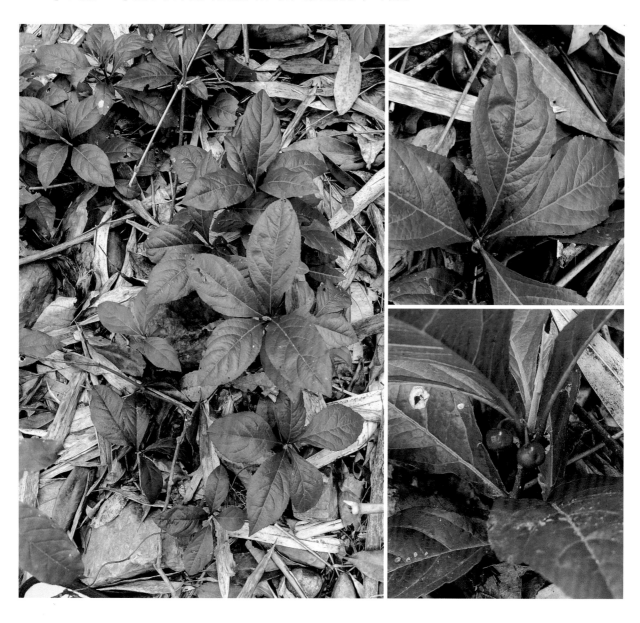

红毛毡

【基原】为紫金牛科虎舌红*Ardisia mamillata* Hance的全株。

【别名】红毛走马胎、老虎脷。

【形态特征】矮小灌木。具匍匐的木质根茎。叶互生或簇生于茎顶端；叶片坚纸质，倒卵形至长圆状倒披针形，顶端急尖或钝，基部楔形或狭圆形，长7~14 cm，宽3~5 cm，边缘具不明显的疏圆齿，边缘腺点藏于毛中，两面绿色或暗紫红色，被糙伏毛，毛基部隆起如小瘤，具腺点。伞形花序，单生，着生于侧生特殊花枝顶端；花瓣粉红色，稀近白色，具腺点。果球形，熟时鲜红色，多少具腺点。花期6~7月，果期11月至翌年1月。

【分布】生于山间密林下，路旁、溪边阴湿的地方，或石上土质肥沃的地方。产于广西、广东、四川、贵州、湖南、江西、福建等地。

【性能主治】全株味苦、微辛，性凉。具有散瘀止血、清热利湿、去腐生肌的功效。主治风湿关节痛，跌打损伤，咯血，月经过多，痛经，肝炎，痢疾，小儿疳积。

【采收加工】全年均可采收，洗净，切片，晒干。

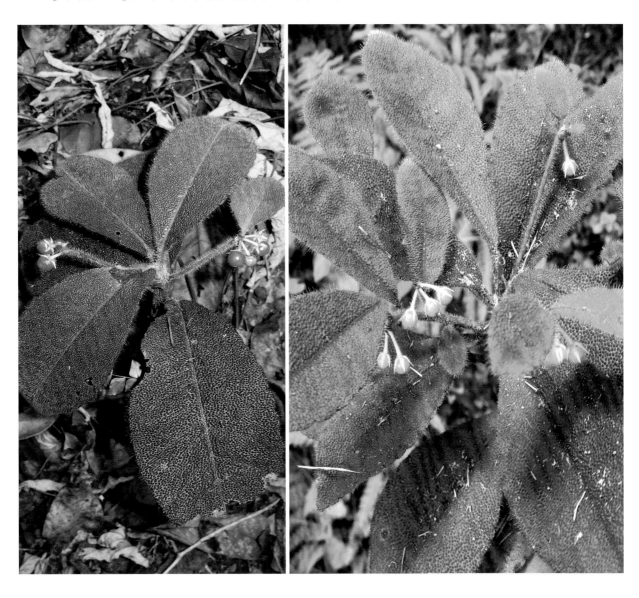

九节龙

【基原】为紫金牛科九节龙*Ardisia pusilla* A. DC.的全株。

【别名】狮子头。

【形态特征】亚灌状小灌木，长15~30 cm。蔓生，具匍匐茎，逐节生根。叶对生或近轮生；叶片坚纸质，椭圆形或倒卵形，顶端急尖或钝，基部广楔形或近圆形，长2.5~6 cm，宽1.5~3.5 cm，边缘具齿和细齿，具疏腺点，腹面被糙伏毛，背面被柔毛及长柔毛；侧脉明显。伞形花序，单生，侧生；花瓣白色或带微红色，具腺点。果球形，熟时红色，具腺点。花期5~7月，罕见于12月，果期与花期相近。

【分布】生于山间密林中，路旁、溪边阴湿的地方，或石上土质肥沃的地方。产于广西、广东、四川、贵州、湖南、江西、福建等地。

【性能主治】全株味苦、辛，性温。具有清热利湿、活血消肿的功效。主治风湿痹痛，黄疸，血痢腹痛，痛经，跌打损伤，痈疮肿毒；外用治毒蛇咬伤。

【采收加工】全年均可采收，洗净，晒干。

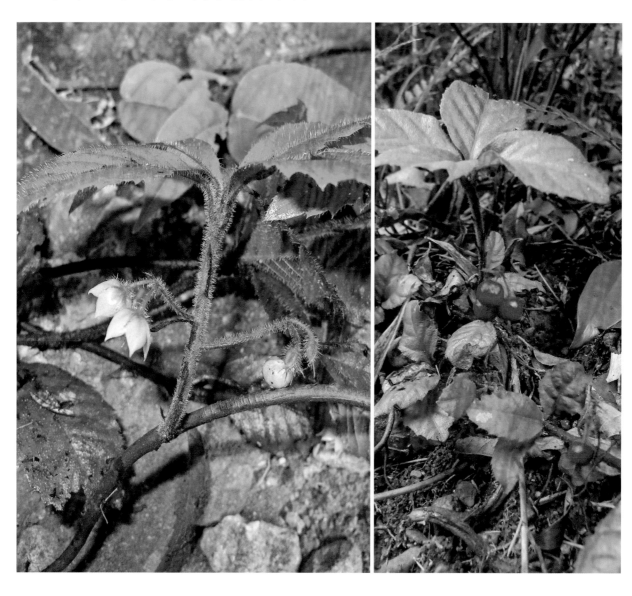

大罗伞树

【基原】为紫金牛科海南罗伞树 *Ardisia quinquegona* Blume 的地上部分。

【别名】高脚罗伞树、罗伞树。

【形态特征】灌木或灌木状小乔木，高约2 m。叶片坚纸质，长圆状披针形、椭圆状披针形至倒披针形，顶端渐尖，基部楔形，全缘，两面无毛，背面多少被鳞片。聚伞花序或亚伞形花序，腋生，稀着生于侧生特殊花枝顶端；花瓣白色，具腺点，外面无毛，里面近基部被细柔毛。果扁球形，具钝5棱，稀棱不明显，无腺点。花期5~6月，果期12月或翌年2~4月。

【分布】生于山坡疏、密林中或林中溪边阴湿处。产于广西、广东、贵州、云南、台湾、福建等地。

【性能主治】地上部分味辛，性平。具有止咳化痰、祛风解毒、活血止痛的功效。主治咳嗽、肺痨、黄疸、痢疾、水肿、淋证、闭经、跌打损伤、风湿骨痛、皮肤瘙痒。

【采收加工】除去杂质，洗净，切段，干燥。

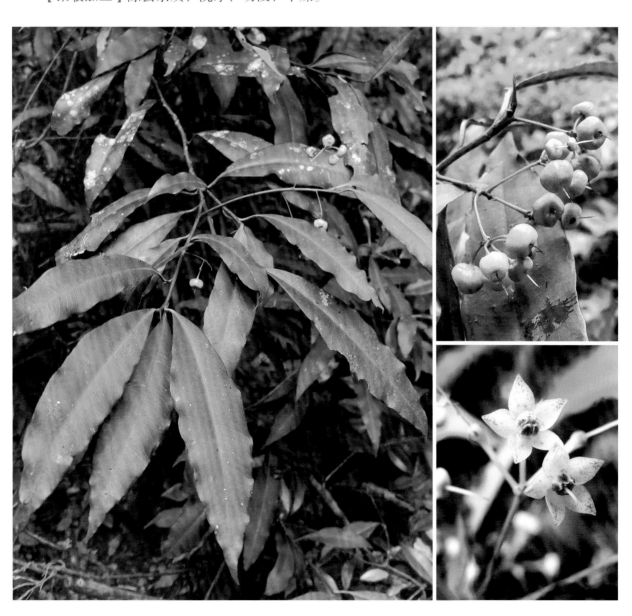

网脉酸藤子

【基原】为紫金牛科网脉酸藤子*Embelia rudis* Hand.-Mazz.的根、茎。

【别名】酸果藤、了哥利。

【形态特征】攀缘灌木。分枝多；枝条无毛，密布皮孔。叶片坚纸质，长圆状卵形或卵形，顶端急尖或渐尖，基部圆或钝，长5~10 cm，宽2~4 cm，边缘具细齿或粗齿，两面无毛；细脉网状，明显隆起，腺点疏而不明显。总状花序，腋生，长可达3 cm以上；花淡绿色或白色。果球形，蓝黑色或带红色，具腺点，宿存萼紧贴果。花期10~12月，果期翌年4~7月。

【分布】生于山坡灌木丛中或疏林、密林中，干燥和湿润溪边的地方。产于广西、广东、浙江、江西、四川、贵州、云南等地。

【性能主治】根、茎味辛，性微温。具有清凉解毒、滋阴补肾的功效。主治闭经，月经不调，风湿。

【采收加工】全年均可采收，洗净，切段，晒干。

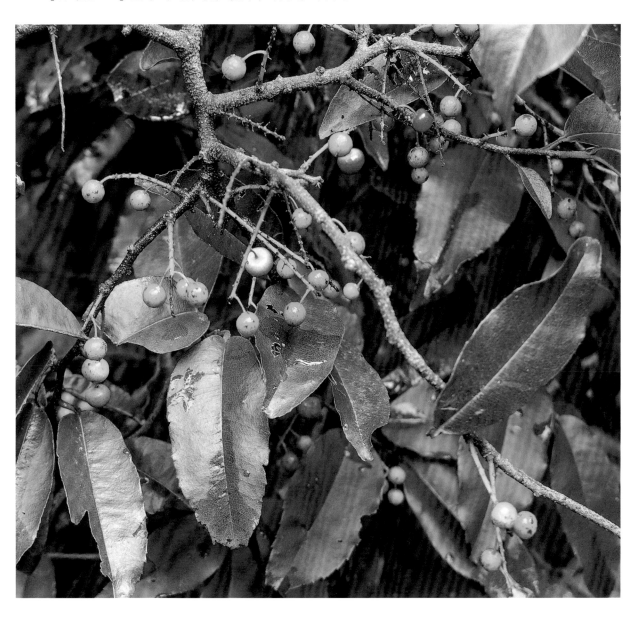

当归藤

【基原】为紫金牛科当归藤*Embelia parviflora* Wall. 的地上部分。

【别名】大力王、筛其强。

【形态特征】攀缘灌木或藤本植物。小枝通常2列，密被锈色长柔毛，略具腺点或星状毛。叶片小，呈2列排列于枝条上，广卵形或卵形，顶端钝或圆形，基部广钝或近圆形，全缘，多少具缘毛。亚伞形花序或聚伞花序腋生；花被片5枚；开花时花序垂于叶下，满树白色或粉红色。果球形，暗红色，无毛，宿存萼反卷。花期12月至翌年5月，果期5~7月。

【分布】生于山谷林下、林缘或灌木丛中。产于广西、广东、云南、贵州、福建、浙江等地。

【性能主治】地上部分味苦、涩，性平。具有补血调经、强腰膝的功效。主治贫血，闭经，月经不调，带下，腰腿痛。

【采收加工】全年均可采收，切段，晒干。

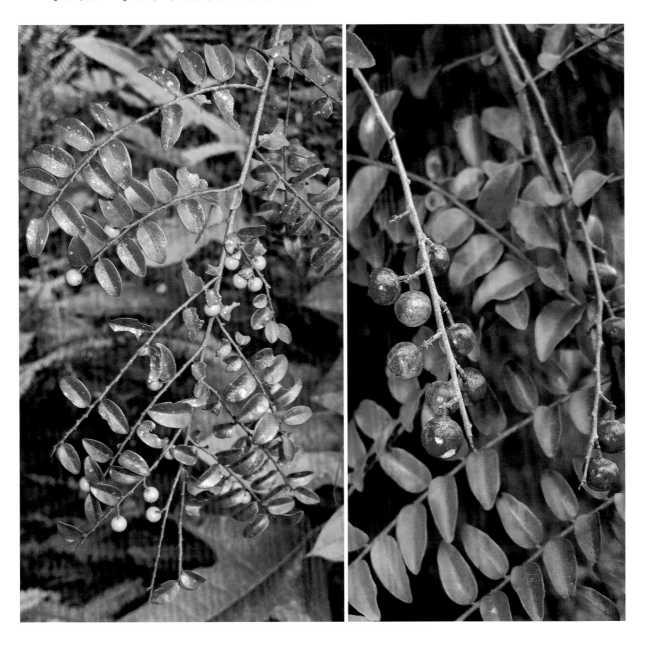

鲫鱼胆

【基原】为紫金牛科鲫鱼胆*Maesa perlarius* (Lour.) merr. 的全株。

【别名】空心花。

【形态特征】小灌木，高1~3 m。分枝多。叶片纸质或近坚纸质，广椭圆状卵形至椭圆形，长7~11 cm，宽3~5 cm，边缘上部具粗齿，下部常全缘。总状花序或圆锥花序腋生，具2~3条分枝；花冠白色，钟形，具脉状腺条纹；裂片与花冠管等长。果球形，具脉状腺条纹；具宿存萼片。花期3~4月，果期12月至翌年5月。

【分布】生于路边的疏林或灌木丛中湿润处。产于贵州、四川、广西至台湾以南沿海各地。

【性能主治】全株味苦、性平。具有接骨消肿、生肌祛腐的功效。主治跌打刀伤，疔疮。

【采收加工】全年均可采收。

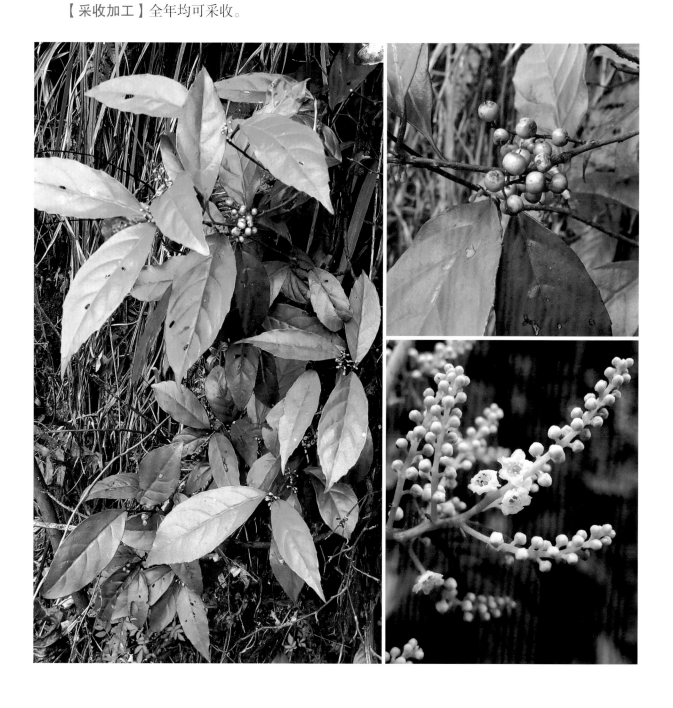

白檀

【基原】为山矾科白檀*Symplocos paniculata* (Lour.) Merr. 的全株。

【别名】华山矾。

【形态特征】落叶灌木或小乔木。嫩枝具灰白色柔毛，老枝无毛。叶互生；叶片膜质或薄纸质，阔倒卵形、椭圆状倒卵形或卵形，先端急尖或渐尖，基部阔楔形或近圆形，边缘具细尖齿。圆锥花序长5~8 cm，通常具柔毛；花冠白色，5 深裂几达基部。核果熟时蓝色，卵状球形，稍扁斜，顶端宿萼裂片直立。花期4~5月，果期8~9月。

【分布】生于山坡、路边、疏林或密林中。产于东北、华北、华中、华南、西南等地区。

【性能主治】全株味苦、涩，性微寒。具有清热解毒、化痰截疟、通络止痛的功效。主治感冒发热，痢疾，泄泻，疮疡疖肿，毒蛇咬伤，疟疾，筋骨疼痛，跌打损伤。

【采收加工】夏、秋季采收，切段，干燥。

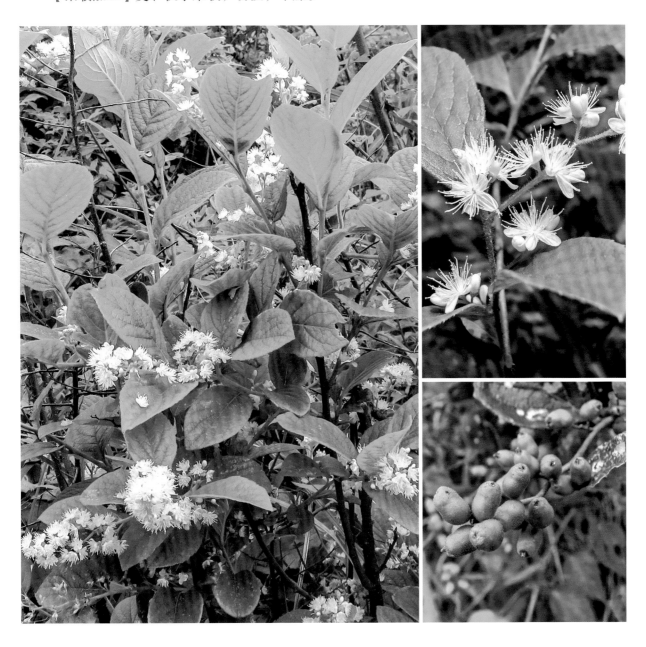

白背枫

【基原】为马钱科白背枫*Buddleja asiatica* Lour. 的全株。

【别名】驳骨丹、狭叶醉鱼草。

【形态特征】直立灌木或小乔木，高1~8 m。嫩枝条四棱形，老枝条圆柱形；小枝、叶背面、叶柄及花序均密被灰色或淡黄色星状短茸毛。叶片披针形或长披针形，先端渐尖或长渐尖。总状花序窄而长，由多个小聚伞花序组成，长5~25 cm，单生或3个至数个聚生于枝顶或上部叶腋内，再排列成圆锥花序；花白色。蒴果椭圆形。花期1~10月，果期3~12月。

【分布】生于山坡灌木丛中或林缘向阳处。产于广西、广东、贵州、云南、湖南、湖北、江西、福建等地。

【性能主治】全株味辛、苦，性温；有小毒。具有祛风利湿、行气活血的功效。主治胃寒作痛，妇女产后头痛，风湿关节痛，跌打损伤，骨折；外用治皮肤湿痒，无名肿毒。

【采收加工】全年均可采收，鲜用或晒干。

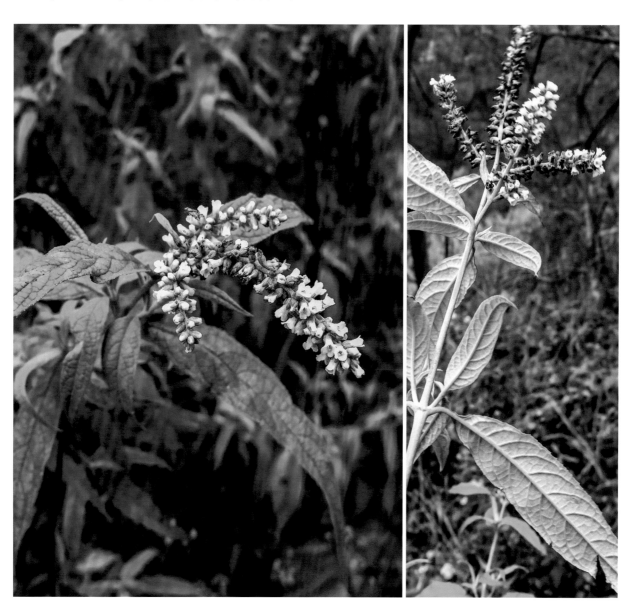

醉鱼草

【基原】为马钱科醉鱼草*Buddleja lindleyana* Fortune 的茎叶。

【别名】闭鱼花、毒鱼草。

【形态特征】直立灌木，高1~2 m。嫩枝被棕黄色星状毛及鳞片。叶片膜质，卵形至椭圆状披针形，顶端渐尖至尾状，全缘，干时腹面暗绿色，无毛，背面密被棕黄色星状毛。总状聚伞花序顶生，疏被星状毛及金黄色腺点；穗状聚伞花序顶生；花紫色，花冠筒弯曲。蒴果长圆形，外被鳞片。花期4~10月，果期8月至翌年4月。

【分布】生于山地向阳山坡、林缘灌木丛中。产于广西、广东、湖南、贵州、云南、四川、江西、浙江、江苏等地。

【性能主治】茎叶味辛，性温；有小毒。具有祛风湿、壮筋骨、活血祛瘀的功效。主治风湿筋骨疼痛，跌打损伤，产后血瘀，痈疽溃疡。

【采收加工】全年均可采收，洗净，晒干。

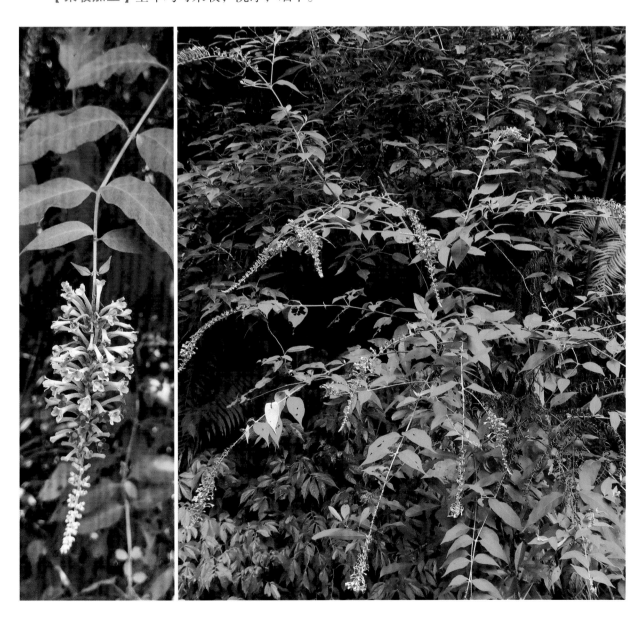

扭肚藤

【基原】为木犀科扭肚藤*Jasminum elongatum* (Bergius) Willd. 的枝叶。

【别名】白金银花。

【形态特征】攀缘灌木。小枝圆柱形，疏被短柔毛至密被黄褐色茸毛。单叶对生；叶片纸质，卵状披针形至卵形，先端短尖，基部圆形、截形或微心形，两面被短柔毛，或除背面脉上被毛外，其余近无毛。聚伞花序密集，常着生于侧枝顶端；花白色，花冠管细长，高脚碟形。果长圆形，熟时黑色。花期6~10月，果期8月至翌年3月。

【分布】生于丘陵或山地林中。产于广西、广东、云南、海南等地。

【性能主治】茎叶味微苦，性凉。具有清热利湿、解毒、消滞的功效。主治急性胃肠炎，消化不良，急性结膜炎，急性扁桃体炎，痢疾。

【采收加工】夏、秋季采收，鲜用或晒干。

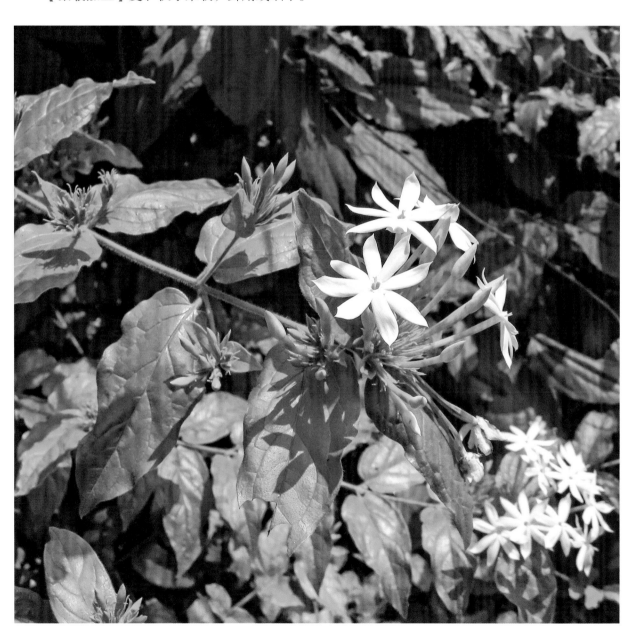

破骨风

【基原】为木犀科清香藤*Jasminum lanceolaria* Roxb. 的全株。

【别名】碎骨风、散骨藤。

【形态特征】攀缘灌木。小枝圆柱形，稀具棱，节处稍压扁，全株无毛或微被短柔毛。叶对生，三出复叶；小叶具小叶柄，革质，卵圆形、椭圆形至披针形，长3.5~16 cm，宽1~9 cm，腹面绿色，光亮，无毛或被短柔毛，背面色较淡，光滑或疏被至密被柔毛。聚伞花序顶生，兼有腋生；花萼三角形或不明显；花冠白色。果球形或椭圆形，黑色。花期4~10月，果期6月至翌年3月。

【分布】生于疏林或灌木丛中。产于广西、湖南、台湾、甘肃等地。

【性能主治】全株味苦、辛，性平。具有活血破瘀、理气止痛的功效。主治风湿痹痛，跌打骨折，外伤出血。

【采收加工】全年均可采收，晒干。

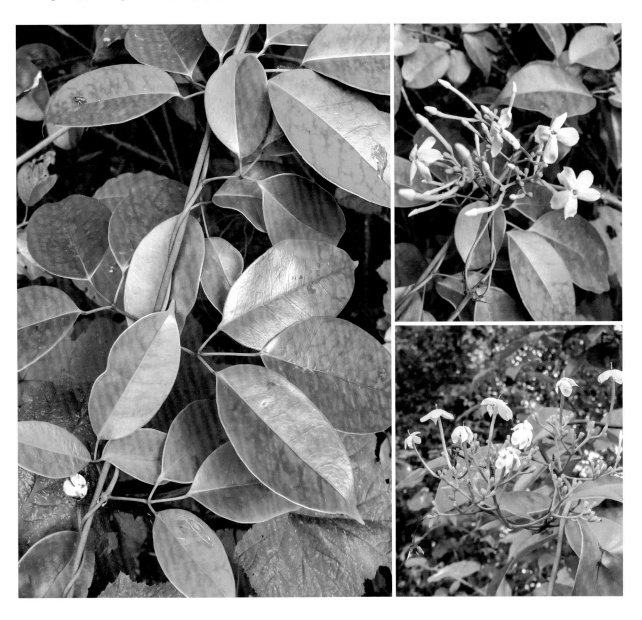

华素馨

【基原】为木犀科华素馨*Jasminum sinense* Hemsl. 的全株。

【别名】华清香藤。

【形态特征】攀缘灌木。枝、叶、叶柄和花序密被锈色长柔毛。叶对生，三出复叶，顶生小叶远大于侧生小叶；小叶片纸质，卵形或卵状披针形，顶生小叶片较大，长3~12.5 cm，宽2~8 cm，叶缘反卷，两面被锈色柔毛，背面脉上尤密。聚伞花序顶生及腋生；花芳香；花萼被柔毛，果时稍增大，锥尖形或长三角形；花冠白色。果长圆形或近球形，黑色。花期7~10月。

【分布】生于灌木丛或山林中。产于广西、广东、云南、贵州、湖南、浙江等地。

【性能主治】全株味微苦、涩。具有清热解毒的功效。主治疮疡肿毒。

【采收加工】全年均可采收，切片或切段，鲜用或晒干。

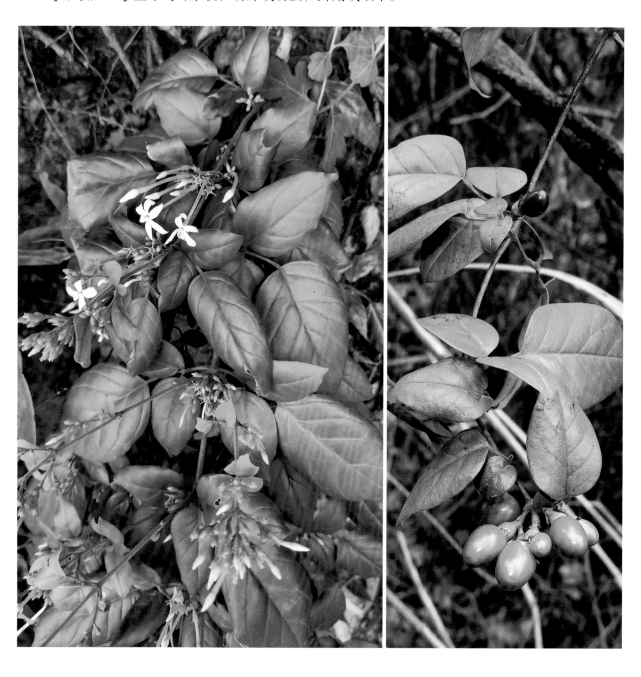

女贞子

【基原】为木犀科女贞 *Ligustrum lucidum* W. T. Aiton 的果实。

【别名】白蜡树。

【形态特征】常绿灌木或乔木。小枝灰褐色，无毛，具圆形小皮孔。叶片革质，卵形、长卵形或椭圆形至宽椭圆形，先端锐尖至渐尖或钝，基部圆形或近圆形，有时宽楔形或渐狭，光亮无毛。圆锥花序顶生，花序轴果时具棱；花序基部苞片常与叶同型；花冠白色，裂片反折。果肾形，熟时蓝黑色并被白色粉末。花期5~7月，果期7~12月。

【分布】生于灌木丛中或山林中。产于广西、广东、云南、贵州、湖南、浙江等地。

【性能主治】干燥果实味甘、苦，性凉。具有滋补肝肾、明目乌发的功效。主治眩晕耳鸣，腰膝酸软，须发早白，目暗不明。

【采收加工】冬季果实成熟时采收，除去枝叶，稍蒸或置沸水中稍烫后取出，干燥。

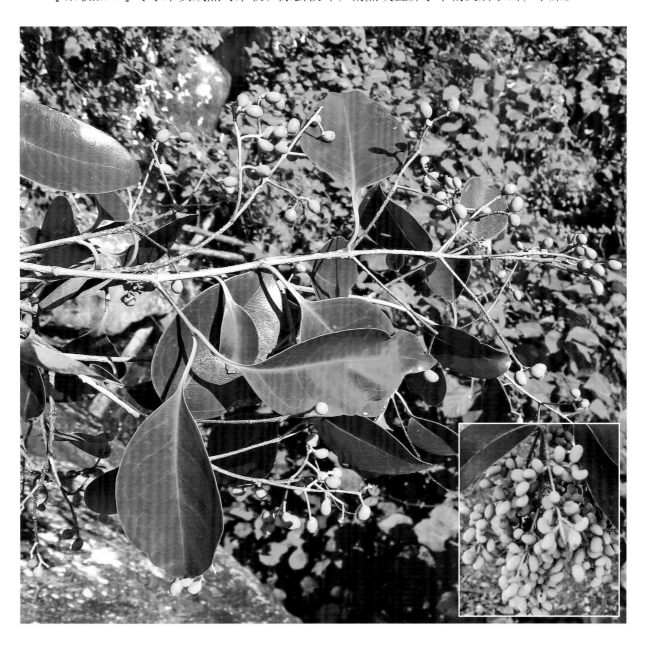

小蜡树叶

【基原】为木犀科小蜡 *Ligustrum sinense* Lour. 的叶。

【别名】水白蜡。

【形态特征】落叶灌木或小乔木。小枝被淡黄色柔毛，老时近无毛。叶片纸质或薄革质，卵形至披针形，长2~9 cm，宽1~3.5 cm，先端渐尖至微凹，基部宽楔形或近圆形。圆锥花序顶生或腋生，塔形；花序轴基部有叶；花白色；花丝与花冠裂片近等长或长于裂片。果近球形。花期5~6月，果期9~12月。

【分布】生于山坡、山谷、河旁、路边的密林、疏林或混交林中。产于广西、广东、湖南、贵州、四川、江西、湖北等地。

【性能主治】叶味苦，性凉。具有清热利湿、解毒消肿的功效。主治感冒发热，肺热咳嗽，咽喉肿痛，口舌生疮，湿疹，皮炎，跌打损伤，烫伤。

【采收加工】夏、秋季采收，鲜用或晒干。

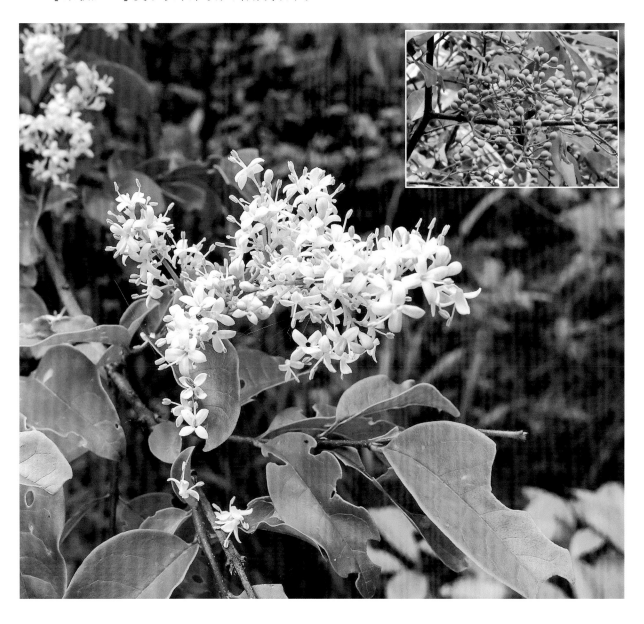

透骨香

【基原】为夹竹桃科筋藤*Alyxia levinei* merr.的全株。

【别名】坎香藤、藤满山香。

【形态特征】攀缘灌木，具乳汁。全株无毛。小枝和老枝皆柔弱；老枝圆柱状，平滑，淡红褐色。叶对生或3叶轮生；叶片椭圆形或长圆形，长5~8 cm，宽2~3 cm，嫩时膜质，老时纸质或近革质，橄榄色，顶端钝或渐尖，基部急尖或稍渐尖。聚伞花序单生于叶腋内，短；花冠白紫色，高脚碟状。核果椭圆状，长约9 mm。花期3~8月，果期8月至翌年6月。

【分布】生于林缘或山坡灌木丛中，常攀缘附生于树上、墙壁或石上，亦有栽于庭院观赏。产于广西、广东、江苏、安徽、湖北、山东、四川、浙江等地。

【性能主治】全株味辛、微苦，性温。具有祛风除湿、活血止痛的功效。主治风湿痹痛，腰痛，胃痛。

【采收加工】全年均可采收，洗净，切片，鲜用或晒干。

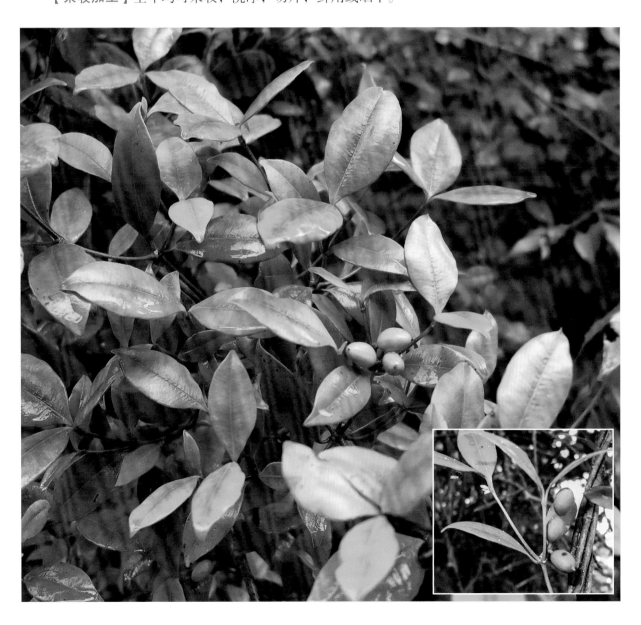

络石藤

【基原】为夹竹桃科络石 *Trachelospermum jasminoides* (Lindl.) Lem. 的带叶藤茎。

【别名】软筋藤、羊角藤、爬墙风。

【形态特征】常绿木质藤本。具乳汁。叶片革质，椭圆形至卵状椭圆形，顶端锐尖至渐尖或钝，有时微凹或有小突尖，基部渐狭至钝，腹面无毛，背面被疏短柔毛，老渐无毛。聚伞花序，花白色繁密，芳香，花蕾顶端钝；花冠筒圆筒形，中部膨大；雄蕊着生在花冠筒中部，隐藏在花喉内。蓇葖果双生，叉开。种子顶端具白色绢质种毛。花期3~7月，果期7~12月。

【分布】生于林缘或山坡灌木丛中，常攀缘附生于树上、墙壁或石上，亦有栽于庭院观赏。产于广西、广东、江苏、安徽、四川、浙江等地。

【性能主治】带叶藤茎味苦，性微寒。具有凉血消肿、祛风通络的功效。主治风湿热痹，筋脉拘挛，腰膝酸痛，痈肿，跌打损伤。

【采收加工】冬季至翌年春季采割，除去杂质，洗净，稍润，切段，干燥。

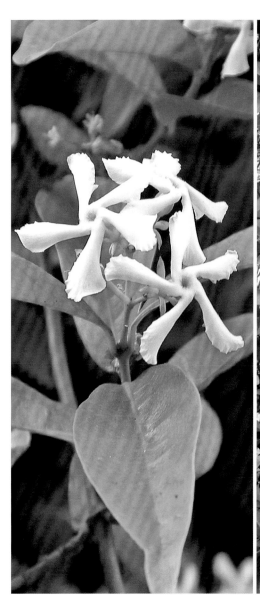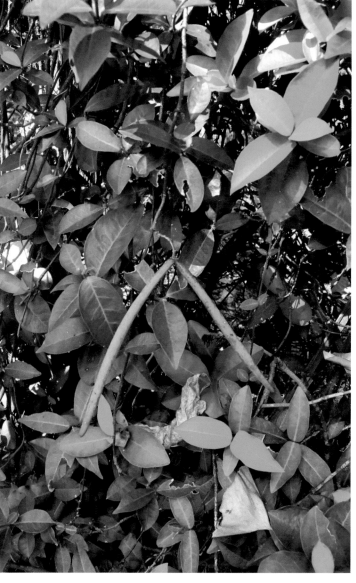

藤杜仲

【基原】为夹竹桃科毛杜仲藤*Urceola huaitingii* (Chun et Tsiang) D. J. middleton 的树皮。

【别名】鸡头藤、红杜仲、红九牛。

【形态特征】攀缘多枝灌木，具乳汁。除花冠裂片外，都具有灰色或红色短茸毛。叶生于枝的顶端，对生；叶片薄纸质或老叶略厚，卵圆状或长圆状椭圆形，两面被有柔毛，背面脉上被毛较密。聚伞花序总状序近顶生；花小密集，黄色。蓇葖果双生或1个不发育，卵状披针形，基部膨大，向上细尖。花期3~6月，果期7~12月。

【分布】生于山地林中或灌木丛中。产于广西、广东、湖南和贵州等地。

【性能主治】树皮味苦、涩、微辛，性平。具有祛风活络、壮腰膝、强筋骨、消肿的功效。主治风湿痹痛，腰膝酸软，跌打损伤。

【采收加工】全年均可采收，剥取树皮，干燥。

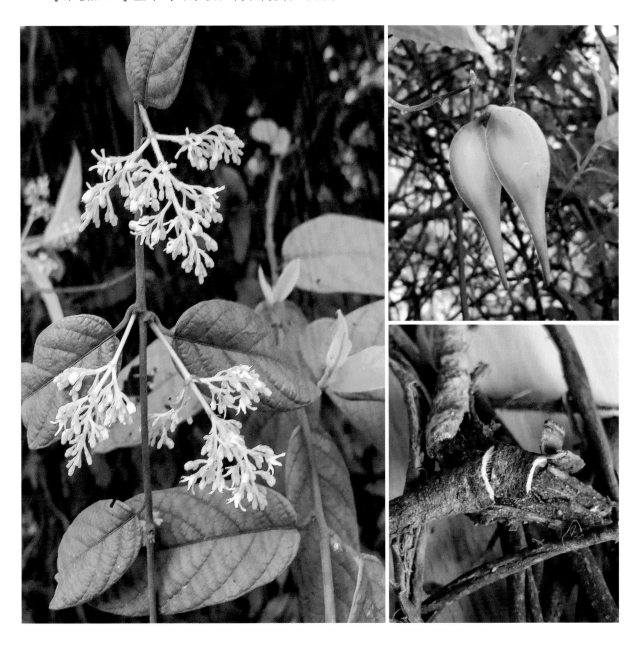

刺瓜

【基原】为萝藦科刺瓜*Cynanchum corymbosum* Wight的全草。

【别名】小刺瓜、野苦瓜。

【形态特征】多年生草质藤本。块根粗壮。叶片薄纸质，除脉上被毛外其余无毛，卵形或卵状长圆形，顶端短尖，基部心形，腹面深绿色，背面苍白色。花序腋外生，着花约20朵；花绿白色，近辐状；副花冠大型，杯状或高钟状。蓇葖纺锤状，具弯刺，向端部渐尖，中部膨胀。种子卵形；种毛白色绢质。花期5~10月，果期8月至翌年1月。

【分布】生于山野河边灌木丛中及林下潮湿处。产于广西、广东、云南、四川、福建等地。

【性能主治】全草味甘、淡，性平。具有益气、催乳、解毒的功效。主治乳汁不足，神经衰弱，慢性肾炎。

【采收加工】全年均可采收，晒干。

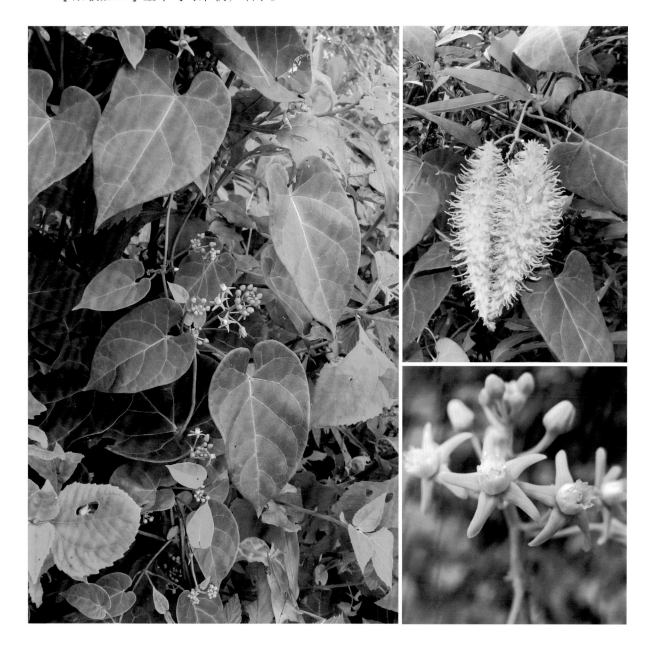

白前

【基原】为萝藦科柳叶白前*Cynanchum stauntonii* (Decne.) Schltr. ex Lévl.的根茎及根。

【别名】水杨柳。

【形态特征】直立半灌木，高约1 m。无毛，分枝或不分枝；须根纤细，在节上丛生。叶对生；叶片纸质，狭披针形，长6~13 cm，宽3~5 mm，两端渐尖。伞形聚伞花序腋生；花序梗长达1 cm；花冠紫红色，辐状，内面具长柔毛；副花冠裂片盾状，比花药短。蓇葖单生，长披针形，长达9 cm。花期5~8月，果期9~10月。

【分布】生于低海拔的山谷湿地、水旁至半浸在水中。产于广西、广东、安徽、江苏、浙江、湖南、江西、福建等地。

【性能主治】全草味辛、苦，性微温。具有降气、消痰、止咳的功效。主治肺气壅实，咳嗽痰多，胸满喘急等。

【采收加工】秋季采收，洗净，晒干。

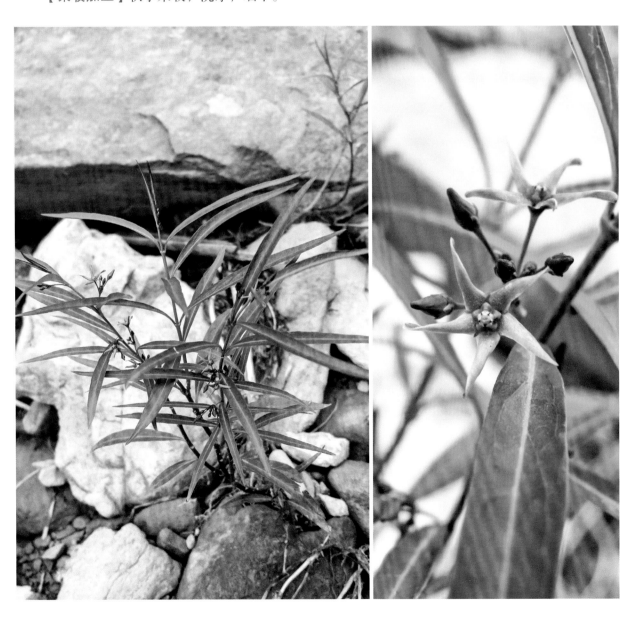

吊山桃

【基原】为萝藦科吊山桃 *Secamone sinica* Hand.-Mazz. 的叶。

【别名】细叶青藤。

【形态特征】藤状灌木，具有乳汁。幼枝略被有锈色疏柔毛。叶片纸质，卵状披针形，顶端渐尖，基部近圆形或宽楔形，具有透明腺点，腹面无毛，背面被有短柔毛。聚伞花序腋生，或近顶生，具短的花序梗，着花2~6朵，密被锈色疏柔毛；花冠黄色，近辐状，花冠筒短，裂片长圆形。蓇葖纺锤状披针形，无毛。种子长圆形，具白色绢质种毛。花期5~6月，果期9~10月。

【分布】生于丘陵山地疏林中或溪旁密林阴处，攀缘于树上。产于广西、广东、云南和贵州等地。

【性能主治】叶味甘，性平。具有壮筋骨、补精血、催乳的功效。主治肝肾不足，筋骨痿软，产后体虚缺乳。

【采收加工】全年均可采收，晒干。

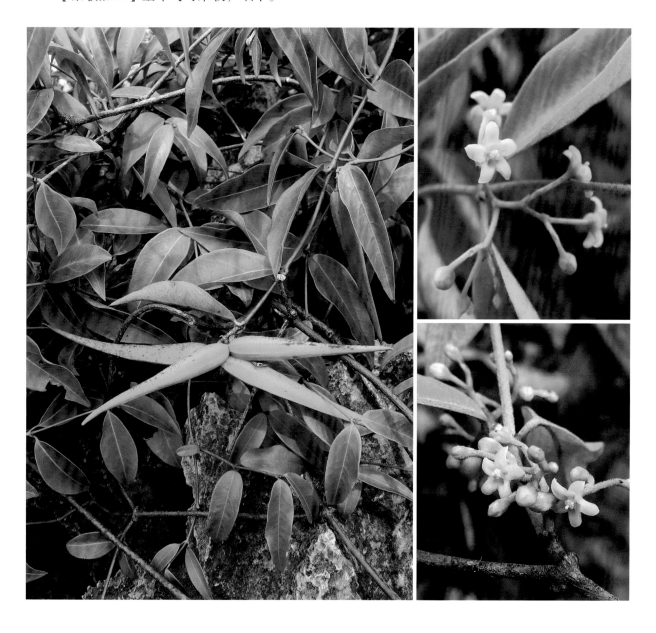

水杨梅

【基原】为茜草科细叶水团花*Adina rubella* Hance 的带花的果序。

【别名】水石榴、小叶团花。

【形态特征】落叶小灌木。小枝延长，具赤褐色微毛，后无毛。叶对生；叶片近无柄，薄革质，卵状披针形或卵状椭圆形，全缘，顶端渐尖或短尖，基部阔楔形或近圆形。头状花序单生、顶生或兼有腋生，花序梗略被柔毛；小苞片线形或线状棒形；花萼管疏被短柔毛，萼裂片匙形或匙状棒形；花冠裂片三角状，紫红色。果序直径8~12 mm。花期、果期5~12月。

【分布】生于溪边、河边、沙滩等湿润地区。产于广西、广东、福建、江苏、浙江、湖南、江西和陕西等地。

【性能主治】带花的果序味苦、涩，性凉。具有清热利湿、解毒消肿的功效。主治湿热泄泻，痢疾，湿疹，疮疖肿毒，风火牙痛，跌打损伤，外伤出血。

【采收加工】9~11月果实未完全成熟时采收，除去枝叶及杂质，干燥。

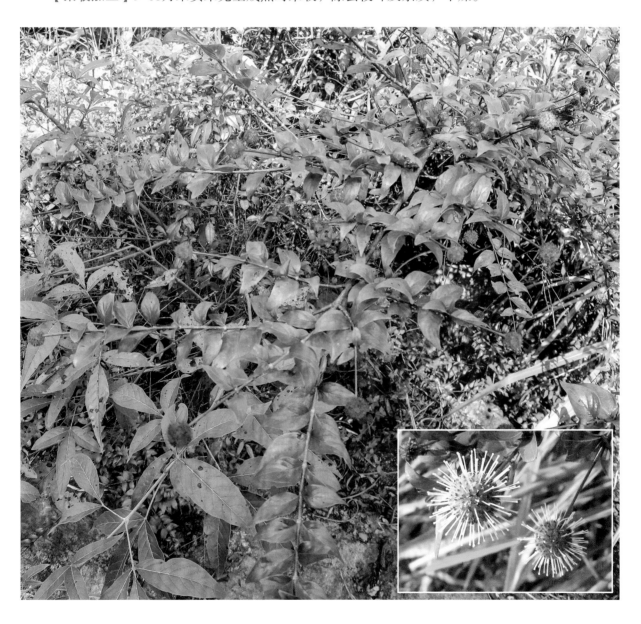

栀子

【**基原**】为茜草科栀子*Gardenia jasminoides* J. Ellis 的成熟果实。

【**别名**】黄栀子、山栀子、水横枝。

【**形态特征**】常绿灌木，高0.3~3 m。嫩枝常被短毛，枝圆柱形。叶对生；叶片革质，稀为纸质，少为3片轮生，叶形多样，常为长圆状披针形、倒卵状长圆形、倒卵形或椭圆形，常无毛。花芳香，常单朵生于枝顶，白色或乳黄色，高脚碟状。果卵形、近球形、椭圆形或长圆形，黄色或橙红色，有翅状纵棱5~9条，顶部具宿存萼片。花期3~7月，果期5月至翌年2月。

【**分布**】生于旷野、山谷、山坡的灌木丛或疏林中。产于广西、广东、云南、贵州、湖南、江西、福建等地。

【**性能主治**】成熟果实味苦，性寒。具有泻火除烦、清热利湿、凉血解毒、消肿止痛的功效。主治热病心烦，湿热黄疸，淋证涩痛，血热吐衄，目赤肿痛，火毒疮疡；外用治扭挫伤痛。

【**采收加工**】果实成熟时采收，除去果梗及杂质，蒸至上汽或置沸水中稍烫，取出，干燥。

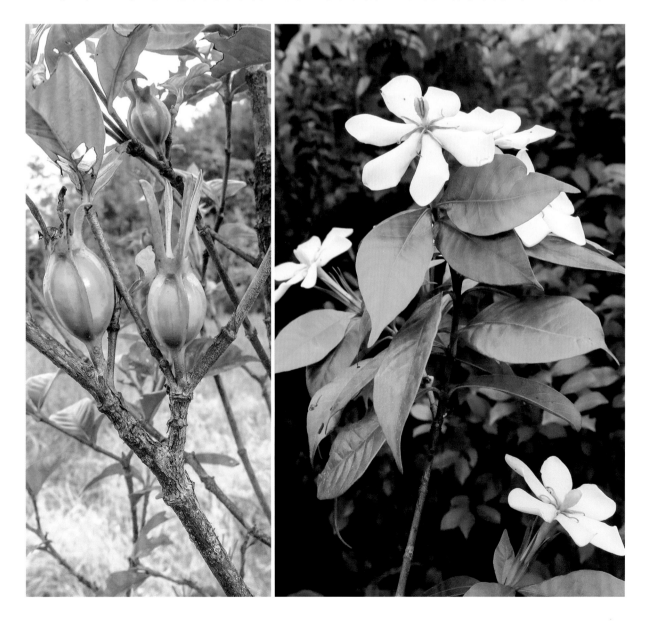

剑叶耳草

【基原】为茜草科剑叶耳草*Hedyotis caudatifolia* Merr. et F. P. Metcalf的全草。

【别名】观音茶、千年茶。

【形态特征】直立灌木，高30~90 cm。全株无毛，基部木质；老枝干后灰色或灰白色，圆柱形，嫩枝绿色，具浅纵纹。叶对生；叶片草质，披针形，腹面绿色，背面灰白色，长6~13 cm，宽1.5~3 cm，顶部尾状渐尖，基部楔形或下延。圆锥聚伞花序；花冠白色或粉红色，管形，喉部略扩大。蒴果椭圆形。花期5~6月。

【分布】生于丛林中较旱的沙质土壤或悬崖石壁上。产于广西、广东、湖南、福建、浙江等地。

【性能主治】全草味甘，性平。具有润肺止咳、消积、止血的功效。主治支气管炎，咳血，小儿疳积，跌打肿痛，外伤出血。

【采收加工】夏、秋季采收，鲜用或晒干。

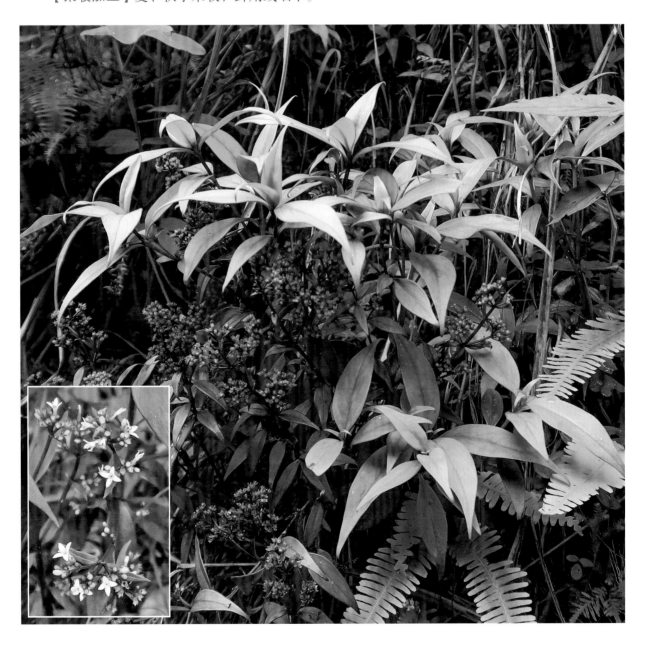

鸡肠风

【基原】为茜草科牛白藤*Hedyotis hedyotidea* (DC.) merr. 的根、藤及叶。

【别名】糯饭藤、藤耳草、白藤草。

【形态特征】藤状灌木。藤触之有粗糙感。嫩枝方柱形，被粉末状柔毛，老时圆柱形。叶对生；叶片膜质，长卵形或卵形，顶端短尖或短渐尖，基部楔形或钝，腹面粗糙，背面被柔毛。花序腋生和顶生，由10~20朵花集聚而成伞形花序；花冠白色，管形，先端4浅裂，裂片披针形。蒴果近球形，宿存萼檐裂片外翻。花期4~7月。

【分布】生于山谷灌木丛中或丘陵坡地。产于广西、广东、云南、贵州、福建等地。

【性能主治】根、藤味甘、淡，性凉。具有消肿止血、祛风活络的功效。主治风湿关节痛，痔疮出血，跌打损伤。叶味甘、淡，性凉。具有清热祛风的功效。主治肺热咳嗽，感冒，肠炎；外用治湿疹，皮肤瘙痒，带状疱疹。

【采收加工】全年均可采收，洗净，切片，鲜用或晒干。

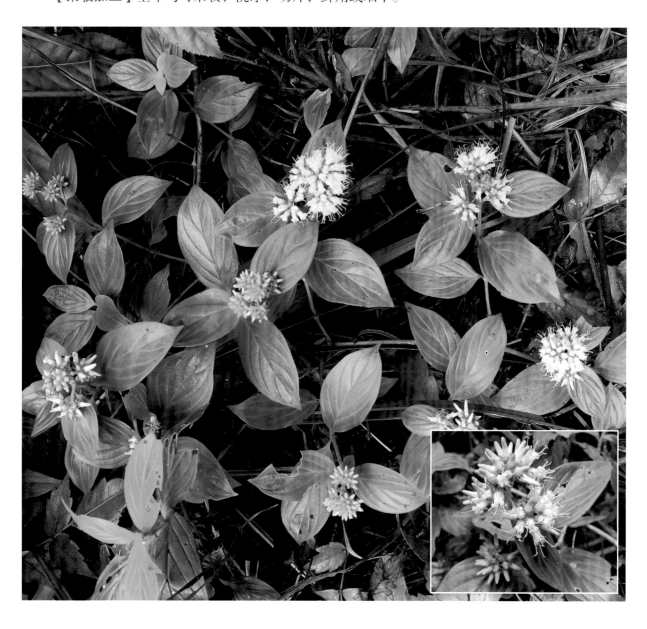

玉叶金花

【基原】为茜草科玉叶金花*Mussaenda pubescens* W. T. Aiton 的茎和根。

【别名】凉口茶、白纸扇。

【形态特征】攀缘灌木。嫩枝被贴伏短柔毛。叶对生或轮生；叶片膜质或薄纸质，卵状长圆形或卵状披针形，顶端渐尖，基部楔形，腹面近无毛或疏被毛，背面密被短柔毛。聚伞花序顶生，密花；萼裂片5片，其中1片极发达呈白色花瓣状；花冠黄色，花冠裂片长圆状披针形。浆果近球形，顶部有环状疤痕，干时黑色。花期6~7月。

【分布】生于灌木丛、溪谷、山坡或村旁。产于广西、广东、海南、湖南、福建、浙江等地。

【性能主治】茎和根味甘、微苦，性凉。具有清热利湿、解毒消肿的功效。主治感冒，中暑，肠炎，肾炎水肿，咽喉肿痛，支气管炎。

【采收加工】全年均可采收，洗净，切段，干燥。

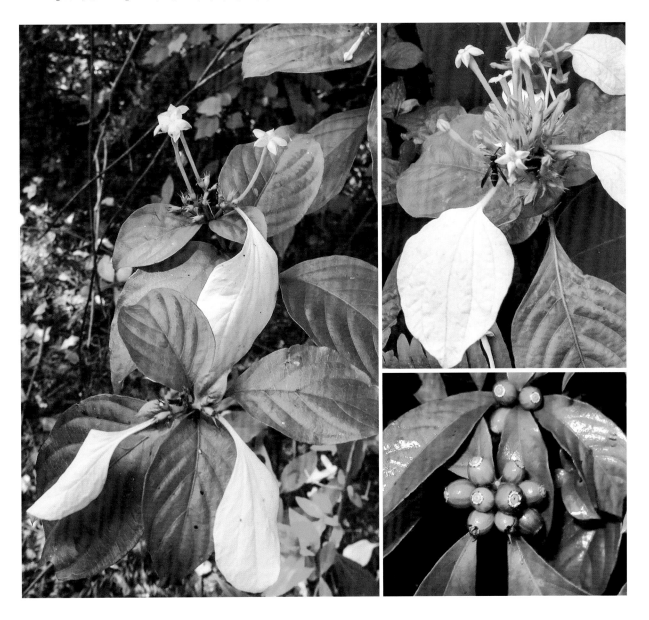

大叶白纸扇

【基原】为茜草科大叶白纸扇*Mussaenda shikokiana* Makino的茎叶和根。

【别名】黐花、贵州玉叶金花。

【形态特征】直立或攀缘灌木。嫩枝密被短柔毛。叶对生；叶片薄纸质，广卵形或广椭圆形，长10~20 cm，宽5~10 cm，顶端骤渐尖或短尖，基部楔形或圆形，腹面淡绿色，背面浅灰色，幼嫩时两面有稀疏贴伏毛，脉上毛较稠密，老时两面均无毛。聚伞花序顶生，有花序梗，花疏散；萼裂片近叶状，白色，披针形，长渐尖或短尖，长达1 cm；花冠黄色，花冠裂片卵形，有短尖头。浆果近球形，直径约1 cm。花期5~7月，果期7~10月。

【分布】生于山地疏林下或路边。产于广西、广东、江西、贵州、湖南、湖北、四川、安徽、福建、浙江等地。

【性能主治】茎叶和根味苦、微甘，性凉。具有清热解毒、解暑利湿的功效。主治感冒，中暑高热，咽喉肿痛，痢疾，泄泻，小便不利，无名肿毒，毒蛇咬伤。

【采收加工】茎叶夏季采集，根全年均可采收，切碎，鲜用或晒干。

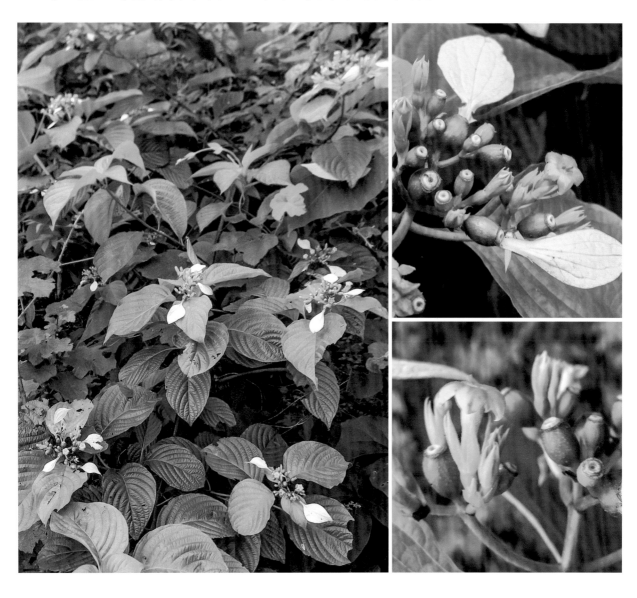

蛇根草

【基原】为茜草科中华蛇根草*Ophiorrhiza chinensis* H. S. Lo的全草。

【别名】雪里开花。

【形态特征】草本或有时亚灌木状。茎圆柱状，干时草黄色，无毛；嫩枝干时常变紫黑色。叶片纸质，披针形至卵形，长3.5~12 cm，很少达14~15 cm，顶端渐尖，基部楔尖，全缘，两面无毛或近无毛，干时多少变淡红色。花序顶生，多花；花二型，花柱异长；花冠白色或微染紫红色；管状漏斗形，长18~20 mm。蒴果僧帽状或倒心状，侧扁，顶部附有宿存的花盘和萼裂片，熟时室背开裂为2个果爿。花期冬、春季，果期春、夏季。

【分布】生于阔叶林中潮湿沃土上。产于广西、广东、四川、贵州、湖北、湖南、江西、安徽、福建等地。

【性能主治】全草味淡，性平。具有止渴祛痰、活血调经的功效。主治咯血，气管炎，月经不调；外用治扭挫伤。

【采收加工】全年均可采收。洗净鲜用或晒干。

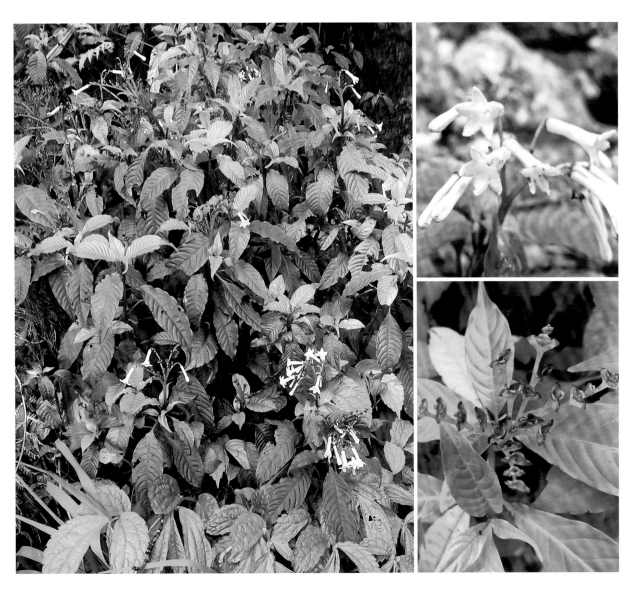

鸡矢藤

【基原】为茜草科鸡矢藤*Paederia scandens* (Lour.) Merr. 的地上部分。

【别名】臭屁藤。

【形态特征】多年生缠绕藤本。枝叶揉碎有强烈的鸡屎臭味。叶对生；叶片纸质，形状变化很大，卵形、卵状长圆形至披针形，顶端急尖或渐尖，基部楔形或近圆形或截形，有时浅心形，两面无毛或近无毛。圆锥花序式的聚伞花序腋生和顶生，扩展；花冠筒钟状，外面白色，内面紫红色，有茸毛。果球形，熟时近黄色，有光泽，藤枯后仍不落。花期6~10月，果期11~12月。

【分布】生于山坡、林缘灌木丛中或缠绕于树上。产于广西、广东、云南、贵州、湖南、湖北、福建、四川等地。

【性能主治】地上部分味甘、涩，性平。具有除湿、消食、止痛、解毒的功效。主治消化不良，胆绞痛，脘腹疼痛；外用治湿疹，疮疡肿痛。

【采收加工】夏、秋季采收，阴干。

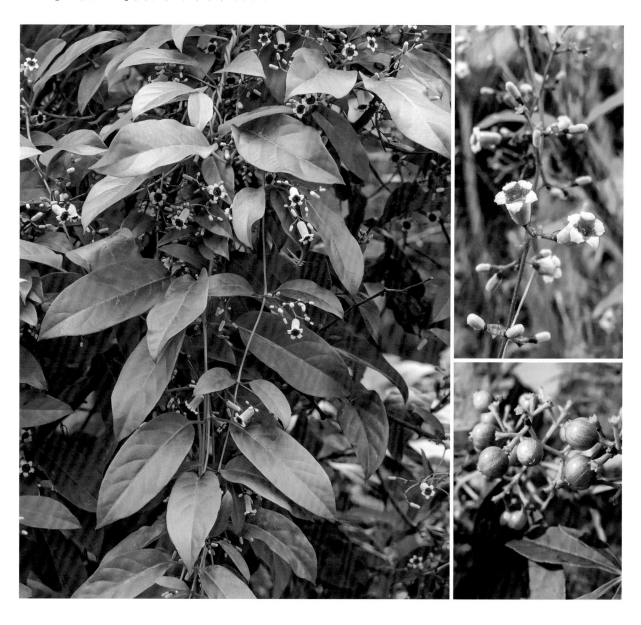

急惊风

【基原】为茜草科白马骨*Serissa serissoides* (DC.) Druce 的全株。

【别名】六月雪、满天星。

【形态特征】小灌木，高0.3~1 m。枝粗壮，灰色，被短毛，后毛脱落变无毛，嫩枝被微柔毛。叶通常丛生；叶片薄纸质，倒卵形或倒披针形，长1.5~4 cm，宽0.7~1.3 cm，顶端短尖或近短尖，基部收狭成1个短柄，除背面被疏毛外其余无毛。花白色，无梗，丛生于小枝顶部；花萼裂片几与冠筒等长；花冠管喉部被毛，裂片5枚，长圆状披针形。花期4~6月，果期9~11月。

【分布】生于荒地、草坪、灌木丛中。产于广西、广东、香港、江西、福建、湖北、安徽、江苏、浙江等地。

【性能主治】全草味苦、辛，性凉。具有凉血解毒、利湿消肿的功效。主治急慢性肝炎，痢疾，肠炎，白带异常，风湿痹痛，跌打损伤。

【采收加工】4~6月采收茎叶，秋季挖根，洗净，切段，鲜用或晒干。

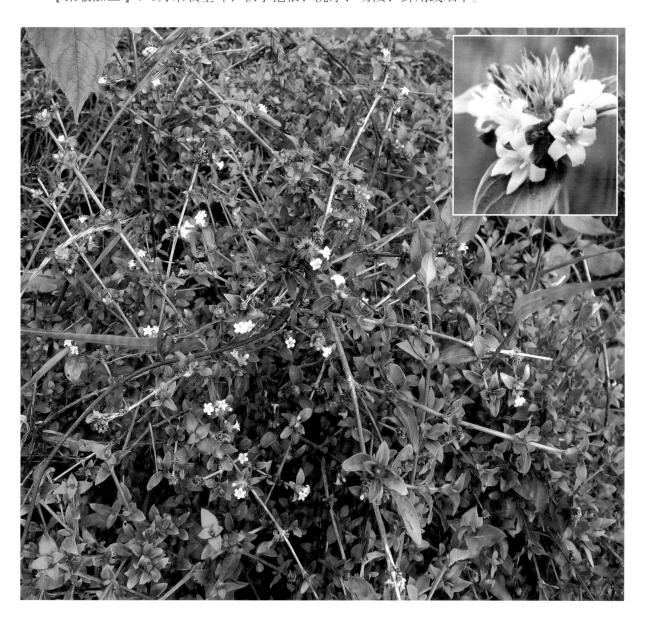

钩藤

【基原】为茜草科钩藤 *Uncaria rhynchophylla* (Miq.) Miq. ex Havil. 的带钩茎枝。

【别名】倒挂金钩、双钩藤。

【形态特征】木质藤本。嫩枝较纤细，方柱形或略有四棱角，无毛；叶腋有成对的钩刺。单叶对生；叶片纸质，叶片椭圆形或椭圆状长圆形，两面均无毛，干时褐色或红褐色，背面有时被白色粉末，顶端短尖或骤尖，基部楔形至截形，有时稍下延。头状花序单生、腋生或集成顶生，花小，花冠黄白色，管状漏斗形。花期5~7月，果期10~11月。

【分布】生于山谷溪边林中或灌木丛中。产于广西、广东、云南、贵州、湖南、湖北、江西、福建等地。

【性能主治】带钩茎枝味甘，性凉。具有清热平肝、息风定惊的功效。主治肝风内动，惊痫抽搐，高热惊厥，感冒夹惊，小儿惊啼，妊娠子痫，头痛眩晕。

【采收加工】秋、冬季采收，去叶，切断，晒干。

【附注】钩藤的根也可入药，称为双钩钻，味苦，性寒，有舒筋活络、清热消肿的功效。

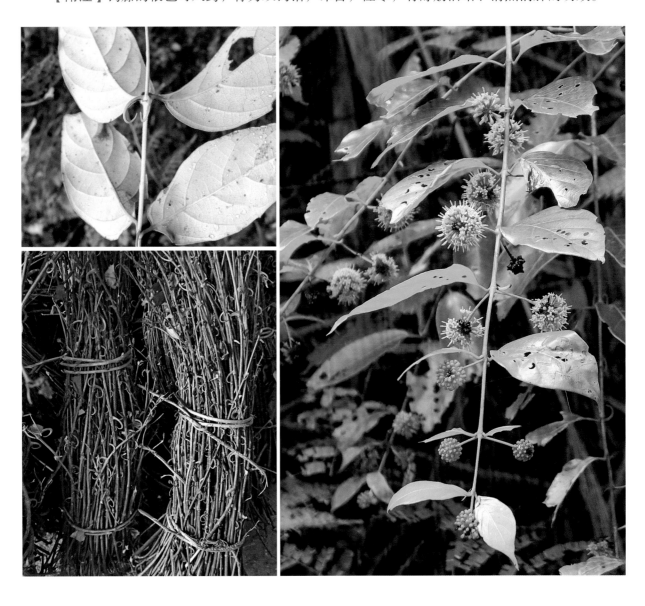

山银花

【基原】为忍冬科菰腺忍冬*Lonicera hypoglauca* Miq.的花蕾或带初开的花。

【别名】大金银花。

【形态特征】落叶藤本。幼枝、叶柄、叶背面和腹面中脉及总花梗均密被上端弯曲的淡黄褐色短柔毛，有时还有糙毛。叶纸质；叶片卵形至卵状矩圆形，长6~11.5 cm，顶端渐尖，基部近圆形或带心形，背面有时粉绿色，有无柄或具极短柄的黄色至橘红色蘑菇形腺。双花单生至多朵集生于侧生短枝上，或于小枝顶集合成总状；萼筒无毛；花冠白色，有时有淡红晕，后变黄色。果实熟时黑色，近圆形，有时具白色粉末。花期4~6月，果期10~11月。

【分布】生于灌木丛或疏林中。产于广西、广东、浙江、江西、福建、湖北、湖南、四川、贵州等地。

【性能主治】花蕾或初开的花味甘，性寒。具有清热解毒、疏散风热的功效。主治痈肿疔疮，喉痹，丹毒，热毒血痢，风热感冒，温病发热。

【采收加工】夏初花开放前采收，干燥。

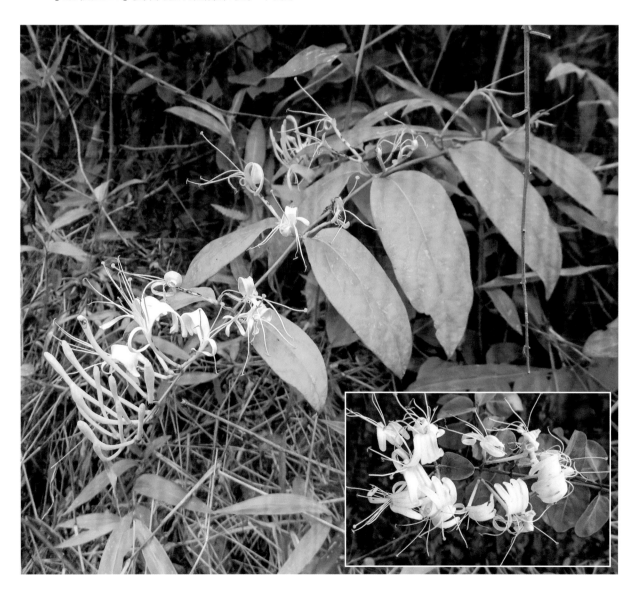

黑节风

【基原】为忍冬科接骨草*Sambucus chinensis* Lindl. 的全株。

【别名】走马风、陆英。

【形态特征】高大草本或半灌木。枝具条棱，髓部白色。奇数羽状复叶对生，具小叶2~3对；小叶狭卵形，长6~13 cm，宽2~3 cm，嫩时腹面被疏长柔毛，先端长渐尖，基部钝圆，两侧不等，边缘具细齿。聚伞花序复伞状，顶生，大而疏散；花小，白色，杂有黄色杯状的不孕花。果近圆形，熟时红色。花期4~7月，果期9~11月。

【分布】生于山坡、林下、沟边和草丛，亦有栽培。产于广西、广东、贵州、云南、四川、湖南、湖北、安徽、浙江等地。

【性能主治】茎叶味甘、微苦，性平。具有祛风、利湿、舒筋、活血的功效。主治风湿痹痛，腰腿痛，水肿，黄疸，风疹瘙痒，丹毒，疮肿，跌打损伤。

【采收加工】全年均可采收，洗净，切段，鲜用或干燥。

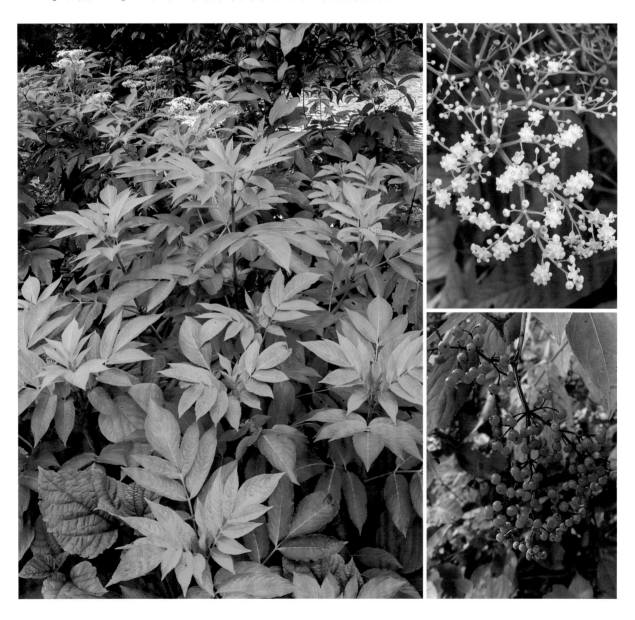

南方荚蒾

【基原】为忍冬科南方荚蒾*Viburnum fordiae* Hance 的根。

【别名】火柴树、心伴木、满山红。

【形态特征】灌木或小乔木，高可达5 m。植株几乎均被暗黄色或黄褐色茸毛。叶片厚纸质，宽卵形或菱状卵形，顶端钝或短尖至短渐尖，基部圆形至截形或宽楔形，稀楔形，边缘常有小尖齿，叶脉在腹面略凹陷，背面突起。复伞形式聚伞花序；花冠白色，辐状，裂片卵形。果红色，卵圆形。花期4~5月，果期10~11月。

【分布】生于山谷旁疏林、山坡灌木丛中。产于广西、广东、云南、湖南、安徽、福建等地。

【性能主治】根味苦，性凉。具有祛风清热、散瘀活血的功效。主治感冒，发热，月经不调，风湿痹痛，跌打骨折，湿疹。

【采收加工】根全年均可采收，洗净，切段，晒干。

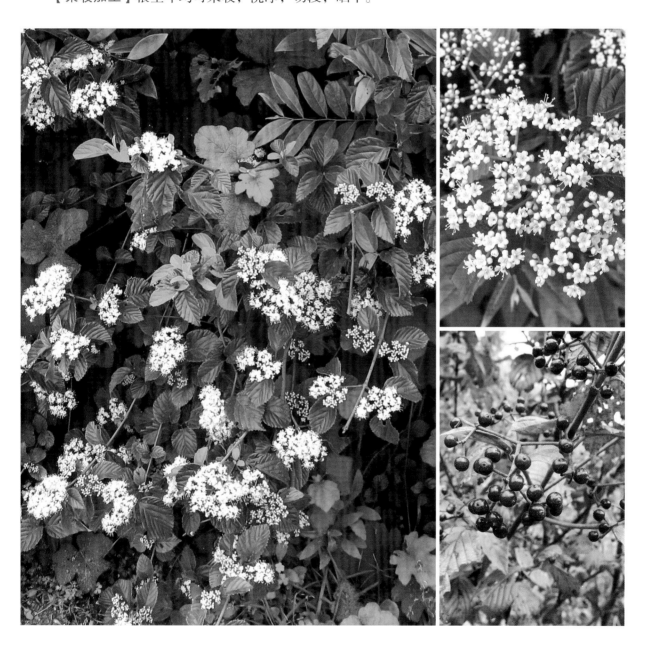

珊瑚树

【基原】为忍冬科珊瑚树*Viburnum odoratissimum* Ker Gawl. 的叶、树皮及根。

【别名】早禾树。

【形态特征】常绿灌木或小乔木。叶片革质，椭圆形或矩圆状倒卵形至倒卵形，长7~20 cm，顶端短尖至渐尖，基部宽楔形，稀圆形，边缘上部有浅波状齿或近全缘，腹面深绿色有光泽，两面无毛。圆锥花序顶生或生于侧生短枝上；花白色，后变黄白色，有时微红色。果先红色后变黑色，卵圆形或卵状椭圆形。花期4~5月，果期7~9月。

【分布】生于山谷密林、平地灌木丛中。产于广西、广东、湖南、海南、福建等地。

【性能主治】叶、树皮及根味辛，性温。具有祛风除湿、通经活络的功效。主治感冒，风湿痹痛，跌打肿痛，骨折。

【采收加工】叶和树皮春、夏季采收，根全年采收，鲜用或晒干。

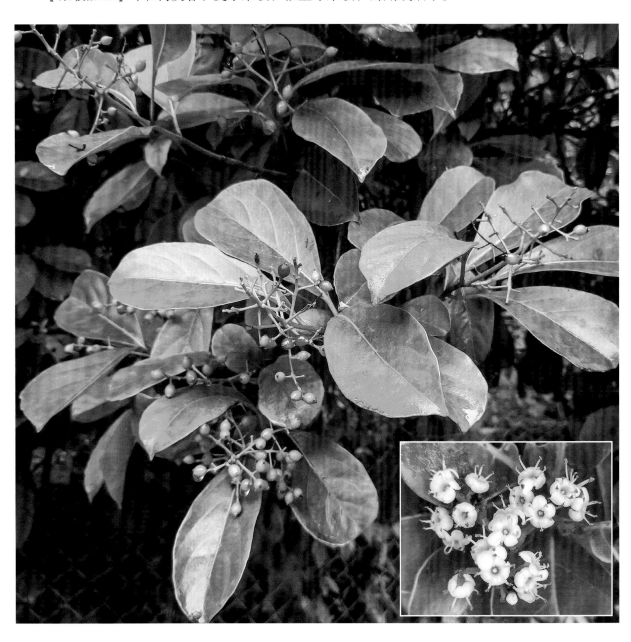

台东荚蒾

【基原】为忍冬科台东荚蒾 *Viburnum taitoense* Hayata 的枝叶。

【别名】对叶油麻叶。

【形态特征】灌木，高达2 m。幼枝、芽、叶背面脉上、叶柄及花序均被疏或密的簇状微柔毛。叶片厚纸质或带革质，矩圆形、矩圆状披针形或倒卵状矩圆形，顶端短尖至近圆形，基部宽楔形或近圆形，除边缘基部外有浅齿。圆锥花序顶生；花冠白色，漏斗状。果红色，宽椭圆状圆形，多少呈不规则的六角形，有1条封闭式管形深腹沟。花期1~3月，果期5~8月。

【分布】生于多石灌木丛中或山谷溪涧旁。产于广西、湖南和台湾等地。

【性能主治】枝叶味微苦、辛，性寒。具有散瘀止痛、通便的功效。主治跌打损伤，便秘。

【采收加工】夏、秋季采收，洗净，切段，晒干。

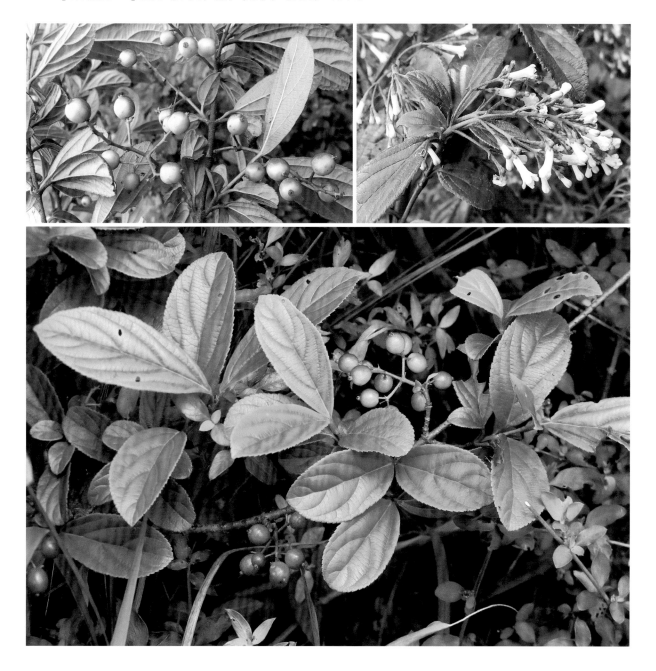

败酱草

【基原】为败酱草科白花败酱 *Patrinia villosa* (Thunb.) Juss. 的根、全草。

【别名】攀倒甑。

【形态特征】多年生草本。地下根状茎长而横走。基生叶丛生，叶片卵形、卵状披针形至长圆状披针形，边缘具粗齿，基部楔形下延，不分裂或大头羽状深裂；茎生叶对生，与基生叶同形，或菱状卵形，上部叶较窄小，常不分裂，两面被糙伏毛或近无毛。由聚伞花序组成顶生圆锥花序或伞房花序；花冠白色。瘦果倒卵形，与宿存增大苞片贴生。花期8~10月，果期9~11月。

【分布】生于山地林下、林缘或灌木丛中、草丛中。产于广西、湖南、贵州、四川、江西、江苏、湖北等地。

【性能主治】根、全草味苦，性平。具有清热解毒、排脓破瘀的功效。主治肠痈，下痢，赤白带下，产后瘀滞腹痛，目赤肿痛，痈肿，疥癣。

【采收加工】根春、秋季采收，去掉茎叶洗净，晒干。全草夏、秋季采收，洗净，晒干。

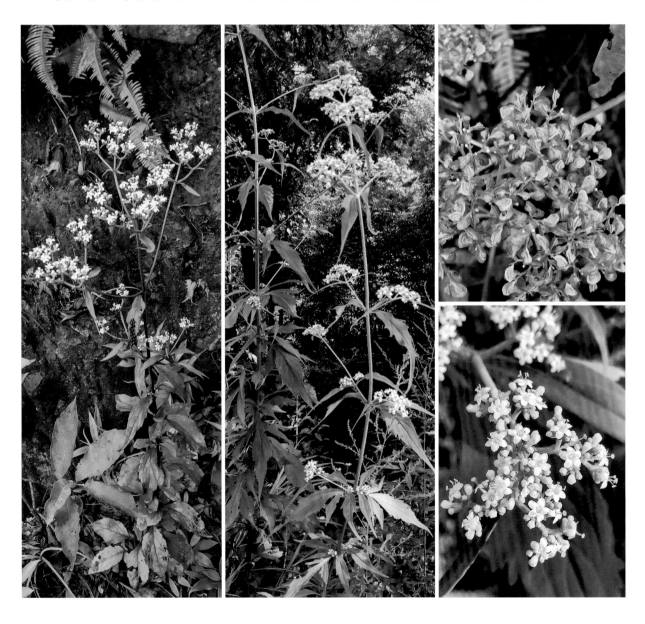

续断

【基原】为川续断科川续断*Dipsacus asper* Wall. 的根。

【别名】峨眉续断。

【形态特征】多年生草本，高可达2 m。主根1条或在根茎上生出数条，圆柱形，黄褐色，稍肉质。茎中空，具6~8条棱，棱上疏生硬刺。基生叶稀疏丛生，叶片琴状羽裂，顶端裂片大，卵形，腹面被白色刺毛或乳头状刺毛，背面沿脉密被刺毛；茎生叶对生，中央裂片特长。头状花序圆形；总苞片窄条形；花冠淡黄色或白色。花期7~9月，果期9~11月。

【分布】生于沟边、草丛、林缘和田野路旁。产于广西、云南、贵州、四川、西藏、江西、湖南、湖北等地。

【性能主治】根味苦、辛，性微温。具有补肝肾、强筋骨、续折伤、止崩漏的功效。主治腰膝酸软，跌扑损伤，风湿痹痛，崩漏。

【采收加工】8~10月采收，洗净泥沙，除去根头、尾梢及细根，阴干或烘干。

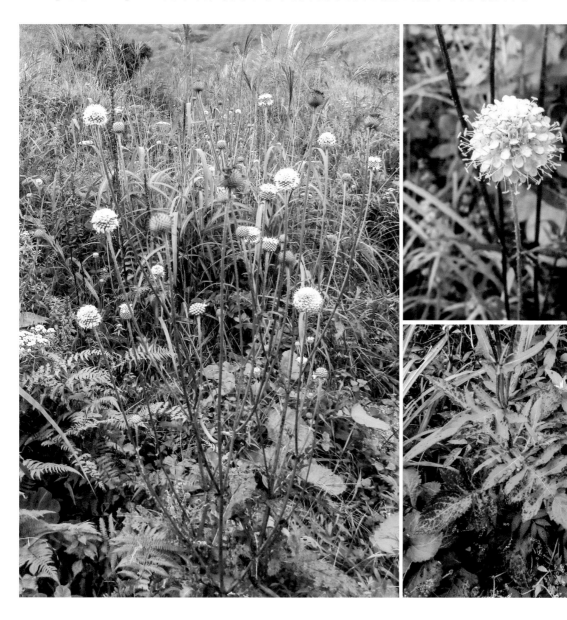

下田菊

【基原】为菊科下田菊*Adenostemma lavenia* (L.) Kuntze 的全草。

【别名】水胡椒、风气草。

【形态特征】一年生草本，高30~100 cm。茎直立，单生。基部叶花期生存或凋萎；中部的茎叶较大，叶片长椭圆状披针形，长4~12 cm，宽2~5 cm，顶端急尖或钝，基部宽或狭楔形，边缘有圆齿，叶柄有狭翼；上部和下部的叶渐小，有短叶柄。头状花序小，花序分枝粗壮。瘦果倒披针形，冠毛顶端有黏液。花期、果期8~10月。

【分布】生于水边、林下及山坡灌木丛中。产于广西、广东、贵州、湖南、四川等地。

【性能主治】全草味苦，性寒。具有清热利湿、解毒消肿的功效。主治感冒高热，支气管炎，扁桃体炎，咽喉炎，黄疸型肝炎；外用治痈疖疮疡，蛇咬伤。

【采收加工】夏、秋季采收，洗净，晒干。

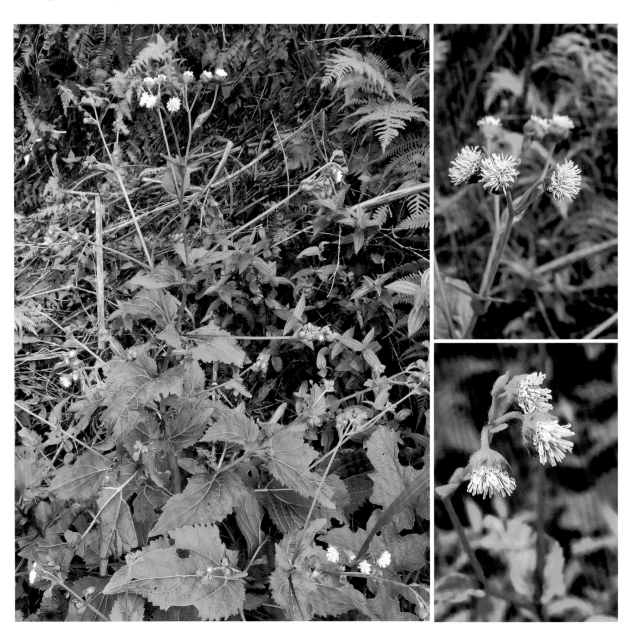

杏香兔儿风

【基原】为菊科杏香兔儿风*Ainsliaea fragrans* Champ. ex Benth.的全草。

【别名】一支香。

【形态特征】多年生草本。具簇生细长须根。茎单一直立，叶背面、叶柄和花葶密被褐色长柔毛。叶聚生于茎的基部，莲座状或呈假轮生；叶片厚纸质，卵形或卵状长圆形，背面淡绿色或有时多少带紫红色。花葶状，高25~60 cm；花白色，开放时具杏仁香气，于花葶之顶排成间断的总状花序。瘦果棒状圆柱形。花期11~12月。

【分布】生于山坡灌木林下或路旁、沟边草丛中。产于广西、广东、福建、浙江、安徽、江苏、江西、四川、湖南等地。

【性能主治】全草味甘、微苦，性凉。具有清热补虚、凉血止血、利湿解毒的功效。主治虚劳骨蒸，肺痨咳血，妇女崩漏，湿热黄疸，水肿，痈疽肿毒，瘰疬结核，跌打损伤。

【采收加工】春、夏季采收，除去杂质，鲜用或切段晒干。

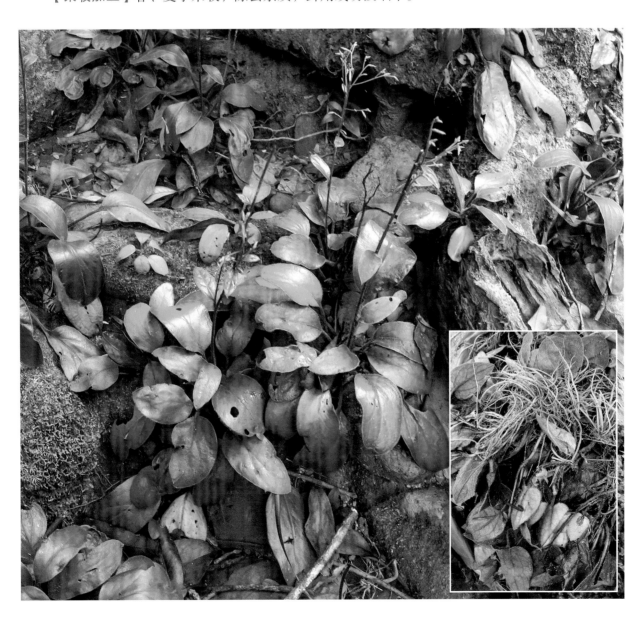

刘寄奴

【基原】为菊科奇蒿*Artemisia anomala* S. Moore 的地上部分。

【别名】六月白、千粒米。

【形态特征】多年生草本。高可达1.5 m。茎单生，稀2条至数条。叶片厚纸质或纸质，下部叶卵形或长卵形，稀倒卵形；中部叶卵形、长卵形或卵状披针形；上部叶与苞片叶小。头状花序长圆形或卵圆形，排成密穗状花序。花期、果期6~11月。

【分布】生于林缘、沟边及灌木丛。产于广西、广东、湖南、湖北、福建等地。

【性能主治】地上部分味苦，性温。具有活血通经、消肿止痛的功效。主治跌打损伤，淤血作痛，妇女痛经、闭经。

【采收加工】夏、秋季开花时采收，晒干。

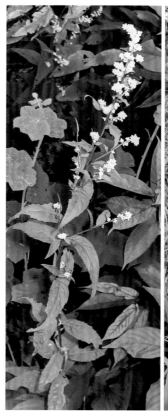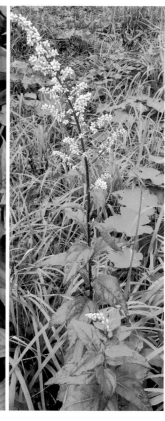

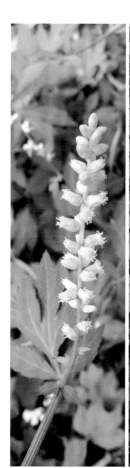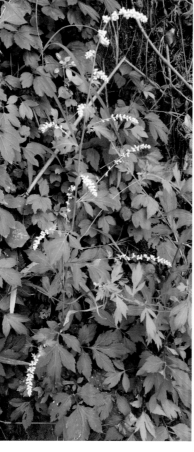

白苞蒿草

【基原】为菊科白苞蒿*Artemisia lactiflora* Wall ex DC.的全草。

【别名】鸭脚艾、刘寄奴。

【形态特征】多年生草本。茎常单生，直立，高50~150 cm，上部多分枝。叶片纸质，阔卵形，羽状分裂，裂片3~5片，卵状椭圆形或长椭圆状披针形。头状花序长圆形，无柄，排成密穗状花序，在分枝上排成复穗状花序，在茎上端组成圆锥花序。花期、果期8~11月。

【分布】生于林下、林缘、路边及灌木丛中湿润处。产于西南、西部、中南、华东各地。

【性能主治】全草味甘、微苦，性平。具有活血理气、解毒利湿、消肿、调经的功效。主治月经不调，肝炎，肾炎水肿，荨麻疹，腹胀；外用治跌打损伤，外伤出血，烧烫伤。

【采收加工】夏、秋季采收，鲜用或晒干。

鬼针草

【基原】为菊科鬼针草 *Bidens pilosa* L. 的全草。

【别名】三叶鬼针草、白花鬼针草。

【形态特征】一年生草本。茎直立，高30~100 cm。茎下部叶较小，3裂或不分裂，通常在开花前枯萎；中部叶三出叶，小叶3片，少为具5（7）片小叶的羽状复叶。头状花序边缘具舌状花5~7朵，舌片白色。瘦果黑色，顶端芒刺3~4枚。花期、果期全年。

【分布】生于村旁、路边及荒地中。产于西南、华南、华东、华中各省区。

【性能主治】全草味甘、微苦，性平。具有清热解毒、利湿退黄的功效。主治感冒发热，风湿痹痛，湿热黄疸，痈肿疮疖。

【采收加工】夏、秋季采收，切段，晒干。

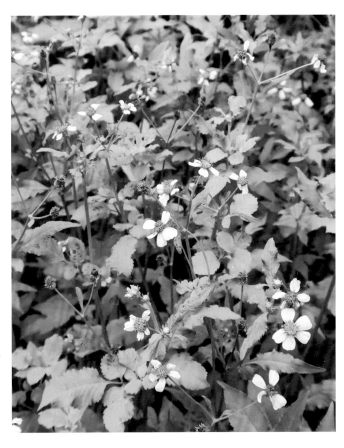

东风草

【基原】为菊科东风草 *Blumea megacephala* (Randeria) C. C. Chang et Y. Q. Tseng 的全草。

【别名】大头艾纳香、九里明。

【形态特征】攀缘状草质或基部木质藤本。茎多分枝。叶卵形、卵状长圆形或长椭圆形。头状花序通常1~7个在腋生枝顶排成总状或近伞房状，再组成具叶圆锥花序；花黄色。花期8~12月。

【分布】生于林缘、灌木丛中、山坡阳处。产于广西、广东、四川、湖南等地。

【性能主治】全草味微辛、苦，性凉。具有清热明目、祛风止痒、解毒消肿的功效。主治目赤肿痛，风疹，疥疮，皮肤瘙痒，痈肿疮疖，跌打红肿。

【采收加工】夏、秋季采收，鲜用或晒干。

鹤虱

【基原】为菊科天名精*Carpesium abrotanoides* L.的成熟果实。

【形态特征】多年生粗壮草本。茎直立，上部多分枝，下部木质。基生叶于开花前凋萎；茎下部叶广椭圆形或长椭圆形，腹面粗糙，背面密被短柔毛，有细小腺点，边缘齿端有腺体状胼胝体；茎上部叶长椭圆形或椭圆状披针形。头状花序多数，生茎端及沿茎、枝生于叶腋。瘦果顶端有短喙，无冠毛。花期8~10月，果期10~12月。

【分布】生于村边、路旁荒地、林缘。产于华东、华南、华中、西南各地。

【性能主治】果实味苦、辛，性平；有小毒。具有杀虫消积的功效。主治蛔虫病，蛲虫病，绦虫病，虫积腹痛，小儿疳积。

【采收加工】秋季果实成熟时采收，晒干。

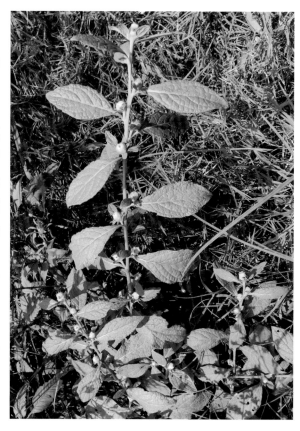

鹅不食草

【基原】为菊科石胡荽*Centipeda minima* (L.) A. Br. et Aschers. 的全草。

【形态特征】一年生草本。茎匍匐或披散，基部多分枝，微被蛛丝状毛或无毛。叶互生；叶片楔状倒披针形，顶端钝，基部楔形，边缘有少数齿，无毛或背面微被蛛丝状毛。头状花序单生于叶腋内，扁球形；边缘花雌性，多层；盘花两性，淡紫红色。瘦果椭圆形。花、果期4~11月。

【分布】生于路旁荒野、田埂及阴湿草地。产于华南、西南、华中、东北、华北各地。

【性能主治】全草味辛，性温。具有发散风寒、通鼻窍、止咳的功效。主治风寒头痛，咳嗽痰多，鼻塞不通，鼻渊流涕。

【采收加工】夏、秋季开花时采收，洗去泥沙，晒干。

野菊

【基原】为菊科野菊*Chrysanthemum indicum* L. 的头状花序。

【形态特征】多年生草本。茎直立或铺散，分枝或仅在茎顶有伞房状花序分枝。基生叶和下部叶花期脱落；中部茎叶卵形、长卵形或椭圆状卵形。头状花序常在枝顶排成伞房状圆锥花序；全部苞片边缘白色或褐色宽膜质；舌状花黄色。花期6~11月。

【分布】生于田边、路旁、灌木丛中及山坡草地。产于全国大部分地区。

【性能主治】头状花序味辛、苦，性微寒。具有清热解毒、泻火平肝的功效。主治目赤肿痛，头痛眩晕，疔疮痈肿。

【采收加工】秋、冬季花初开放时采摘，晒干，或蒸后晒干。

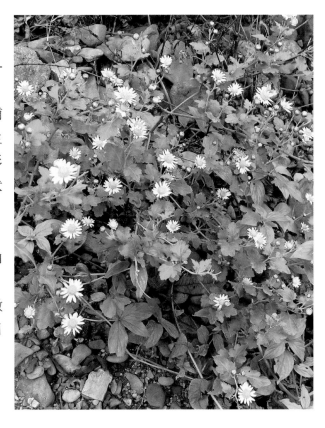

大蓟

【基原】为菊科大蓟*Cirsium japonicum* (Thunb.) Fisch. ex DC.的地上部分或根。

【别名】山萝卜、蓟。

【形态特征】多年生宿根草本。茎直立，密被白软毛。叶互生；根生叶倒卵状长椭圆形，羽状深裂，边缘齿状，齿端具针刺；茎生叶向上渐变小。头状花序单生；管状花紫红色。瘦果长椭圆形，冠毛暗灰色。花期5~8月。

【分布】生于山坡林中、灌木丛中、草地、荒地、田间或溪旁。产于广西、广东、云南、贵州、四川、江西、福建、湖南、湖北、浙江、江苏等地。

【性能主治】地上部分或根味甘、微苦，性凉。具有凉血止血、祛瘀消肿的功效。主治吐血，尿血，便血，崩漏下血，外伤出血，痈肿疮毒。

【采收加工】夏、秋季花开时采收地上部分，秋末挖根，除去杂质，晒干。

蚯疽草

【基原】为菊科鱼眼草*Dichrocephala auriculata* (Thunb.) Druce 的全草。

【别名】白头菜、夜明草。

【形态特征】一年生草本。茎通常粗壮，不分枝或分枝自基部而铺散，茎枝被白色长或短茸毛。叶片卵形、椭圆形或披针形，中部茎叶长3~12 cm，宽2~4.5 cm，大头羽裂，顶裂片宽大；自中部向上或向下的叶渐小同形；基部叶通常不裂，常卵形；全部叶边缘具粗齿或缺刻状。头状花序小，球形，多数头状花序在枝端或茎顶排列成伞房状花序或伞房状圆锥花序；外围雌花多层，紫色；中央两性花黄绿色。花、果期全年。

【分布】生于山坡、荒地或水沟边。产于广西、广东、贵州、湖南、云南等地。

【性能主治】全草味辛、苦，性平。具有活血调经、消肿解毒的功效。主治月经不调，扭伤肿痛，毒蛇咬伤。

【采收加工】夏、秋季采收，鲜用或晒干。

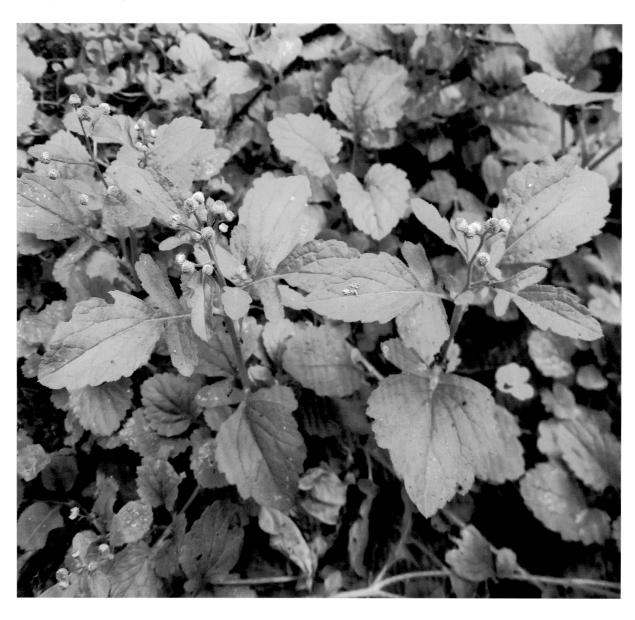

墨旱莲

【基原】为菊科鳢肠*Eclipta prostrata* (L.) L. 的地上部分。

【别名】墨菜、水旱莲。

【形态特征】一年生草本。茎直立，斜升或平卧，通常自基部分枝，被贴生糙毛。叶片长圆状披针形或披针形，无柄或有极短的柄，顶端尖或渐尖，边缘有细齿或有时仅波状，两面被密硬糙毛。头状花序具细长梗；花白色，中央为管状花，外层2列为舌状花，花序形如莲蓬。瘦果暗褐色，雌花的瘦果三棱形，两性花的瘦果扁四棱形。花期6~9月。

【分布】生于河边、田边及路边。产于全国各地。

【性能主治】地上部分味甘、酸，性寒。具有滋补肝肾、凉血止血的功效。主治眩晕耳鸣，腰膝酸软，阴虚血热，崩漏下血，外伤出血。

【采收加工】花开时采割，晒干。

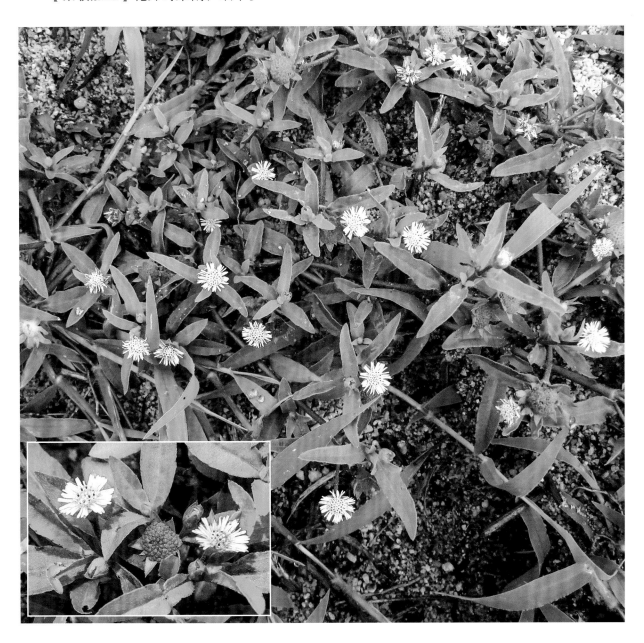

苦地胆根

【基原】为菊科地胆草*Elephantopus scaber* L.的根。

【形态特征】直立草本。根状茎平卧或斜升，具多数纤维状根。茎高20~60 cm，密被白色贴生长硬毛。基部叶莲座状，匙形或倒披针状匙形，长5~18 cm，宽2~4 cm，顶端圆钝，或具短尖，基部渐狭成宽短柄，边缘具圆齿状齿；茎生叶少数而小。头状花序束生于枝顶，基部被3片叶状苞片包围；花淡紫色或粉红色。花期7~11月。

【分布】生于开阔山坡、路旁或山谷林缘。产于广西、广东、云南、贵州、湖南、浙江等地。

【性能主治】根味苦，性寒。具有清热解毒、除湿的功效。主治中暑发热，头痛，牙痛，肾炎水肿，肠炎，乳腺炎，月经不调，白带异常。

【采收加工】全年均可采收，鲜用或晒干。

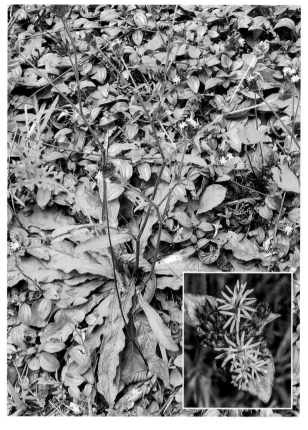

佩兰

【基原】为菊科佩兰*Eupatorium fortunei* Turcz.的地上部分。

【形态特征】多年生草本。茎直立，绿色或红紫色，分枝少或仅在茎顶有伞房状花序分枝。中部茎叶较大，3全裂或3深裂，全部茎叶两面光滑，无毛无腺点，边缘有粗齿或不规则的细齿；中部以下茎叶渐小；基部叶花期枯萎。头状花序排列呈聚伞花序状；花白色或带微红色。花果期7~11月。

【分布】生于溪边、路旁、灌木丛，常见栽培。产于广西、广东、湖南、云南、贵州等地。

【性能主治】地上部分味辛，性平。具有芳香化湿、醒脾开胃、发表解暑的功效。主治湿浊中阻，脘痞呕恶，暑湿表证，湿温初起，发热倦怠，胸闷不舒。

【采收加工】夏、秋季采割，晒干。

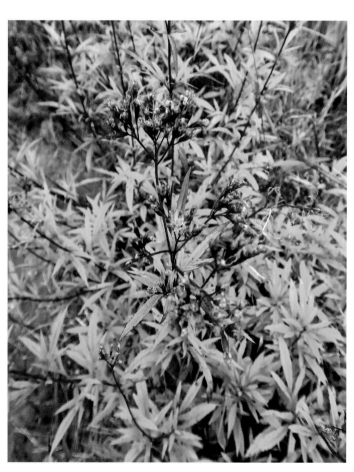

白面风

【基原】为菊科羊耳菊*Inula cappa* (Buch.-Ham. ex D. Don) DC. 的地上部分。

【别名】大力王、白牛胆。

【形态特征】亚灌木。全株被污白色或浅褐色密茸毛。叶片长圆形或长圆状披针形，上部叶渐小近无柄，边缘有小尖头状细齿或浅齿。头状花序倒卵圆形，多数密集于茎和枝端成聚伞圆锥花序，被绢状密茸毛；花黄色。花期6~10月，果期8~12月。

【分布】生于湿润或干燥丘陵地、荒地、灌木丛中或草地。产于广西、广东、四川、云南、贵州、江西、浙江等地。

【性能主治】地上部分味辛、微苦，性温。具有祛风、利湿、行气化滞的功效。主治风湿关节痛，胸膈痞闷，疟疾，痢疾，泄泻，产后感冒，肝炎，痔疮，疥癣。

【采收加工】夏、秋季采收，干燥。

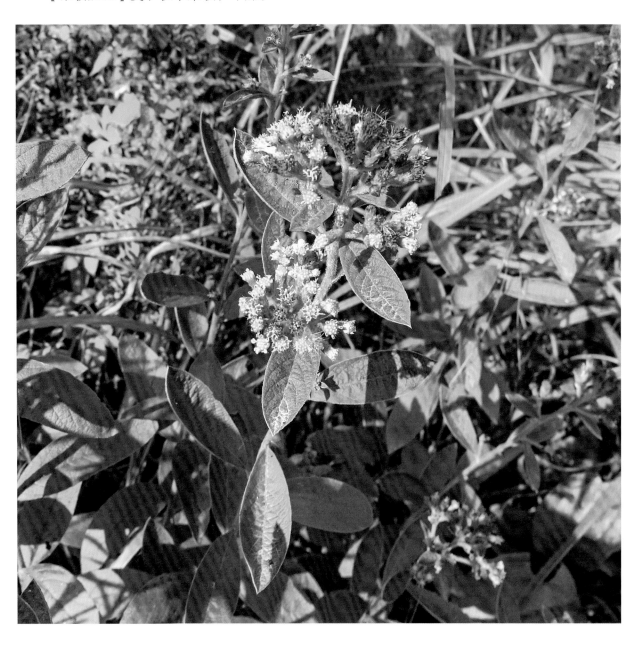

路边菊

【基原】为菊科马兰*Kalimeris indica* (L.) Sch. Bip. 的全草。

【别名】田边菊。

【形态特征】多年生直立草本。基部叶在花期枯萎；茎部叶倒披针形或倒卵状矩圆形。头状花序单生于枝端并排列成疏伞房状；总苞半球形；舌状花1层，浅紫色。花期5~9月，果期8~10月。

【分布】生于草丛中、溪岸、路旁林缘。产于我国南部各地。

【性能主治】全草味苦、辛，性寒。具有清热解毒、散瘀止血、消积的功效。主治感冒发热，咳嗽，咽喉疼痛，黄疸，胃脘疼痛，痢疾，小儿疳积，月经不调，疮疖肿痛，乳痈，外伤出血。

【采收加工】夏、秋季采收，鲜用或阴干。

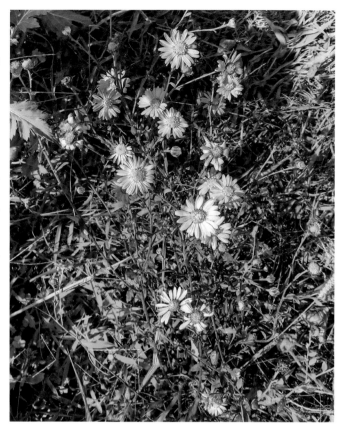

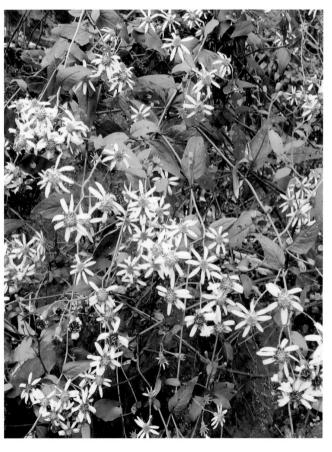

千里光

【基原】为菊科千里光*Senecio scandens* Buch.-Ham. ex D. Don 的全草。

【形态特征】多年生攀缘草本。茎多分枝。叶片卵状披针形至长三角形，顶端渐尖，基部宽楔形、截形、戟形或稀心形，通常具浅或深齿，稀全缘。头状花序有舌状花，多数，在茎枝端排列成顶生复聚伞圆锥花序，花黄色。花期10月到翌年3月。

【分布】生于山林中或灌木丛中，攀缘于灌木、岩石上或溪边。产于广西、广东、云南、贵州、四川、湖南等地。

【性能主治】全草味苦，性寒。具有清热解毒、明目、利湿的功效。主治痈肿疮毒，感冒发热，目赤肿痛，泄泻痢疾，皮肤湿疹。

【采收加工】全年均可采收，阴干。

蒲儿根

【基原】为菊科蒲儿根*Sinosenecio oldhamianus* (Maxim.) B. Nord. 的全草。

【别名】黄菊莲、肥猪苗。

【形态特征】多年生或二年生草本。茎单生，或有时数条簇生，直立，高40~80 cm，不分枝，被白色蛛丝状毛及疏长柔毛。基部叶在花期凋落，具长叶柄；下部茎叶具柄，叶片卵状圆形或近圆形，长3~5（8）cm，宽3~6 cm，顶端尖或渐尖，基部心形，边缘具浅至深重齿或重齿，掌状5脉，叶脉两面明显；上部叶渐小，叶片卵形或卵状三角形，基部楔形，具短柄；最上部叶卵形或卵状披针形。头状花序多数排列成顶生复伞房状花序；花黄色。花期1~12月。

【分布】生于林缘、溪边、草坡、田边。产于广西、广东、云南、贵州、四川、福建等地。

【性能主治】全草味辛、苦，性凉；有小毒。具有清热解毒、利湿的功效。主治痈疮肿毒，尿路感染，湿疹，跌打损伤。

【采收加工】夏季采收，鲜用或晒干。

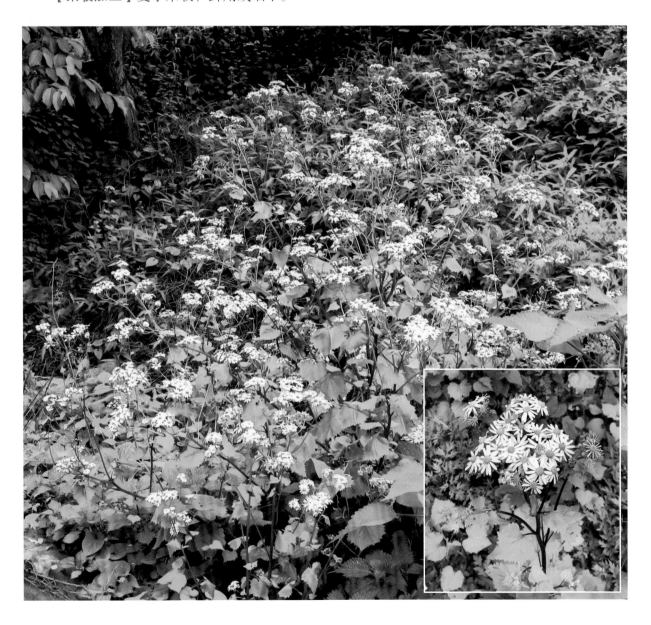

一枝黄花

【基原】为菊科一枝黄花*Solidago decurrens* Lour. 的全草或根。

【别名】野黄菊、洒金花、黄花仔。

【形态特征】多年生草本。茎细弱，单生或少数簇生。叶片椭圆形、卵形或宽披针形，有具翅的柄，仅中部以上边缘有细齿或全缘。头状花序较小，多数在茎上部排列成长6~25 cm的总状花序或伞房圆锥花序；花黄色。花、果期4~11月。

【分布】生于灌木丛中、林缘、林下或山坡草地上。产于广西、广东、云南、贵州、四川、湖南、湖北等地。

【性能主治】全草或根味辛、苦，性平。具有疏风泄热、解毒消肿的功效。主治喉痹，乳蛾，咽喉肿痛，疮疖肿毒，风热感冒。

【采收加工】花、果期采收，晒干。

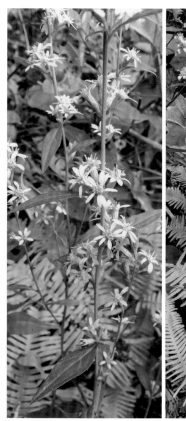
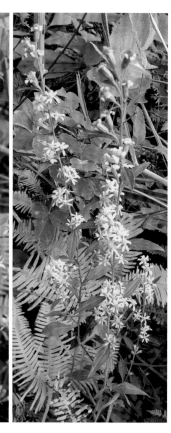

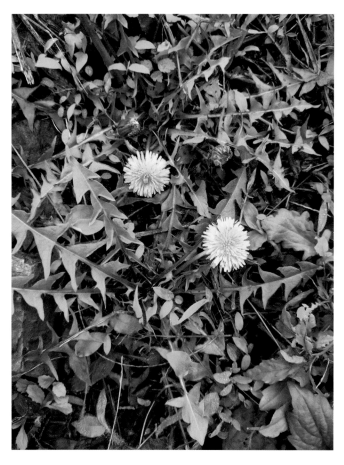

蒲公英

【基原】为菊科蒲公英*Taraxacum mongolicum* Hand.-Mazz. 的全草。

【形态特征】多年生草本。叶片倒卵状披针形或长圆状披针形，先端钝或急尖，边缘有时具波状齿或羽状深裂。花葶1个至数个，上部紫红色，密被蛛丝状白色长柔毛；头状花序，总苞钟状，舌状花黄色，边缘花舌片背面具紫红色条纹，花药和柱头暗绿色。花期4~9月，果期5~10月。

【分布】生于山坡草地、路旁、田野、河滩。产于我国大部分省区。

【性能主治】全草味苦、甘，性寒。具有清热解毒、消肿散结、利尿通淋的功效。主治疔疮肿毒，乳痈，瘰疬，目赤，咽痛，肺痈，肠痈，湿热黄疸，热淋涩痛。

【采收加工】春季至秋季花初开时采收，除去杂质，洗净，晒干。

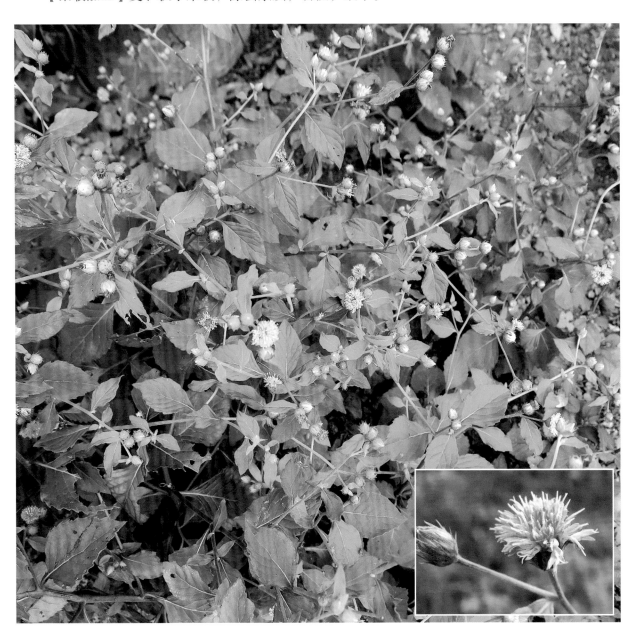

狗仔花

【基原】为菊科咸虾花*Vernonia patula* (Dryand.) Merr. 的全草。

【别名】狗仔菜。

【形态特征】一年生粗壮草本。茎直立，多分枝。基部叶和下部叶在花期常凋落，中部叶具柄；叶片卵形或卵状椭圆形，顶端钝或稍尖，基部宽楔状狭成叶柄，边缘具圆齿状具小尖的浅齿，波状，或近全缘，背面被灰色绢状柔毛，具腺点。头状花序通常2~3个生于枝顶端，或排列成分枝宽圆锥状或伞房状；花淡红紫色。花期7月至翌年5月。

【分布】生于荒地、旷野、田边、路旁。产于广西、广东、海南、云南、贵州、福建等地。

【性能主治】全草味苦、辛，性平。具有发表散寒、凉血解毒、清热止泻的功效。主治感冒发热，疟疾，热泻，痧气，湿疹，荨麻疹，久热不退，高血压，乳腺炎。

【采收加工】夏、秋季采收，除去杂质，切段，晒干。

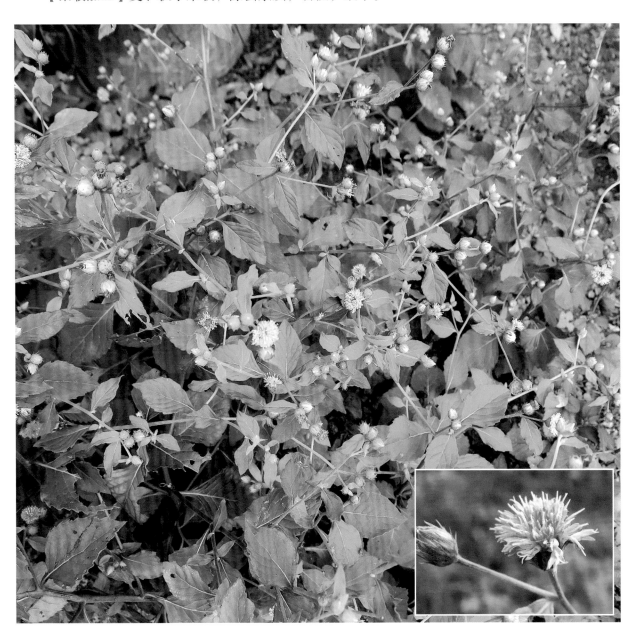

北美苍耳

【基原】为菊科北美苍耳*Xanthium chinense* Mill. 的成熟带总苞的果实。

【别名】苍子、毛苍子。

【形态特征】一年生草本。叶片三角状卵形或心形，边缘近全缘或有3~5条不明显浅裂，顶端尖或钝，基部稍心形或截形，与叶柄连接处成相等的楔形，边缘有不规则的粗齿，有3条基出脉，腹面绿色，背面苍白色，被糙伏毛。雄头状花序球形，花冠钟形；雌头状花序椭圆形。成熟瘦果的总苞变坚硬，果刺长12~20 mm；苞刺长约2 mm，略密，顶端两喙近相等。花期7~8月，果期9~10月。

【分布】生于丘陵及山地草丛中。广泛分布于西南、华南、华东、华北、西北及东北各地。

【性能主治】果实味辛、苦，性温；有毒。具有散风寒、通鼻窍、祛风湿的功效。主治风寒头痛，鼻塞流涕，鼻衄，鼻渊，风疹瘙痒，湿痹拘挛。

【采收加工】秋季果实成熟时采收，干燥，除去梗、叶等杂质。

【备注】北美苍耳原产于墨西哥，现广泛分布于各地，药用功效与苍耳*X. sibiricum*相似。

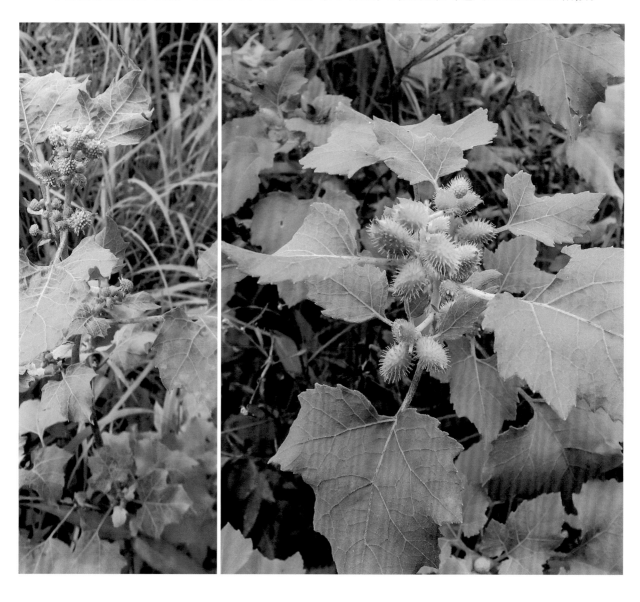

穿心草

【基原】为龙胆科穿心草*Canscora lucidissima* (H. Lévl. et Vaniot) Hand.-Mazz. 的全草。

【别名】顶心风、穿线草、狮子钱。

【形态特征】一年生草本，高10~30 cm。全株光滑无毛。茎直立，黄绿色，多分枝，枝柔弱。基生叶对生，具短柄，卵形；茎生叶呈圆形的贯穿叶，背面灰绿色，具突起的清晰网脉。复聚伞花序呈假二叉状分枝，具多花，有叶状苞片；花冠白色或淡黄白色，钟状。蒴果内藏，无柄，宽矩圆形。种子多数，扁平，黄褐色。花期、果期8月。

【分布】生于石灰岩山坡较阴湿的岩壁下或石缝中。产于广西、贵州等地。

【性能主治】全草味微甘、微苦，性凉。具有清热解毒、理气活血的功效。主治肺热咳嗽，肝炎，胸痛，胃痛，跌打损伤，毒蛇咬伤。

【采收加工】秋、冬季采收，洗净，鲜用或扎成把晒干。

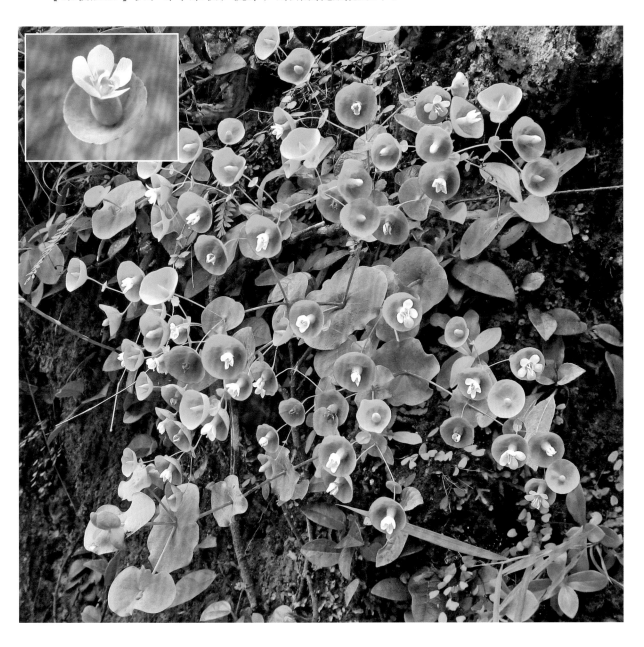

大苦草

【基原】为龙胆科獐牙菜*Swertia bimaculata* (Sieb. et Zucc.) Hook. f. et Thoms. ex C. B. Clarke
的全草。

【别名】黑节苦草、双点獐牙菜。

【形态特征】一年生草本。茎直立，中空，中部以上分枝。基生叶花期枯萎；茎生叶无柄
或具短柄，叶片椭圆形至卵状披针形，先端长渐尖，基部钝，叶脉3~5条，弧形，在背面明显突
起，最上部叶苞叶状。大型圆锥状复聚伞花序疏松，开展，多花；花冠黄色，上部具多数紫色小
斑点。蒴果狭卵形。花、果期6~11月。

【分布】生于山坡草地、林下、灌木丛中。产于广西、广东、湖南、贵州、四川、云南
等地。

【性能主治】全草味苦、辛，性寒。具有清热解毒、舒肝利胆的功效。主治急慢性肝炎，胆
囊炎，尿路感染，肠胃炎，感冒发热，流感，咽喉炎，牙痛。

【采收加工】夏、秋季采收，切碎，晾干。

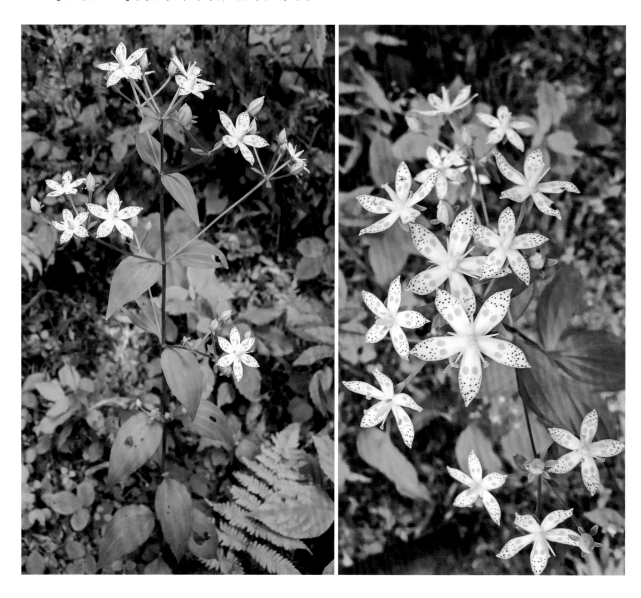

泽珍珠菜

【基原】为报春花科泽珍珠菜*Lysimachia candida* Lindl.的全草。

【别名】白水花。

【形态特征】一年生或二年生草本。全体无毛。茎单生或数条簇生，直立，高10~30 cm，单一或有分枝。基生叶匙形或倒披针形，具有狭翅的柄，开花时存在或早凋；茎生叶互生，叶片倒卵形、倒披针形或线形，长1~5 cm，宽2~12 mm，先端渐尖或钝，基部渐狭，下延，边缘全缘或微皱呈波状，两面均有黑色或带红色的小腺点。总状花序顶生，初时因花密集而呈阔圆锥形，其后渐伸长，果时长5~10 cm；花冠白色。蒴果球形。花期3~6月，果期4~7月。

【分布】生于田边、溪边和山坡路旁潮湿处。产于长江以南各地。

【性能主治】全草味苦，性凉；有毒。具有清热解毒、消肿散结的功效。主治无名肿毒、痈疮疔肿、稻田皮炎、跌打骨折。

【采收加工】夏季采收，洗净，鲜用或晒干。

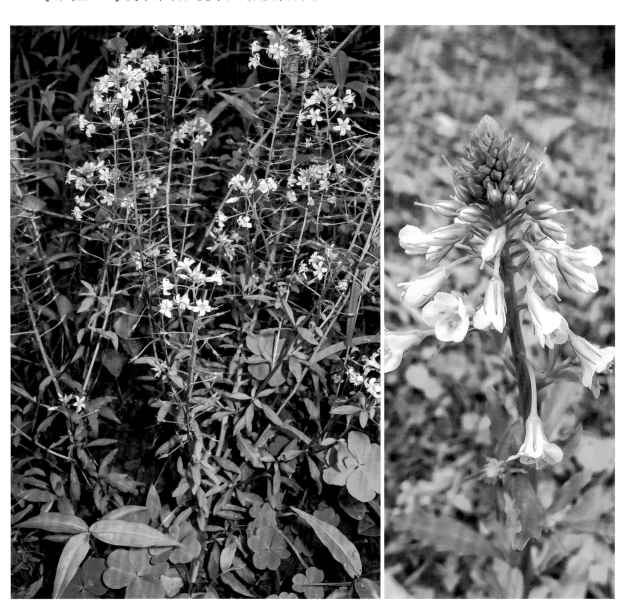

珍珠菜

【基原】为报春花科矮桃*Lysimachia clethroides* Duby的全草及根。

【别名】白水花。

【形态特征】多年生草本。全株多少被黄褐色卷曲柔毛。根茎横走，淡红色。茎直立，高40~100 cm，圆柱形，基部带红色，不分枝。叶互生；叶片长椭圆形或阔披针形，长6~16 cm，宽2~5 cm，先端渐尖，基部渐狭，两面散生黑色粒状腺点。总状花序顶生，花密集，常转向一侧，后渐伸长；花冠白色。蒴果近球形。花期5~7月，果期7~10月。

【分布】生于山坡林缘和草丛中。产于东北、华中、西南、华南、华东各省区。

【性能主治】全草及根味辛、微涩，性平。具有活血调经、解毒消肿的功效。主治月经不调，白带异常，小儿疳积，风湿性关节炎，跌打损伤，乳腺炎，蛇咬伤。

【采收加工】夏、秋季采收，洗净，切细，鲜用或晒干。

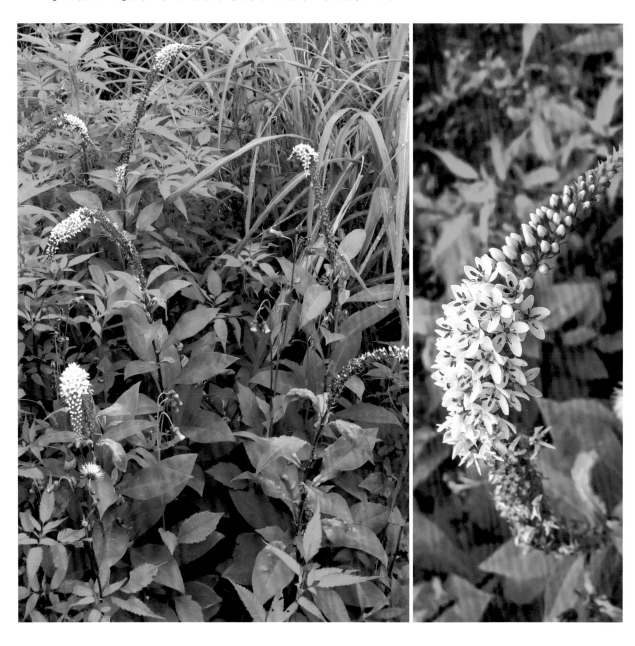

临时救

【基原】为报春花科临时救*Lysimachia congestiflora* Hemsl.的全草。

【别名】聚花过路黄。

【形态特征】茎匍匐或上升。叶对生；叶片卵形至近圆形，长1.4~4.5 cm，宽1.3~3 cm，先端锐尖或钝，基部近圆形或截形，有时沿中肋和侧脉染紫红色，边缘具褐色或紫红色腺点。花2~4朵集生于茎端和枝端成近头状的总状花序，在花序下方的1对叶腋有时具单生花；花冠黄色，裂片先端亦具暗红色或深褐色腺点。花期5~6月，果期7~10月。

【分布】生于水沟边、田塍上和山坡林缘、草地等湿润处。分布于长江以南各地。

【性能主治】全草味微辛、苦，性温。具有祛风散寒、止咳化痰、消积解毒的功效。主治风寒头痛，咳嗽痰多，咽喉肿痛，黄疸，胆道结石，尿路结石，小儿疳积，痈疽疔疮，毒蛇咬伤。

【采收加工】夏、秋季采收，除去杂质，晒干。

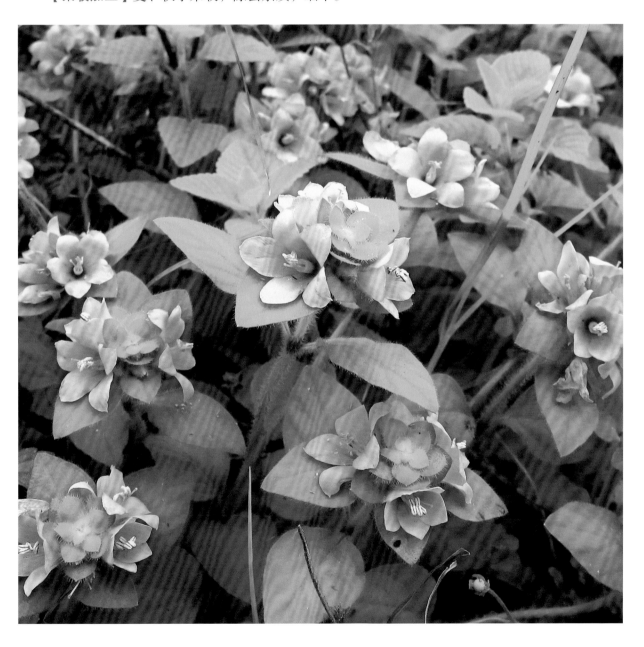

疬子草

【基原】为报春花科延叶珍珠菜*Lysimachia decurrens* G. Forst.的全草。

【别名】白当归、黑疗草。

【形态特征】多年生草本。全体无毛。茎直立，粗壮，高40~90 cm，有棱角，上部分枝。叶互生，有时近对生；叶片披针形或椭圆状披针形，长6~13 cm，宽1.5~4 cm，先端锐尖或渐尖，基部楔形，下延至叶柄成狭翅，干时膜质，腹面绿色，背面淡绿色，两面均有不规则的黑色腺点。总状花序顶生，长10~25 cm；花冠白色或带淡紫色。蒴果球形或略扁。花期4~5月，果期6~7月。

【分布】生于村旁荒地、路边、山谷溪边疏林下及草丛中。产于广西、广东、云南、湖南、江西、福建等地。

【性能主治】全草味辛、苦，性平。具有活血调经、消肿散结的功效。主治月经不调；外用治颈淋巴结结核，跌打骨折。

【采收加工】秋季采收，洗净，鲜用或晒干。

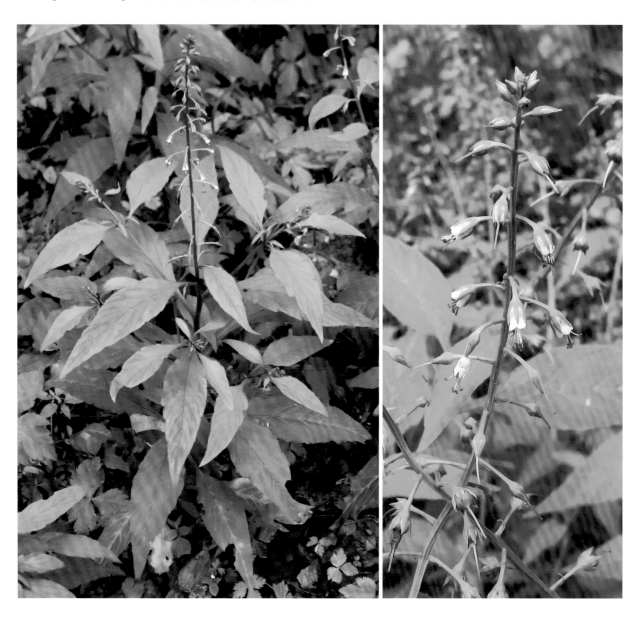

灵香草

【基原】为报春花科灵香草 *Lysimachia foenum-graecum* Hance 的地上部分。

【别名】香草、零陵香、广零陵香。

【形态特征】多年生草本。植株干后有浓郁香气。当年生茎部为老茎的单轴延伸，上升或近直立，具棱，棱边有时呈狭翅状。叶互生；叶片卵形至椭圆形，先端锐尖或稍钝，基部渐狭或为阔楔形，边缘微皱呈波状，草质，干时两面密布极不明显的下陷小点和稀疏的褐色无柄腺体。花单出腋生；花冠黄色。花期5月，果期8~9月。

【分布】生于山谷溪边和林下。产于广西、广东、湖南等地。

【性能主治】全草味辛、甘，性温。具有祛风寒、辟秽浊的功效。主治鼻塞，伤风，感冒头疼，下痢，遗精，牙痛，胸腹胀满。

【采收加工】全年均可采收，烘干或阴干。

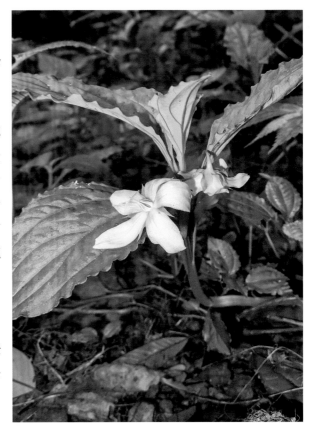

大田基黄

【基原】为报春花科星宿菜 *Lysimachia fortunei* Maxim. 的全草。

【别名】红根草、假辣蓼。

【形态特征】多年生草本。全株无毛。根状茎横走，紫红色，茎直立，有黑色腺点，嫩梢和花序轴具褐色腺体。叶互生，近无柄；叶片长圆状披针形至狭椭圆形，先端渐尖或短渐尖，基部渐狭，两面均有黑色腺点，干后成粒状突起。总状花序顶生，细瘦，花冠白色，有黑色腺点。蒴果球形。花期6~8月，果期8~11月。

【分布】生于沟边、田边等潮湿处。产于中南、华南、华东各地。

【性能主治】全草味苦、辛，性凉。具有清热利湿、凉血活血、解毒消肿的功效。主治黄疸，泻痢，目赤，咽喉肿痛，痈肿疮毒，跌打损伤，蛇虫咬伤。

【采收加工】4~8月采收，鲜用或晒干。

追风伞

【基原】为报春花科狭叶落地梅*Lysimachia paridiformis* Franch. var. *stenophylla* Franch. 的根或全草。

【别名】伞叶排草、破凉伞、灯台草。

【形态特征】多年生草本。根茎粗短或成块状；根簇生，密被黄褐色茸毛。茎通常2条至数条簇生，直立。叶6~18片轮生于茎端；叶片披针形至线状披针形，先端短渐尖，基部楔形，无柄或近于无柄，两面散生黑色腺条。花集生茎端成伞形花序，有时亦有少数花生于近茎端的1对鳞片状叶腋；花冠黄色。蒴果近球形。花期5~6月，果期7~9月。

【分布】生于林下和阴湿沟边。产于广西、四川、贵州、湖北、湖南等地。

【性能主治】根或全草味苦、辛，性温。具有祛风除湿、活血散瘀的功效。主治风湿痹痛，小儿惊风，半身不遂，跌打损伤，骨折。

【采收加工】全年均可采收，洗净，鲜用或晒干。

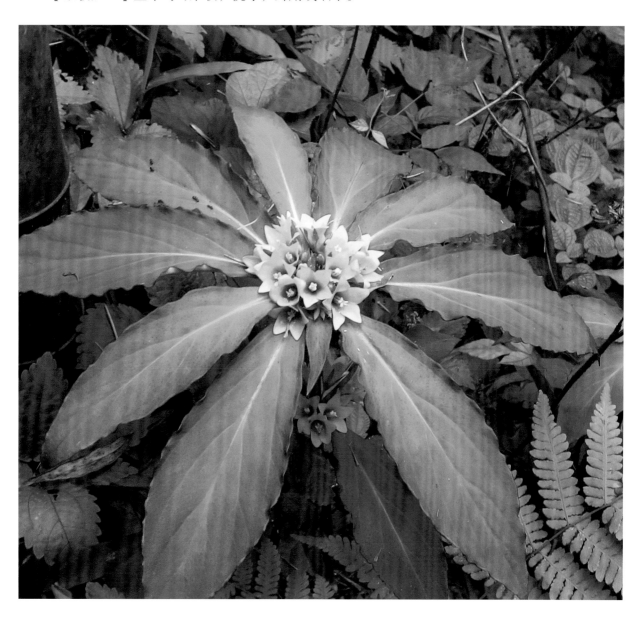

车前草

【基原】为车前科车前 *Plantago asiatica* L. 的全草、成熟种子。

【别名】蚂拐草。

【形态特征】二年生或多年生草本。叶基生呈莲座状，平卧、斜展或直立；叶片卵形至椭圆形，先端钝圆至急尖，边缘波状、全缘或中部以下有锯齿、牙齿或裂齿，基部宽楔形或近圆形。花序3~10个，直立或弓曲上升；穗状花序细圆柱状；花冠白色。蒴果纺锤状卵形、卵球形或圆锥状卵形。种子具角，黑褐色至黑色，背腹面微隆起。花期4~8月，果期6~9月。

【分布】生于草地、沟边、河岸湿地、田边、路旁或村边空旷处。产于广西、广东、云南、贵州、四川、海南、江西、福建等地。

【性能主治】全草味甘，性寒。具有清热、利尿、通淋、祛痰、凉血、解毒的功效。主治热淋涩痛，水肿尿少，暑湿泻痢，痰热咳嗽，痈肿疮毒，吐血衄血。种子味甘，性寒具有清热利尿、渗湿通淋、明目、祛痰的功效。主治水肿胀满，热淋涩痛，暑湿泄泻，目赤肿痛，痰热咳嗽。

【采收加工】全草夏季采收，除去泥沙，晒干。夏、秋季种子成熟时采收果穗，晒干，搓出种子，除去杂质。

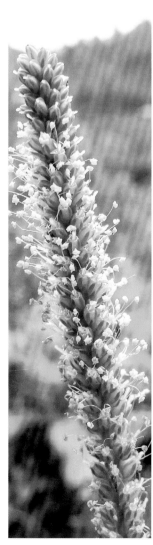
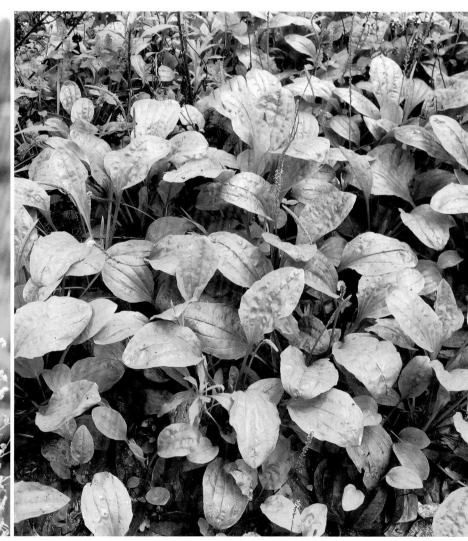

土党参

【基原】为桔梗科大花金钱豹*Campanumoea javanica* Blume 的根。

【别名】桂党参、土人参。

【形态特征】缠绕草质藤本植物。具乳汁。具胡萝卜状根。茎无毛，多分枝。叶对生，具长柄，叶片心形或心状卵形，边缘具浅钝齿，无毛或有时背面疏生长毛。花单生于叶腋，各部无毛；花冠上位，白色或黄绿色，内面紫色，钟状，裂至中部。浆果黑紫色，紫红色，球状。种子不规则，常为短柱状，表面有网状纹饰。花期5~11月。

【分布】生于山坡或丛林中。产于广西、广东、贵州、云南等地。

【性能主治】根味甘，性平。具有健脾益气、补肺止咳、下乳的功效。主治虚劳内伤，气虚乏力，心悸，多汗，脾虚泄泻，白带异常，乳汁稀少，小儿疳积，遗尿，肺虚咳嗽。

【采收加工】秋季采收，洗净，晒干。

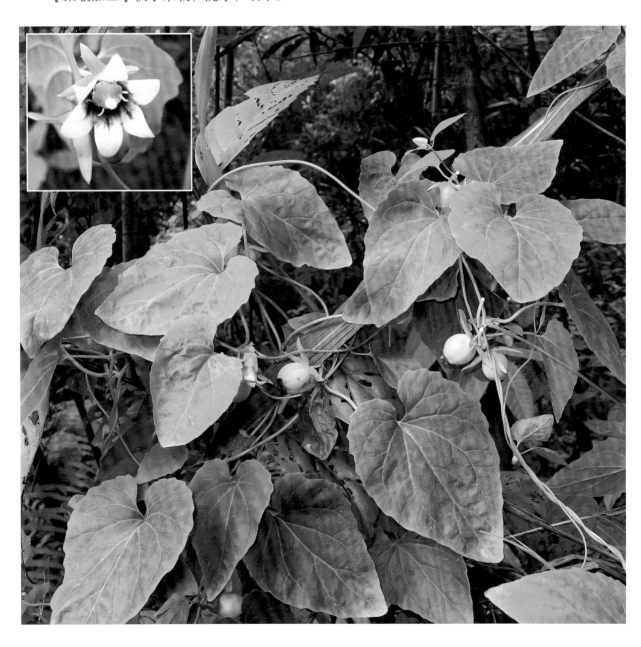

山海螺

【基原】为桔梗科羊乳*Codonopsis lanceolata* (Sieb. et Zucc.) Benth. et Hook. f. 的根。

【别名】奶参、四叶参、轮叶党参。

【形态特征】草本缠绕草本。根通常肥大呈纺锤形，近上部有稀疏环纹，而下部则疏生横长皮孔。植株全体光滑无毛或茎叶偶疏生柔毛。叶在主茎上的互生，披针形或菱状狭卵形；在小枝顶端通常2~4片叶簇生，而近于对生或轮生状；叶片菱状卵形或椭圆形。花单生或对生于小枝顶端；花冠阔钟状，黄绿色或乳白色内有紫色斑。蒴果下部半球形，上部有喙。花期、果期7~8月。

【分布】生于山地林下、沟边阴湿处。产于东北、华北、华东和中南各地。

【性能主治】根味甘、辛，性平。具有益气养阴、解毒消肿、排脓、通乳的功效。主治神疲乏力，头晕头痛，肺痈，乳痈，肠前程，疮疖肿毒，喉蛾，产后乳少，毒蛇咬伤。

【采收加工】7~8月采收，洗净，鲜用或切片晒干。

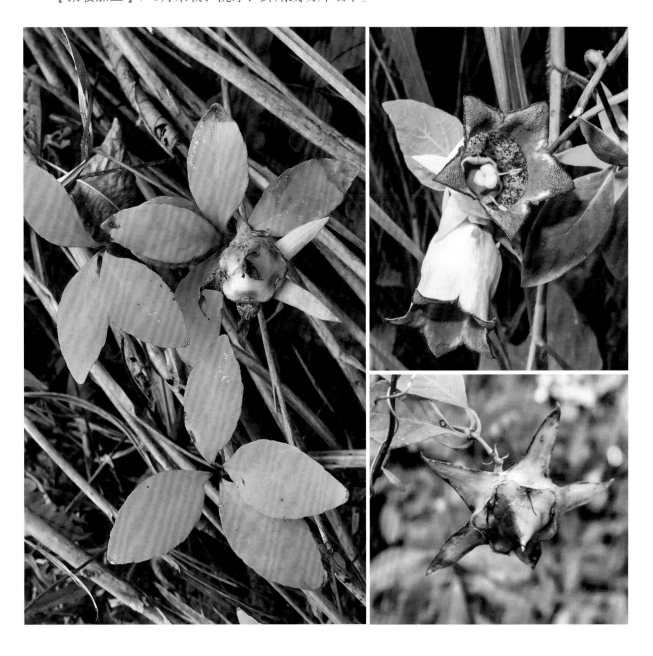

蜘蛛果

【基原】为桔梗科长叶轮钟草Cyclocodon lancifolius (Roxb.) Kurz 的根。

【别名】山荸荠。

【形态特征】直立或蔓性草本。茎高可达3 m，中空，分枝多而长。叶对生，偶有3片轮生，卵形、卵状披针形至披针形，顶端渐尖，边缘具细尖齿、锯齿或圆齿。花通常单朵顶生兼腋生，有时3朵组成聚伞花序；花萼仅贴生至子房下部，裂片4~7片，相互间远离，丝状或条形，边缘有分枝状细长齿；花白色或淡红色，管状钟形。浆果球状，熟时紫黑色。花期7~10月。

【分布】生于林中、灌木丛中及草地中。产于广西、广东、贵州、四川、湖北、福建等地。

【性能主治】根味甘、微苦，性平。具有益气、祛瘀、止痛的功效。主治气虚乏力，跌打损伤。

【采收加工】秋季采收，洗净，晒干。

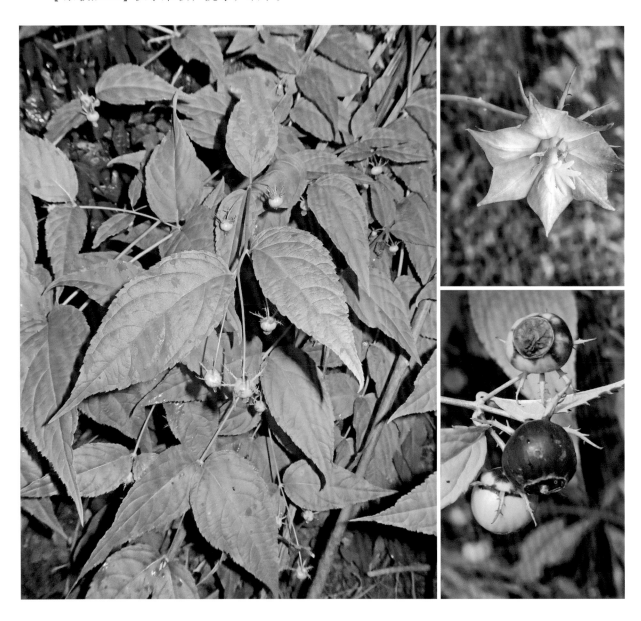

铜锤玉带草

【基原】为半边莲科铜锤玉带草*Lobelia angulata* Forst. 的全草、果实。

【别名】铜锤草。

【形态特征】多年生匍匐草本。具有白色乳汁。茎平卧，被开展的柔毛，节上生根。叶互生；叶片卵形或心形，先端钝圆或急尖，基部斜心形，边缘有齿，两面疏生短柔毛，叶脉掌状至掌状羽脉。花单生于叶腋；花萼筒坛状，花冠紫红色、淡紫色、绿色或黄白色。浆果紫红色，椭圆状球形。花、果期全年。

【分布】生于田边、路旁或疏林中潮湿处。产于广西、广东、湖南、湖北、四川等地。

【性能主治】全草味辛、苦，性平。具有祛风除湿、活血、解毒的功效。主治风湿疼痛，跌打损伤，月经不调，目赤肿痛，乳痈，无名肿毒。果实味苦、辛，性平。具有祛风利湿、理气散瘀的功效。主治风湿痹痛，疝气，跌打损伤，遗精，白带异常。

【采收加工】全草全年均可采收，洗净，鲜用或晒干。8~9月采收果实，鲜用或晒干。

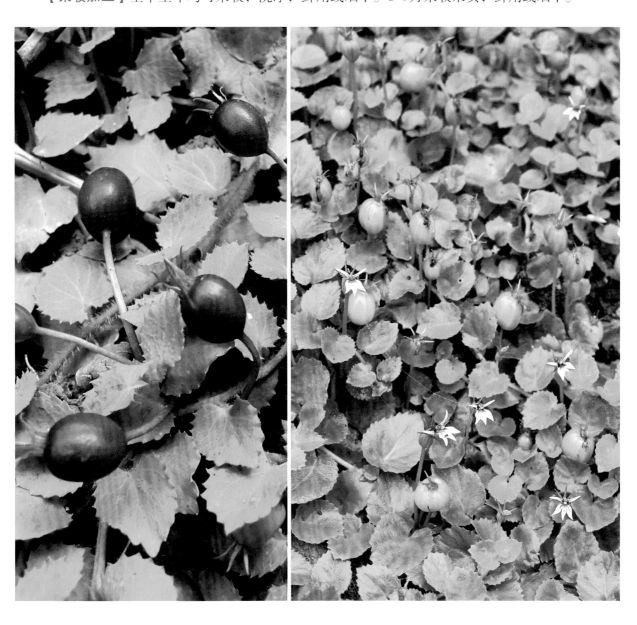

半边莲

【基原】为半边莲科半边莲*Lobelia chinensis* Lour. 的全草。

【别名】蛇利草。

【形态特征】多年生草本。茎细弱，匍匐，节上生根。叶互生；叶片线形至披针形，先端急尖，基部圆形至阔楔形，全缘或顶部有明显的齿，无毛。花单生于分枝的上部叶腋；花冠粉红色或白色，背面裂至基部，喉部以下生白色柔毛，裂片全部平展于下方，呈一个平面。蒴果倒锥形。种子椭圆形，稍扁压状。花期、果期5~10月。

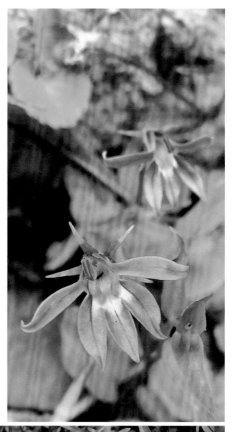

【分布】生于水田边、沟边及草地上。产于长江中、下游及以南各地。

【性能主治】全草味辛，性平。具有利尿消肿、清热解毒的功效。主治痈肿疔疮，蛇虫咬伤，臌胀水肿，湿热黄疸，湿疹湿疮。

【采收加工】夏季采收，除去泥沙，洗净，晒干。

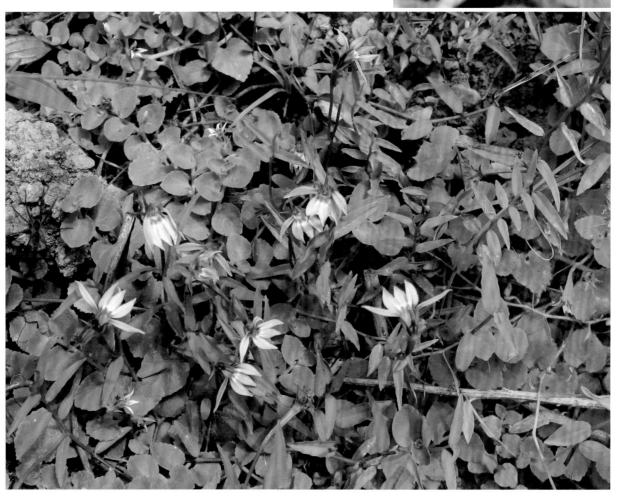

江南山梗菜

【基原】为半边莲科江南山梗菜*Lobelia davidii* Franch. 的全草或根。

【别名】苦菜、节节花。

【形态特征】多年生草本，高可达180 cm。主根粗壮，侧根纤维状。茎直立，分枝或不分枝，无毛或有极短的倒糙毛，或密被柔毛。叶螺旋状排列，下部的叶早落；叶片卵状椭圆形至长披针形，大的长17 cm、宽7 cm，先端渐尖，基部渐狭成柄；叶柄两边有翅，向基部变窄。总状花序顶生，长20~50 cm；苞片卵状披针形至披针形，比花长；花冠紫红色或红紫色，近二唇形。蒴果球状，底部常背向花序轴。花、果期8~10月。

【分布】生于山地林边或沟边较阴湿处。产于广西、广东、福建、江西、浙江、安徽、湖南、湖北、四川、贵州、云南等地。

【性能主治】全草或根味辛、甘，性平；小毒。具有宣肺化痰、清热解毒、利尿消肿的功效。主治咳嗽痰多，水肿，痈肿疮毒，下肢溃烂，蛇虫咬伤。

【采收加工】夏、秋季采收，洗净，鲜用或晒干。

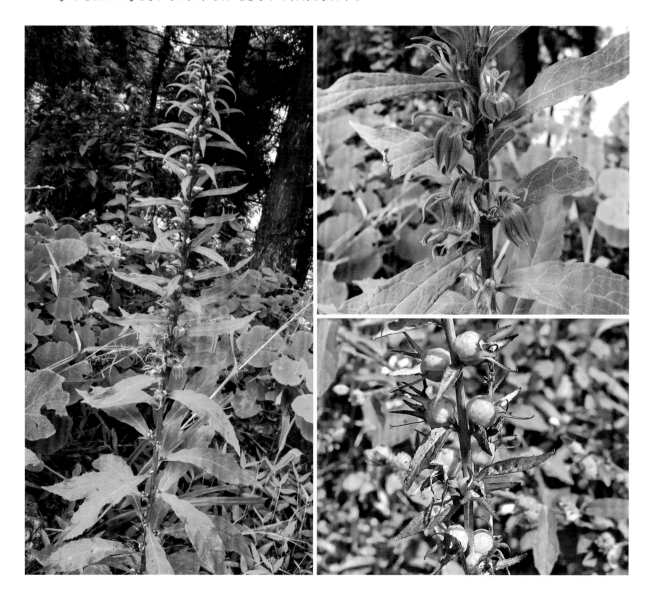

十萼茄

【基原】为茄科红丝线*Lycianthes biflora* (Lour.) Bitter 的全株。

【别名】双花红丝线。

【形态特征】亚灌木或灌木。小枝、叶背面、叶柄、花梗及萼的外面密被淡黄色毛。上部叶常假双生，大小不相等；大叶片椭圆状卵形，偏斜，先端渐尖，基部楔形渐窄至叶柄而成窄翅，长9~15 cm，宽3.5~7 cm；小叶片宽卵形，两种叶均膜质，全缘。花2~5朵生于叶腋；萼杯状，萼齿10枚，钻状线形；花冠淡紫色或白色，星形。浆果球形，熟时绯红色，宿萼盘形。花期5~8月，果期7~11月。

【分布】生于山谷林下、路旁、水边。产于广西、广东、云南、四川、江西等地。

【性能主治】全株味苦，性凉。具有清热解毒、祛痰止咳的功效。主治热淋，狂犬咬伤，咳嗽，哮喘，外伤出血。

【采收加工】夏季采收，通常鲜用。

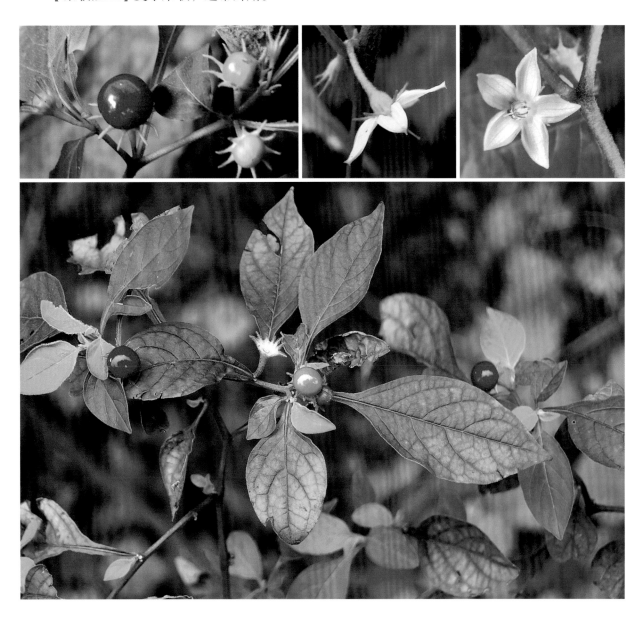

苦蘵

【基原】为茄科苦蘵*Solanum lyratum* Thunb. 的根。

【别名】灯笼泡。

【形态特征】一年生草本。被疏短柔毛或近无毛，高常30~50 cm。茎多分枝，分枝纤细。叶片卵形至卵状椭圆形，顶端渐尖或急尖，基部阔楔形或楔形，全缘或有不等大的齿，两面近无毛，长3~6 cm，宽2~4 cm。花冠淡黄色，喉部常有紫色斑纹，花药蓝紫色或有时黄色。果萼卵球状，薄纸质，浆果直径约1.2 cm。花期、果期5~12月。

【分布】生于山谷林下及村边路旁。产于华东、华中、华南及西南各地。

【性能主治】根味苦，性寒；有小毒。具有利水通淋的功效。主治水肿腹胀，黄疸，热淋。

【采收加工】夏、秋季采收，洗净，鲜用或晒干。

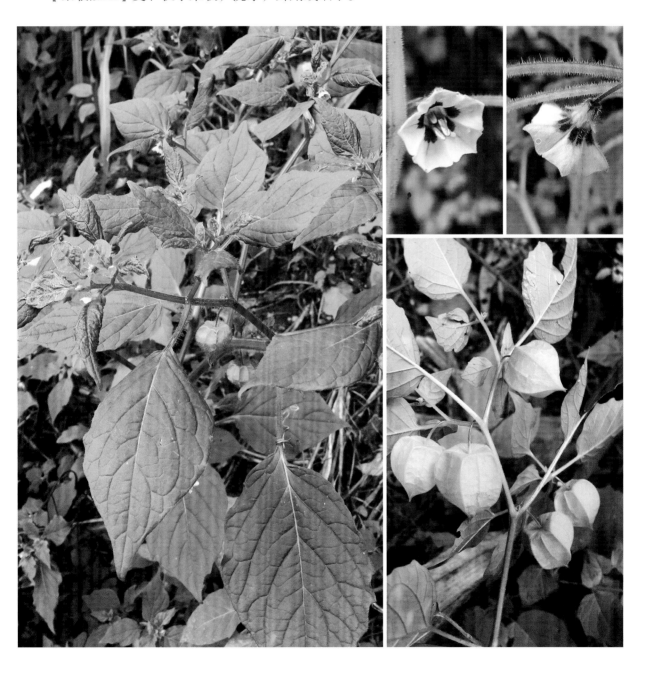

喀西茄

【基原】为茄科喀西茄*Solanum aculeatissimum* Jacquem.的根、果。

【别名】苦天茄、苦颠茄。

【形态特征】直立草本至亚灌木，高1~2 m。茎、枝、叶及花柄多混生黄白色具节的长硬毛、短硬毛、腺毛及淡黄色基部宽扁的直刺。叶片阔卵形，长6~12 cm，宽约与长相等，先端渐尖，基部戟形，5~7深裂，裂片边缘又作不规则的齿裂及浅裂。蝎状花序腋外生，短而少花，单生或2~4朵；萼钟状，5裂，花冠筒淡黄色，隐于萼内，冠檐白色。浆果球状，初时绿白色，具绿色花纹，成熟时淡黄色，宿萼上具纤毛及细直刺，后逐渐脱落。花期春、夏季，果期冬季。

【分布】生于沟边、路边灌木丛中、荒地、草坡或疏林中。产于华东、华中、华南及西南各地。

【性能主治】根、果味微苦，性寒；有小毒。具有消炎解毒、镇静止痛的功效。主治风湿跌打疼痛，神经性头痛，胃痛，牙痛，乳腺炎，疟腮等；外用治疮毒。

【采收加工】秋季采收，鲜用或晒干。

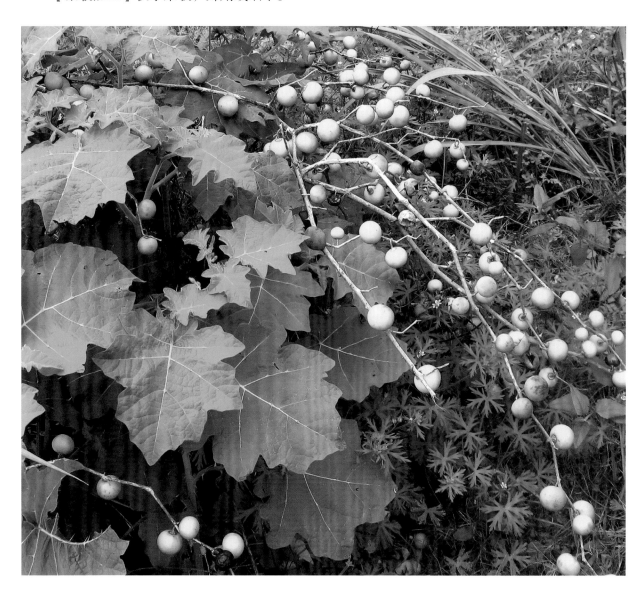

白英

【基原】为茄科白英*Solanum lyratum* Thunb.
的全草。

【别名】千年不烂心。

【形态特征】多年生草质藤本。茎、叶密生有
节长柔毛。叶互生；叶片多数呈琴形，基部常3~5
深裂，裂片全缘，侧裂片愈近基部的愈小，中裂片
较大，卵形，先端渐尖，两面均被白色发亮的长柔
毛。聚伞花序顶生或腋外生；花冠蓝色或白色。浆
果球形，红黑色。花期夏、秋季，果期秋末。

【分布】生于路旁、田边或山谷草地。产于
广西、广东、湖南、湖北、云南、四川等地。

【性能主治】全草味甘、苦，性寒；有小
毒。具有清热利湿、解毒消肿的功效。主治湿热
黄疸，胆囊炎，胆石症，肾炎水肿，风湿关节
痛，湿热带下，小儿高热惊搐，湿疹瘙痒，带状
疱疹。

【采收加工】夏、秋季采收，鲜用或晒干。

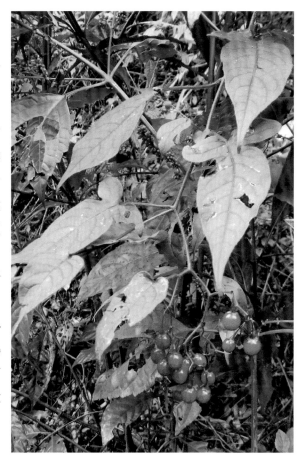

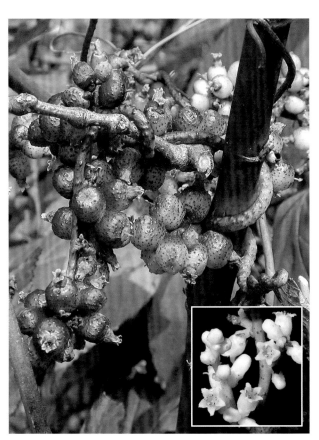

菟丝子

【基原】为旋花科金灯藤*Cuscuta japonica*
Choisy 的种子。

【别名】日本菟丝子、无根藤。

【形态特征】一年生寄生缠绕草本。茎较
粗壮，肉质，直径1~2mm，黄色，常带紫红色
瘤状斑点，无毛，多分枝，无叶。花无柄或几
无柄，形成穗状花序；花萼碗状，肉质，5裂几
达基部；花冠钟状，淡红色或绿白色。蒴果卵
圆形，近基部周裂。花期8月，果期9月。

【分布】寄生于草本或小灌木上。产于我
国南北各省区。

【性能主治】种子味甘，性温。具有补益肝
肾、固精缩尿、安胎、明目、止泻的功效。主治肝
肾不足，腰膝酸软，阳痿遗精，遗尿尿频，肾虚
胎漏，胎动不安，目昏耳鸣，脾肾虚泻。

【采收加工】秋季采收，晒干，打下种子。

篱栏网

【基原】为旋花科篱栏网 *Merremia hederacea* (Burm. f.) Hallier f. 的地上部分。

【别名】犁头网、篱网藤。

【形态特征】缠绕或匍匐草本。茎细长，有细棱。叶片心状卵形，顶端钝，渐尖或长渐尖，具小短尖头，基部心形或深凹，全缘或通常具不规则的粗齿或锐裂齿，有时为深或浅3裂，两面近无毛或疏生微柔毛；叶柄细长，具小疣状突起。聚伞花序腋生，有3~5朵花，有时更多或偶为单生；花序梗比叶柄粗；花冠黄色，钟状，内面近基部具长柔毛。蒴果扁球形或宽圆锥形，4片裂。花期7~8月，果期9~10月。

【分布】生于灌木丛或路旁草丛中。产于广西、广东、云南、台湾、江西等地。

【性能主治】地上部分味甘、淡，性凉。具有清热解毒、利咽喉的功效。主治外感发热，咽喉肿痛。

【采收加工】夏、秋季采收，除去杂质，干燥。

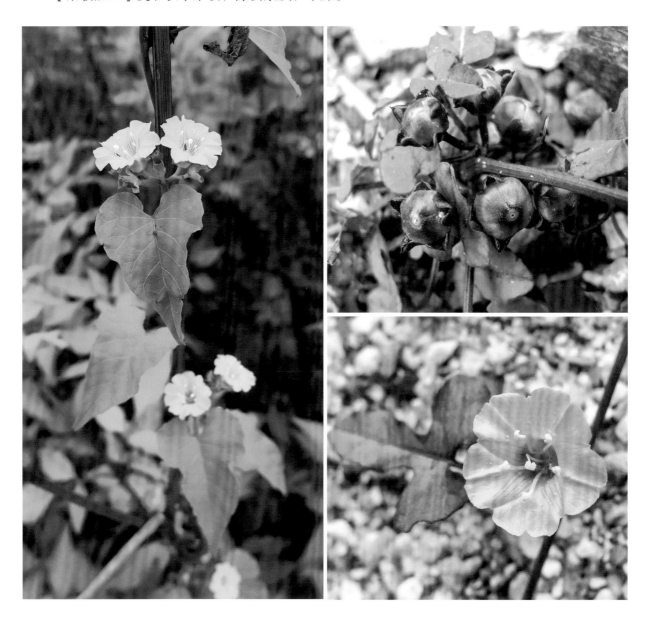

黑头茶

【基原】为玄参科毛麝香*Adenosma glutinosum* (L.) Druce 的全草。

【别名】五凉草、蓝花草。

【形态特征】直立草本，高30~100 cm，密被多细胞长柔毛和腺毛。叶对生；叶片披针状卵形至宽卵形，形状、大小均多变异，先端锐尖，基部楔形至截形或亚心形，边缘具不整齐的齿，腹面被平伏的多细胞长柔毛，背面亦被多细胞长柔毛，并有稠密的黄色腺点。花单生于叶腋或在茎、枝顶端集成较密的总状花序；萼5深裂，在果时稍增大而宿存；花冠紫红色或蓝紫色。蒴果卵形，先端具喙。花期、果期7~10月。

【分布】生于石灰岩山林中岩石上或沟边林下。产于广西、广东、贵州、湖南、四川、湖北等地。

【性能主治】全草味辛，性温。具有祛风湿、消肿毒、行气散瘀、止痛的功效。主治风湿骨痛，气滞腹痛，疮疖肿毒，皮肤湿疹，瘙痒，跌打损伤。

【采收加工】秋季花开时采收，除去杂质，晒干。

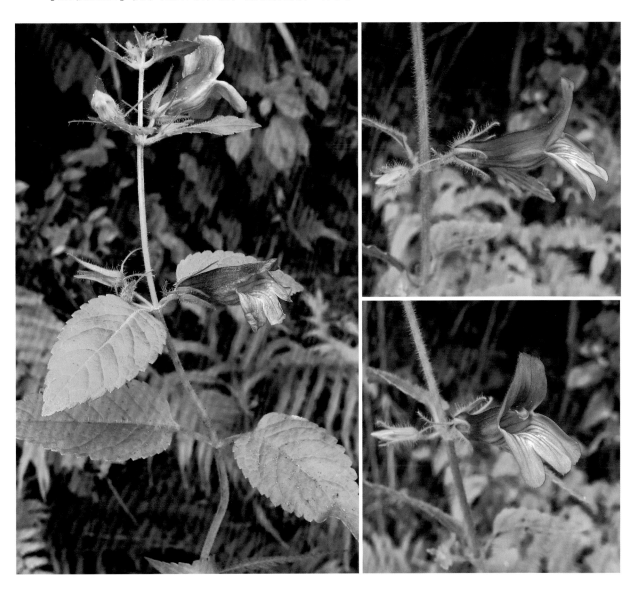

四方麻

【基原】为玄参科四方麻*Veronicastrum caulopterum* (Hance) T. Yamaz.的全草。

【别名】四方消、四方青、四棱草。

【形态特征】直立草本，高达1 m。全体无毛，茎多分枝，有宽达1 mm的翅。叶互生；叶片矩圆形、卵形至披针形，长3~10 cm，宽1.2~4 cm。花序顶生于主茎及侧枝上，长尾状；花萼裂片钻状披针形，花血红色、紫红色或暗紫色，筒部约占一半长，后方裂片卵圆形至前方裂片披针形。蒴果卵状或卵圆状。花期8~11月。

【分布】生于山谷草地、沟边及疏林下。产于广西、广东、云南、贵州、湖南、湖北、江西等地。

【性能主治】全草性苦，味寒。具有清热解毒、消肿止痛的功效。主治流行性腮腺炎、咽喉肿痛、肠炎、痢疾、淋巴结核、痈疽肿毒、湿疹、烧烫伤、跌打损伤。

【采收加工】秋季采收，鲜用或晒干。

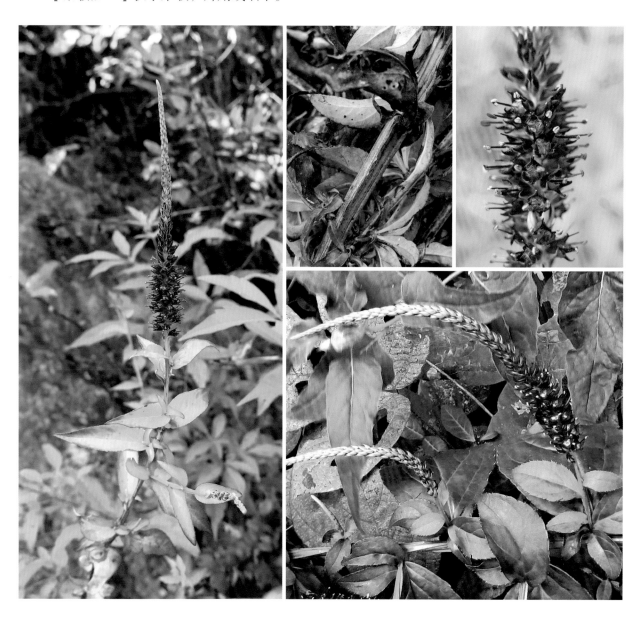

牛耳岩白菜

【基原】为苦苣苔科牛耳朵*Chirita eburnea* (Hance)Yin Z. Wang 的根茎、全草。

【别名】石三七、石虎耳。

【形态特征】多年生草本。具粗根状茎。叶均基生，肉质；叶片卵形或狭卵形，顶端微尖或钝，基部渐狭或宽楔形，边缘全缘，两面均被贴伏的短柔毛。聚伞花序，被短柔毛；苞片2片，对生，卵形、宽卵形或圆卵形；花冠紫色或淡紫色，有时白色，喉部黄色，两面疏被短柔毛。蒴果线形，被短柔毛。花期4~7月。

【分布】生于石灰岩山林中岩石上或沟边林下。产于广西、广东、贵州、湖南、四川、湖北等地。

【性能主治】根茎、全草味甘，性平。具有补虚、止咳、止血、除湿的功效。主治阴虚咳嗽，肺结核咳血，红崩，白带异常；外用治外伤出血，痈疮。

【采收加工】全年均可采收，鲜用或晒干。

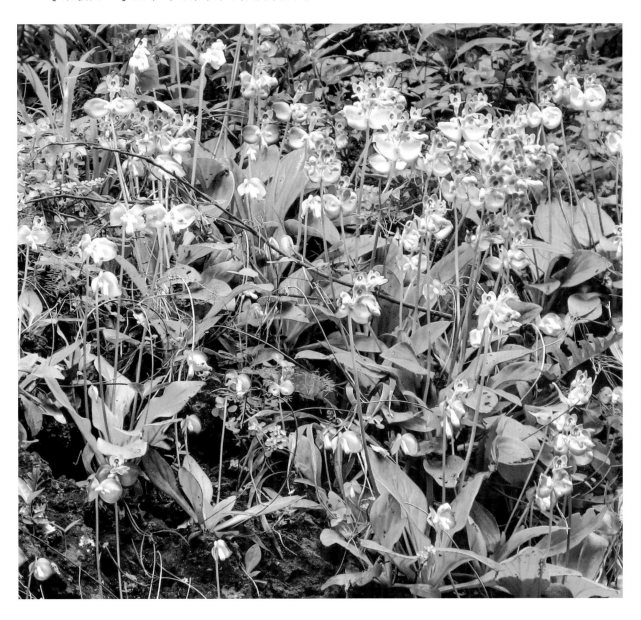

蚂蝗七

【基原】为苦苣苔科蚂蝗七 Chirita fimbrisepala (Hand.-Mazz.)Yin Z. Wang 的根状茎。

【别名】石螃蟹、红蚂蝗七。

【形态特征】多年生草本。具粗根状茎。叶均基生；草质，叶片两侧不对称，卵形、宽卵形或近圆形，顶端急尖或微钝，基部斜宽楔形或截形，或一侧钝或宽楔形，另一侧心形，边缘有小或粗的齿，腹面密被短柔毛并散生长糙毛，背面疏被短柔毛。聚伞花序1~7个，有1~5朵花；花淡紫色或紫色。蒴果长6~8 cm，被短柔毛。花期3~4月。

【分布】生于山地、岩林中岩石上或石崖上或山谷溪边。产于广西、广东、贵州、湖南、江西、福建等地。

【性能主治】根状茎味苦，性凉。具有健脾消食、清热利湿、活血止痛的功效。主治小儿疳积，胃痛，肝炎，痢疾，肺结核咯血；外用治刀伤出血，无名肿毒，跌打损伤。

【采收加工】全年均可采收，鲜用或晒干。

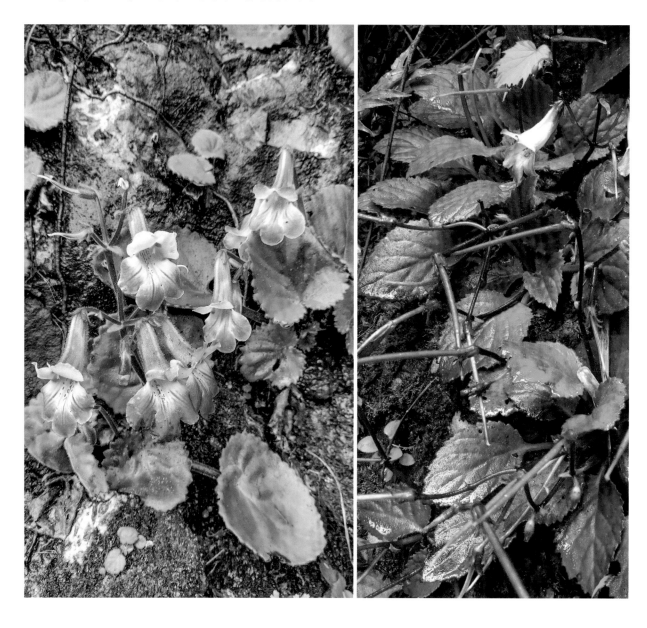

降龙草

【基原】为苦苣苔科半蒴苣苔 *Hemiboea subcapitata* C. B. Clarke 的全草。

【别名】蚂拐菜、牛耳朵菜。

【形态特征】多年生草本。茎肉质，散生紫斑。叶对生，稍肉质，干时草质；叶片椭圆形或倒卵状椭圆形，顶端急尖或渐尖，基部下延，全缘或有波状浅钝齿，叶柄具合生成船形的翅。聚伞花序近顶生或腋生；花冠白色，具紫色斑点；总苞球形，开放后呈船形。蒴果线状披针形。花期9~10月，果期10~12月。

【分布】生于山谷林下岩石上或沟边阴湿处。产于广西、广东、云南、贵州、四川、湖南、湖北、江西、浙江、陕西等地。

【性能主治】全草味微苦、涩，性凉。具有清热解毒、生津、利湿的功效。主治外感暑湿，痈肿疮疖，蛇咬伤，麻疹，烧烫伤。

【采收加工】秋季采收，鲜用或晒干。

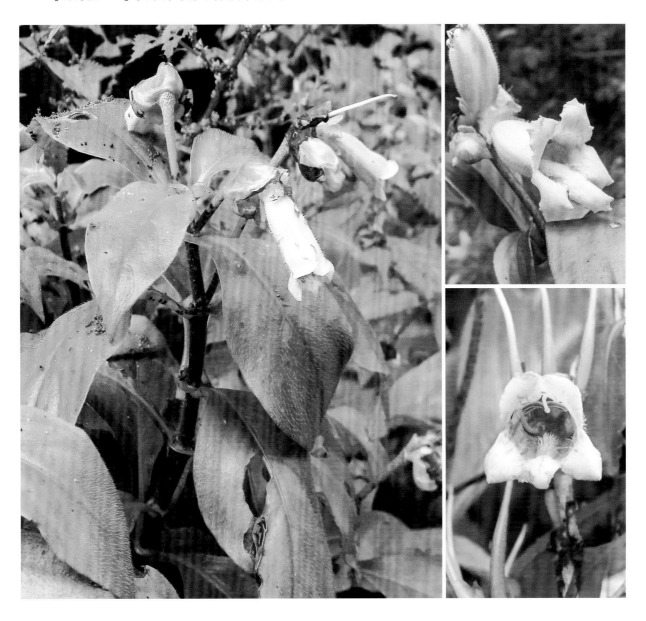

石吊兰

【基原】为苦苣苔科吊石苣苔 *Lysionotus pauciflorus* Maxim. 的地上部分。

【别名】接骨生、石泽兰。

【形态特征】小灌木。茎分枝或不分枝，无毛或上部疏被短毛。叶3片轮生，有时对生或轮生；叶片革质，形状变化大，线形、线状倒披针形、狭长圆形或倒卵状长圆形，边缘在中部以上或上部有少数齿或小齿，有时近全缘。花序有1~2朵花；花冠筒漏斗状，白色带紫色。蒴果线形，无毛。花期7~10月，果期9~11月。

【分布】生于丘陵、山地林中阴处石崖上或树上。产于广西、广东、云南、贵州、四川、江西、福建、湖南、浙江等地。

【性能主治】地上部分味苦，性凉。具有祛风除湿、化痰止咳、祛瘀通经的功效。主治风湿痹痛，咳喘痰多，月经不调，痛经，跌打损伤。

【采收加工】夏、秋季叶茂盛时采收，晒干。

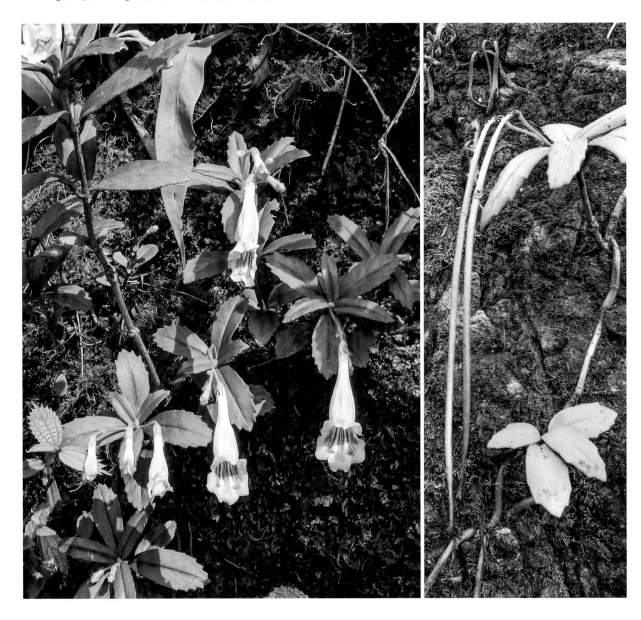

凌霄

【基原】为紫葳科凌霄 *Campsis grandiflora* (Thunb.) K. Schum. 的花、根。

【别名】红花倒水莲、倒挂金钟、白狗肠。

【形态特征】攀缘木质藤本。茎枯褐色，表皮脱落，以气生根攀附于他物之上。叶对生，奇数羽状复叶；小叶7~9片，卵形至卵状披针形，顶端尾状渐尖，基部阔楔形，两侧不等大，长3~9 cm，宽1.5~5 cm，两面无毛，边缘有粗齿。顶生疏散的短圆锥花序，花序轴长15~20 cm；花萼钟状，分裂至中部；花冠内面鲜红色，外面橙黄色。花期5~8月。

【分布】生于山谷、溪边、疏林下，常见栽培。产于广西、广东、福建、山东、河南、陕西等地。

【性能主治】花味甘、酸，性寒。具有活血通经、凉血祛风的功效。主治月经不调，闭经癥瘕，产后乳肿，风疹发红，皮肤瘙痒，痤疮。根味苦，性凉。具有活血散瘀、消肿解毒的功效，主治跌打损伤。

【采收加工】夏、秋季花盛开时采收，晒干。

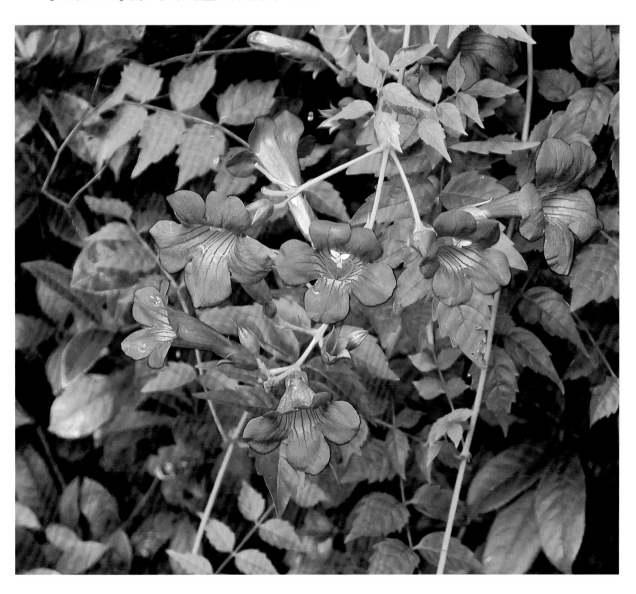

狗肝菜

【基原】为爵床科狗肝菜*Dicliptera chinensis* (L.) Juss.的全草。

【别名】猪肝菜。

【形态特征】草本。茎外倾或上升，具6条钝棱和浅沟，节常膨大膝曲状，近无毛或节处被疏柔毛。叶片卵状椭圆形，顶端短渐尖，基部阔楔形或稍下延，长2~7 cm，宽1.5~3.5 cm，纸质，绿深色，两面近无毛或背面脉上被疏柔毛。花序腋生或顶生，由3~4个聚伞花序组成，每个聚伞花序有1朵至少数花；花冠淡紫红色，外面被柔毛，二唇形，上唇阔卵状近圆形，全缘，有紫红色斑点，下唇长圆形，3浅裂。花期11月。

【分布】生于疏林下、溪边、路旁。产于广西、广东、海南、云南、贵州、四川、福建等地。

【性能主治】全草味甘、淡，性凉。具有清热解毒、凉血利尿的功效。主治感冒高热，斑疹发热，流行性乙型脑炎，风湿性关节炎，眼结膜炎，小便不利；外用治带状疱疹，疖肿。

【采收加工】夏、秋季采收，除去地上茎，洗净，晒干。

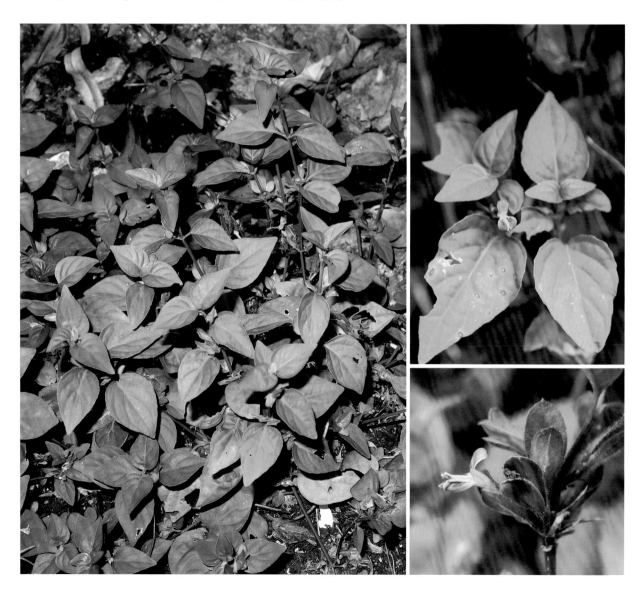

九头狮子草

【基原】为爵床科九头狮子草*Peristrophe japonica* (Thunb.) Bremek.的全草。

【别名】观音草、广西山蓝。

【形态特征】草本，高20~50 cm。叶片卵状矩圆形，长5~12 cm，宽2.5~4 cm，顶端渐尖或尾尖。基部钝或急尖。花序顶生或腋生于上部叶腋，由2~8（10）个聚伞花序组成，每个聚伞花序下托以2片总苞状苞片，一大一小，卵形；花萼裂片5片，钻形，长约3 mm；花冠粉红色至微紫色，长2.5~3 cm，外疏生短柔毛，二唇形，下唇3裂；雄蕊2枚，花丝细长，伸出。蒴果窄倒卵形，略被柔毛。花期5~9月。

【分布】生于山坡、林下、路旁、溪边等阴湿处。产于长江以南各地。

【性能主治】全草味辛、微苦，性凉。具有发汗解表、清热解毒、镇痉的功效。主治感冒，咽喉肿痛，白喉，小儿消化不良，小儿高热，痈疖肿毒，毒蛇咬伤。

【采收加工】夏、秋季采收，除去杂质，晒干。

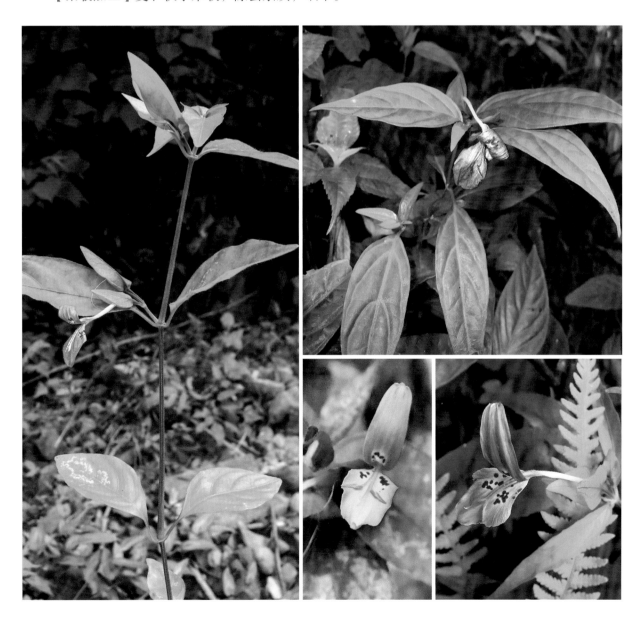

球花马蓝

【基原】为爵床科球花马蓝*Strobilanthes dimorphotricha* Hance的地上部分或根。

【别名】两广马蓝。

【形态特征】多年生草本。茎高达1 m，近梢部多之字形曲折。茎基部常匍匐，暗紫色，有棱，节膨大，无毛。叶对生，不等大；叶片卵状椭圆形或椭圆形，先端长渐尖，基部楔形，边缘有圆齿，齿端具小尖头；大叶长4~15 cm，宽1.5~4.5 cm，叶柄长约1.2 cm，小叶长1.3~2.5 cm。花序头状，近球形，为苞片所包覆，每头具2~3朵花；花冠深紫色。花期9~10月。

【分布】生于山坡、沟谷林下阴湿处。产于广西、广东、海南、湖南、贵州、云南、四川、福建、江西、浙江等地。

【性能主治】地上部分或根味苦、辛，性微寒。具有清热解毒、凉血消斑的功效。主治肺热咳嗽、咽喉肿痛、口疮、丹毒、疟腮、痈肿、疮毒、湿热泻痢、肝炎、蛇伤。

【采收加工】夏、秋季采收，洗净，鲜用或晒干。

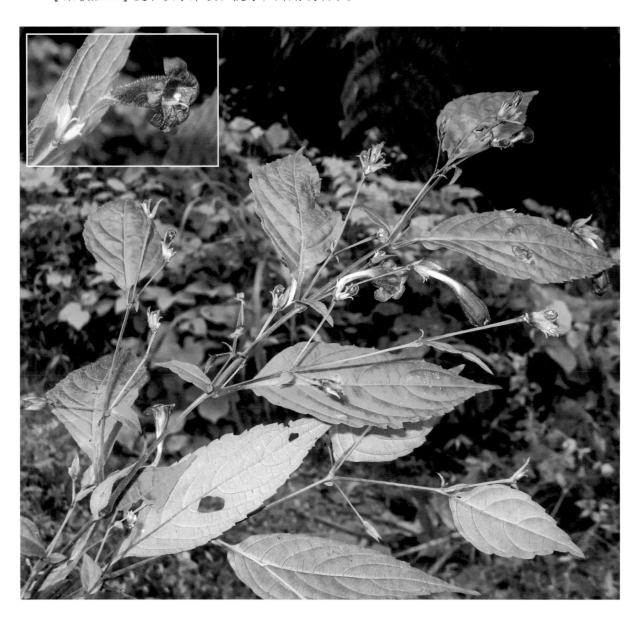

紫珠

【基原】为马鞭草科杜虹花*Callicarpa formosana* Rolfe的叶。

【别名】紫珠草、止血草。

【形态特征】灌木，高1~3 m。小枝、叶柄和花序均密被灰黄色星状毛和分枝毛。叶片卵状椭圆形或椭圆形，长6~15 cm，宽3~8 cm，顶端通常渐尖，基部钝或浑圆，边缘具细齿，表面被短硬毛，稍粗糙，背面被灰黄色星状毛和细小黄色腺点。聚伞花序宽3~4 cm，通常4~5分歧，花萼杯状，被灰黄色星状毛，萼齿钝三角形；花冠紫色或淡紫色。果近球形，紫色。花期5~6月，果期7~11月。

【分布】生于低山灌木丛中。产于广西、贵州、湖南、湖北、福建、江西、安徽等地。

【性能主治】叶味苦、涩，性平。具有止血、散瘀、消炎的功效。主治衄血，咯血，胃肠出血，子宫出血，上呼吸道感染，扁桃体炎，肺炎，支气管炎；外用治外伤出血，烧伤。

【采收加工】春、夏、秋季采收，鲜用或晒干研末。

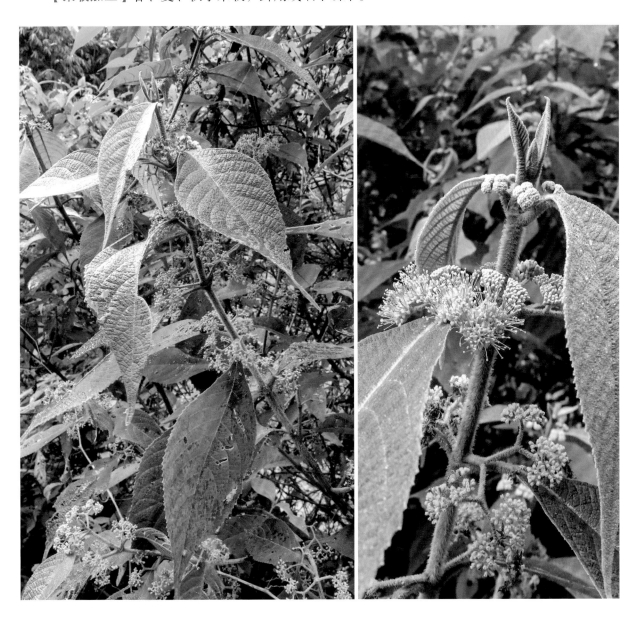

红紫珠

【基原】为马鞭草科红紫珠*Callicarpa rubella* Lindl.的叶。

【别名】野蓝靛。

【形态特征】灌木，高约2 m。小枝被黄褐色星状毛并杂有多细胞的腺毛。叶片倒卵形或倒卵状椭圆形，长10~14（21）cm，宽4~8（10）cm，顶端尾尖或渐尖，基部心形，有时偏斜，边缘具细锯齿或不整齐的粗齿，表面稍被多细胞的单毛，背面被星状毛并杂有单毛和腺毛，有黄色腺点。聚伞花序；花萼被星状毛或腺毛，具黄色腺点；花紫红色、黄绿色或白色。果紫红色，直径约2 mm。花期5~7月，果期7~11月。

【分布】生于山坡、溪边林中或灌木丛中。产于广西、广东、湖南、云南、贵州、四川、浙江、江西等地。

【性能主治】叶味微苦，性平。具有解毒消肿、凉血止血的功效。主治吐血，咯血，痈肿疮毒，跌打损伤，外伤出血。

【采收加工】夏、秋季采收，鲜用或晒干。

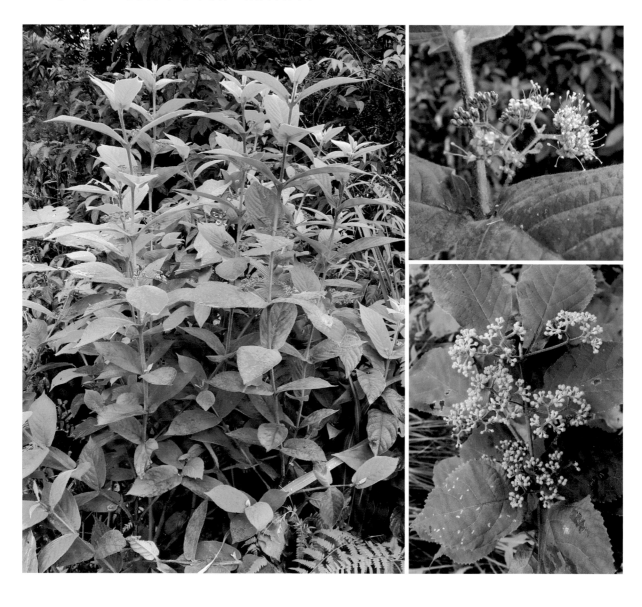

过墙风

【基原】为马鞭草科臭茉莉 *Clerodendrum chinense* (Osbeck) Mabb. var. *simplex* (Moldenke) S. L. Chen 的全株。

【别名】白花臭牡丹、臭屎茉莉。

【形态特征】灌木。植物体被毛较密。叶片宽卵形或近心形，顶端渐尖，基部截形、宽楔形或浅心形，边缘疏生粗齿，腹面密被刚伏毛，背面密被柔毛，揉之有臭味。伞房状聚伞花序较密集；花单瓣，较大，白色或淡红色；花萼裂片披针形；花冠管长2~3 cm，裂片椭圆形。核果近球形，直径8~10 mm，熟时蓝黑色，宿萼增大包果。花期、果期5~11月。

【分布】生于山坡沟谷向阳湿润的林缘、路边，亦常见栽培。产于广西、贵州、云南等地。

【性能主治】全株味苦、辛，性温。具有祛风湿、强筋骨、活血消肿的功效。主治风湿痹痛，脚气水肿，跌打扭伤，血瘀肿痛，痔疮脱肛，痒疹疥疮，慢性骨髓炎。

【采收加工】全年均可采收，洗净，切片，鲜用或晒干。

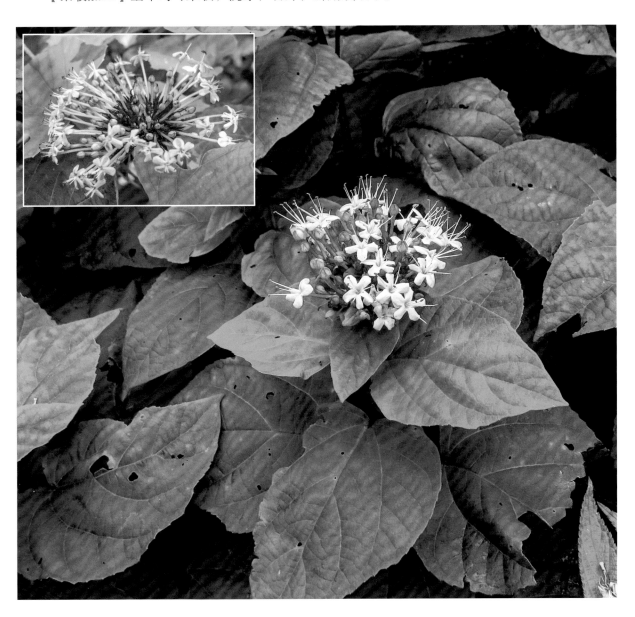

路边青

【基原】为马鞭草科大青*Clerodendrum cyrtophyllum* Turcz. 的全株。

【别名】鸡屎青。

【形态特征】灌木或小乔木。幼枝被短柔毛，枝黄褐色。叶片纸质，椭圆形、卵状椭圆形、长圆形或长圆状披针形，全缘，两面无毛或沿脉疏生短柔毛，背面常有腺点。伞房状聚伞花序；花小，白色，有橘香味；萼杯状且果后增大；雄蕊与花柱同伸出花冠外。果近球形，熟时蓝紫色，为红色的宿萼所托。花、果期6月至翌年2月。

【分布】生于丘陵、山地林下或溪谷旁。产于西南、中南、华东各地。

【性能主治】全株味苦，性寒。具有清热解毒、凉血、利湿的功效。主治外感热病，热盛烦渴，咽喉肿痛，黄疸，热毒痢，急性肠炎，痈疽肿毒，外伤出血。

【采收加工】夏、秋季采收，洗净，鲜用或切段晒干。

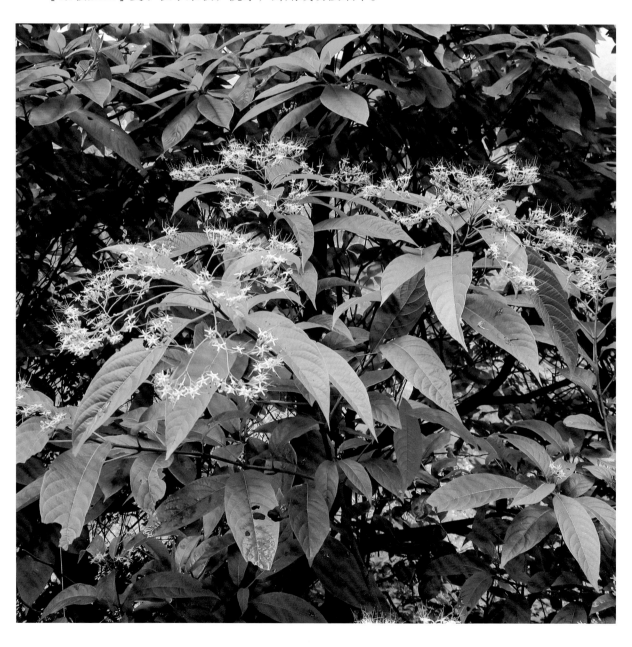

豆腐柴

【基原】为马鞭草科豆腐柴*Premna microphylla* Turcz.的根、茎、叶。

【别名】臭辣树。

【形态特征】直立灌木。叶片揉碎有臭味，卵状披针形、椭圆形或倒卵形，长3~13 cm，宽1.5~6 cm，顶端急尖至长渐尖，基部渐狭窄下延至叶柄两侧，全缘至有不规则的粗齿。聚伞花序组成顶生塔形的圆锥花序；花萼杯状；花淡黄色，外有柔毛和腺点；花冠内有柔毛，以喉部较密。核果紫色，球形至倒卵形。花期、果期5~10月。

【分布】生于山坡林下或林缘。产于西南、中南、华东等地区。

【性能主治】根味苦，性寒。具有清热解毒、消肿止血的功效。主治疟疾，小儿夏季热，风湿痹痛，风火牙痛，跌打损伤，水火烫伤。茎、叶味苦、微辛，性寒。具有清热解毒的功效。主治疟疾、泄泻、痢疾、醉酒头痛、痈肿、疔疮、丹毒、蛇虫咬伤、创伤出血。

【采收加工】根全年均可采收，鲜用或切片晒干。茎及叶春、夏、秋季采收，鲜用或晒干。

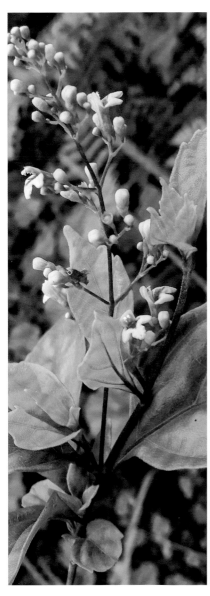
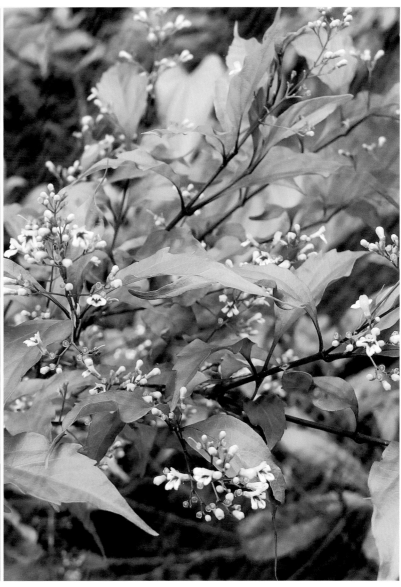

马鞭草

【基原】为马鞭草科马鞭草 *Verbena officinalis* L. 的地上部分。

【别名】铁马鞭。

【形态特征】多年生草本。茎四棱柱形，节和棱上有硬毛。叶片卵圆形至长圆状披针形；基生叶边缘常有粗齿和缺刻；茎生叶多数3深裂，裂片边缘有不整齐的齿；两面有硬毛，背面脉上尤多。穗状花序顶生和腋生，细弱；花小，淡紫色至蓝色，无柄，最初密集，结果时疏离。果长圆形，熟时4片裂。花期6~8月，果期7~10月。

【分布】生于路边、山坡、溪边或林旁。产于广西、广东、贵州、云南、湖南、山西、陕西、安徽、浙江、福建、湖北等地。

【性能主治】地上部分味苦，性凉。具有活血散瘀、解毒、利水、退黄、截疟的功效。主治癥瘕积聚，痛经闭经，喉痹，痈肿，水肿，黄疸，疟疾。

【采收加工】6~8月花开时采割，除去杂质，晒干。

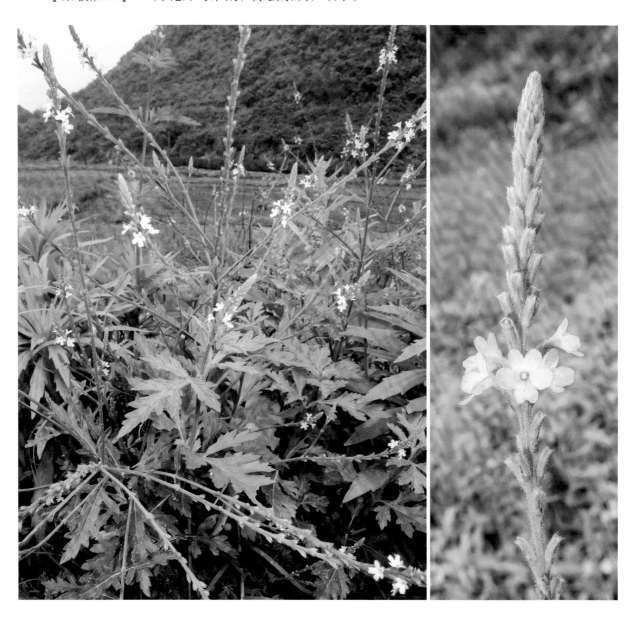

五指柑

【基原】为马鞭草科黄荆*Vitex negundo* L. 的全株。

【别名】黄荆条、五指风。

【形态特征】灌木或小乔木。枝四棱柱形,小枝、叶背面、花序梗密被灰白色茸毛。掌状复叶,小叶5片,偶有3片;叶片长圆状披针形,全缘或每边有少数粗齿。聚伞花序排成圆锥状,顶生,长10~27 cm,花序梗密生灰白色茸毛;花冠淡紫色,二唇形。核果近球形,宿萼接近果实的长度。花期4~6月,果期7~10月。

【分布】生于向阳处的山坡、路旁及山地灌木丛中。产于长江以南各地。

【性能主治】全株味辛、微苦,性温。具有祛风解表、止咳化痰、理气止痛的功效。主治感冒,咳嗽,慢性支气管炎,哮喘,风湿痹痛,胃痛,泄痢。

【采收加工】夏、秋季采收,除去泥沙,洗净,切段,阴干。

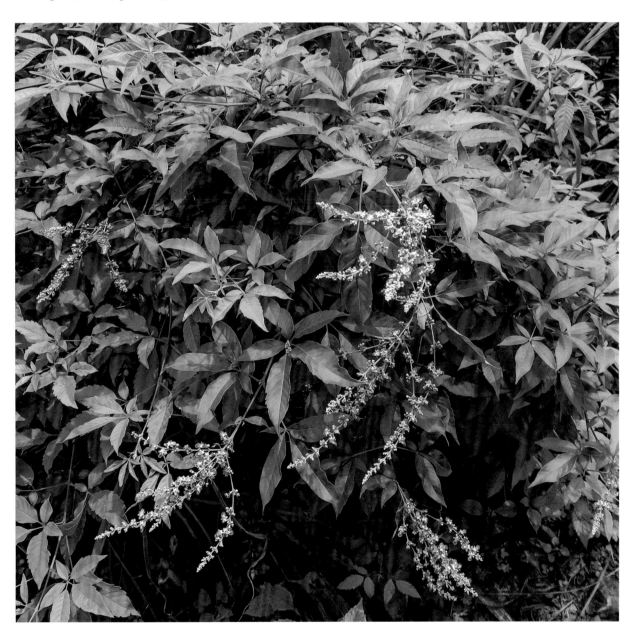

筋骨草

【基原】为唇形科金疮小草*Ajuga decumbens* Thunb. 的全草。

【别名】青鱼胆、苦地胆、白毛夏枯草。

【形态特征】一年生或二年生草本。平卧或上升，具匍匐茎，茎被白色长柔毛或绵状长柔毛，幼嫩部分尤多。基生叶较多，较茎生叶长而大；叶片匙形或倒卵状披针形，先端钝至圆形，基部渐狭，下延，边缘具不整齐的波状圆齿或近全缘，叶脉在腹面微隆起。轮伞花序多花，排列成间断长7~12 cm的穗状花序，位于下部的轮伞花序疏离，上部者密集；花冠淡蓝色或淡红紫色。花期3~7月，果期5~11月。

【分布】生于溪边、路旁及湿润的草坡上。产于广西、广东、江西、湖南、湖北、福建等地。

【性能主治】全草味苦、甘，性寒。具有清热解毒、凉血消肿的功效。主治咽喉肿痛，肺热咯血，跌打肿痛。

【采收加工】春季花开时采收，除去泥沙，晒干。

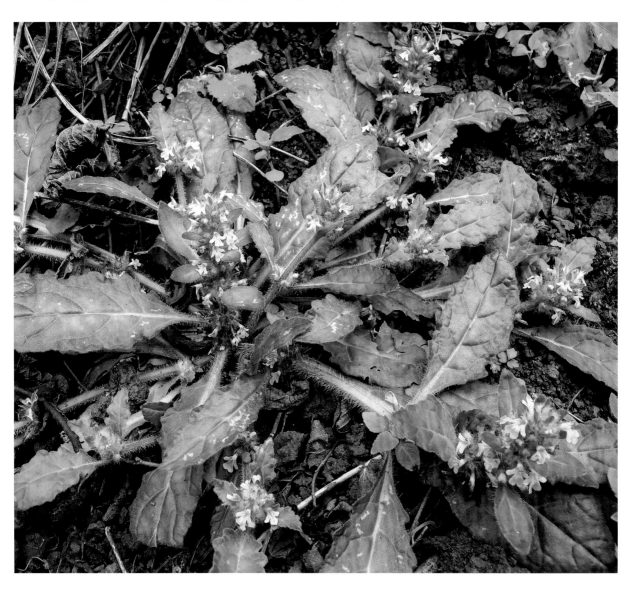

广防风

【基原】为唇形科广防风*Anisomeles indica* (L.) Kuntze的全草。

【别名】防风草、土防风。

【形态特征】直立草本。茎四棱形，具浅槽，密被白色贴生短柔毛。叶片草质、阔卵圆形，先端急尖或短渐尖，基部截状阔楔形，腹面橄榄色、被短伏毛，背面灰绿色，有极密的白色短茸毛，边缘有不规则的齿。轮伞花序在主茎及侧枝的顶部排列成长穗状花序；花淡紫色；冠檐二唇形，上唇全缘，下唇3裂。小坚果黑色，近圆球形。花期8~9月，果期9~11月。

【分布】生于林缘或路旁荒地上。产于广西、广东、云南、四川、贵州、湖南、浙江、福建等地。

【性能主治】全草味辛、苦，性微温。具有祛风解表、理气止痛的功效。主治感冒发热，风湿关节痛，胃痛，胃肠炎；外用治皮肤湿疹，神经性皮炎，虫蛇咬伤，痈疮肿毒。

【采收加工】夏、秋季采收，洗净，鲜用或晒干。

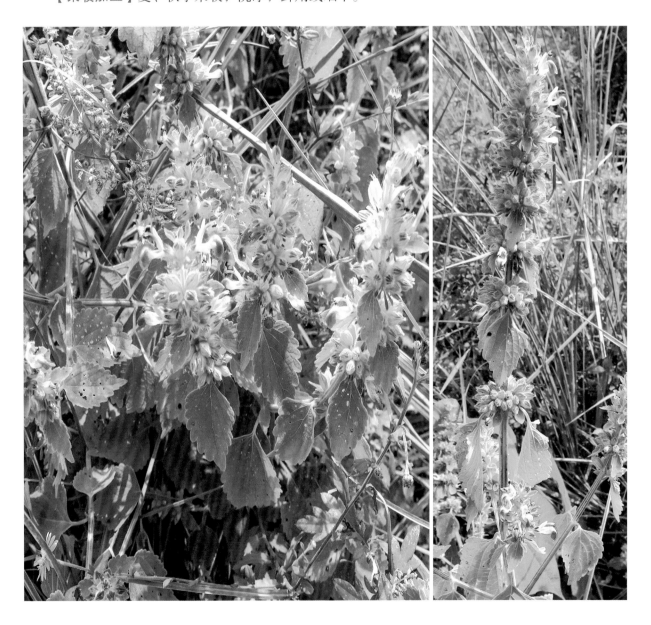

断血流

【基原】为唇形科灯笼草*Clinopodium polycephalum* (Vaniot) C. Y. Wu et S. J. Hsuan 的地上部分。

【别名】野鱼腥草。

【形态特征】多年生直立草本，高0.5~1 m。叶片卵形，长2~5 cm，宽1.5~3.2 cm，先端钝或急尖，基部阔楔形至近圆形，边缘具疏圆齿，腹面榄绿色，背面略浅，两面被糙硬毛，尤其背面脉上。轮伞花序具多花，圆球形，沿茎及分枝形成宽而多头的圆锥花序；花萼外面脉上被具节长柔毛及腺微柔毛；花冠紫红色，冠檐二唇形，上唇直伸，下唇3裂。花期7~8月，果期9月。

【分布】生于山坡、田间、路边、灌木丛中。产于广西、贵州、四川、湖南、湖北、浙江、山西、山东、河南、河北等地。

【性能主治】地上部分味微苦、涩，性凉。具有收敛止血的功效。主治崩漏，尿血，鼻出血，牙龈出血，创伤出血。

【采收加工】夏季开花前采收，除去泥沙，晒干。

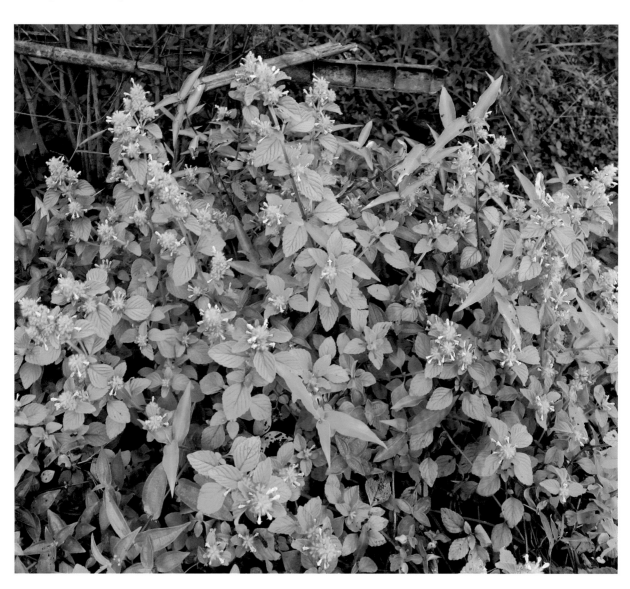

钻地风

【基原】为唇形科活血丹 *Glechoma longituba* (Nakai) Kuprian的地上部分。

【别名】透骨消、连钱草。

【形态特征】多年生草本。具匍匐茎，上升，逐节生根。叶片草质，下部者较小；叶片心形或近肾形，先端急尖或钝三角形，基部心形，边缘具圆齿或粗齿状圆齿，腹面被疏粗伏毛或微柔毛，叶脉不明显，背面常带紫色；叶柄长为叶片的1~2倍。轮伞花序具2朵花，稀具4~6朵花；花冠淡蓝色、蓝至紫色，下唇具深色斑点。花期4~5月，果期6~7月。

【分布】生于林缘、疏林下、草地中、溪边等阴湿处。除甘肃、青海、新疆及西藏外，产于全国各地。

【性能主治】地上部分味辛、微苦，性微寒。具有利湿通淋、清热解毒、散瘀消肿的功效。主治热淋，石淋，湿热黄疸，疮痈肿痛，跌打损伤。

【采收加工】春季至秋季采收，除去杂质，晒干。

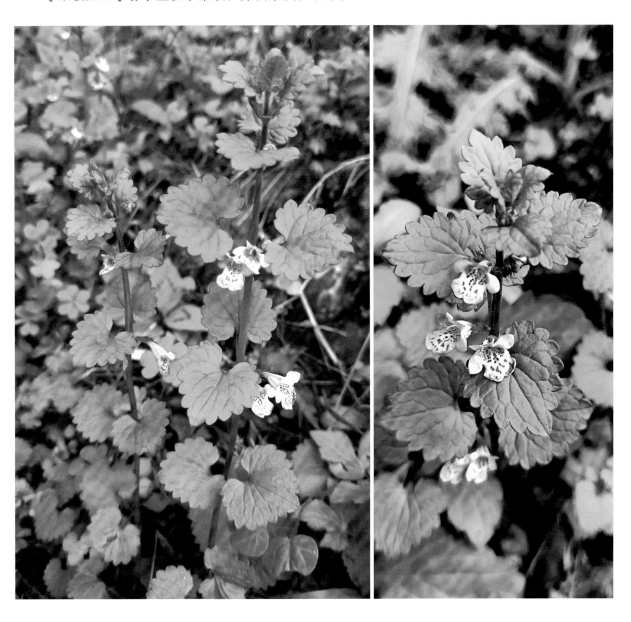

益母草

【基原】为唇形科益母草*Leonurus japonicus* Houtt. 的地上部分。

【别名】益母艾、红花艾。

【形态特征】一年生或二年生草本。茎直立，钝四棱形，有倒向糙伏毛。叶对生，轮廓变化很大；茎下部叶片掌状3裂，裂片呈长圆状菱形至卵圆形，裂片再不规则分裂；茎上部叶片亦为3裂，小裂片呈条形。轮伞花序腋生；花冠粉红色至淡紫红色，冠檐二唇形。小坚果长圆状三棱形，光滑。花期6~9月，果期9~10月。

【分布】生于荒地、草地、路边或村边，常见栽培。产于全国大部分地区。

【性能主治】地上部分味辛、苦，性微寒。具有活血调经、利尿消肿、清热解毒的功效。主治月经不调，痛经闭经，恶露不尽，水肿尿少，疮疡肿毒。

【采收加工】春季幼苗期至初夏花前期采割鲜品。干品夏季茎叶茂盛、花未开或初开时采割，切段，晒干。

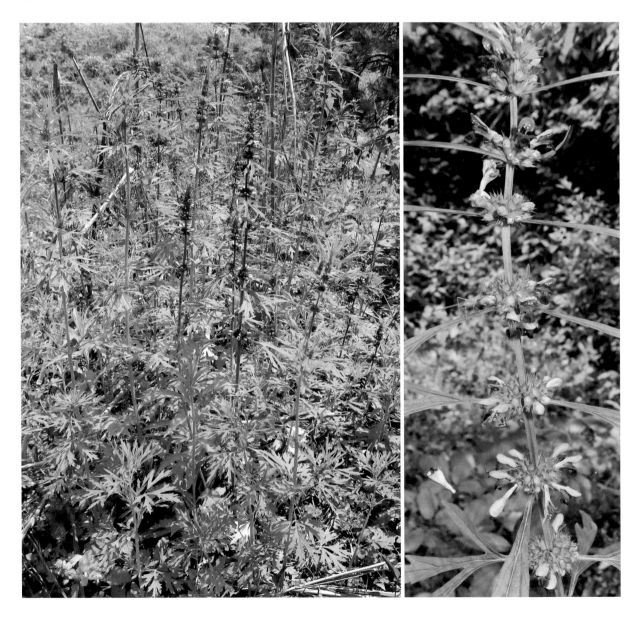

野生紫苏

【基原】为唇形科野生紫苏*Perilla frutescens* (L.) Britton var. *purpurascens* (Hayata) H. W. Li的叶（或带嫩枝）、茎。

【别名】红苏、紫苏。

【形态特征】一年生直立草本。茎钝四棱形，密被长柔毛。叶片阔卵形或圆形，膜质或草质，两面绿色或紫色，或仅背面紫色，腹面被疏柔毛，背面被贴生柔毛。轮伞花序具2朵花，组成偏向一侧的顶生及腋生总状花序。小坚果近球形，灰褐色，具网纹。花期8~11月，果期8~12月。

【分布】生于山谷荒地、村边、路旁，或栽培于舍旁。产于广西、广东、云南、江西、福建、江苏、河北、湖北等地。

【性能主治】味辛，性温。叶具有解表散寒、行气和胃的功效。主治风寒感冒，妊娠呕吐，咳嗽呕恶，鱼蟹中毒。茎具有理气宽中、安胎止痛的功效。主治胃脘疼痛，胸膈痞闷，暖气呕吐，胎动不安。

【采收加工】夏季枝叶茂盛时采收叶，除去杂质，晒干。秋季果实成熟后采割茎，晒干。

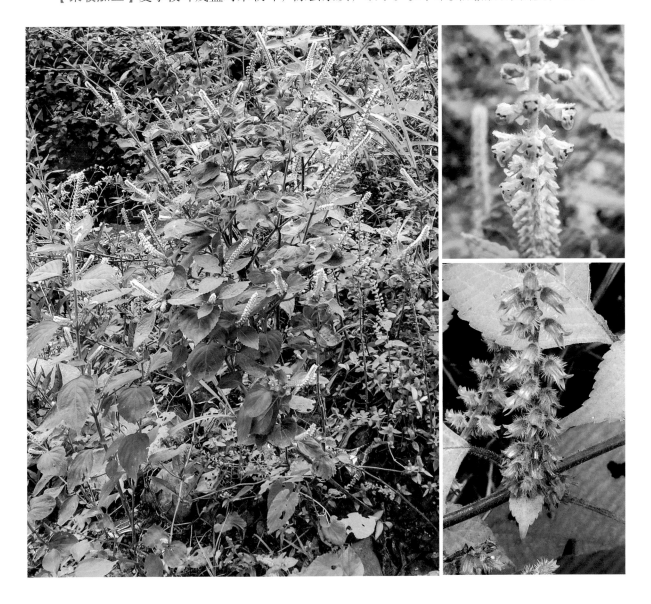

夏枯草

【基原】为唇形科夏枯草*Prunella vulgaris* L. 的果穗。

【别名】假紫苏、红（紫）苏、臭苏。

【形态特征】多年生草本。具匍匐根茎，多为紫红色，茎被糙毛。茎生叶卵状长圆形或卵圆形，大小不相等，基部下延至叶柄成狭翅，边缘具不明显的波状齿或几近全缘。轮伞花序密集组成顶生长2~4 cm的穗状花序，每个轮伞花序下承托有浅紫红色、宽心形的叶状苞片；花冠紫色、蓝紫色或红紫色，外面无毛。小坚果黄褐色，长圆状卵珠形。花期4~6月，果期7~10月。

【分布】生于草地、沟边及路旁等湿润处。产于广西、广东、贵州、湖南、湖北、福建、台湾、浙江、江西等地。

【性能主治】果穗味辛、苦，性寒。具有清肝泻火、明目、散结消肿的功效。主治目赤肿痛，目珠夜痛，头痛眩晕，瘰疬，乳痈，乳房胀痛。

【采收加工】夏季果穗呈棕红色时采收，除去杂质，晒干。

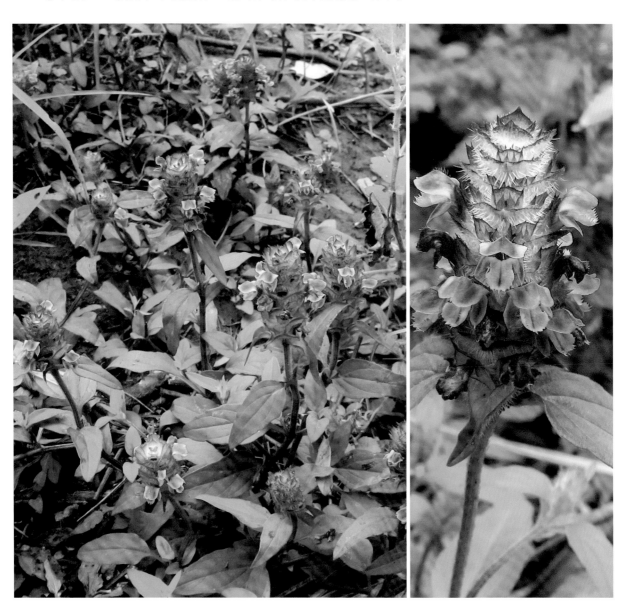

南丹参

【基原】为唇形科南丹参*Salvia bowleyana* Dunn的根。

【别名】赤参、红根。

【形态特征】多年生草本。根肥厚，外表红赤色，切面淡黄色。茎高约1 m，钝四棱形，具四槽。叶为羽状复叶，长10~20 cm，有小叶（5）7片；顶生小叶卵圆状披针形，长4~7.5 cm，宽2~4.5 cm，先端渐尖或尾状渐尖，基部圆形或浅心形或稍偏斜，边缘具圆齿状锯齿或锯齿。轮伞花序具8朵至多朵花，组成长14~30 cm顶生总状花序或圆锥总状花序；花冠蓝紫色，二唇形，下唇具深紫色斑点，花柱伸出，长达2.8 cm，先端不相等2浅裂。花期3~7月。

【分布】生于山坡、路边、田边及草地上。产于广西、广东、浙江、湖南、江西、福建等地。

【性能主治】根味苦，性微寒。具有活血化瘀、调经止痛的功效。主治胸痹绞痛，心烦，脘腹疼痛，月经不调，痛经，产后瘀滞腹痛，崩漏，肚脾肿大，关节痛，疝气痛，疮肿。

【采收加工】秋季采收，除去茎叶及须根，洗净，晒干。

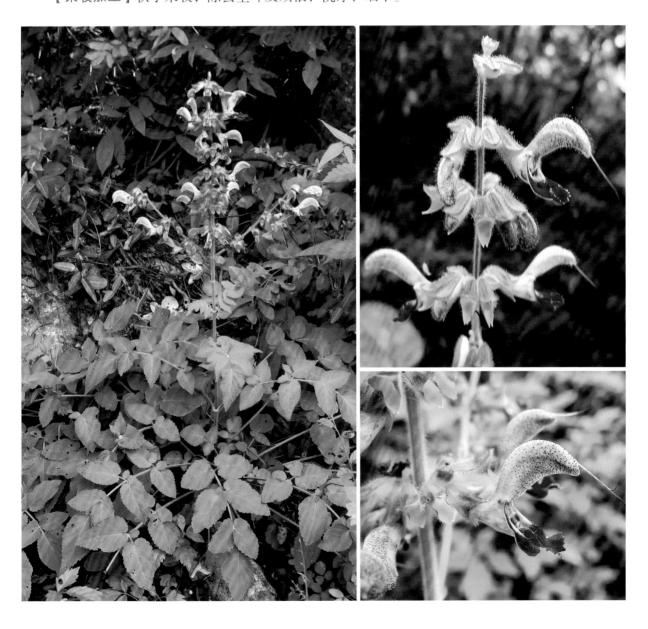

半枝莲

【基原】为唇形科半枝莲*Scutellaria barbata* D. Don 的全草。

【别名】小耳挖草、小韩信草。

【形态特征】直立草本。茎四棱形，不分枝或具或多或少的分枝。叶具短柄或近无柄；叶片三角状卵形或卵状披针形，先端急尖，基部宽楔形或近截形，边缘具圆齿，腹面橄榄绿色，背面淡绿有时带紫色，两面沿脉上疏被紧贴的小毛或几无毛。花对生，偏向一侧，排成4~10列的顶生或腋生的总状花序；花冠二唇形，棕黄色或浅蓝紫色。花期4~10月，果期10~11月。

【分布】生于水田边、溪边或湿润草地上。产于广西、广东、云南、贵州、四川、湖南、湖北、江西、福建等地。

【性能主治】全草味辛、苦，性寒。具有清热解毒、化瘀利尿的功效。主治疔疮肿毒，咽喉肿痛，跌扑伤痛，水肿，黄疸，蛇虫咬伤。

【采收加工】夏、秋季茎叶茂盛时采收，洗净，晒干。

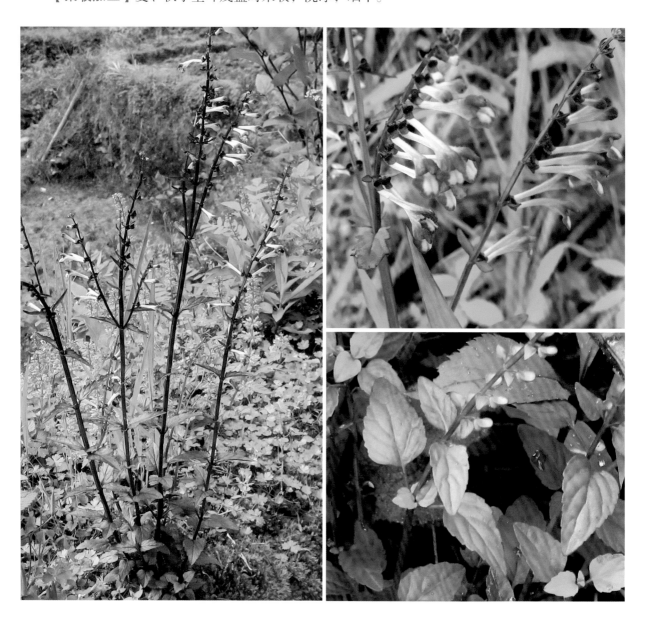

韩信草

【基原】为唇形科韩信草Scutellaria indica L. 的全草。

【别名】耳挖草、大力草。

【形态特征】多年生草本。茎四棱柱形，暗紫色，被微柔毛。叶片草质至近坚纸质，心状卵圆形或圆状卵圆形至椭圆形，先端钝或圆，基部圆形、浅心形至心形，边缘密生整齐的圆齿，两面被微柔毛或糙伏毛，尤以背面为甚。花对生于枝端成总状花序；花冠蓝紫色，二唇形，下唇具深紫色斑点。小坚果熟时暗褐色，卵形，腹面近基部具1个果脐。花期4~8月，果期6~9月。

【分布】生于山坡、路边、田边及草地上。产于广西、广东、湖南、贵州、河南、陕西、江苏、福建、四川等地。

【性能主治】全草味辛、苦，性平。具有祛风活血、解毒止痛的功效。主治吐血，咳血，痈肿，疔毒，喉风，牙痛，跌打损伤。

【采收加工】春、夏季采收，洗净，鲜用或晒干。

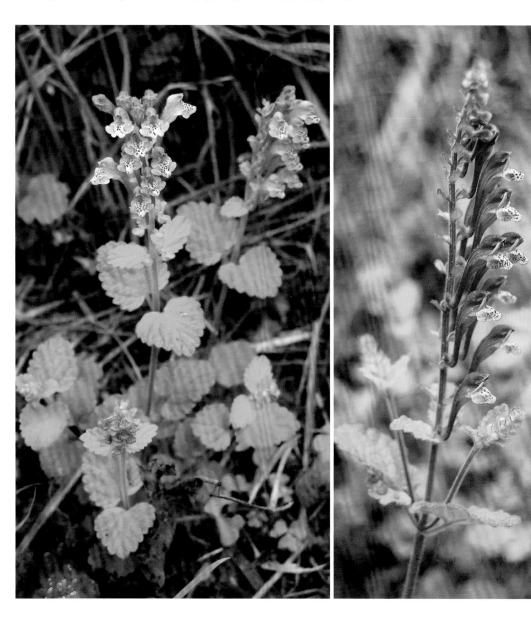

地蚕

【基原】为唇形科地蚕*Stachys geobombycis* C. Y. Wu的根茎。

【别名】冬虫草。

【形态特征】多年生草本，高40~50 cm。根茎横走，肉质，肥大，在节上生出纤维状须根。茎叶长圆状卵圆形，长4.5~8 cm，宽2.5~3 cm，先端钝，基部浅心形或圆形，边缘有整齐的粗大圆齿。轮伞花序腋生，具花4~6朵，远离，组成长5~18 cm的穗状花序；花冠淡紫色至紫蓝色，亦有淡红色；花盘杯状；子房黑褐色，无毛。花期4~5月。

【分布】生于荒地、田地及草丛湿地上。产于广西、广东、江西、福建、浙江、湖南等地。

【性能主治】根茎味甘，性平。具有益肾润肺、补血消疳的功效。主治肺痨咳嗽吐血，盗汗，肺虚气喘，血虚体弱，小儿疳积。

【采收加工】秋季采收，洗净，鲜用或蒸熟晒干备用。

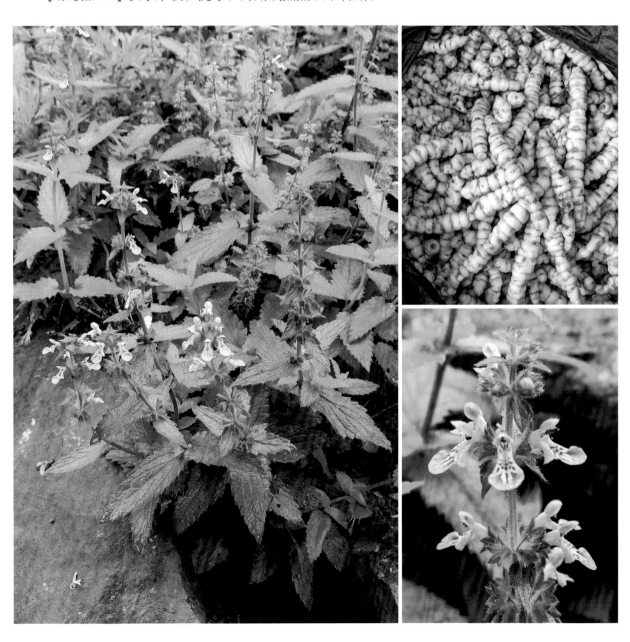

血见愁

【基原】为唇形科血见愁*Teucrium viscidum* Bl. 的全草。

【别名】消炎草、四方草、假紫苏。

【形态特征】多年生草本。具匍匐茎，茎直立，高30~70 cm。叶片卵圆形至卵圆状长圆形，长3~10 cm，先端急尖或短渐尖，基部圆形、阔楔形至楔形，下延，边缘为带重齿的圆齿，有时数齿间具深刻的齿弯。假穗状花序生于茎及短枝上部；苞片披针形，全缘，比开放的花稍短或等长；花冠白色，淡红色或淡紫色，唇片与冠筒成大角度的钝角。花期6~11月。

【分布】生于山地林下润湿处。产于广西、广东、湖南、云南、浙江、江西、福建、江苏等地。

【性能主治】全草味辛，性凉。具有消肿解毒、凉血止血的功效。主治咳血，吐血，鼻出血，肺痈，跌打损伤，痈疽肿毒，痔疮肿痛，漆疮，脚癣，狂犬及毒蛇咬伤。

【采收加工】7~8月采收，洗净，鲜用或晒干。

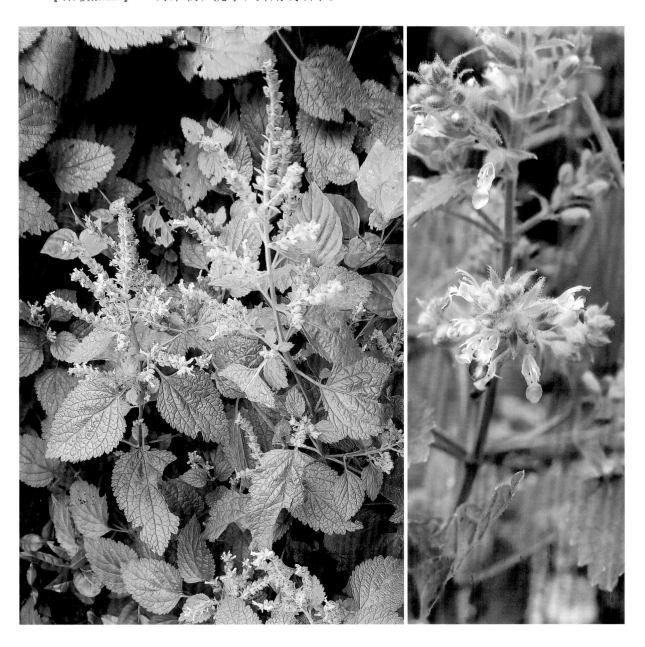

鸭跖草

【**基原**】为鸭跖草科鸭跖草*Commelina communis* L. 的地上部分。

【**别名**】蓝花菜、蓝花水竹草。

【**形态特征**】一年生披散草本。茎匍匐生根，多分枝，下部无毛，上部被短毛。叶片披针形至卵状披针形。总苞片佛焰苞状，有1.5~4 cm的柄，与叶对生，折叠状，展开后为心形，顶端短急尖，基部心形，边缘常有硬毛；聚伞花序，下面1个仅有花1朵，不孕；上面1个具花3~4朵，具短梗，几乎不伸出佛焰苞；花瓣深蓝色。蒴果椭圆形，2片裂。花、果期6~10月。

【**分布**】生于路旁、荒地、林缘灌草丛中。产于云南、四川、甘肃以东的南北各地。

【**性能主治**】地上部分味甘、淡，性寒。具有清热泻火、解毒、利水消肿的功效。主治感冒发热，热病烦渴，咽喉肿痛，水肿尿少，热淋涩痛，痈肿疔毒。

【**采收加工**】夏、秋季采收，晒干。

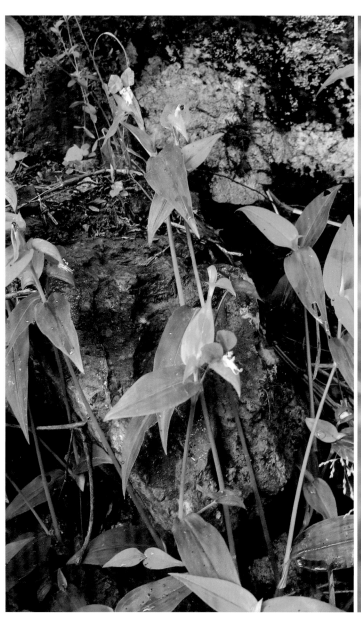
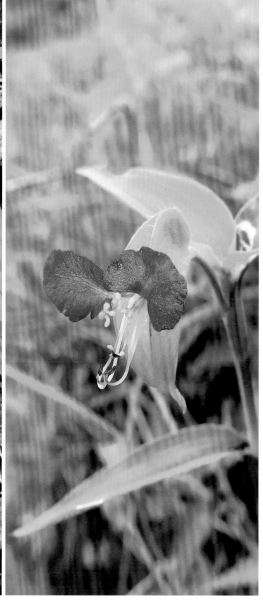

竹叶莲

【基原】为鸭跖草科杜若*Pollia japonica* Thunb. 的根茎或全草。

【别名】水芭蕉、竹叶菜、山竹壳菜。

【形态特征】多年生草本。茎不分枝，高30~80 cm，被短柔毛。叶鞘无毛；叶片长椭圆形，近无毛。蝎尾状聚伞花序长2~4 cm，常多个成轮状排列，也有不成轮状的，集成圆锥花序；花序梗长15~30 cm，花序远伸出叶片，各级花序轴和花梗被相当密的钩状毛；花瓣白色。果球状。花期7~9月，果期9~10月。

【分布】生于山谷疏林、密林中或林缘。产于广西、广东、台湾、福建、浙江、安徽、江西、贵州、四川等地。

【性能主治】全草味微苦，性凉。具有清热利尿、解毒消肿的功效。主治小便黄赤，热淋，疔痈疖肿，蛇虫咬伤。

【采收加工】夏、秋季采收，洗净，鲜用或晒干。

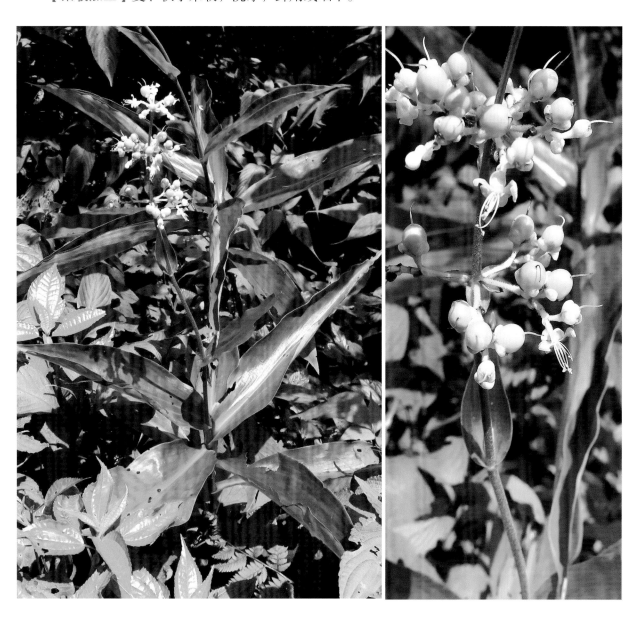

华山姜

【基原】为姜科华山姜*Alpinia oblongifolia* Hayata 的根状茎。

【别名】山姜、假砂仁。

【形态特征】株高约1 m。叶片披针形或卵状披针形，长20~30 cm，宽3~10 cm，顶端渐尖或尾状渐尖，基部渐狭，两面均无毛。圆锥花序狭窄，长15~30 cm，分枝短，有花2~4朵；小苞片花时脱落，花白色，萼管状，花冠管略超出，唇瓣卵形，顶端微凹。果近球形，直径5~8 mm。花期5~7月，果期6~12月。

【分布】生于林下阴湿处。产于我国东南部至西南部各地。

【性能主治】根状茎味辛，性温。具有止咳平喘、散寒止痛、除风湿、解疮毒的功效。主治风寒咳喘，胃气痛，风湿关节疼痛，跌打损伤，月经不调，无名肿毒。

【采收加工】夏季采收，洗净，晒干。

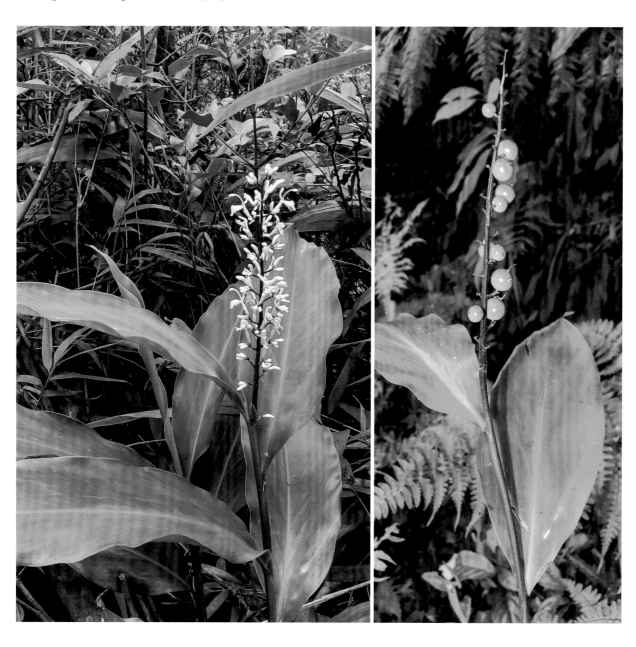

姜黄

【基原】为姜科姜黄*Curcuma longa* L. 的块根。

【别名】黄姜。

【形态特征】株高1~1.5 m。根状茎发达，成丛，分支很多，椭圆形或圆柱状，橙黄色，极香；根粗壮，末端膨大呈块根。叶每株5~7片；叶片长圆形或椭圆形，长30~45（90）cm，宽15~18 cm，顶端短渐尖，基部渐狭，绿色，两面均无毛。花葶由叶鞘内抽出；穗状花序圆柱状，苞片卵形或长圆形，淡绿色，顶端尖，开展，白色，边缘染淡红晕；花冠淡黄色。花期8月。

【分布】生于向阳的地方，常为栽培。产于广西、福建、广东、云南、西藏等地。

【性能主治】块根味辛、苦，性温。具有破血行气、通经止痛的功效。主治胸胁刺痛，闭经，癥瘕，风湿臂痛，跌扑肿痛。

【采收加工】冬季茎叶枯萎时采收，洗净，煮或蒸至透心，晒干，除去须根。

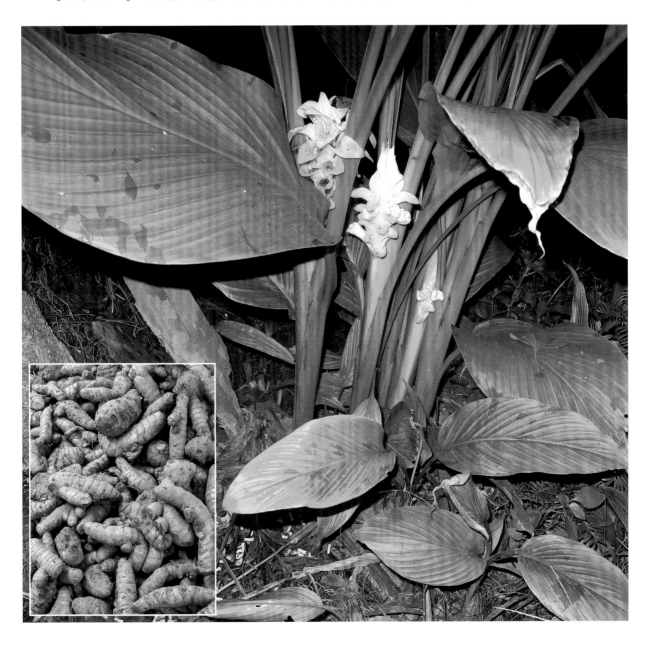

天冬

【基原】为百合科天门冬*Asparagus cochinchinensis* (Lour.) Merr. 的块根。

【别名】三百棒、天冬草、丝冬。

【形态特征】多年生攀缘状草本。块根肉质，簇生，长椭圆形或纺锤形，长4~10 cm，灰黄色。茎平滑，常弯曲或扭曲，长可达1~2 m，分枝具棱或狭翅。叶状枝2~3枝簇生；叶片线形扁平或由于中脉龙骨状而略呈锐三棱形；叶退化为鳞片，主茎上的鳞状叶常变为下弯的短刺。花1~3朵簇生叶状枝腋，黄白色或白色。浆果球形，熟时红色。花期5~6月，果期8~10月。

【分布】生于山坡、路旁、疏林下、山谷或荒地上，亦有栽培。产于中部地区、西北地区、长江流域及南方各地。

【性能主治】块根味甘、苦，性寒。具有清肺生津、养阴润燥的功效。主治肺燥干咳、顿咳痰黏、腰膝酸痛、骨蒸潮热、内热消渴、热病津伤、咽干口渴、肠燥便秘。

【采收加工】秋、冬季采收，洗净，除去茎基和须根，置沸水中煮或蒸至透心，趁热除去外皮，洗净，干燥。

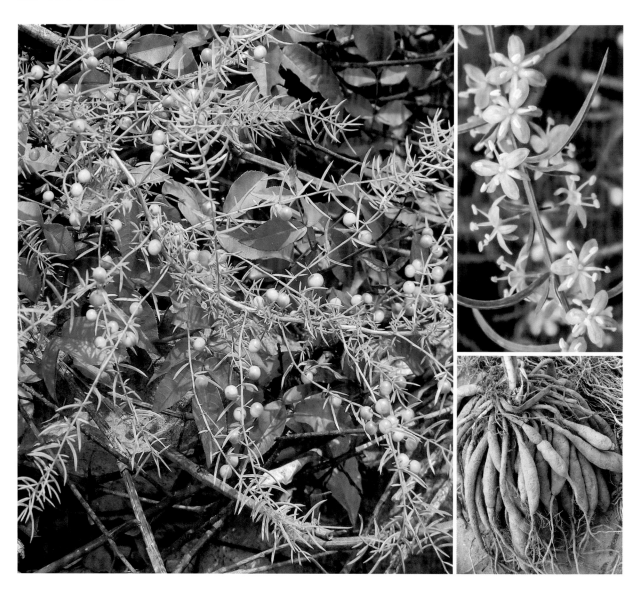

万寿竹

【基原】为百合科万寿竹 *Disporum cantoniense* (Lour.) Merr.的根状茎。

【别名】竹叶参。

【形态特征】多年生草本。茎高0.5~1.5 m，上部有较多的叉状分枝。根状茎横出，质地硬，呈结节状。叶片纸质，披针形至狭椭圆状披针形，长5~12 cm，宽1~5 cm，先端渐尖至长渐尖，基部近圆形，有明显的3~7条脉。伞形花序有花3~10朵，着生在与上部叶对生的短枝顶端，花紫色。浆果直径约1 cm。花期5~7月，果期8~10月。

【分布】生于灌木丛中或林下。产于广西、广东、贵州、台湾、福建、湖南、湖北、安徽等地。

【性能主治】根状茎味苦、辛，性平。具有祛风湿、舒筋活血、清热、祛痰止咳的功效。主治风湿痹证，关节、腰腿疼痛，跌打损伤，骨折，虚劳，骨蒸潮热，肺痨咯血，肺热咳嗽，烧烫伤。

【采收加工】夏、秋季采收，洗净，鲜用或晒干。

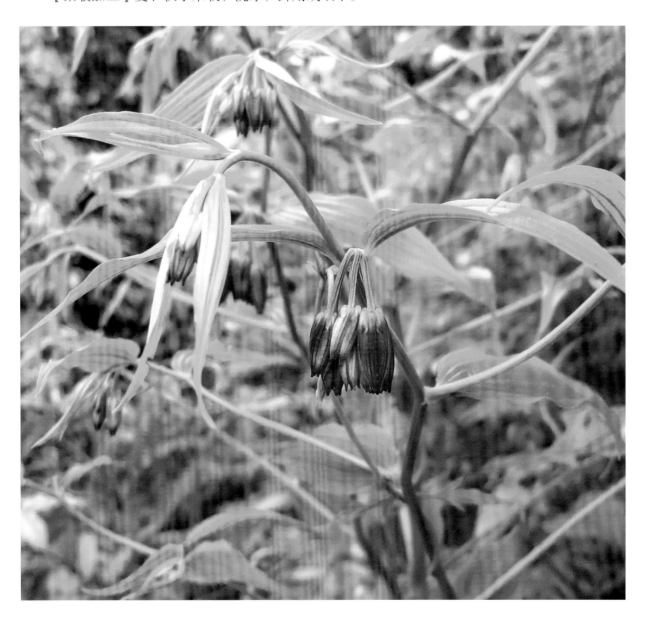

萱草

【基原】为百合科萱草 *Hemerocallis fulva* (L.) L. 的根。

【别名】忘萱草。

【形态特征】多年生宿根草本。根近肉质，中下部有纺锤形膨大。叶基生；叶片一般较宽，条形，长40~80 cm，宽1.5~3.5 cm，背面呈龙骨状突起。蝎尾状聚伞花序复组成圆锥状，顶生，着花6~10朵，花早上开晚上凋谢，无香味，橘红色至橘黄色，内花被裂片下部一般有"∧"形彩斑，具短花梗。蒴果长圆形。花、果期5~7月。

【分布】生于草丛、荒坡或灌木丛中。产于秦岭以南各地。全国各地常见栽培。

【性能主治】根味甘，性凉。具有清热利尿，凉血止血的功效。主治黄疸，水肿，淋浊，带下，衄血，便血，崩漏，乳痈，乳汁不通。

【采收加工】夏、秋季采收，除去残茎、须根，洗净泥土，晒干。

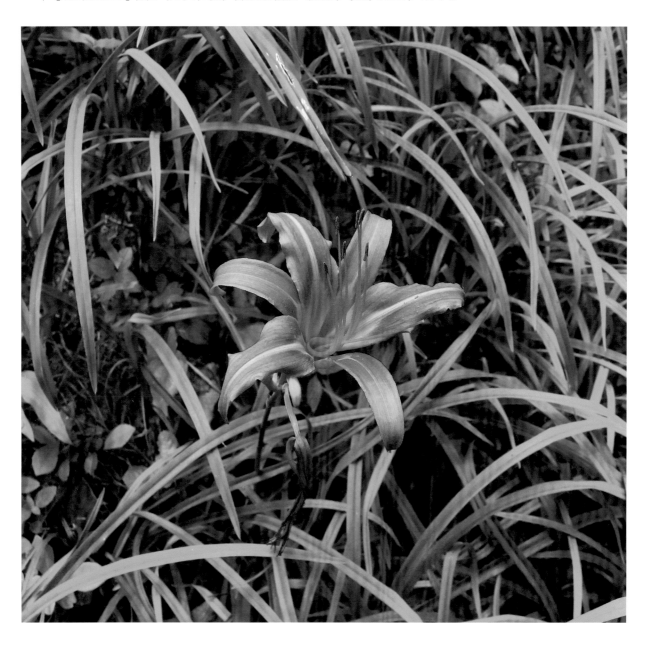

百合

【基原】为百合科野百合*Lilium brownii* F. E. Brown ex Miellez的鳞茎。

【别名】鸡头参、玉竹黄精。

【形态特征】多年生草本。鳞茎球形，鳞片卵状披针形，白色。茎高0.7~2 m，有的有紫色条纹。叶散生，通常自下向上渐小；叶片披针形、窄披针形至条形，长7~15 cm，宽1~2 cm，先端渐尖，基部渐狭，具5~7条脉，全缘，两面无毛。花单生或2~3朵排成顶生的伞形花序；花大，芳香，喇叭形，乳白色，外面稍紫红色。蒴果圆柱形，具6条棱。花期5~6月，果期9~10月。

【分布】生于山坡草地。产于广西、广东、贵州、湖南、江苏、江西、湖北、山东等地。

【性能主治】肉质鳞茎味甘，性寒。具有清心安神、养阴润肺的功效。主治虚烦惊悸，失眠多梦，精神恍惚，阴虚久咳，痰中带血。

【采收加工】秋季采收，洗净，除杂，剥取鳞叶，置沸水中稍烫，干燥。

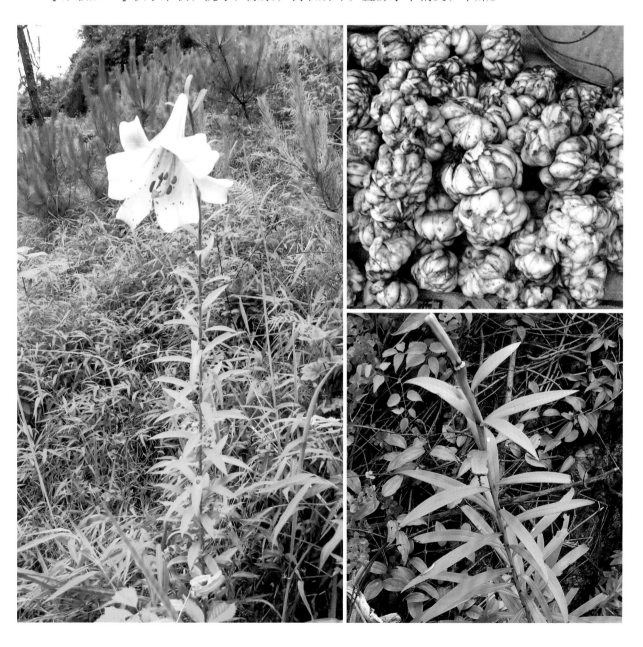

黄精

【基原】为百合科多花黄精*Polygonatum cyrtonema* Hua 的根状茎。

【别名】鸡头参、玉竹黄精。

【形态特征】多年生草本。根状茎肥厚，连珠状或块状，每个结节上茎痕明显，圆盘状。茎高50~100 cm。叶互生；叶片椭圆形、卵状披针形或长圆状披针形，长10~18 cm，宽2~7 cm，先端尖至渐尖。伞形花序常有花 3~14 朵；花被筒状，黄绿色。浆果紫黑色。花期5~6月，果期7~9月。

【分布】生于林下、沟谷或山坡阴处。产于广西、广东、湖南、贵州、湖北、江西、安徽等地。

【性能主治】根状茎味甘，性平。具有补气养阴、健脾、润肺、益肾的功效。主治脾胃气虚，体倦乏力，胃阴不足，口干食少，肺虚燥咳，劳嗽咳血，精血不足，腰膝酸软，须发早白，内热消渴。

【采收加工】春、秋季采收，除去须根，洗净，置沸水中稍烫或蒸至透心，干燥。

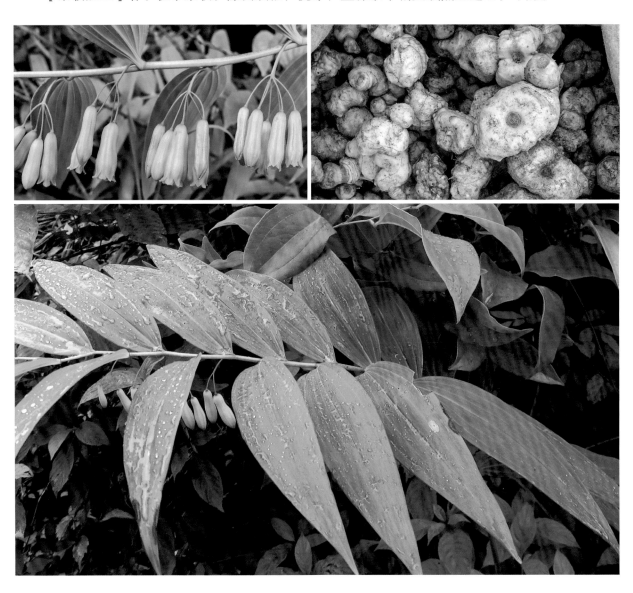

重楼

【基原】为延龄草科华重楼*Paris chinensis* Frach. 的根状茎。

【别名】蚤休、独脚莲。

【形态特征】多年生草本，高25~85 cm。根状茎粗厚，直径2~4.5 cm，外皮棕褐色，密生多数环节和须根。叶5~12片轮生；叶片长圆形、卵形、披针形或倒披针形，基部常楔形，长8~20 cm，宽2~8 cm。花单生；萼片4~8枚，披针形，长3~8 cm；花瓣狭条形，常比萼片短很多，通常反折；雄蕊8~10枚，花药长约1 cm，药隔突出部分长1~2 mm；子房绿色，具棱，柱头紫红色或红色。种子具鲜红色外种皮。花期4~7月，果期8~11月。

【分布】生于林下阴处。产于广西、云南、四川和贵州等地。

【性能主治】根状茎味苦，性寒；有小毒。具有清热解毒、消肿止痛的功效。主治流行性乙型脑炎，阑尾炎，淋巴结结核，扁桃体炎，痄腮，乳腺炎，胃痛，毒蛇、毒虫咬伤，疮疡肿毒。

【采收加工】秋季采收，除去须根，洗净，晒干。

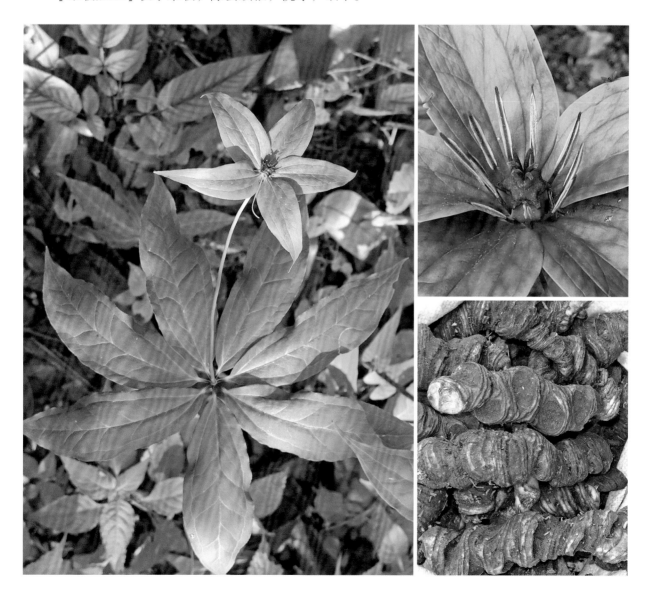

金刚兜

【基原】为菝葜科菝葜*Smilax china* L. 的根状茎。

【别名】金刚头、红金刚藤。

【形态特征】攀缘灌木。根状茎粗壮，坚硬，为不规则的块状，粗2~3 cm。茎疏生刺。叶片薄革质或坚纸质，干后通常红褐色或古铜色，圆形、卵形或其他形状；叶柄脱落点位于靠近卷须处。伞形花序生于叶尚幼嫩的小枝上，具十几朵或更多的花，常呈球形；花绿黄色。浆果熟时红色，有粉霜。花期2~5月，果期9~11月。

【分布】生于山坡、灌木丛中、林下、路旁。产于广西、广东、云南、贵州、四川、湖南、湖北、江苏、浙江、山东等地。

【性能主治】根状茎 味甘、微苦、涩，性平。具有利湿去浊、祛风除痹、解毒散瘀的功效。主治小便淋浊，带下量多，风湿痹痛，疔疮痈肿。

【采收加工】秋末至翌年春采收，除去须根，洗净，晒干；或趁鲜切片，干燥。

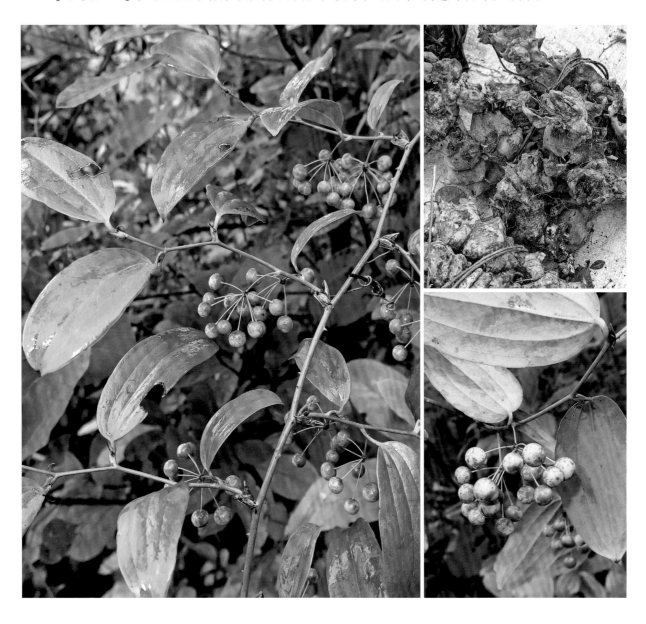

牛尾菜

【基原】为菝葜科牛尾菜*Smilax riparia* A. DC. 的根及根状茎。

【别名】白须公。

【形态特征】多年生草质藤本。具密结节状根状茎，根细长弯曲，密生于节上，长15~40 cm，质坚韧不易折断。叶片长圆状卵形或披针形，长7~15 cm，宽2.5~11 cm，无毛，主脉5条；叶柄通常在中部以下有卷须。伞形花序有花多朵，花序梗纤细。浆果直径7~9 mm，熟时黑色。花期6~7月，果期8~10月。

【分布】生于山坡林下、灌木丛中或草丛中。产于广西、广东、贵州、浙江、江苏、江西等地。

【性能主治】根及根状茎味甘、苦，性平。具有祛痰止咳、祛风活络的功效。主治支气管炎，咳嗽，咯血，风湿性关节炎，筋骨疼痛，腰肌劳损，跌打损伤。

【采收加工】夏、秋季采收，洗净，晾干。

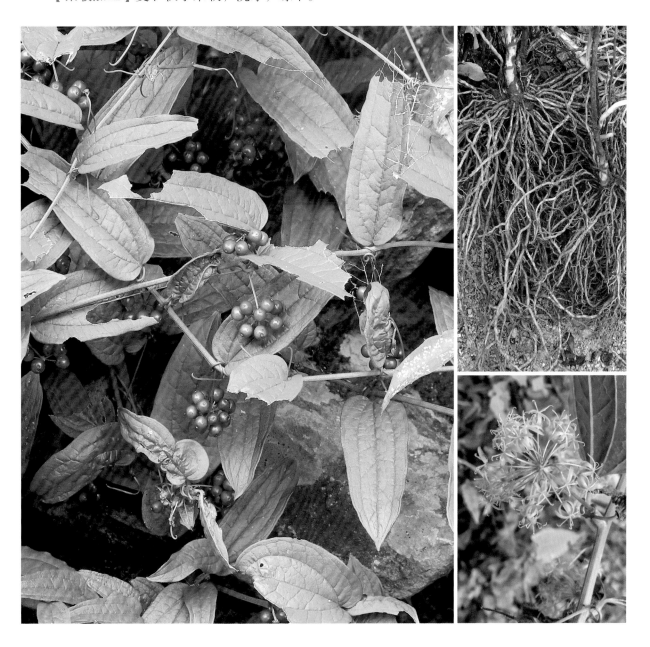

石菖蒲

【基原】为天南星科石菖蒲*Acorus tatarinowii* Schott 的根状茎。

【别名】水蜈蚣、石蜈蚣。

【形态特征】多年生草本，禾草状。硬质的根状茎横走，多弯曲，常有分枝，具香气。叶无柄；叶片线形，较狭而短，长20~40 cm，宽7~13 mm，不具中肋。花序梗腋生，长4~15 cm，三棱形；叶状佛焰苞长13~25 cm，为肉穗花序长的2~5倍或更长；肉穗花序圆柱状，花小而密生，白色。成熟果序长7~8 cm。花期、果期2~6月。

【分布】生于溪边石上或林下湿地。产于黄河以南各地。

【性能主治】根状茎味辛、苦，性温。具有醒神益智、化湿开胃、开窍豁痰的功效。主治神昏癫痫，健忘失眠，耳鸣耳聋，脘痞不饥，噤口下痢。

【采收加工】秋、冬季采收，除去须根，晒干。

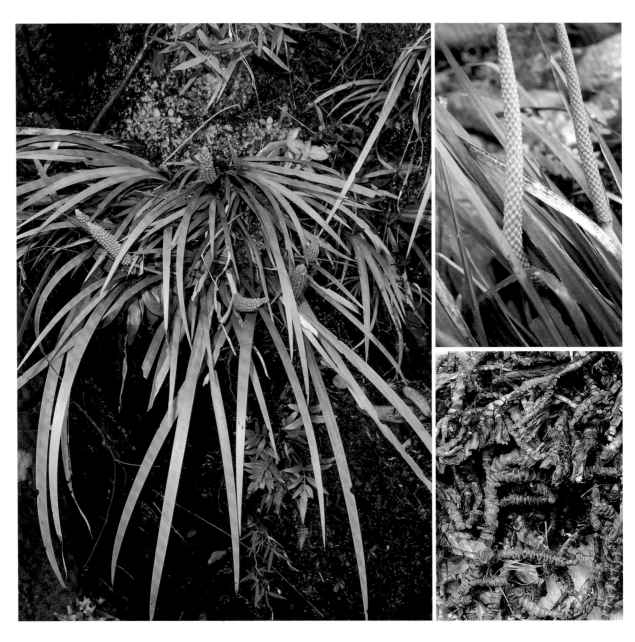

魔芋

【基原】为天南星科花磨芋*Amorphophallus konjac* K. Koch的块茎。

【别名】蛇棒棍。

【形态特征】多年生草本。块茎扁球形，暗红褐色，颈部生肉质根及须根。叶3裂，小裂片基部的较小，向上渐大，长圆状椭圆形。佛焰苞漏斗形，基部席卷，管部苍绿色，杂以暗绿色斑块，边缘紫红色，檐部内面深紫色。浆果球形或扁球形，直径7.5~25 cm，顶部中央多少下凹，暗红褐色。花期4~6月，果期8~9月。

【分布】生于林下、林缘，或栽培于屋旁、田边。产于江南地区至陕西、甘肃、宁夏等地。

【性能主治】块茎味辛、苦，性寒；有毒。具有化痰消积、解毒散结、行瘀止痛的功效。主治积滞，疟疾，瘰疬，癥瘕，跌打损伤，痈肿，疔疮，烫火伤，蛇咬伤。块茎可加工成魔芋豆腐食用。

【采收加工】10~11月采收，洗净，鲜用或切片晒干。

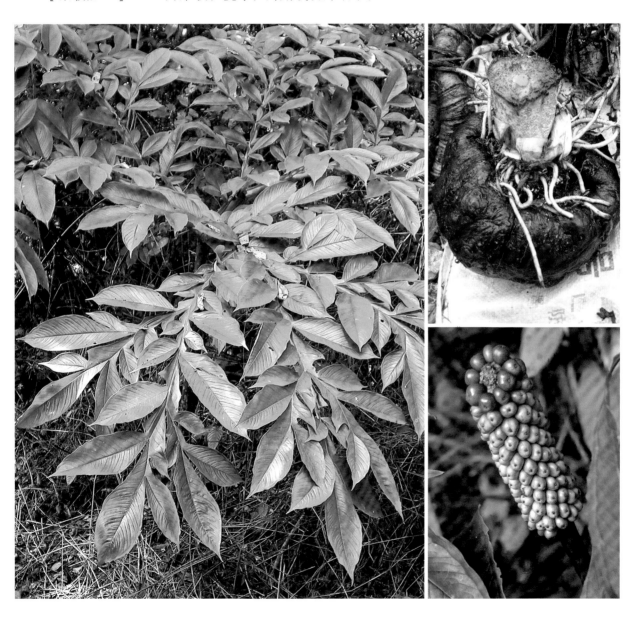

天南星

【基原】为天南星科天南星*Arisaema heterophyllum* Blume的根状茎。

【别名】双隆芋。

【形态特征】根状茎扁球形，直径2~4 cm，顶部扁平，周围生根，常有若干侧生芽眼。叶常单生；叶片鸟足状分裂，裂片13~19片，倒披针形至线状长圆形，基部楔形，先端骤狭渐尖，全缘，暗绿色，背面淡绿色。花序梗长30~55 cm，从叶柄鞘筒内抽出。佛焰苞管部圆柱形，粉绿色，内面绿白色。浆果黄红色、红色。花期4~5月，果期7~9月。

【分布】生于林下、灌木丛中或草地。产于广西、云南、贵州、四川、湖北、陕西、山西等地。

【性能主治】块茎味辛、苦，性温；有毒。具有散结消肿、燥湿化痰、祛风止痉的功效。主治口眼歪斜，半身不遂，癫痫，惊风，顽痰咳嗽，风痰眩晕，破伤风；鲜品外用治痈肿，蛇虫咬伤。

【采收加工】秋、冬季茎叶枯萎时采收，除去须根及外皮，干燥。

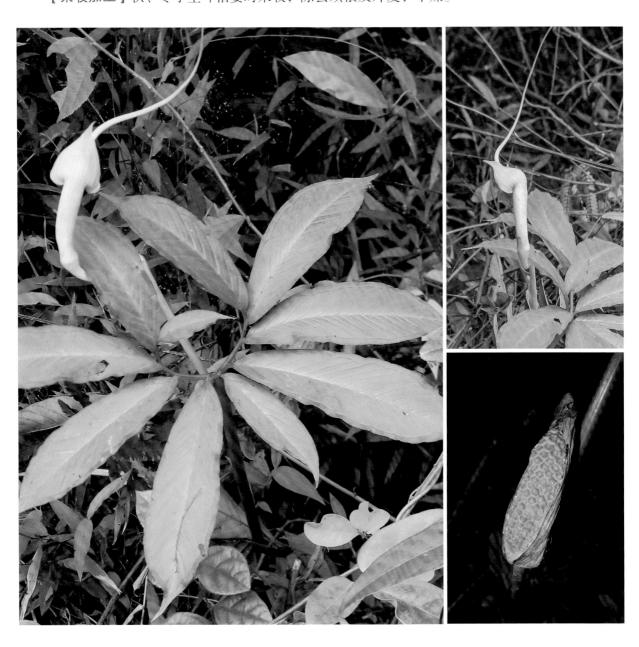

半夏

【基原】为天南星科半夏 *Pinellia ternata* (Thunb.) Breitenb. 的块茎。

【别名】珠半夏、地茨菇。

【形态特征】多年生草本。块茎圆球形，直径1~2 cm。一年生珠芽或块茎仅生1片卵状心形至戟形的全缘叶，多年生块茎生2~5片叶；叶片3全裂，裂片长圆椭圆形或披针形。雌雄同株；花序柄长25~35 cm，长于叶柄；佛焰苞绿色或绿白色。花期5~7月，果期8月。

【分布】生于山坡、田边或疏林下。产于我国大部分地区。

【性能主治】块茎味辛，性温；有毒。具有燥湿化痰、健脾和胃、消肿消结的功效。主治咳喘痰多，呕吐反胃，胸脘痞满，头痛眩晕，夜卧不安，瘿瘤痰核，痈疽肿毒。

【采收加工】夏秋季采收，洗净，除去外皮及须根，晒干或烘干。

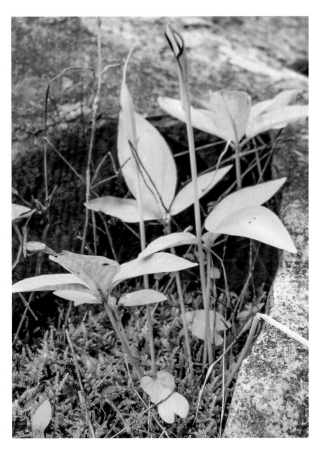

葫芦钻

【基原】为天南星科石柑子 *Pothos chinensis* (Raf.) Merr. 的全草。

【别名】上树葫芦、爬石蜈蚣。

【形态特征】附生藤本。茎亚木质，节上常束生气生根。叶片纸质，椭圆形、披针状卵形至披针状长圆形，先端渐尖至长渐尖，常有芒状尖头；叶柄倒卵状长圆形或楔形，长1~4 cm，宽0.5~1.2 cm。花序腋生，佛焰苞卵状，肉穗花序短。浆果黄绿色至红色，卵形或长圆形，长约1 cm。花期、果期全年。

【分布】生于阴湿密林中，常匍匐于岩石上或附生于树干上。产于广西、广东、四川、贵州等地。

【性能主治】全草味辛、苦，性平；有小毒。具有舒筋活络、散瘀消肿、导滞去积的功效。主治风湿痹痛，跌打损伤，骨折，小儿疳积。

【采收加工】全年均可采收，切段，干燥。

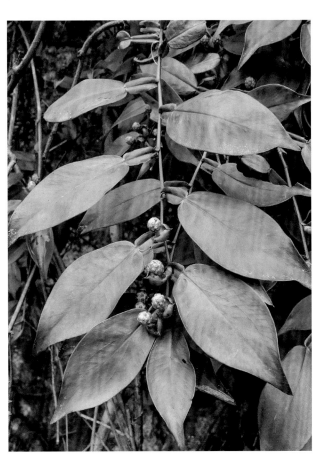

石蒜

【基原】为石蒜科石蒜 *Lycoris radiata* (L'Hér.) Herb. 的鳞茎。

【别名】红花石蒜、老鸦蒜。

【形态特征】多年生草本。鳞茎近球形，直径1~3 cm，外皮紫褐色。秋季出叶；叶片狭带状，长约15 cm，宽约0.5 cm，顶端钝，深绿色，中间有粉绿色带。花葶先叶抽出，花茎高约30 cm；伞形花序具花4~7朵，花被裂片狭倒披针形而强烈反卷，鲜红色，花形优美，花色灿烂。花期8~10月，果期10月。

【分布】生于山地阴湿处、路边或石灰岩缝隙中。产于广西、湖南、广东、四川、贵州、云南、山东、江苏等地。

【性能主治】鳞茎味辛、甘，性温；有毒。具有祛痰催吐、解毒散结的功效。主治咽喉肿痛，痰涎壅塞，食物中毒，胸腹积水，恶疮肿毒，跌打损伤，风湿，关节痛，烧烫伤，蛇咬伤。

【采收加工】秋季采收，鲜用或晒干。

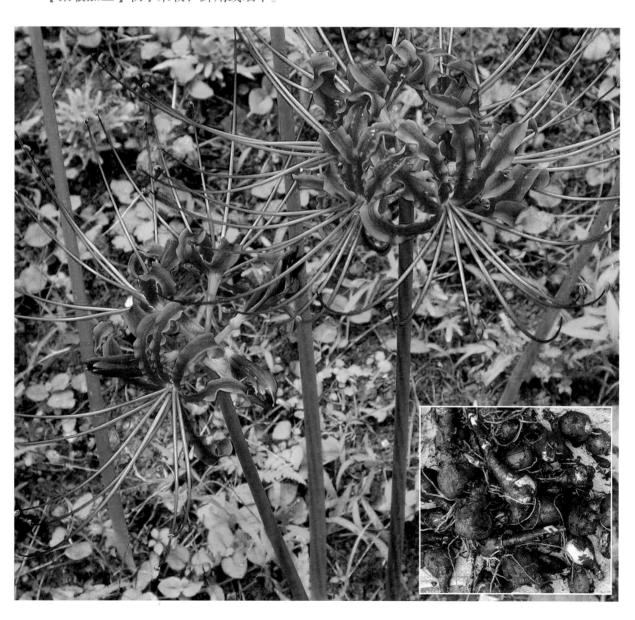

蝴蝶花

【基原】为鸢尾科蝴蝶花 *Iris japonica* Thunb. 的全草。

【别名】日本鸢尾、扁竹根。

【形态特征】多年生草本。叶基生；叶片暗绿色，有光泽，近地面处带红紫色，剑形，长 25~60 cm，宽1.5~3 cm，顶端渐尖，无明显的中脉。花茎直立高于叶片，总状聚伞花序，顶生稀疏总状聚伞花序，分枝5~12个，与苞片等长或略超出；苞片叶状，花淡蓝色或蓝紫色。蒴果椭圆状柱形，具6条明显纵肋。种子黑褐色。花期3~4月，果期5~6月。

【分布】生于山坡湿地上，或栽培。产于广西、广东、云南、湖南、陕西、甘肃、四川、贵州等地。

【性能主治】全草味苦，性寒；有小毒。具有消肿止痛、清热解毒的功效。主治肝炎，肝肿大，肝区痛，胃痛，咽喉肿痛，便血。

【采收加工】春、夏季采收，切段，晒干。

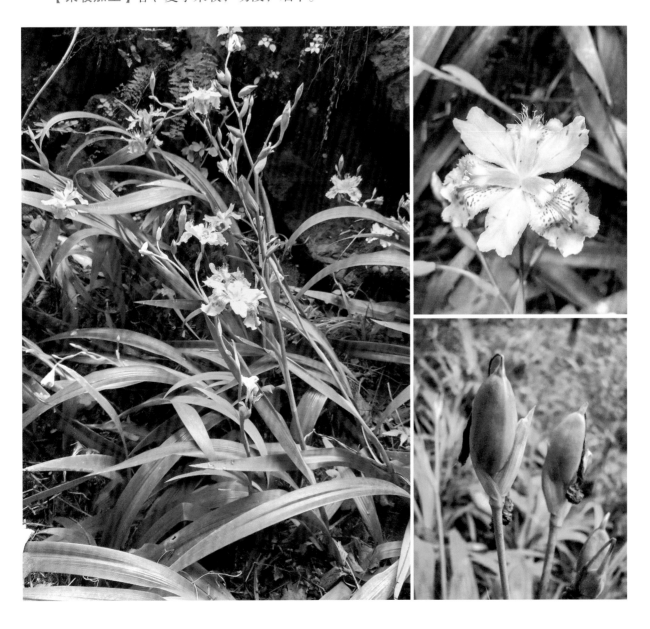

百部

【基原】为百部科大百部*Stemona tuberosa* Lour. 的块根。

【别名】对叶百部、野天门冬。

【形态特征】多年生缠绕草本。块根肉质，纺锤形，数个簇生成束。茎常具少数分枝，攀缘状，下部木质化。叶通常对生或轮生；叶片卵状披针形、卵形或宽卵形，基部心形，边缘稍波状，纸质或薄革质。花单生或2~3朵排成总状花序，腋生；花被片4枚，披针形，黄绿色，具紫色脉纹。蒴果倒卵形而扁。花期4~7月，果期7~8月。

【分布】生于山坡疏林下或旷野。产于长江流域以南各地。

【性能主治】块根味甘、苦，性微温。具有润肺下气止咳、杀虫灭虱的功效。主治新久咳嗽，肺痨咳嗽，顿咳；外用治头虱、体虱，蛲虫病，阴痒。

【采收加工】春、秋季采收，除去须根，洗净，置沸水中稍烫或蒸至无白心，晒干。

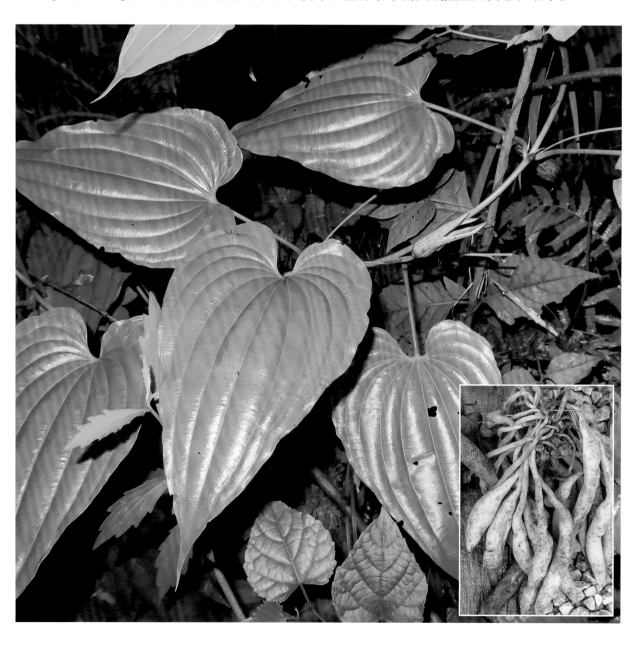

水田七

【基原】为蒟蒻薯科裂果薯*Schizocapsa plantaginea* Hance 的块根。

【别名】水鸡仔、屈头鸡。

【形态特征】多年生草本。根块状粗短，常弯曲。叶基生；叶片狭椭圆形或狭椭圆状披针形，长10~15（25）cm，宽4~8 cm，顶端渐尖，基部下延，沿叶柄两侧成狭翅。花茎由叶丛抽出，顶生伞形花序，花十几朵；花被钟状，外面淡绿色，内面淡紫色；花被裂片6片，淡绿色、青绿色或淡紫色，外轮3片披针形，内轮3片卵圆形。蒴果近倒卵形，3片裂。花期、果期4~11月。

【分布】生于沟边、山谷、林下潮湿处。产于广西、广东、湖南、贵州、云南等地。

【性能主治】块根味苦，性寒；有小毒。具有清热解毒、祛痰止咳、理气止痛、散瘀止血的功效。主治咽喉肿痛，泌尿道感染，牙痛，慢性胃炎，风湿性关节炎，月经不调，疟疾，跌打损伤；外用治疮疡肿毒，外伤出血。

【采收加工】全年均可采收，洗净，去掉须根，鲜用或晒干。

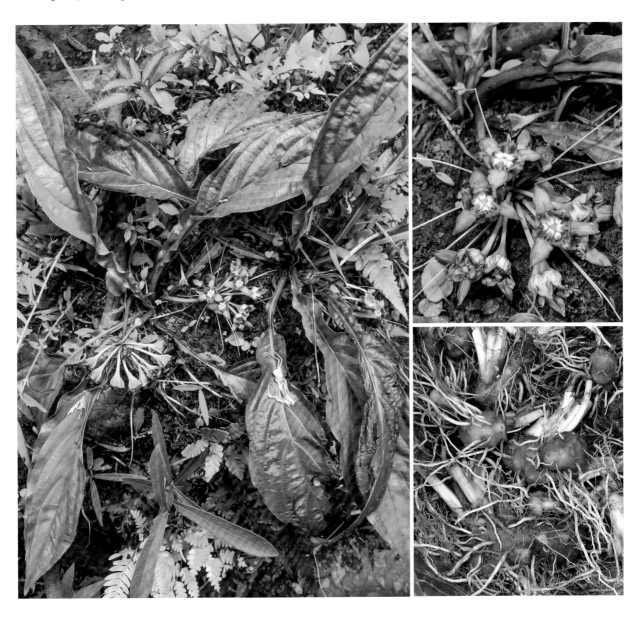

白及

【基原】为兰科白及 *Bletilla striata* (Thunb. ex A. Murray) Rchb. f. 的块茎。

【别名】白鸡果。

【形态特征】地生兰，高25~55 cm。根块状，白色，三角状扁球形或不规则菱形，肉质，肥厚，富黏性，常数个相连。叶4~6片，披针形或宽披针形，先端渐尖，基部收狭成鞘并抱茎。总状花序顶生，具花3~10朵；花大，紫色或淡红色；唇瓣白色带紫红色，具紫色脉。蒴果圆柱形。花期4~5月，果期7~9月。

【分布】生于常绿阔叶林、针叶林下、路边草丛或岩石缝中，或有栽培。产于广西、江西、福建、湖北、安徽、浙江等地。

【性能主治】块茎味苦、甘、涩，性微寒。具有收敛止血、消肿生肌的功效。主治咯血，吐血，外伤出血，疮疡肿毒，皮肤皲裂。

【采收加工】夏、秋季采收，除去须根，洗净，置沸水中煮或蒸至无白心，晒至半干，除去外皮，晒干。

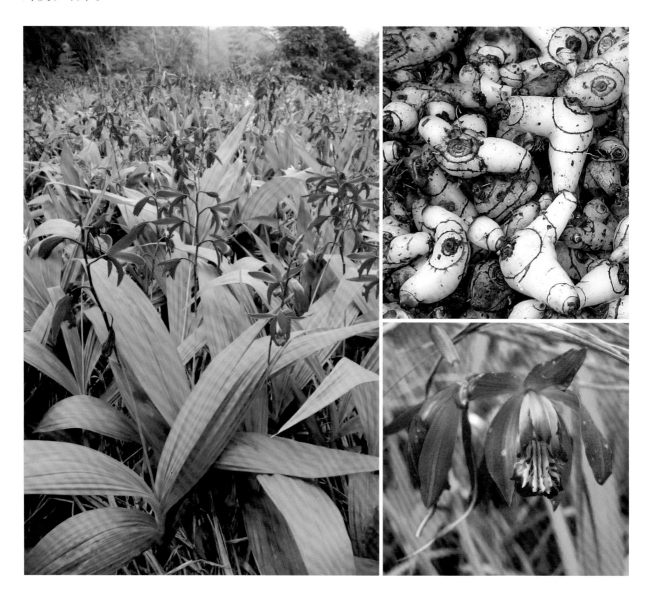

流苏贝母兰

【基原】为兰科流苏贝母兰Coelogyne fimbriata Lindl. 的假鳞茎。

【别名】石仙桃、上树虾。

【形态特征】地生兰。假鳞茎狭卵形至近圆柱形，顶端生2片叶，基部具2~3枚鞘。叶片长圆形或长圆状披针形，纸质。花葶从已长成的假鳞茎顶端发出；总状花序通常具1~2朵花，花淡黄色或近白色，仅唇瓣上有红色斑纹。花期8~10月，果期翌年4~8月。

【分布】生于溪旁岩石上或林中、林缘树干上。产于广西、广东、云南、海南、江西等地。

【性能主治】假鳞茎味甘、辛，性寒。具有清热解毒、散瘀止痛的功效。主治感冒，肺热咳嗽，风湿骨痛。

【采收加工】全年均可采收，晒干。

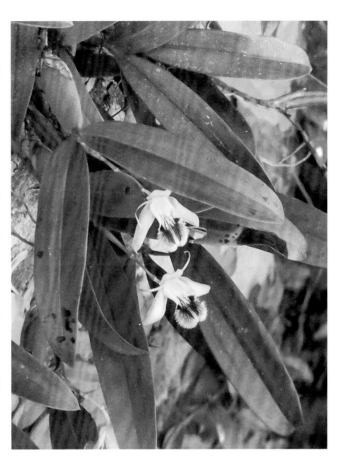

橙黄玉凤花

【基原】为兰科橙黄玉凤花Habenaria rhodocheila Hance 的块茎。

【形态特征】地生兰。具肉质的块茎。叶片线状披针形至近长圆形，长10~15 cm，宽1.5~2 cm，基部抱茎。总状花序具2~10朵花，花橙黄色，唇瓣4裂，形似飞机。蒴果纺锤形。花期7~8月，果期10~11月。

【分布】生于山坡、沟谷林下阴处地上，或岩石上覆土中。产于广西、广东、海南、江西、福建、湖南、贵州等地。

【性能主治】块茎味甘，性平。具有清热解毒、活血止痛的功效。主治肺热咳嗽，疮疡肿毒，跌打损伤。

【采收加工】全年均可采收，鲜用或晒干。

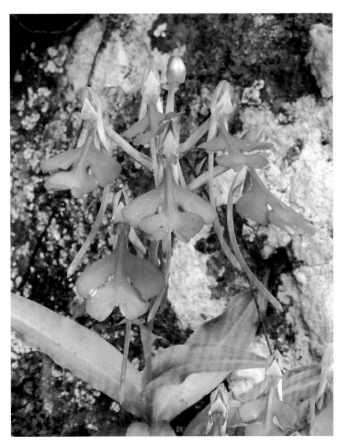

灯心草

【基原】为灯心草科灯心草*Juncus effusus* L. 的茎髓。

【形态特征】多年生草本。根状茎横走，丛生，圆柱形，淡绿色，有纵条纹，直径1.5~4 mm，茎内充满白色的髓心。叶鞘状，围生于茎基部，基部紫褐至黑褐色；叶片退化呈刺芒状。聚伞花序假侧生；总苞片圆柱形，生于顶端，似茎的延伸，顶端尖锐。蒴果长圆形。花期4~7月，果期6~9月。

【分布】生于河边、池旁、田旁、草地及沼泽等潮湿处。产于广西、广东、云南等地。

【性能主治】茎髓味甘、淡，性微寒。具有清心火、利小便的功效。主治心烦失眠，尿少涩痛，口舌生疮。

【采收加工】夏末至秋季割取茎，除去杂质，晒干，取出茎髓，理直，扎成小把。

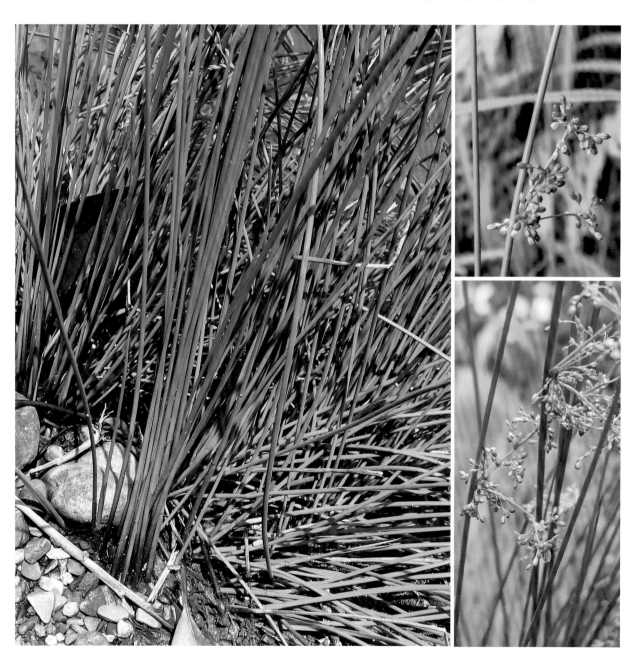

白茅根

【基原】为禾本科大白茅*Imperata cylindrica* (L.) Raeuschel var. *major* (Nees) C. E. Hubb. 的根状茎。

【别名】茅针、黄茅、茅根。

【形态特征】多年生草本。具横走多节被鳞片的长根状茎。秆高25~90 cm，节具长白柔毛。叶鞘聚集于秆基，甚长于其节间，质地较厚，老后破碎呈纤维状；叶片线形或线状披针形，长约20 cm，宽约8 mm，扁平，质地较薄。圆锥花序长5~20 cm；小穗圆柱状，基部生白色丝状毛，成对着生；颖长圆状披针形。花期、果期5~8月。

【分布】生于河岸草地、山坡、疏林中。产于广西、海南、安徽、浙江、四川、河北等地。

【性能主治】根茎味甘，性寒。具有凉血止血、清热利尿的功效。主治血热吐血，尿血，热病烦渴，湿热黄疸，水肿尿少，热淋涩痛。

【采收加工】春、秋季采收，洗净，晒干。

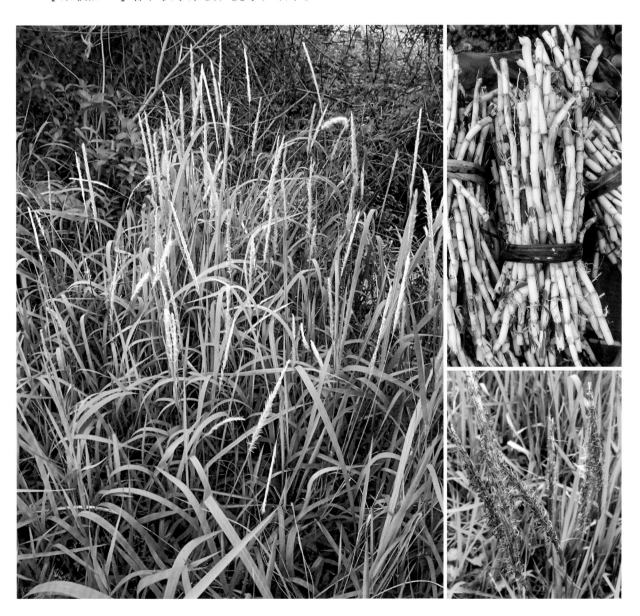

淡竹叶

【基原】为禾本科淡竹叶*Lophatherum gracile* Brongn. 的茎叶。

【别名】山鸡米、金竹叶。

【形态特征】多年生草本。具木质缩短的根状茎，须根中部可膨大为纺锤形小块根。秆直立，疏丛生，高0.4~1 m。叶片披针形，长6~20 cm，宽1.5~2.5 cm，有明显小横脉，有时被柔毛或疣基小刺毛，基部狭缩呈柄状；叶鞘平滑或外侧边缘具纤毛。圆锥花序长12~25 cm，分枝斜升或开展；小穗线状披针形。花期、果期5~11月。

【分布】生于山坡林地或林缘阴蔽处。产于广西、广东、云南、四川、江西、福建等地。

【性能主治】茎叶味甘、淡，性寒。具有清热泻火、除烦止渴、利尿通淋的功效。主治热病烦渴，小便短赤涩痛，口舌生疮。

【采收加工】夏季未抽穗前采割，晒干。

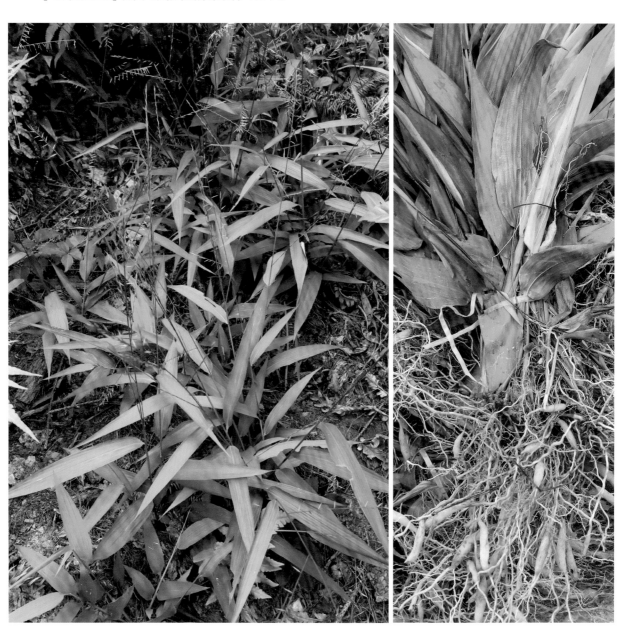

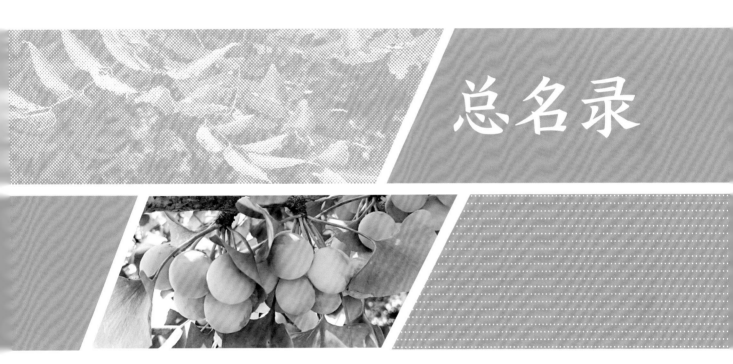

总名录

灵川县药用植物名录

真菌门 Eumycota

霜霉科 Peronosporaceae
禾生指梗霉
Sclerospora graminicola (Sacc.) Schroet.
功效来源：《广西中药资源名录》

肉座菌科 Hypocreaceae
藤仓赤霉
Gibberella fujikuroi (Saw.) Wollenw.
功效来源：《广西中药资源名录》

黑粉菌科 Ustilaginaceae
菰黑粉菌
Ustilago esculenta Henn.
功效来源：《广西中药资源名录》

裸黑粉菌
Ustilago nuda (Jens.) Rostr.
功效来源：《广西中药资源名录》

银耳科 Tremellaceae
银耳
Tremella fuciformis Berk.
功效来源：《广西中药资源名录》

木耳科 Auriculariaceae
毛木耳
Auricularia polytricha (Mont.) Sacc.
功效来源：《广西中药资源名录》

裂褶菌科 Schizophyllaceae
裂褶菌
Schizophyllum commune Fr.
功效来源：《广西中药资源名录》

猴头菌科 Hericiaceae
猴头菌
Hericium erinaceus (Bull.) Pers.
功效来源：《广西中药资源名录》

灵芝科 Ganodermataceae
灵芝
Ganoderma lucidum (Curtis) P. Karst.
功效来源：《广西中药资源名录》

紫芝
Ganoderma sinense J. D. Zhao, L. W. Hsu et X. Q. Zhang
功效来源：《广西中药资源名录》

多孔菌科 Polyporaceae
云芝
Polystictus versicolor (L.) Fr.
功效来源：《广西中药资源名录》

茯苓
Poria cocos (Schw.) Wolf
功效来源：《广西中药资源名录》

血朱栓菌
Trametes cinnabarina (Jacq.) Fr. var. *sanguinea* (L. ex Fr.) Pilat
功效来源：《广西中药资源名录》

硫黄菌
Tyromyces sulphureus (Bull. ex Fr.) Donk
功效来源：《广西中药资源名录》

口蘑科 Tricholomataceae
冬菇
Collybia veluticeps Rea
功效来源：《广西中药资源名录》

香菇
Lentinus edodes (Berk.) Sing.
功效来源：《广西中药资源名录》

侧耳
Pleurotus ostreatus (Jacq.) P. Kumm.
功效来源：《广西中药资源名录》

光柄菇科 Pluteaceae
草菇
Volvariella volvacea (Bull.) Sing.
功效来源：《广西中药资源名录》

伞菌科 Agaricaceae
双孢蘑菇
Agaricus brunnescens Peck
功效来源：《广西中药资源名录》

硬皮马勃科 Sclerodermataceae
豆马勃
Pisolithus tinctorius (Pers.) Coker et Couch
功效来源：《广西中药资源名录》

苔藓植物门 Bryophyta
葫芦藓科 Funariaceae
葫芦藓

Funaria hygrometrica Hedw.

功效来源：《广西中药资源名录》

真藓科 Bryaceae
真藓

Bryum argenteum Hedw.

功效来源：《广西中药资源名录》

提灯藓科 Mniaceae
尖叶提灯藓

Mnium cuspidatum Hedw.

功效来源：《广西中药资源名录》

卷柏藓科 Racopilaceae
毛尖卷柏藓

Racopilum aristatum Mitt.

功效来源：《广西中药资源名录》

灰藓科 Hypnaceae
大灰藓

Hypnum plumaeforme Wils.

功效来源：《广西中药资源名录》

金发藓科 Polytrichaceae
东亚小金发藓

Pogonatum inflexum (Lindb.) Lac.

功效来源：《广西中药资源名录》

蛇苔科 Conocephalaceae
蛇苔

Conocephalum conicum (Linn.) Dum.

功效来源：《广西中药资源名录》

地钱科 Marchantiaceae
地钱

Marchantia polymorpha Linn.

功效来源：《广西中药资源名录》

蕨类植物门 Pteridophyta
F.02. 石杉科 Huperziaceae
石杉属 *Huperzia* Bernh.

蛇足石杉 千层塔

Huperzia serrata (Thunb. ex Murray) Trev.

凭证标本：灵川县普查队 450323130619034LY（IBK）

功效：全草，散瘀消肿、解毒、止痛。

功效来源：《全国中草药汇编》

马尾杉属 *Phlegmariurus* (Herter) Holub
华南马尾杉

Phlegmariurus austrosinicus (Ching) L. B. Zhang

凭证标本：灵川县普查队 450323130129038LY（IBK、GXMG、CMMI）

功效：全草，消肿止痛、祛风止血、清热解毒、止咳、生肌。

功效来源：《药用植物辞典》

福氏马尾杉

Phlegmariurus fordii (Baker) Ching

凭证标本：张政雄s.n.（IBK）

功效：全草，祛风通络、消肿止痛、清热解毒。

功效来源：《中华本草》

F.03. 石松科 Lycopodiaceae
藤石松属 *Lycopodiastrum* Holub ex Dixit

藤石松 舒筋草

Lycopodiastrum casuarinoides (Spring) Holub

凭证标本：陈照宙 53675（IBK）

功效：地上部分，舒筋活血、祛风除湿。

功效来源：《广西壮族自治区瑶药材质量标准 第一卷》（2014年版）

石松属 *Lycopodium* L.

石松 伸筋草

Lycopodium japonicum Thunb.

凭证标本：陈照宙 53697（IBK）

功效：全草，祛风除湿、舒筋活络。

功效来源：《中国药典》（2020年版）

垂穗石松属 *Palhinhaea* Franco et Vasc. ex Vasc. et Franco

垂穗石松 伸筋草

Palhinhaea cernua (L.) Vasc. et Franco

凭证标本：灵川县普查队 450323121127044LY（IBK、GXMG、CMMI）

功效：全草，祛风除湿、舒筋活络。

功效来源：《药用植物辞典》

F.04. 卷柏科 Selaginellaceae
卷柏属 *Selaginella* P. Beauv.

二形卷柏

Selaginella biformis A. Braun ex Kuhn

凭证标本：梁畴芬 30954（IBK）

功效：全草，清热解毒、降火消肿。

功效来源：《药用植物辞典》

薄叶卷柏
Selaginella delicatula (Desv.) Alston
功效：全草，活血调血、清热解毒。
功效来源：《全国中草药汇编》
注：《广西植物名录》有记载。

深绿卷柏 石上柏
Selaginella doederleinii Hieron.
凭证标本：灵川县普查队 450323130129040LY（IBK、GXMG、CMMI）
功效：全草，清热解毒、抗癌、止血。
功效来源：《广西壮族自治区壮药质量标准 第二卷》（2011年版）

异穗卷柏
Selaginella heterostachys Baker
凭证标本：灵川县普查队 450323130129059LY（IBK、GXMG）
功效：全草，清热解毒、凉血止血。
功效来源：《中华本草》

兖州卷柏
Selaginella involvens (Sw.) Spring
功效：全草，清热利湿、止咳、止血、解毒。
功效来源：《中药大辞典》
注：《广西植物名录》有记载。

细叶卷柏
Selaginella labordei Hieron. ex Christ
凭证标本：灵川县普查队 450323130521022LY（IBK、GXMG）
功效：全草，清热利湿、消炎退热、止血、止喘。
功效来源：《全国中草药汇编》

江南卷柏
Selaginella moellendorffii Hieron.
凭证标本：灵川县普查队 450323121127036LY（IBK、GXMG、CMMI）
功效：全草，清热利尿、活血消肿。
功效来源：《中药大辞典》

伏地卷柏 小地柏
Selaginella nipponica Franch. et Sav.
功效：全草，清热润肺。
功效来源：《全国中草药汇编》
注：《广西植物名录》有记载。

翠云草
Selaginella uncinata (Desv.) Spring
凭证标本：灵川县普查队 450323130312053LY（IBK、GXMG、CMMI）

功效：全草，清热利湿、解毒、止血。
功效来源：《广西壮族自治区壮药质量标准 第一卷》（2008年版）

F.06. 木贼科 Equisetaceae
木贼属 *Equisetum* L.
节节草 笔筒草
Equisetum ramosissimum Desf.
凭证标本：灵川县普查队 450323121127035LY（IBK、GXMG）
功效：全草，祛风清热、除湿利尿。
功效来源：《中药大辞典》

笔管草 笔筒草
Equisetum ramosissimum Desf. subsp. *debile* (Roxb. ex Vauch.) Hauke
凭证标本：灵川县普查队 450323130129039LY（IBK、GXMG）
功效：地上部分，疏风散热、明目退翳、止血。
功效来源：《广西壮族自治区壮药质量标准 第二卷》（2011年版）

F.08. 阴地蕨科 Botrychiaceae
阴地蕨属 *Botrychium* Sw.
薄叶阴地蕨
Botrychium daucifolium Wall.
凭证标本：陈照宙 53842（IBK）
功效：全草、根状茎，清肺止咳、解毒消肿。
功效来源：《中华本草》

F.09. 瓶尔小草科 Ophioglossaceae
瓶尔小草属 *Ophioglossum* L.
心叶瓶尔小草 一支箭
Ophioglossum reticulatum L.
凭证标本：灵川县普查队 450323130518030LY（IBK、GXMG、CMMI）
功效：带根全草，清热解毒、活血散瘀。
功效来源：《中华本草》

瓶尔小草
Ophioglossum vulgatum L.
凭证标本：灵川县普查队 450323130426071LY（IBK、GXMG、CMMI）
功效：全草，清热解毒、消肿止痛。
功效来源：《全国中草药汇编》

F.11. 观音座莲科 Angiopteridaceae
观音座莲属 *Angiopteris* Hoffm.
福建观音座莲 马蹄蕨
Angiopteris fokiensis Hieron.

凭证标本：灵川县普查队 450323130406040LY（IBK、GXMG、CMMI）

功效：根状茎，清热凉血、祛瘀止血、镇痛安神。

功效来源：《广西壮族自治区壮药质量标准 第三卷》（2018年版）

F.13. 紫萁科 Osmundaceae
紫萁属 *Osmunda* L.
紫萁 紫萁贯众

Osmunda japonica Thunb.

凭证标本：灵川县普查队 450323130313047LY（IBK、GXMG、CMMI）

功效：根状茎和叶柄残基，清热解毒、止血、杀虫。

功效来源：《中国药典》（2020年版）

华南羽节紫萁 华南紫萁

Osmunda vachellii Hook.

凭证标本：灵川县普查队 450323130809031LY（IBK、GXMG）

功效：根茎及叶柄的髓部，祛湿舒筋、清热解毒、驱虫。

功效来源：《中华本草》

F.14. 瘤足蕨科 Plagiogyriaceae
瘤足蕨属 Plagiogyria Mett.
瘤足蕨

Plagiogyria adnata (Bl.) Bedd.

凭证标本：灵川县普查队450323130518045LY（IBK）

功效：全草、根状茎，发表清热、祛风止痒、透疹。

功效来源：《中华本草》

华中瘤足蕨

Plagiogyria euphlebia Mett.

凭证标本：灵川县普查队 450323130518047LY（IBK、GXMG、CMMI）

功效：全株，消肿止痛。

功效来源：《药用植物辞典》

华东瘤足蕨

Plagiogyria japonica Nakai

凭证标本：蒋日红等 JRH961（IBK）

功效：根状茎，清热解毒。

功效来源：《广西药用植物名录》

F.15. 里白科 Gleicheniaceae
芒萁属 *Dicranopteris* Bernh.
芒萁

Dicranopteris pedata (Houtt.) Nakaike

凭证标本：灵川县普查队 450323130313058LY（IBK、GXMG、CMMI）

功效：叶柄、根状茎，化瘀止血、清热利尿、解毒消肿。

功效来源：《中华本草》

里白属 *Diplopterygium* (Diels) Nakai
中华里白

Diplopterygium chinense (Rosenst.) De Vol

凭证标本：灵川县普查队 450323130322010LY（IBK、GXMG、CMMI）

功效：根状茎，止血、接骨。

功效来源：《中华本草》

里白

Diplopterygium glaucum (Thunb. ex Houtt.) Nakai

凭证标本：灵川县普查队 450323130521047LY（IBK、GXMG、CMMI）

功效：根状茎，行气止血、化瘀接骨。

功效来源：《中华本草》

光里白

Diplopterygium laevissimum (Christ) Nakai

凭证标本：灵川县普查队 450323130928011LY（IBK、GXMG、CMMI）

功效：根状茎，行气、止血、接骨。

功效来源：《中华本草》

F.17. 海金沙科 Lygodiaceae
海金沙属 *Lygodium* Sw.
海金沙

Lygodium japonicum (Thunb.) Sw.

凭证标本：灵川县普查队 450323121127024LY（IBK、GXMG、CMMI）

功效：孢子，清热利湿、通淋止痛。

功效来源：《中国药典》（2020年版）

小叶海金沙 金沙藤

Lygodium microphyllum (Cav.) R. Brown

凭证标本：灵川县普查队 450323130321040LY（IBK、GXMG、CMMI）

功效：地上部分，清毒热解、利水通淋。

功效来源：《广西壮族自治区壮药质量标准 第三卷》（2018年版）

F.18. 膜蕨科 Hymenophyllaceae
膜蕨属 *Hymenophyllum* Sm.
华东膜蕨

Hymenophyllum barbatum (v. D. B.) Bak.

凭证标本：灵川县普查队 450323130618034LY（IBK、GXMG、CMMI）

功效：全草，止血。

功效来源：《广西药用植物名录》

小叶膜蕨

Hymenophyllum oxyodon Bak.

凭证标本：蒋日红等 JRH342（IBK）

功效：全草，活血化瘀、止血。

功效来源：《药用植物辞典》

蕗蕨属 *Mecodium* Presl

蕗蕨

Mecodium badium (Hook. et Grev.) Cop.

凭证标本：蒋日红等 JRH264（IBK）

功效：全草，解毒清热、止血生肌。

功效来源：《中华本草》

长柄蕗蕨

Mecodium polyanthos (Sw.) Copel.

凭证标本：灵川县普查队 450323130322044LY（IBK、GXMG、CMMI）

功效：全草，清热解毒、生肌消炎、敛疮。

功效来源：《药用植物辞典》

瓶蕨属 *Vandenboschia* Copel.

瓶蕨

Vandenboschia auriculata (Bl.) Cop.

凭证标本：灵川县普查队 450323130322028LY（IBK、GXMG）

功效：全草，止血生肌。

功效来源：《中华本草》

F.19. 蚌壳蕨科 Dicksoniaceae

金毛狗属 *Cibotium* Kaulf.

金毛狗　狗脊

Cibotium barometz (L.) J. Sm.

凭证标本：灵川县普查队 450323130313050LY（IBK、GXMG、CMMI）

功效：根状茎，祛风湿、补肝肾、强腰膝。

功效来源：《中国药典》（2020年版）

F.20. 桫椤科 Cyatheaceae

桫椤属 *Alsophila* R. Br.

桫椤　龙骨风

Alsophila spinulosa (Wall. ex Hook.) R. M. Tryon

凭证标本：灵川县普查队 450323130809044LY（IBK、GXMG、CMMI）

功效：茎干，清肺胃热、祛风除湿。

功效来源：《中华本草》

F.21. 稀子蕨科 Monachosoraceae

稀子蕨属 *Monachosorum* Kunze

稀子蕨

Monachosorum henryi Christ

凭证标本：蒋日红等 JRH351（IBK）

功效：全草，水煎剂内服用于风湿骨痛。

功效来源：《药用植物辞典》

大叶稀子蕨

Monachosorum subdigitatum Hand.-Mazz.

凭证标本：陈照宙 53824（IBK）

功效：全草，水煎剂内服用于风湿骨痛。

功效来源：《药用植物辞典》

F.22. 碗蕨科 Dennstaedtiaceae

碗蕨属 *Dennstaedtia* Bernh.

碗蕨

Dennstaedtia scabra (Wall.) Moore

凭证标本：蒋日红等 JRH358（IBK）

功效：全草，祛风、清热解表。

功效来源：《中华本草》

光叶碗蕨

Dennstaedtia scabra var. *glabrescens* (Ching) C. Chr.

凭证标本：灵川县普查队 450323130518041LY（IBK、GXMG、CMMI）

功效：全草，清热解表。

功效来源：《药用植物辞典》

鳞盖蕨属 *Microlepia* C. Presl

边缘鳞盖蕨

Microlepia marginata (Houtt.) C. Chr.

凭证标本：灵川县普查队 450323130520023LY（IBK、GXMG、CMMI）

功效：全草，清热解毒、祛风除湿。

功效来源：《药用植物辞典》

F.23. 鳞始蕨科 Lindsaeaceae

乌蕨属 *Odontosoria* Maxon

乌蕨　金花草

Odontosoria chinensis (L.) Maxon

凭证标本：灵川县普查队 450323130313002LY（IBK、GXMG、CMMI）

功效：全草，清热解毒、利湿。

功效来源：《全国中草药汇编》

F.25. 姬蕨科 Hypolepidaceae

姬蕨属 *Hypolepis* Bernh.

姬蕨

Hypolepis punctata (Thunb.) Mett.

功效：全草、叶，清热解毒、收敛止痛。

功效来源：《全国中草药汇编》

注：《广西植物名录》有记载。

F.26. 蕨科 Pteridiaceae
蕨属 Pteridium Scopoli
蕨

Pteridium aquilinum (L.) Kuhn var. *latiusculum* (Desv.) Underw. ex Heller

功效：根状茎、全草，清热利湿、消肿、安神。

功效来源：《全国中草药汇编》

注：《广西植物名录》有记载。

F.27. 凤尾蕨科 Pteridaceae
凤尾蕨属 Pteris L.
凤尾蕨 井口边草

Pteris cretica L. var. *nervose* (Thunb.) Ching et S. H. Wu

凭证标本：灵川县普查队 450323130520002LY（IBK、GXMG、CMMI）

功效：全草，清热利湿、止血生肌、解毒消肿。

功效来源：《中华本草》

岩凤尾蕨

Pteris deltodon Bak.

凭证标本：灵川县普查队 450323130523030LY（IBK、GXMG、CMMI）

功效：全草，清热利湿、敛肺止咳、定惊、解毒。

功效来源：《中华本草》

刺齿半边旗 刺齿凤尾蕨

Pteris dispar Kze.

凭证标本：灵川县普查队 450323130517030LY（IBK、CMMI）

功效：全草，清热解毒、祛瘀凉血。

功效来源：《中华本草》

溪边凤尾蕨

Pteris termiralis Wallich ex J. Agardh

凭证标本：灵川县普查队 450323130518055LY（IBK、GXMG、CMMI）

功效：全草，清热解毒、祛风解痉。

功效来源：《药用植物辞典》

傅氏凤尾蕨

Pteris fauriei Hieron.

凭证标本：灵川县普查队 450323130517006LY（IBK、GXMG、CMMI）

功效：全草、叶，收敛、止血。

功效来源：《药用植物辞典》

百越凤尾蕨

Pteris fauriei Hieron. var. *chinensis* Ching et S. H. Wu

凭证标本：灵川县普查队 450323130517013LY（IBK）

功效：叶，清热利湿、祛风定惊、敛疮止血。

功效来源：《中华本草》

井栏边草 凤尾草

Pteris multifida Poir.

凭证标本：梁畴芬 31086（IBK）

功效：全草，清热利湿、凉血止血、解毒止痢。

功效来源：《全国中草药汇编》

栗柄凤尾蕨 五齿剑

Pteris plumbea Christ

凭证标本：梁畴芬 31086（IBK）

功效：全草，清热利湿、活血止血。

功效来源：《中华本草》

半边旗

Pteris semipinnata L. Sp.

凭证标本：灵川县普查队 450323130313053LY（IBK、GXMG、CMMI）

功效：全草，清热解毒、消肿止痛。

功效来源：《广西壮族自治区壮药质量标准 第二卷》（2011年版）

蜈蚣草

Pteris vittata L. C. Presl

凭证标本：潭下中医院 44934

功效：全草、根状茎，祛风活血、解毒杀虫。

功效来源：《全国中草药汇编》

西南凤尾蕨 三叉凤尾蕨

Pteris wallichiana Agardh

凭证标本：灵川县普查队 450323130517041LY（IBK、GXMG、CMMI）

功效：全草，清热止痢、定惊、止血。

功效来源：《中华本草》

F.30. 中国蕨科 Sinopteridaceae
粉背蕨属 *Aleuritopteris* Fée
粉背蕨

Aleuritopteris anceps (Blanford) Panigrahi

凭证标本：灵川县普查队 450323130517023LY（IBK）

功效：全草，止咳化痰、健脾补虚、舒筋活络、活血祛瘀、利湿止痛。

功效来源：《药用植物辞典》

碎米蕨属 *Cheilosoria* Sw.
毛轴碎米蕨 川层草

Cheilosoria chusana (Hook.) Ching et Shing

凭证标本：灵川县普查队 450323130521060LY（IBK、GXMG、CMMI）

功效：全草，清热利湿、解毒。

功效来源：《中华本草》

隐囊蕨属 *Notholaena* R. Br.

中华隐囊蕨

Notholaena chinensis Bak.

凭证标本：灵川县普查队 450323130517007LY（IBK、GXMG、CMMI）

功效：全草，用于痢疾。

功效来源：《药用植物辞典》

金粉蕨属 *Onychium* Kaulf.

野雉尾金粉蕨 小叶金花草

Onychium japonicum（Thunb.）Kze.

凭证标本：徐月邦 10660（IBK）

功效：全草，清热解毒、利湿、止血。

功效来源：《广西壮族自治区壮药质量标准 第三卷》（2018年版）

F.31. 铁线蕨科 Adiantaceae

铁线蕨属 *Adiantum* L.

铁线蕨

Adiantum capillus-veneris L.

凭证标本：灵川县普查队 450323130322054LY（IBK、GXMG、CMMI）

功效：全草，清热解毒、利尿消肿。

功效来源：《全国中草药汇编》

鞭叶铁线蕨

Adiantum caudatum L.

功效：全草，清热解毒、利水消肿。

功效来源：《中华本草》

注：《广西植物名录》有记载。

扇叶铁线蕨 铁线草

Adiantum flabellulatum L.

凭证标本：梁畴芬 31125（IBK）

功效：全草，清热解毒、利湿消肿。

功效来源：《广西中药材标准 第一册》

白垩铁线蕨

Adiantum gravesii Hance

凭证标本：灵川县普查队 450323130321048LY（IBK、GXMG、CMMI）

功效：全草，利水通淋、清热解毒。

功效来源：《中华本草》

假鞭叶铁线蕨 岩风子

Adiantum malesianum Ghatak

凭证标本：灵川县普查队 450323121127032LY（IBK、CMMI）

功效：全草，利水通淋、清热解毒。

功效来源：《中华本草》

F.33. 裸子蕨科 Hemionitidaceae

凤丫蕨属 *Coniogramme* Fée

普通凤丫蕨 黑虎七

Coniogramme intermedia Hieron.

凭证标本：陈立卿 94425（IBK）

功效：根状茎，祛风湿、强筋骨、理气、活血。

功效来源：《全国中草药汇编》

凤丫蕨 凤丫草

Coniogramme japonica（Thunb.）Diels

凭证标本：灵川县普查队 450323130517045LY（IBK、GXMG、CMMI）

功效：根状茎、全草，祛风除湿、活血止痛、清热解毒。

功效来源：《全国中草药汇编》

F.35. 书带蕨科 Vittariaceae

书带蕨属 *Haplopteris* C. Presl

书带蕨

Haplopteris flexuosa (Fée) E. H. Crane.

凭证标本：灵川县普查队 450323130426045LY（IBK、GXMG）

功效：全草，疏风清热、舒筋止痛、健脾消疳、止血。

功效来源：《中华本草》

F.36. 蹄盖蕨科 Athyriaceae

亮毛蕨属 *Acystopteris* Nakai

亮毛蕨

Acystopteris japonica (Luerss.) Nakai

凭证标本：灵川县普查队 450323130518009LY（IBK、GXMG、CMMI）

功效：根状茎，用于疖肿。

功效来源：《药用植物辞典》

短肠蕨属 *Allantodia* R. Br. emend. Ching

中华短肠蕨

Allantodia chinensis (Baker) Ching

凭证标本：灵川县普查队 450323130523011LY（IBK、GXMG、CMMI）

功效：根状茎，清热、祛湿。

功效来源：《中华本草》

安蕨属 *Anisocampium* C. Presl

华东安蕨

Anisocampium sheareri (Bak.) Ching

凭证标本：灵川县普查队 450323130520018LY（IBK、GXMG、CMMI）

功效：块根，清热利湿。

功效来源：《药用植物辞典》

假蹄盖蕨属 *Athyriopsis* Ching
假蹄盖蕨 小叶凤凰尾巴草
Athyriopsis japonica (Thunb.) Ching
功效：根状茎、全草，清热解毒。
功效来源：《中药大辞典》
注：《广西植物名录》有记载。

蹄盖蕨属 *Athyrium* Roth
长江蹄盖蕨 大地柏枝
Athyrium iseanum Rosenst.
凭证标本：灵川县普查队 450323130521014LY（IBK、GXMG、CMMI）
功效：全草，解毒、止血。
功效来源：《全国中草药汇编》

双盖蕨属 *Diplazium* Sw.
单叶双盖蕨
Diplazium subsinuatum (Wall. ex Hook. et Grev.) Tagawa
凭证标本：蒋日红等 JRH368（IBK）
功效：全草，凉血止血、利尿通淋。
功效来源：《广西中药材标准 第一册》

介蕨属 *Dryoathyrium* Ching
介蕨
Dryoathyrium boryanum (Willd.) Ching
凭证标本：灵川县普查队 450323130518058LY（IBK、GXMG、CMMI）
功效：根状茎，清热凉血、解毒杀虫。
功效来源：《药用植物辞典》

华中介蕨 小叶山鸡尾巴草
Dryoathyrium okuboanum (Makino) Ching
凭证标本：灵川县普查队 450323130520040LY（IBK、CMMI）
功效：全草，清热消肿。
功效来源：《中药大辞典》

F.37. 肿足蕨科 Hypodematiaceae
肿足蕨属 *Hypodematium* Kunze
肿足蕨
Hypodematium crenatum (Forssk.) Kuhn
凭证标本：灵川县普查队 450323130522011LY（IBK、GXMG、CMMI）
功效：全草，祛风利湿、止血、解毒。
功效来源：《全国中草药汇编》

F.38. 金星蕨科 Thelypteridaceae
毛蕨属 *Cyclosorus* Link
渐尖毛蕨
Cyclosorus acuminatus (Houtt.) Nakai
凭证标本：梁畴芬 31145（IBK）
功效：根状茎，清热解毒、祛风除湿、健脾。
功效来源：《中华本草》

干旱毛蕨
Cyclosorus aridus (Don) Tagawa
凭证标本：梁畴芬 30984（IBK）
功效：全草，清热解毒、止痢。
功效来源：《中华本草》

齿牙毛蕨 篦子舒筋草
Cyclosorus dentatus (Forssk.) Ching
凭证标本：灵川县普查队 450323130406045LY（IBK、GXMG、CMMI）
功效：根状茎，舒筋、活络、散寒。
功效来源：《全国中草药汇编》

华南毛蕨
Cyclosorus parasiticus (L.) Farwell.
凭证标本：灵川县普查队 450323130517004LY（IBK、GXMG、CMMI）
功效：全草，祛风、除湿。
功效来源：《中华本草》

圣蕨属 *Dictyocline* Moore
戟叶圣蕨
Dictyocline sagittifolia (Ching) L. J. He et X. C. Zhang
凭证标本：陈照宙 53826（IBK）
功效：根状茎，用于小儿惊风、蛇咬伤。
功效来源：《广西中药资源名录》

凸轴蕨属 *Metathelypteris* (H. Ito) Ching
疏羽凸轴蕨
Metathelypteris laxa (Franch. et Sav.) Ching
凭证标本：灵川县普查队 450323130518011LY（IBK、GXMG、CMMI）
功效：根状茎，清热解毒、止血消肿、杀虫。
功效来源：《药用植物辞典》

金星蕨属 *Parathelypteris* (H. Ito) Ching
金星蕨
Parathelypteris glanduligera (Kze.) Ching
凭证标本：灵川县普查队 450323130406035LY（IBK、GXMG、CMMI）
功效：全草，清热解毒、利尿、止血。
功效来源：《中华本草》

中日金星蕨
Parathelypteris nipponica (Franch. et Sav.) Ching
凭证标本：灵川县普查队 450323130519023LY（IBK、GXMG、CMMI）

功效：全草，止血消炎。
功效来源：《中华本草》

卵果蕨属 *Phegopteris* Fée
延羽卵果蕨
Phegopteris decursive-pinnata (H. C. Hall) Fée
凭证标本：梁畴芬 30987 （IBK）
功效：根状茎，利湿消肿、收敛解毒。
功效来源：《全国中草药汇编》

新月蕨属 *Pronephrium* C. Presl
红色新月蕨
Pronephrium lakhimpurense (Rosenst.) Holtt.
凭证标本：灵川县普查队 450323130406009LY（IBK、GXMG、CMMI）
功效：根状茎，清热解毒、祛瘀止血。
功效来源：《中华本草》

披针新月蕨 鸡血莲
Pronephrium penangianum (Hook.) Holtt.
凭证标本：灵川县普查队 450323130620007LY（IBK、GXMG、CMMI）
功效：根状茎、叶，活血调经、散瘀止痛、除湿。
功效来源：《中华本草》

假毛蕨属 *Pseudocyclosorus* Ching
西南假毛蕨
Pseudocyclosorus esquirolii (Christ) Ching
凭证标本：灵川县普查队 450323130519040LY（IBK、GXMG、CMMI）
功效：全株，清热解毒。
功效来源：《药用植物辞典》

普通假毛蕨
Pseudocyclosorus subochthodes (Ching) Ching
凭证标本：蒋日红等 JRH322 （IBK）
功效：全株，清热解毒。
功效来源：《药用植物辞典》

F.39. 铁角蕨科 Aspleniaceae
铁角蕨属 *Asplenium* L.
线裂铁角蕨
Asplenium coenobiale Hance
凭证标本：灵川县普查队 450323130322056LY（IBK、GXMG、CMMI）
功效：全草，用于风湿痹痛、小儿麻痹、月经不调。
功效来源：《广西中药资源名录》

剑叶铁角蕨
Asplenium ensiforme Wall. ex Hook. et Grev.
功效：全草，活血祛瘀、舒筋止痛。

功效来源：《中华本草》
注：《广西植物名录》有记载。

厚叶铁角蕨 旋鸡尾
Asplenium griffithianum Hook.
凭证标本：蒋日红等 JRH335 （IBK）
功效：根状茎，清热、解毒、利湿。
功效来源：《中华本草》

倒挂铁角蕨 倒挂草
Asplenium normale Don
凭证标本：灵川县普查队 450323130313046LY（IBK、GXMG、CMMI）
功效：全草，清热解毒、止血。
功效来源：《中华本草》

长叶铁角蕨 倒生根
Asplenium prolongatum Hook.
凭证标本：灵川县普查队 450323130519003LY（IBK、GXMG）
功效：全草，活血化瘀、祛风湿、通关节。
功效来源：《广西壮族自治区瑶药材质量标准 第一卷》（2014年版）

铁角蕨
Asplenium trichomanes L. Sp.
凭证标本：灵川县普查队 450323130519009LY（IBK、GXMG、CMMI）
功效：全草，清热解毒、收敛止血、补肾调经、散瘀利湿。
功效来源：《药用植物辞典》

半边铁角蕨
Asplenium unilaterale Lam.
凭证标本：灵川县普查队 450323121127056LY（IBK、CMMI）
功效：全株，止血、解毒。
功效来源：《药用植物辞典》

狭翅铁角蕨
Asplenium wrightii Eaton ex Hook.
凭证标本：灵川县普查队 450323121127063LY（IBK、GXMG、CMMI）
功效：根状茎，外用治伤口不收。
功效来源：《广西中药资源名录》

胎生铁角蕨
Asplenium indicum Sledge
凭证标本：灵川县普查队 450323130519005LY（IBK、GXMG、CMMI）
功效：全草，舒筋通络、活血止痛。
功效来源：《中华本草》

巢蕨属 *Neottopteris* J. Sm.

狭翅巢蕨 斩妖剑

Neottopteris antrophyoides (Christ) Ching

凭证标本：灵川县普查队 450323130523031LY（IBK、GXMG、CMMI）

功效：全草，利尿通淋、解毒消肿。

功效来源：《中华本草》

F.41. 球子蕨科 Onocleaceae

东方荚果蕨属 *Pentarhizidium* Hayata

东方荚果蕨

Pentarhizidium orientale Hyata.

凭证标本：灵川县普查队 450323130519024LY（IBK）

功效：根状茎、全草，祛风除湿、凉血止血。

功效来源：《药用植物辞典》

F.42. 乌毛蕨科 Blechnaceae

乌毛蕨属 *Blechnum* L.

乌毛蕨 贯众

Blechnum orientale L.

功效：根状茎，清热解毒、凉血止血、杀虫。

功效来源：《广西中药材标准 第一册》

注：《广西植物名录》有记载。

狗脊属 *Woodwardia* Smith

狗脊

Woodwardia japonica (L. f.) Sm.

凭证标本：灵川县普查队 450323121127018LY（IBK、GXMG、CMMI）

功效：根状茎，用于虫积腹痛、流行性感冒、风湿痹痛、蛇咬伤。

功效来源：《广西中药资源名录》

F.44. 柄盖蕨科 Peranemaceae

柄盖蕨属 *Peranema* D. Don

柄盖蕨

Peranema cyatheoides Don

凭证标本：陈照宙 53835（IBK）

功效：根状茎，清热解毒。

功效来源：《药用植物辞典》

F.45. 鳞毛蕨科 Dryopteridaceae

复叶耳蕨属 *Arachniodes* Blume

多羽复叶耳蕨

Arachniodes amoena (Ching) Ching

凭证标本：灵川县普查队 450323130521049LY（IBK、GXMG、CMMI）

功效：根状茎、全草，祛风散寒。

功效来源：《药用植物辞典》

中华复叶耳蕨

Arachniodes chinensis (Rosenst.) Ching

凭证标本：灵川县普查队 450323130406046LY（IBK、GXMG、CMMI）

功效：根状茎、全草，清热解毒、消肿散瘀、止血。

功效来源：《药用植物辞典》

刺头复叶耳蕨

Arachniodes exilis (Hance) Ching

凭证标本：灵川县普查队 450323130313029LY（IBK、GXMG、CMMI）

功效：根状茎，清热解毒、敛疮。

功效来源：《中华本草》

斜方复叶耳蕨

Arachniodes rhomboidea (Wall. ex Mett.) Ching

凭证标本：灵川县普查队 450323130426039LY（IBK、GXMG、CMMI）

功效：根状茎，祛风散寒。

功效来源：《药用植物辞典》

贯众属 *Cyrtomium* C. Presl

镰羽贯众

Cyrtomium balansae (Christ) C. Chr.

凭证标本：灵川县普查队 450323130129015LY（IBK、GXMG）

功效：根状茎，清热解毒、驱虫。

功效来源：《中华本草》

刺齿贯众

Cyrtomium caryotideum (Wall. ex Hook. et Grev.) Presl

凭证标本：张寿善等 75416（GXMI）

功效：根状茎，清热解毒、活血散瘀、利水通淋、杀虫。

功效来源：《药用植物辞典》

披针贯众

Cyrtomium devexiscapulae (Koidz.) Ching

凭证标本：陈立卿 94456（IBK）

功效：根状茎，清热解毒、活血散瘀、利水通淋。

功效来源：《药用植物辞典》

贯众 小贯众

Cyrtomium fortunei J. Sm.

凭证标本：灵川县普查队 450323130522015LY（IBK、GXMG、CMMI）

功效：根状茎、叶柄残基，清热平肝、解毒杀虫、止血。

功效来源：《全国中草药汇编》

大叶贯众

Cyrtomium macrophyllum (Makino) Tagawa

凭证标本：灵川县普查队 450323130522036LY（IBK、GXMG、CMMI）

功效：根状茎，清热解毒、活血止血、驱虫。

功效来源：《中华本草》

鳞毛蕨属 *Dryopteris* Adans.

暗鳞鳞毛蕨

Dryopteris atrata (Kunze) Ching

凭证标本：灵川县普查队 450323130518038LY（IBK、GXMG、CMMI）

功效：根状茎，凉血止血、驱虫。

功效来源：《中华本草》

阔鳞鳞毛蕨

Dryopteris championii (Benth.) C. Chr.

凭证标本：灵川县普查队 450323130517044LY（IBK、GXMG、CMMI）

功效：根状茎，敛疮、解毒。

功效来源：《全国中草药汇编》

桫椤鳞毛蕨

Dryopteris cycadina (Franch. et Sav.) C. Chr.

凭证标本：灵川县普查队 450323130520015LY（IBK、GXMG、CMMI）

功效：根状茎，清热解毒、驱虫、止血。

功效来源：《药用植物辞典》

黑足鳞毛蕨

Dryopteris fuscipes C. Chr.

凭证标本：陈照宙 53801（IBK）

功效：根状茎，清热解毒、生肌敛疮。

功效来源：《中华本草》

齿头鳞毛蕨

Dryopteris labordei (Christ) C. Chr.

凭证标本：秦宗德 9160（IBK）

功效：根状茎，清热利湿、通经活血。

功效来源：《药用植物辞典》

边果鳞毛蕨

Dryopteris marginata (C. B. Clarke) Christ

凭证标本：秦宗德 9151（IBK）

功效：根状茎，清热解毒、散瘀、止血、杀虫。

功效来源：《药用植物辞典》

无盖鳞毛蕨

Dryopteris scottii (Bedd.) Ching ex C. Chr.

凭证标本：灵川县普查队 450323130519012LY（IBK、GXMG、CMMI）

功效：根状茎，消炎。

功效来源：《药用植物辞典》

奇羽鳞毛蕨

Dryopteris sieboldii (van Houtte ex Mett.) O. Ktze.

凭证标本：灵川县普查队 450323130406047LY（IBK）

功效：根状茎，驱虫。

功效来源：《药用植物辞典》

变异鳞毛蕨

Dryopteris varia (L.) O. Ktze.

功效：根状茎，清热、止痛。

功效来源：《中华本草》

注：《广西植物名录》有记载。

黔蕨属 *Phanerophlebiopsis* Ching

粗齿黔蕨

Phanerophlebiopsis blinii (Lévl.) Ching

凭证标本：灵川县普查队 450323130518010LY（IBK、GXMG、CMMI）

功效：根状茎，用于腰痛、瘰疬。

功效来源：《广西药用植物名录》

耳蕨属 *Polystichum* Roth

小戟叶耳蕨 小三叶耳蕨

Polystichum hancockii (Hance) Diels

凭证标本：秦宗德 9162（IBK）

功效：全草，解毒消肿。

功效来源：《中华本草》

黑鳞耳蕨

Polystichum makinoi (Tagawa) Tagawa

凭证标本：陈照宙 53836（IBK）

功效：嫩叶、根状茎，清热解毒。

功效来源：《中华本草》

戟叶耳蕨

Polystichum tripteron (Kunze) Presl

凭证标本：灵川县普查队 450323130519001LY（IBK）

功效：根状茎，清热解毒、利尿通淋、活血调经、止痛、补肾。

功效来源：《药用植物辞典》

对马耳蕨

Polystichum tsus-simense (Hook.) J. Sm.

凭证标本：梁畴芬 31132（IBK）

功效：全草、根状茎，清热解毒。

功效来源：《药用植物辞典》

F.46. 叉蕨科 Tectariaceae

轴脉蕨属 *Ctenitopsis* Ching ex Tard.–Blot et C. Chr.

毛叶轴脉蕨

Ctenitopsis devexa (Kunze) Ching et C. H. Wang

凭证标本：灵川县普查队 450323130522003LY（IBK、GXMG、CMMI）

功效：全草，清热解毒。

功效来源：《中华本草》

F.49. 舌蕨科 Elapoglossaceae
舌蕨属 Elaphoglossum Schott.
华南舌蕨

Elaphoglossum yoshinagae (Yatabe) Makino

功效：根，清热利湿。

功效来源：《中华本草》

注：《广西植物名录》有记载。

F.50. 肾蕨科 Nephrolepidaceae
肾蕨属 Nephrolepis Schott.
肾蕨

Nephrolepis cordifolia (L.) C. Presl

凭证标本：梁畴芬 30973（IBK）

功效：根状茎，清热利湿、通淋止咳、消肿解毒。

功效来源：《广西壮族自治区壮药质量标准 第二卷》（2011年版）

F.52. 骨碎补科 Davalliaceae
骨碎补属 Davallia Sm.
阔叶骨碎补

Davallia solida (G. Forst.) Sw.

功效：根状茎，用于骨折、跌打损伤、风湿痹痛。

功效来源：《药用植物辞典》

注：《广西植物名录》有记载。

阴石蕨属 Humata Cav.
阴石蕨 红毛蛇

Humata repens (L. f.) Diels

凭证标本：灵川县普查队 450323130406016LY（IBK、GXMG、CMMI）

功效：根状茎，活血散瘀、清热利湿。

功效来源：《全国中草药汇编》

圆盖阴石蕨 白毛蛇

Humata tyermanii T. Moore

凭证标本：灵川县普查队 450323130517049LY（IBK、GXMG、CMMI）

功效：根状茎，祛风除湿、止血、利尿。

功效来源：《全国中草药汇编》

F.56. 水龙骨科 Polypodiaceae
节肢蕨属 Arthromeris (T. Moore) J. Sm.
节肢蕨

Arthromeris lehmannii (Mett.) Ching

凭证标本：蒋日红等 JRH377（IBK）

功效：全草，活血散瘀、解毒。

功效来源：《药用植物辞典》

线蕨属 Colysis C. Presl
线蕨 羊七莲

Colysis elliptica (Thunb.) Ching

凭证标本：灵川县普查队 450323130406008LY（IBK、GXMG、CMMI）

功效：全草，活血散瘀、清热利尿。

功效来源：《中华本草》

曲边线蕨

Colysis ellipticus (Thunb.) Ching var. *flexilobus* (Christ) L. Shi et X. C. Zhang

凭证标本：灵川县普查队 450323121127049LY（IBK、GXMG、CMMI）

功效：全株，活血祛瘀。

功效来源：《药用植物辞典》

宽羽线蕨

Colysis elliptica (Thunb.) Ching var. *pothifolia* Ching

凭证标本：灵川县普查队 450323130406020LY（IBK、GXMG、CMMI）

功效：根状茎、全草，祛风通络、散瘀止痛。

功效来源：《中华本草》

断线蕨

Colysis hemionitidea (Wall. ex Mett.) C. Presl

凭证标本：灵川县普查队 450323121127055LY（IBK、GXMG、CMMI）

功效：叶，解毒、清热利尿。

功效来源：《中华本草》

绿叶线蕨

Colysis leveillei (Christ) Ching

凭证标本：灵川县普查队 450323130426050LY（IBK、GXMG）

功效：全草，活血通络、清热利湿。

功效来源：《中华本草》

瑶山线蕨

Colysis wui (C. Chr.) Ching

凭证标本：灵川县普查队 450323130523025LY（IBK）

功效：全草，用于喉痛、热咳、小便不利。

功效来源：《广西中药资源名录》

伏石蕨属 Lemmaphyllum C. Presl
伏石蕨

Lemmaphyllum microphyllum C. Presl

凭证标本：梁畴芬 31090（IBK）

功效：全草，清热解毒、凉血止血、润肺止咳。

功效来源：《药用植物辞典》

骨牌蕨属 *Lepidogrammitis* Ching
披针骨牌蕨
Lepidogrammitis diversa (Rosenst.) Ching
凭证标本：蒋日红等 JRH362（IBK）
功效：全草，清热利湿、止痛止血。
功效来源：《药用植物辞典》

抱石莲
Lepidogrammitis drymoglossoides (Baker) Ching
凭证标本：灵川县普查队 4503231304060011LY（IBK、GXMG）
功效：全草，清热解毒、祛风化痰、凉血祛瘀。
功效来源：《全国中草药汇编》

瓦韦属 *Lepisorus* (J. Sm.) Ching
扭瓦韦 一皮草
Lepisorus contortus (Christ) Ching
凭证标本：灵川县普查队 4503231305521042LY（IBK、GXMG、CMMI）
功效：全草，活血止痛、清热解毒。
功效来源：《中华本草》

庐山瓦韦
Lepisorus lewisii (Baker) Ching
凭证标本：灵川县普查队 4503231306619067LY（IBK、GXMG、CMMI）
功效：全草，清热利湿、消肿止痛。
功效来源：《中华本草》

粤瓦韦
Lepisorus obscure-venulosus (Hayata) Ching
凭证标本：蒋日红 JRH248（IBK）
功效：全草，清热解毒、利尿消肿、止咳、止血、通淋。
功效来源：《药用植物辞典》

瓦韦
Lepisorus thunbergianus (Kaulf.) Ching
凭证标本：灵川县普查队 4503231301129013LY（IBK、GXMG）
功效：全草，清热解毒、利尿消肿、止血、止咳。
功效来源：《全国中草药汇编》

阔叶瓦韦
Lepisorus tosaensis (Makino) H. Ito
凭证标本：灵川县普查队 4503231304606032LY（IBK、GXMG、CMMI）
功效：全草，利尿通淋。
功效来源：《药用植物辞典》

星蕨属 *Microsorum* Link
江南星蕨 大叶骨牌草
Microsorum fortunei (T. Moore) Ching
凭证标本：灵川县普查队 4503231301129058LY（IBK、GXMG、CMMI）
功效：全草，清热利湿、凉血解毒。
功效来源：《中华本草》

盾蕨属 *Neolepisorus* Ching
盾蕨 大金刀
Neolepisorus ovatus (Bedd.) Ching
凭证标本：灵川县普查队 4503231211127050LY（IBK、GXMG、CMMI）
功效：全草、叶，清热利湿、凉血止血。
功效来源：《全国中草药汇编》

假瘤蕨属 *Phymatopteris* Pic. Serm.
金鸡脚假瘤蕨 金鸡脚
Phymatopteris hastata (Thunb.) Pic. Serm.
凭证标本：梁畴芬 30985（IBK）
功效：全草，祛风清热、利湿解毒。
功效来源：《全国中草药汇编》

喙叶假瘤蕨
Phymatopteris rhynchophylla (Hook.) Pic. Serm.
凭证标本：蒋日红等 JRH384（IBK）
功效：全草，清热利尿。
功效来源：《药用植物辞典》

水龙骨属 *Polypodiodes* Ching
友水龙骨
Polypodiodes amoena (Wall. ex Mett.) Ching
凭证标本：灵川县普查队 4503231211127053LY（IBK、GXMG、CMMI）
功效：根状茎，清热解毒、祛风除湿。
功效来源：《全国中草药汇编》

台湾水龙骨
Polypodiodes formosana (Baker) Ching
凭证标本：蒋日红等 JRH338（IBK）
功效：从中可提炼出特征型齐墩果烷及迁移齐墩果烷类三萜化合物。
功效来源：《药用植物辞典》

日本水龙骨 水龙骨
Polypodiodes niponicum (Mett.) Ching
凭证标本：灵川县普查队 4503231301129024LY（IBK、GXMG）
功效：全草，祛湿清热、祛风通络、平肝明目。
功效来源：《云南中药资源名录》

石韦属 *Pyrrosia* Mirbel
石蕨
Pyrrosia angustissima (Giesenh. ex Diels) Tagawa et K. Iwats.

凭证标本：灵川县普查队 450323130620023LY（IBK、GXMG、CMMI）

功效：全草，清热利湿、凉血止血。

功效来源：《全国中草药汇编》

相近石韦
Pyrrosia assimilis (Baker) Ching

凭证标本：梁畴芬 31088（IBK）

功效：全草、根、地上部分，镇静、镇痛、利尿、止血、止咳、调经。

功效来源：《药用植物辞典》

石韦
Pyrrosia lingua (Thunb.) Farwell

凭证标本：灵川县普查队 450323130129057LY（IBK、GXMG、CMMI）

功效：叶，利尿通淋、清肺止咳、凉血止血。

功效来源：《中国药典》（2020年版）

庐山石韦 石韦
Pyrrosia sheareri (Baker) Ching

凭证标本：灵川县普查队 450323130129034LY（IBK、GXMG、CMMI）

功效：叶，利尿通淋、清肺止咳、凉血止血。

功效来源：《中国药典》（2020年版）

毛鳞蕨属 *Tricholepidium* Ching
毛鳞蕨
Tricholepidium normale (D. Don) Ching

凭证标本：灵川县普查队 450323130521002LY（IBK、GXMG、CMMI）

功效：日本药用植物。

功效来源：《药用植物辞典》

F.57. 槲蕨科 Drynariaceae
槲蕨属 *Drynaria* (Bory) J. Sm.
槲蕨 骨碎补
Drynaria roosii Nakaike

凭证标本：灵川县普查队 450323130312002LY（IBK、GXMG、CMMI）

功效：根状茎，疗伤止痛、补肾强骨、消风祛斑。

功效来源：《中国药典》（2020年版）

F.60. 剑蕨科 Loxogrammaceae
剑蕨属 *Loxogramme* (Blume) C. Presl
中华剑蕨
Loxogramme chinensis Ching

凭证标本：灵川县普查队 450323130129021LY（IBK、GXMG、CMMI）

功效：根状茎、全草，清热解毒、利尿。

功效来源：《中华本草》

柳叶剑蕨
Loxogramme salicifolia (Makino) Makino

凭证标本：秦宗德 9236（IBK）

功效：全草，清热解毒、利尿。

功效来源：《中华本草》

F.61. 蘋科 Marsileaceae
蘋属 *Marsilea* L.
蘋
Marsilea quadrifolia L. Sp.

功效：全草，清热解毒、消肿利湿、止血、安神。

功效来源：《新华本草纲要》

注：《广西植物名录》有记载。

F.62. 槐叶蘋科 Salviniaceae
槐叶蘋属 *Salvinia* Adans.
槐叶蘋
Salvinia natans (L.) All.

功效：全草，用于虚劳发热，外用治湿疹、丹毒、疔疮。

功效来源：《广西中药资源名录》

注：《广西植物名录》有记载。

F.63. 满江红科 Azollaceae
满江红属 *Azolla* Lam.
满江红
Azolla pinnata subsp. *asiatica* R. M. K. Saunders et K. Fowler

功效：根，润肺止咳。

功效来源：《中华本草》

注：《广西植物名录》有记载。

种子植物门 Spermatophyta
裸子植物亚门 Gymnospermae
G.01. 苏铁科 Cycadaceae
苏铁属 *Cycas* L.
苏铁
Cycas revoluta Thunb.

凭证标本：灵川县普查队 450323130620044LY（IBK、CMMI）

功效：叶、根、大孢子叶、种子，叶收敛止血、解毒止痛。

功效来源：《全国中草药汇编》

G.02. 银杏科 Ginkgoaceae
银杏属 *Ginkgo* L.
银杏 白果

Ginkgo biloba L.

凭证标本：灵川县普查队 450323130517010LY（IBK、GXMG、CMMI）

功效：叶、种子，活血化瘀、通络止痛、敛肺平喘、化浊降脂。

功效来源：《中国药典》（2020年版）

G.04. 松科 Pinaceae
油杉属 *Keteleeria* Carrière
黄枝油杉

Keteleeria davidiana (Bertrand) Beissn. var. *calcarea* (W. C. Cheng et L. K. Fu) Silba

凭证标本：梁畴芬 30623（IBK）

功效：枝叶的精油，平喘。

功效来源：文献

松属 *Pinus* L.
华南五针松

Pinus kwangtungensis Chun ex Tsiang

凭证标本：钟济新 808949（IBK）

功效：根、分枝节，用于风湿骨痛、关节不利。

功效来源：《广西中药资源名录》

马尾松 油松节

Pinus massoniana Lamb.

凭证标本：灵川县普查队 450323130101003LY（IBK、GXMG、CMMI）

功效：分支节、瘤状节，祛风除湿、通络止痛。花粉，收敛止血、燥湿敛疮。

功效来源：《中国药典》（2020年版）

铁杉属 *Tsuga* (Endl.) Carrière
长苞铁杉

Tsuga longibracteata W. C. Cheng

凭证标本：李光照 12176（IBK）

功效：树皮，用于接骨。

功效来源：《药用植物辞典》

G.05. 杉科 Taxodiaceae
杉木属 *Cunninghamia* R. Br.
杉木 杉木叶

Cunninghamia lanceolata (Lamb.) Hook.

凭证标本：灵川县普查队 450323130216006LY（IBK、GXMG、CMMI）

功效：叶、带叶嫩枝，祛风止痛、散瘀止血。

功效来源：《广西中药材标准 第一册》

G.06. 柏科 Cupressaceae
柏木属 *Cupressus* L.
柏木

Cupressus funebris Endl.

功效：种子，祛风清热、安神、止血。叶，止血生肌。树脂，解热、燥湿、镇痛。

功效来源：《全国中草药汇编》

注：《广西中药资源名录》有记载。

刺柏属 *Juniperus* L.
圆柏

Juniperus chinensis L.

凭证标本：梁恒 100104（WUK）

功效：枝、叶、树皮，祛风散寒、活血消肿、解毒利尿。

功效来源：《全国中草药汇编》

刺柏

Juniperus formosana Hayata

凭证标本：李光照 12179（IBK）

功效：根、枝、叶，清热解毒、退热透疹、杀虫。

功效来源：《药用植物辞典》

侧柏属 *Platycladus* Spach
侧柏

Platycladus orientalis (L.) Franco

功效：枝梢和叶、种仁，凉血止血、化痰止咳、生发乌发。

功效来源：《中国药典》（2020年版）

注：《广西植物名录》有记载。

G.07. 罗汉松科 Podocarpaceae
竹柏属 *Nageia* Gaertn.
竹柏

Nageia nagi (Thunb.) Kuntze

凭证标本：宋德 9215（IBK）

功效：叶，止血、接骨、消肿。树皮、根，祛风除湿。

功效来源：《药用植物辞典》

G.08. 三尖杉科 Cephalotaxaceae
三尖杉属 *Cephalotaxus* Sieb. et Zucc. ex Endl.
三尖杉

Cephalotaxus fortunei Hook.

凭证标本：灵川县普查队 450323130521005LY（IBK、GXMG、CMMI）

功效：种子、枝、叶，驱虫、消积。

功效来源：《全国中草药汇编》

粗榧

Cephalotaxus sinensis (Rehder et E. H. Wilson) H. L. Li

凭证标本：梁畴芬 30519（NASNAS）

功效：枝叶，抗癌。根、树皮，祛风除湿。

功效来源：《中华本草》

G.09. 红豆杉科 Taxaceae

白豆杉属 Pseudotaxus W. C. Cheng

白豆杉

Pseudotaxus chienii (W. C. Cheng) W. C. Cheng

凭证标本：陈立卿 94669（IBK）

功效：树皮，含紫杉醇。

功效来源：文献

红豆杉属 Taxus L.

南方红豆杉

Taxus wallichiana Zucc. var. *mairei* (Lemée et H. Lév.) L. K. Fu et Nan Li

凭证标本：灵川县普查队 450323130129054LY（IBK、GXMG、CMMI）

功效：叶，用于扁桃体炎。种子，用于食滞虫积。

功效来源：《广西中药资源名录》

G.10. 买麻藤科 Gnetaceae

买麻藤属 Gnetum L.

小叶买麻藤 麻骨风

Gnetum parvifolium (Warb.) C. Y. Cheng ex Chun

凭证标本：灵川县普查队 450323130517048LY（IBK、GXMG、CMMI）

功效：藤茎，祛风活血、消肿止痛、化痰止咳。

功效来源：《广西壮族自治区瑶药材质量标准 第一卷》（2014年版）

被子植物亚门 Angiospermae

1. 木兰科 Magnoliaceae

厚朴属 Houpoea N. H. Xia et C. Y. Wu

厚朴

Houpoea officinalis (Rehder et E. H. Wilson) N. H. Xia et C. Y. Wu

凭证标本：周进贤 11053

功效：干皮、根皮、枝皮及花蕾，燥湿消痰、下气除满。

功效来源：《中国药典》（2020年版）

木莲属 Manglietia Blume

桂南木莲

Manglietia conifera Dandy

凭证标本：灵川县普查队 450323130518004LY（IBK、GXMG、CMMI）

功效：树皮，消积、下气。

功效来源：《药用植物辞典》

含笑属 Michelia L.

白兰

Michelia × *alba* DC.

功效：叶、花，化湿、利尿、止咳化痰。

功效来源：《全国中草药汇编》

注：民间常见栽培物种。

阔瓣含笑

Michelia cavaleriei Finet et Gagnep. var. *platypetala* (Hand.-Mazz.) N. H. Xia

凭证标本：陈立卿 94628（IBK）

功效：花，化湿、利尿、止咳。树干，降气止痛。

功效来源：《药用植物辞典》

乐昌含笑

Michelia chapaensis Dandy

凭证标本：陈立卿 94381（IBK）

功效：树皮、叶，清热解毒。

功效来源：《药用植物辞典》

含笑花

Michelia figo (Lour.) Spreng.

功效：花，用于月经不调。叶，用于跌打损伤。

功效来源：《药用植物辞典》

注：民间常见栽培物种。

深山含笑

Michelia maudiae Dunn

凭证标本：灵川县普查队 450323130518036LY（IBK、GXMG、CMMI）

功效：花，散风寒、通鼻窍、行气止痛。根，清热解毒、凉血、消炎。

功效来源：《药用植物辞典》

野含笑

Michelia skinneriana Dunn

凭证标本：灵川县普查队 450323130426057LY（IBK、GXMG、CMMI）

功效：花，提取香精。

功效来源：文献

拟单性木兰属 Parakmeria Hu et W. C. Cheng

乐东拟单性木兰

Parakmeria lotungensis (Chun et C. H. Tsoong) Y. W. Law

凭证标本：邓先福 231（IBK）

功效：花、叶，提取香精。

功效来源：文献

光叶拟单性木兰

Parakmeria nitida (W. W. Sm.) Law

凭证标本：梁畴芬 30248（IBK）

功效：花、叶，提取香精。

功效来源：文献

云南拟单性木兰

Parakmeria yunnanensis Hu

凭证标本：梁畴芬 30248（IBSC）

功效：花、叶，提取香精。

功效来源：文献

观光木属 *Tsoongiodendron* Chun

观光木

Tsoongiodendron odorum Chun

凭证标本：灵川县普查队 450323130928065LY（IBK、GXMG）

功效：树皮，用于胃脘痛、咳嗽、支气管哮喘。

功效来源：《广西中药资源名录》

玉兰属 *Yulania* Spach

玉兰 辛夷

Yulania denudata (Desr.) D. L. Fu

凭证标本：灵川县普查队 450323130322050LY（IBK、GXMG、CMMI）

功效：花蕾，散风寒、通鼻窍。

功效来源：《中国药典》（2020年版）

2a. 八角科 Illiciaceae

八角属 *Illicium* L.

假地枫皮

Illicium jiadifengpi B. N. Chang

凭证标本：陈立卿 94626（IBK）

功效：树皮，祛风除湿、行气止痛。

功效来源：《中华本草》

大八角

Illicium majus Hook. f. et Thomson

凭证标本：灵川县普查队 450323130520025LY（IBK、GXMG、CMMI）

功效：根、树皮，消肿止痛。

功效来源：《药用植物辞典》

八角 八角茴香

Illicium verum Hook. f.

凭证标本：灵川县普查队 450323130322045LY（IBK、GXMG、CMMI）

功效：果实，温阳散寒、理气止痛。

功效来源：《中国药典》（2020年版）

3. 五味子科 Schisandraceae

南五味子属 *Kadsura* Kaempf ex Juss.

黑老虎 大钻

Kadsura coccinea (Lem.) A. C. Smith

凭证标本：灵川县普查队 450323130518044LY（IBK、GXMG、CMMI）

功效：根，行气活血、祛风止痛。

功效来源：《广西壮族自治区壮药质量标准 第二卷》（2011年版）

异形南五味子 海风藤

Kadsura heteroclita (Roxb.) Craib

凭证标本：灵川县普查队 450323130322034LY（IBK、GXMG、CMMI）

功效：藤茎，祛风散寒、行气止痛、舒筋活络。

功效来源：《广西壮族自治区壮药质量标准 第一卷》（2008年版）

南五味子 小钻

Kadsura longipedunculata Finet et Gagnep.

凭证标本：灵川县普查队 450323130621002LY（IBK、GXMG、CMMI）

功效：根、根皮、茎，活血理气、祛风活络、消肿止痛。

功效来源：《广西壮族自治区瑶药材质量标准 第一卷》（2014年版）

五味子属 *Schisandra* Michx.

绿叶五味子 白钻

Schisandra arisanensis Hagata lc. subsp. *viridis* (A. C. Sm.) R. M. K. Saunders

凭证标本：灵川县普查队 450323130518016LY（IBK、GXMG、CMMI）

功效：藤茎、根，祛风活血、行气止痛。

功效来源：《广西壮族自治区瑶药材质量标准 第一卷》（2014年版）

翼梗五味子 紫金血藤

Schisandra henryi C. B. Clarke

凭证标本：陈立卿 94693（IBK）

功效：藤茎、根，祛风除湿、行气止痛、活血止血。

功效来源：《中华本草》

东南五味子 黄钻

Schisandra henryi C. B. Clarke subsp. *marginalis* (A. C. Smith) R. M. K. Saunders

凭证标本：灵川县普查队 450323130517058LY（IBK）

功效：地上部分，祛风除湿、行气止痛、活血止血。

功效来源：《广西壮族自治区瑶药材质量标准 第一卷》（2014年版）

毛叶五味子

Schisandra pubescens Hemsl. et Wils.

凭证标本：陈立卿 94693（IBSC）

功效：果实，敛肺、滋肾、生津、涩精。

功效来源：《药用植物辞典》

8. 番荔枝科 Annonaceae

鹰爪花属 *Artabotrys* R. Br.

香港鹰爪花

Artabotrys hongkongensis Hance

凭证标本：灵川县普查队 450323130520026LY（IBK、GXMG、CMMI）

功效：全株，用于风湿骨痛。总花梗，用于狂犬咬伤。

功效来源：《药用植物辞典》

假鹰爪属 *Desmos* Lour.

毛叶假鹰爪

Desmos dumosus (Roxb.) Saff.

凭证标本：覃德海 75489（GXMI）

功效：根，用于风湿骨痛、疟疾。

功效来源：《广西药用植物名录》

瓜馥木属 *Fissistigma* Griff.

瓜馥木 钻山风

Fissistigma oldhamii (Hemsl.) Merr.

凭证标本：灵川县普查队 450323130313057LY（IBK、GXMG、CMMI）

功效：根、藤茎，祛风镇痛、活血化瘀。

功效来源：《广西壮族自治区瑶药材质量标准 第一卷》（2014年版）

黑风藤

Fissistigma polyanthum (Hook. f. et Thoms.) Merr.

凭证标本：覃方思等 75445（GXMI）

功效：根、藤，通经络、强筋骨、健脾温中。

功效来源：《广西壮族自治区壮药质量标准 第一卷》（2008年版）

野独活属 *Miliusa* Lesch. ex A. DC.

野独活

Miliusa chunii W. T. Wang

凭证标本：灵川县普查队 450323130328033LY（IBK、GXMG、CMMI）

功效：根、茎，用于心胃气痛、疝痛、肾虚腰痛、风湿痹痛、痛经。

功效来源：《广西中药资源名录》

11. 樟科 Lauraceae

樟属 *Cinnamomum* Schaeff.

毛桂 山桂皮

Cinnamomum appelianum Schewe

凭证标本：灵川县普查队 450323130322019LY（IBK、GXMG、CMMI）

功效：树皮，温中理气、发汗解肌。

功效来源：《中华本草》

华南桂 野桂皮

Cinnamomum austrosinense H. T. Chang

凭证标本：钟济新 83696（IBK）

功效：树皮，散寒、温中、止痛。

功效来源：《中华本草》

阴香

Cinnamomum burmannii (Nees et T. Nees) Bl.

凭证标本：灵川县普查队 450323130312012LY（IBK、GXMG、CMMI）

功效：树皮、根，温中止痛、祛风散寒、解毒消肿、止血。

功效来源：《广西壮族自治区壮药质量标准 第二卷》（2011年版）

樟 香樟

Cinnamomum camphora (L.) Presl

凭证标本：灵川县普查队 450323121127016LY（IBK、GXMG）

功效：根、茎基，祛风散寒、行气止痛。

功效来源：《广西壮族自治区壮药质量标准 第一卷》（2008年版）

野黄桂 山玉桂

Cinnamomum jensenianum Hand.-Mazz.

凭证标本：梁畴芬 30450（IBK）

功效：树皮、叶，行气活血、散寒止痛。

功效来源：《中药大辞典》

黄樟

Cinnamomum parthenoxylon (Jack) Meissn.

凭证标本：郭伦发 4001101203（IBK）

功效：根、茎，温中散寒、祛风利湿、行气止痛、消食化滞。

功效来源：《药用植物辞典》

香桂 香桂皮

Cinnamomum subavenium Miq.

凭证标本：钟济新 83699（IBK）

功效：树皮、根、根皮，温中散寒、理气止痛、活血通脉。

功效来源：《中华本草》

川桂 柴桂

Cinnamomum Wilsonii Gamble

凭证标本：灵川县普查队 450323130927048LY（IBK、GXMG、CMMI）

功效：树皮，散风寒、止呕吐、除湿痹、通经脉。

功效来源：《全国中草药汇编》

厚壳桂属 *Cryptocarya* R. Br.

硬壳桂

Cryptocarya chingii Cheng

凭证标本：灵川县普查队 450323130930023LY（IBK、

GXMG、CMMI）

功效：全草、根，清热解毒、消炎、消肿、杀虫。

功效来源：《药用植物辞典》

山胡椒属 *Lindera* Thunb.

香叶树

Lindera communis Hemsl.

凭证标本：灵川县普查队 450323130521037LY（IBK、GXMG、CMMI）

功效：枝叶、茎皮，解毒消肿、散瘀止痛。

功效来源：《中华本草》

红果山胡椒

Lindera erythrocarpa Makino

凭证标本：灵川县普查队 450323130618001LY（IBK、GXMG、CMMI）

功效：树皮、叶，祛风除湿、解毒杀虫。

功效来源：《中华本草》

茸毛钓樟

Lindera floribunda (C. K. Allen) H. P. Tsui

凭证标本：灵川县普查队 450323130620005LY（IBK、GXMG、CMMI）

功效：根皮、树皮，用于泄泻、关节痛，外用治跌打损伤、外伤出血。

功效来源：《药用植物辞典》

山胡椒 假死风

Lindera glauca (Sieb. et Zucc.) Bl.

凭证标本：灵川县普查队 450323130928022LY（IBK、GXMG、CMMI）

功效：果实及根，温中散寒、行气止痛、平喘。

功效来源：《广西壮族自治区瑶药材质量标准 第一卷》（2014年版）

黑壳楠

Lindera megaphylla Hemsl.

凭证标本：灵川县普查队 450323130929011LY（IBK、GXMG、CMMI）

功效：枝、树皮，祛风除湿、消肿止痛。

功效来源：《全国中草药汇编》

毛黑壳楠

Lindera megaphylla Hemsl. f. *trichoclada* (Rehd.) Cheng

凭证标本：郭伦发 4001101248（IBK）

功效：枝、树皮，祛风除湿、消肿止痛。

功效来源：《药用植物辞典》

滇粤山胡椒

Lindera metcalfiana Allen

凭证标本：灵川县普查队 450323121127068LY（IBK）

功效：枝、树皮，消肿止痛。

功效来源：《药用植物辞典》

香粉叶

Lindera pulcherrima (Nees) Hook. f. var. *attenuata* C. K. Allen

凭证标本：陈照宙 53715（IBK）

功效：树皮，清凉消食。

功效来源：《药用植物辞典》

川钓樟

Lindera pulcherrima (Nees) Hook. f. var. *hemsleyana* (Diels) H. P. Tsui

功效：树皮，碾碎制成糊剂，用于多种外伤、风湿疼痛。

功效来源：《药用植物辞典》

注：《广西植物名录》有记载。

山橿

Lindera reflexa Hemsl.

凭证标本：灵川县普查队 450323130521028LY（IBK、GXMG、CMMI）

功效：根，祛风理气、止血、杀虫。

功效来源：《全国中草药汇编》

木姜子属 *Litsea* Lam.

毛豹皮樟 豹皮樟

Litsea coreana Lévl. var. *lanuginosa* (Migo) Yang et P. H. Huang

凭证标本：梁畴芬 31131（IBK）

功效：根、茎皮，温中止痛、理气行水。

功效来源：《中华本草》

山鸡椒 荜澄茄、山苍子

Litsea cubeba (Lour.) Pers.

凭证标本：灵川县普查队 450323121127067LY（IBK、GXMG）

功效：果实，温中散寒、行气止痛。

功效来源：《中国药典》（2020年版）

黄丹木姜子

Litsea elongata (Wall. ex Nees) Benth.et Hook. f.

凭证标本：陈照宙 53821（IBK）

功效：根，祛风除湿。

功效来源：《药用植物辞典》

毛叶木姜子

Litsea mollis Hemsl.

凭证标本：灵川县普查队 450323130518019LY（IBK、GXMG、CMMI）

功效：根，祛风消肿。

功效来源：《广西药用植物名录》

润楠属 *Machilus* Nees
宜昌润楠
Machilus ichangensis Rehder et E. H. Wilson
凭证标本：陈照宙 53815（KUN）
功效：茎、叶，舒筋络、消肿止痛、止呕吐。
功效来源：《药用植物辞典》

薄叶润楠 大叶楠
Machilus leptophylla Hand.-Mazz.
凭证标本：陈照宙 50899（IBK）
功效：根，消肿解毒。
功效来源：《全国中草药汇编》

建润楠
Machilus oreophila Hance
凭证标本：灵川县普查队 450323130313039LY（IBK、GXMG、CMMI）
功效：树皮，有的地区混作厚朴药用。
功效来源：《药用植物辞典》

新木姜子属 *Neolitsea* (Benth.) Merr.
新木姜子
Neolitsea aurata (Hayata) Koidz.
凭证标本：灵川县普查队 450323130928017LY（IBK、GXMG、CMMI）
功效：根、树皮，行气止痛、利水消肿。
功效来源：《中华本草》

鸭公树
Neolitsea chuii Merr.
凭证标本：林盛秋等 00190（IBK）
功效：种子，行气止痛、利水消肿。
功效来源：《中华本草》

大叶新木姜子 土玉桂
Neolitsea levinei Merr.
凭证标本：灵川县普查队 450323130129014LY（IBK、GXMG、CMMI）
功效：树皮，祛风除湿。
功效来源：《中华本草》

南亚新木姜子
Neolitsea zeylanica (Nees et T. Nees) Merr.
凭证标本：梁畴芬 30520（IBSC）
功效：根，祛风止痛。
功效来源：《药用植物辞典》

楠属 *Phoebe* Nees
石山楠
Phoebe calcarea S. K. Lee et F. N. Wei
功效：枝叶，用于风湿痹痛。
功效来源：《广西中药资源名录》

注：《广西植物名录》有记载。

白楠
Phoebe neurantha (Hemsl.) Gamble
凭证标本：陈照宙 53680（KUN）
功效：树皮、根皮，理气温中、利水清肿。
功效来源：《药用植物辞典》

紫楠
Phoebe sheareri (Hemsl.) Gamble
凭证标本：灵川县普查队 450323130406036LY（IBK、GXMG、CMMI）
功效：叶，顺气、暖胃、祛湿、散瘀。
功效来源：《中华本草》

13a. 青藤科 Illigeraceae
青藤属 *Illigera* Blume
小花青藤
Illigera parviflora Dunn
凭证标本：灵川县普查队 450323130930034LY（IBK、GXMG、CMMI）
功效：根、茎，祛风除湿、消肿止痛。
功效来源：《中华本草》

15. 毛茛科 Ranunculaceae
乌头属 *Aconitum* L.
乌头 川乌
Aconitum carmichaeli Debeaux
功效：块根，祛风除湿、温经止痛。
功效来源：《中国药典》（2020年版）
注：《广西植物名录》有记载。

银莲花属 *Anemone* L.
打破碗花花
Anemone hupehensis Lem.
凭证标本：灵川县普查队 450323130927057LY（IBK、GXMG、CMMI）
功效：根、全草，清热利湿、解毒杀虫、消肿散瘀。
功效来源：《广西壮族自治区壮药质量标准 第二卷》（2011年版）

铁线莲属 *Clematis* L.
女萎 棉花藤
Clematis apiifolia DC.
凭证标本：灵川县普查队 450323130618007LY（IBK、GXMG、CMMI）
功效：藤茎，消食止痢、利尿消肿、通经下乳。
功效来源：《中华本草》

钝齿铁线莲 川木通
Clematis apiifolia DC. var. *argentilucida* (H. Lév. et

Vaniot) W. T. Wang

凭证标本：灵川县普查队 450323130520029LY（IBK、GXMG、CMMI）

功效：藤茎，消食止痢、利尿消肿、通经下乳。

功效来源：《广西中药材标准 第一册》

小木通 川木通

Clematis armandii Franch.

凭证标本：灵川县普查队 4503231303312011LY（IBK、GXMG）

功效：藤茎，清热利尿、利尿通淋、清心除烦、通经下乳。

功效来源：《中国药典》（2020年版）

威灵仙

Clematis chinensis Osbeck

凭证标本：灵川县普查队 450323140923018LY（IBK、GXMG、CMMI）

功效：根、根状茎，祛风除湿、通经络。

功效来源：《中国药典》（2020年版）

山木通

Clematis finetiana Lévl. et Vant.

凭证标本：灵川县普查队 450323130522057LY（IBK、GXMG、CMMI）

功效：根、茎、叶，祛风活血、利尿通淋。

功效来源：《中药大辞典》

扬子铁线莲

Clematis ganpiniana (Lévl. et Vaniot) Tamura

凭证标本：梁畴芬 30851（IBSC）

功效：藤茎，清热利尿、舒筋活络止痛。

功效来源：《药用植物辞典》

小蓑衣藤

Clematis gouriana Roxb. ex DC.

凭证标本：灵川县普查队 450323140923043LY（IBK、GXMG、CMMI）

功效：藤茎、根，行气活血、利水通淋、祛风除湿、通经止痛。

功效来源：《药用植物辞典》

单叶铁线莲

Clematis henryi Oliv.

凭证标本：灵川县普查队 450323130129006LY（IBK、GXMG、CMMI）

功效：块根，行气止痛、活血消肿。

功效来源：《全国中草药汇编》

毛蕊铁线莲 小木通

Clematis lasiandra Maxim.

凭证标本：灵川县普查队 450323130928046LY（IBK、GXMG、CMMI）

功效：藤茎，舒筋活血、祛湿止痛、解毒利尿。

功效来源：《全国中草药汇编》

锈毛铁线莲

Clematis leschenaultiana DC.

凭证标本：灵川县普查队 450323130129067LY（IBK、GXMG、CMMI）

功效：全株，用于风湿痹痛、骨鲠痛，外用治骨折、蛇咬伤、疮疖。

功效来源：《广西中药资源名录》

柱果铁线莲

Clematis uncinata Champ.

凭证标本：曾怀德 27854（IBSC）

功效：根、叶，祛风除湿、舒筋活络、镇痛。

功效来源：《全国中草药汇编》

翠雀属 *Delphinium* L.
还亮草

Delphinium anthriscifolium Hance

凭证标本：灵川县普查队 450323130312018LY（IBK、GXMG）

功效：全草，祛风除湿、通络止痛、消食、解毒。

功效来源：《中华本草》

人字果属 *Dichocarpum* W. T. Wang et P. G. Xiao
蕨叶人字果 岩节连

Dichocarpum dalzielii (J. R. Drumm. et Hutch.) W. T. Wang et P. G. Xiao

凭证标本：陈立卿 94653（IBSC）

功效：根状茎、根，清热解毒、消肿止痛。

功效来源：《中华本草》

毛茛属 *Ranunculus* L.
禹毛茛 自扣草

Ranunculus cantoniensis DC.

凭证标本：陈立卿 94405（IBK）

功效：全草，清肝明目、除湿解毒、截疟。

功效来源：《中华本草》

茴茴蒜

Ranunculus chinensis Bunge

凭证标本：灵川县普查队 450323130427024LY（IBK、GXMG、CMMI）

功效：全草，消炎退肿、截疟、杀虫。

功效来源：《中华本草》

毛茛

Ranunculus japonicus Thunb.

凭证标本：灵川县普查队 450323130312007LY（IBK、GXMG）

功效：带根全草，利湿、消肿、止痛、退翳、截疟、杀虫。

功效来源：《全国中草药汇编》

扬子毛茛 鸭脚板草

Ranunculus sieboldii Miq.

凭证标本：灵川县普查队 450323130312046LY（IBK、GXMG）

功效：全草，除痰截疟、解毒消肿。

功效来源：《中华本草》

猫爪草

Ranunculus ternatus Thunb.

凭证标本：灵川县普查队 450323130321033LY（IBK、GXMG、CMMI）

功效：块根，化痰散结、解毒消肿。

功效来源：《中国药典》（2020年版）

天葵属 *Semiaquilegia* Makino

天葵 天葵子

Semiaquilegia adoxoides (DC.) Makino

凭证标本：灵川县普查队 450323130312036LY（IBK、GXMG、CMMI）

功效：块根，清热解毒、消肿散结。

功效来源：《中国药典》（2020年版）

唐松草属 *Thalictrum* L.

盾叶唐松草

Thalictrum ichangense Lecoy. ex Oliv.

凭证标本：灵川县普查队 450323130312090LY（IBK、GXMG、CMMI）

功效：全草、根，清热解毒、除湿、通经、活血。

功效来源：《全国中草药汇编》

爪哇唐松草 羊不食

Thalictrum javanicum Blume

凭证标本：灵川县普查队 450323130620020LY（IBK、GXMG、CMMI）

功效：根、根状茎，清热解毒、燥湿。

功效来源：《中华本草》

17. 金鱼藻科 Ceratophyllaceae

金鱼藻属 *Ceratophyllum* L.

金鱼藻

Ceratophyllum demersum L.

凭证标本：灵川县普查队 450323140505015LY（IBK、GXMG、CMMI）

功效：全草，止血。

功效来源：《全国中草药汇编》

18. 睡莲科 Nymphaeaceae

莼菜属 *Brasenia* Schreb.

莼菜

Brasenia schreberi J. F. Gmel.

功效：全草，清热解毒、止呕。

功效来源：《全国中草药汇编》

注：民间常见栽培物种。

芡属 *Euryale* Salisb.

芡

Euryale ferox Salisb. ex K. D. Koenig et Sims

凭证标本：梁乃宽 21683（GXMI）

功效：种仁，益肾固精、补脾止泻、除湿止带。

功效来源：《中国药典》（2020年版）

莲属 *Nelumbo* Adans.

莲 莲子

Nelumbo nucifera Gaertn.

功效：种子，补脾止泻、止带、益肾涩精、养心安神。根状茎（藕节），收敛止血、化瘀。

功效来源：《中国药典》（2020年版）

注：《广西植物名录》有记载。

睡莲属 *Nymphaea* L.

睡莲

Nymphaea tetragona Georgi

功效：花，消暑、解酒、定惊。

功效来源：《中华本草》

注：《广西植物名录》有记载。

19. 小檗科 Berberidaceae

鬼臼属 *Dysosma* Woodson

六角莲

Dysosma pleiantha (Hance) Woodson

凭证标本：马建等 6–2064（IBK）

功效：根状茎，散瘀解毒。

功效来源：《中华本草》

淫羊藿属 *Epimedium* L.

三枝九叶草 淫羊藿

Epimedium sagittatum (Sieb. et Zucc.) Maxim.

功效：叶，补肾阳、强筋骨、祛风湿。

功效来源：《中国药典》（2020年版）

注：《广西植物名录》有记载。

十大功劳属 *Mahonia* Nutt.

阔叶十大功劳 功劳木

Mahonia bealei (Fort.) Carr.

凭证标本：灵川县普查队 450323130619025LY（IBK、CMMI）

功效：茎，清热解毒。

功效来源：《中国药典》（2020年版）

21. 木通科 Lardizabalaceae

木通属 *Akebia* Decne.

三叶木通 木通、八月炸

Akebia trifoliata (Thunb.) Koidz.

凭证标本：灵川县普查队 450323130312031LY （IBK、GXMG）

功效：果实、根，疏肝、补肾、止痛。

功效来源：《中国药典》（2020年版）

白木通 木通、八月炸

Akebia trifoliata (Thunb.) Koidz. subsp. *australis* (Diels) T. Shimizu

凭证标本：葛家骐等 75407 （GXMI）

功效：果实、根，疏肝、补肾、止痛。

功效来源：《中国药典》（2020年版）

野木瓜属 *Stauntonia* DC.

西南野木瓜 六月瓜

Stauntonia cavalerieana Gagnep.

凭证标本：方鼎等 75443 （GXMI）

功效：根、藤、果，调气补虚、止痛、止痢。

功效来源：《全国中草药汇编》

野木瓜

Stauntonia chinensis DC.

凭证标本：灵川县普查队 450323130928031LY（IBK、GXMG、CMMI）

功效：带叶茎枝，祛风止痛、舒筋活络。果实，敛肠益胃。

功效来源：《中国药典》（2020年版）

日本野木瓜

Stauntonia hexaphylla (Thunb. ex Murray) Decne.

凭证标本：林盛秋等 00183 （IBK）

功效：藤茎、果实，止痛、强心镇静、利尿、驱虫。

功效来源：《药用植物辞典》

钝药野木瓜

Stauntonia obovata Hemsl.

凭证标本：梁畴芬 31182 （IBK）

功效：根状茎、叶，舒筋活络、散瘀止痛、利尿消肿。

功效来源：《药用植物辞典》

22. 大血藤科 Sargentodoxaceae

大血藤属 *Sargentodoxa* Rehd. et Wils.

大血藤

Sargentodoxa cuneata (Oliv.) Rehd. et Wils.

凭证标本：杨秉枝 s.n.

功效：藤茎，清热解毒、活血、祛风止痛。

功效来源：《中国药典》（2020年版）

23. 防己科 Menispermaceae

木防己属 *Cocculus* DC.

樟叶木防己 衡州乌药

Cocculus laurifolius DC.

功效：根，顺气宽胸、祛风止痛。

功效来源：《中华本草》

注：《广西植物名录》有记载。

轮环藤属 *Cyclea* Arn. ex Wight

粉叶轮环藤 百解藤

Cyclea hypoglauca (Schauer) Diels

凭证标本：灵川县普查队 450323121128008LY（IBK、GXMG）

功效：根、藤茎，清热解毒、祛风止痛、利水通淋。

功效来源：《广西壮族自治区壮药质量标准 第一卷》（2008年版）

轮环藤 良藤

Cyclea racemosa Oliv.

凭证标本：陈立卿 94328 （IBK）

功效：根，清热、理气、止痛。

功效来源：《全国中草药汇编》

南轮环藤 银锁匙

Cyclea tonkinensis Gagnep.

凭证标本：张寿善等 75411 （GXMI）

功效：根，清热解毒、活血止痛。

功效来源：《中华本草》

细圆藤属 *Pericampylus* Miers

细圆藤 黑风散

Pericampylus glaucus (Lam.) Merr.

凭证标本：灵川县普查队 450323130426026LY（IBK、GXMG、CMMI）

功效：藤茎、叶，清热解毒、息风止疫、祛风除湿。

功效来源：《中华本草》

千金藤属 *Stephania* Lour.

金线吊乌龟 白药子

Stephania cepharantha Hayata

凭证标本：灵川县普查队 450323130427059LY （IBK、GXMG、CMMI）

功效：块根，清热解毒、祛风止痛、凉血止血。

功效来源：《中华本草》

血散薯

Stephania dielsiana Y. C. Wu

凭证标本：灵川县普查队 450323130619006LY（IBK、GXMG、CMMI）

功效：块根，清热解毒、散瘀止痛。

功效来源：《中华本草》

粪箕笃

Stephania longa Lour.

功效：茎叶，清热解毒、利湿消肿、祛风活络。

功效来源：《广西壮族自治区壮药质量标准 第二卷》（2011年版）

注：《广西植物名录》有记载。

汝兰

Stephania sinica Diels

凭证标本：桂林医药公司 40919（IBK）

功效：根，清热解毒、散瘀止痛。

功效来源：《中华本草》

青牛胆属 *Tinospora* Miers

青牛胆 金果榄

Tinospora sagittata (Oliv.) Gagnep.

凭证标本：灵川县普查队 450323130129056LY（IBK、GXMG）

功效：块根，清热解毒、利咽、止痛。

功效来源：《中国药典》（2020年版）

24. 马兜铃科 Aristolochiaceae

马兜铃属 *Aristolochia* L.

马兜铃

Aristolochia debilis Sieb. et Zucc.

凭证标本：灵川县普查队 450323130703001LY（IBK、GXMG、CMMI）

功效：果实，清肺降气、止咳平喘、清肠消痔。

功效来源：《中国药典》（2020年版）

管花马兜铃 鼻血雷

Aristolochia tubiflora Dunn

凭证标本：灵川县普查队 450323130620047LY（IBK、GXMG、CMMI）

功效：根、全草，清热解毒、行气止痛。

功效来源：《中华本草》

细辛属 *Asarum* L.

尾花细辛

Asarum caudigerum Hance

凭证标本：灵川县普查队 450323130321008LY（IBK、GXMG、CMMI）

功效：全草，温经散寒、消肿止痛、化痰止咳。

功效来源：《中华本草》

小叶马蹄香 杜衡

Asarum ichangense C. Y. Cheng et C. S. Yang

凭证标本：傅立志 75453（GXMI）

功效：根状茎、全草，疏风散寒、消痰利水、活血止痛。

功效来源：《中华本草》

金耳环

Asarum insigne Diels

凭证标本：灵川县普查队 450323130322079LY（IBK、GXMG、CMMI）

功效：全草，温经散寒、祛痰止咳、散瘀消肿、行气止痛。

功效来源：《广西壮族自治区壮药质量标准 第二卷》（2011年版）

祁阳细辛 大细辛

Asarum magnificum Tsiang ex C. Y. Cheng et C. S. Yang

凭证标本：灵川县普查队 450323130427041LY（IBK、GXMG）

功效：带根全草，祛风散寒、止咳祛痰、活血解毒、止痛。

功效来源：《中华本草》

慈姑叶细辛 土金耳环

Asarum sagittarioides C. F. Liang

凭证标本：方鼎等 75432（GXMI）

功效：全草，祛风散寒、解毒止痛。

功效来源：《中华本草》

五岭细辛 倒插花

Asarum wulingense C. F. Liang

凭证标本：马建 62146（IBK）

功效：根、根状茎、全草，温经散寒、止咳化痰、消肿止痛。

功效来源：《中华本草》

28. 胡椒科 Piperaceae

草胡椒属 *Peperomia* Ruiz et Pavón

草胡椒

Peperomia pellucida (L.) Kunth

功效：全草，散瘀止痛、清热解毒。

功效来源：《中华本草》

注：《广西植物名录》有记载。

胡椒属 *Piper* L.

蒌叶

Piper betle L.

功效：全株，祛风散寒、行气化痰、消肿止痒。

功效来源：《中华本草》

注：《广西植物名录》有记载。

山蒟 小肠风
Piper hancei Maxim.
凭证标本：灵川县普查队 450323121128004LY（IBK、GXMG）
功效：藤茎，祛风湿、强腰膝、止喘咳。
功效来源：《广西壮族自治区瑶药材质量标准 第一卷》（2014年版）

风藤 海风藤
Piper kadsura (Choisy) Ohwi
功效：全株，祛风湿、通经络、止痹痛。
功效来源：《中国药典》（2020年版）
注：《广西植物名录》有记载。

假蒟
Piper sarmentosum Roxb.
功效：地上部分，温中散寒、祛风利湿、消肿止痛。
功效来源：《广西壮族自治区壮药质量标准 第二卷》（2011年版）
注：《广西植物名录》有记载。

石南藤
Piper wallichii (Miq.) Hand.-Mazz.
凭证标本：灵川县普查队 450323130406021LY（IBK、GXMG、CMMI）
功效：带叶茎枝，祛风湿、强腰膝、止咳、止痛。
功效来源：《广西壮族自治区瑶药材质量标准 第一卷》（2014年版）

29. 三白草科 Saururaceae
蕺菜属 *Houttuynia* Thunb.
蕺菜 鱼腥草
Houttuynia cordata Thunb.
凭证标本：灵川县普查队 450323130426018LY（IBK、GXMG、CMMI）
功效：全草或根状茎，清热解毒、消痈排脓、利尿通淋。
功效来源：《中国药典》（2020年版）

三白草属 *Saururus* L.
三白草
Saururus chinensis (Lour.) Baill.
凭证标本：灵川县普查队 450323130618036LY（IBK、GXMG、CMMI）
功效：地上部分，利尿消肿、清热解毒。
功效来源：《中国药典》（2020年版）

30. 金粟兰科 Chloranthaceae
金粟兰属 *Chloranthus* Sw.
丝穗金粟兰 四季风
Chloranthus fortunei (A. Gray) Solms
凭证标本：灵川县普查队 450323130312005LY（IBK、GXMG、CMMI）
功效：全草，祛风活血、解毒消肿。
功效来源：《广西壮族自治区瑶药材质量标准 第一卷》（2014年版）

宽叶金粟兰 四大天王
Chloranthus henryi Hemsl.
凭证标本：陈立卿 94760（IBK）
功效：根、全草，祛风除湿、活血散瘀、解毒。
功效来源：《中华本草》

多穗金粟兰 四叶细辛
Chloranthus multistachys Pei
凭证标本：梁畴芬 30578（IBK）
功效：根、全草、根状茎，活血散瘀、解毒消肿。
功效来源：《中华本草》

及己
Chloranthus serratus (Thunb.) Roem. et Schult.
凭证标本：灵川县普查队 450323130406005LY（IBK、GXMG、CMMI）
功效：根，活血散瘀、祛风止痛、解毒杀虫。
功效来源：《中华本草》

草珊瑚属 *Sarcandra* Gardn.
草珊瑚 肿节风
Sarcandra glabra (Thunb.) Nakai
凭证标本：灵川县普查队 450323121127064LY（IBK、GXMG、CMMI）
功效：全株，清热凉血、活血消斑、祛风通络。
功效来源：《中国药典》（2020年版）

32. 罂粟科 Papaveraceae
血水草属 *Eomecon* Hance
血水草 血水草根
Eomecon chionantha Hance
凭证标本：灵川县普查队 450323130313063LY（IBK、GXMG、CMMI）
功效：根、根状茎，清热解毒、散瘀止痛。
功效来源：《中华本草》

博落回属 *Macleaya* R. Br.
博落回 炮筒杆
Macleaya cordata (Willd.) R. Br.
凭证标本：灵川县普查队 450323130618049LY（IBK、GXMG、CMMI）
功效：根、全草，散瘀、祛风、解毒、止痛、杀虫。
功效来源：《广西壮族自治区瑶药材质量标准 第一卷》（2014年版）

33. 紫堇科 Fumariaceae
紫堇属 *Corydalis* DC.
北越紫堇
Corydalis balansae Prain
凭证标本：灵川县普查队 450323130312016LY（IBK、GXMG、CMMI）
功效：带根全草，清热解毒、消肿拔毒。
功效来源：《药用植物辞典》

小花黄堇
Corydalis racemosa (Thunb.) Pers.
凭证标本：灵川县普查队 450323130210005LY（IBK、GXMG、CMMI）
功效：全草，清热利尿、止痢、止血。
功效来源：《全国中草药汇编》

护心胆
Corydalis sheareri S. Moore
凭证标本：灵川县普查队 450323121127028LY（IBK、GXMG）
功效：全草、块茎，活血止痛、清热解毒。
功效来源：《中华本草》

36. 白花菜科 Capparidaceae
山柑属 *Capparis* Tourn. ex L.
广州山柑
Capparis cantoniensis Lour.
凭证标本：钟济新 808973（IBSC）
功效：根、种子、茎叶，清热解毒、止咳、止痛。
功效来源：《中华本草》

小绿刺
Capparis urophylla F. Chun
凭证标本：灵川县普查队 450323130517021LY（IBK、GXMG、CMMI）
功效：叶，解毒消肿。
功效来源：《全国中草药汇编》

39. 十字花科 Brassicaceae
芸薹属 *Brassica* L.
芥菜 芥子
Brassica juncea (L.) Czern.
凭证标本：张寿善等 75396（GXMI）
功效：种子，温肺、豁痰、利气、散结、通络、止痛。
功效来源：《中国药典》（2020年版）

白花甘蓝
Brassica oleracea L. var. *albiflora* Kuntze
功效：叶，清热、止痛。
功效来源：《全国中草药汇编》
注：《广西植物名录》有记载。

白菜
Brassica rapa L. var. *glabra* Regel
功效：叶，消食下气、利肠胃、利尿。
功效来源：《药用植物辞典》
注：《广西植物名录》有记载。

芸薹
Brassica rapa L. var. *oleifera* de Candolle
功效：种子，行血散瘀、消肿散结。茎、叶，散瘀消肿。
功效来源：《药用植物辞典》
注：《广西植物名录》有记载。

荠属 *Capsella* Medik.
荠
Capsella bursa-pastoris (L.) Medic.
凭证标本：灵川县普查队 450323121231011LY（IBK、GXMG、CMMI）
功效：全草、花序、种子，凉肝止血、平肝明目、清热利湿。
功效来源：《中华本草》

碎米荠属 *Cardamine* L.
弯曲碎米荠
Cardamine flexuosa With.
凭证标本：灵川县普查队 450323130312051LY（IBK、GXMG、CMMI）
功效：全草，清热利湿。
功效来源：《全国中草药汇编》

碎米荠 白带草
Cardamine hirsuta L.
凭证标本：灵川县普查队 450323130129037LY（IBK、GXMG）
功效：全草，清热利湿、安神、止血。
功效来源：《中华本草》

弹裂碎米荠
Cardamine impatiens L.
凭证标本：灵川县普查队 450323140429015LY（IBK、GXMG、CMMI）
功效：全草，活血调经、清热解毒、利尿通淋。
功效来源：《中华本草》

水田碎米荠
Cardamine lyrata Bunge
凭证标本：灵川县普查队 450323130312095LY（IBK、GXMG、CMMI）
功效：全草，清热解毒、去翳。
功效来源：《全国中草药汇编》

萝卜属 *Raphanus* L.
萝卜 莱菔子
Raphanus sativus L.
凭证标本：灵川县普查队 450323130312085LY（IBK、GXMG、CMMI）
功效：种子，消食除胀、降气化痰。全草，消食止渴、祛热解毒。
功效来源：《中国药典》（2020年版）

蔊菜属 *Rorippa* Scop.
蔊菜
Rorippa indica (L.) Hiern
凭证标本：灵川县普查队 450323130321035LY（IBK、GXMG、CMMI）
功效：全草，祛痰止咳、解表散寒、活血解毒、利湿退黄。
功效来源：《中华本草》

40. 堇菜科 Violaceae
堇菜属 *Viola* L.
如意草
Viola arcuata Blume
凭证标本：陈立卿 94467（IBK）
功效：全草，清热解毒、散瘀止血。
功效来源：《中华本草》

七星莲 地白草
Viola diffusa Ging.
凭证标本：灵川县普查队 450323130209006LY（IBK、GXMG、CMMI）
功效：全草，清热解毒、散瘀消肿。
功效来源：《中华本草》

柔毛堇菜
Viola fargesii H. Boissieu
凭证标本：陈立卿 94324（IBK）
功效：全草，清热解毒、散结、祛瘀生新。
功效来源：《药用植物辞典》

紫花堇菜
Viola grypoceras A. Gray
凭证标本：灵川县普查队 450323130518027LY（IBK、GXMG、CMMI）
功效：全草，清热解毒、止血、化瘀消肿。
功效来源：《全国中草药汇编》

长萼堇菜
Viola inconspicua Blume
凭证标本：梁畴芬 30929（IBK）
功效：全草或带根全草，清热解毒、散瘀消肿。
功效来源：《药用植物辞典》

紫花地丁
Viola philippica Cav.
凭证标本：灵川县普查队 450323130313027LY（IBK、GXMG、CMMI）
功效：全草，清热解毒、凉血消肿。
功效来源：《中国药典》（2020年版）

三角叶堇菜
Viola triangulifolia W. Beck.
凭证标本：灵川县普查队 450323130313067LY（IBK、GXMG、CMMI）
功效：全草，清热解毒、利湿。
功效来源：《药用植物辞典》

42. 远志科 Polygalaceae
远志属 *Polygala* L.
尾叶远志 乌棒子
Polygala caudata Rehd. et E. H. Wilson
凭证标本：梁畴芬 30277（IBK）
功效：根，止咳平喘、清热利湿。
功效来源：《全国中草药汇编》

黄花倒水莲 黄花参
Polygala fallax Hemsl.
凭证标本：灵川县普查队 450323130619057LY（IBK、GXMG、CMMI）
功效：根，补益、强壮、祛湿、散瘀。
功效来源：《广西壮族自治区瑶药材质量标准 第一卷》（2014年版）

狭叶香港远志
Polygala hongkongensis Hemsl. var. *stenophylla* (Hayata) Migo
凭证标本：灵川县普查队 450323130427066LY（IBK、GXMG、CMMI）
功效：全草，用于小儿疳积、咳嗽、肝炎。
功效来源：《广西中药资源名录》

瓜子金
Polygala japonica Houtt.
凭证标本：灵川县普查队 450323130312045LY（IBK、GXMG、CMMI）
功效：全草，镇咳、化痰、活血、止血、安神、解毒。
功效来源：《中国药典》（2020年版）

曲江远志 一包花
Polygala koi Merr.
凭证标本：灵川县普查队 450323130521011LY（IBK、GXMG、CMMI）
功效：全草，化痰止咳、活血调经。
功效来源：《中华本草》

长毛籽远志 木本远志
Polygala wattersii Hance
凭证标本：灵川县普查队 450323130427043LY（IBK、GXMG）
功效：根、叶，解毒、散瘀。
功效来源：《中华本草》

齿果草属 *Salomonia* Lour.
齿果草 吹云草
Salomonia cantoniensis Lour.
凭证标本：灵川县普查队 450323130807006LY（IBK、GXMG、CMMI）
功效：全草，解毒消肿、散瘀止痛。
功效来源：《中华本草》

45. 景天科 Crassulaceae
落地生根属 *Bryophyllum* Salisb.
落地生根
Bryophyllum pinnatum (L. f.) Oken
功效：根、全草，解毒消肿、活血止痛、拔毒。
功效来源：《中华本草》
注：《广西植物名录》有记载。

伽蓝菜属 *Kalanchoe* Adans.
伽蓝菜
Kalanchoe ceratophylla Haw.
功效：全草，清热、解毒消肿、散瘀止痛。
功效来源：《药用植物辞典》
注：《广西植物名录》有记载。

景天属 *Sedum* L.
珠芽景天 珠芽半枝
Sedum bulbiferum Makino
凭证标本：灵川县普查队 450323130427028LY（IBK、GXMG、CMMI）
功效：全草，散寒、理气、止痛、截疟。
功效来源：《全国中草药汇编》

大叶火焰草 龙鳞草
Sedum drymarioides Hance
凭证标本：灵川县普查队 450323130312041LY（IBK、GXMG、CMMI）
功效：全草，清热解毒、消肿止痛。
功效来源：《全国中草药汇编》

凹叶景天 马牙半支
Sedum emarginatum Migo
凭证标本：灵川县普查队 450323130312023LY（IBK、GXMG）
功效：全草，清热解毒、凉血止血、利湿。
功效来源：《中华本草》

佛甲草
Sedum lineare Thunb.
凭证标本：灵川县普查队 450323130427067LY（IBK、GXMG）
功效：茎叶，清热解毒、利湿、止血。
功效来源：《中华本草》

垂盆草
Sedum sarmentosum Bunge
功效：全草，利湿退黄、清热解毒。
功效来源：《中国药典》（2020年版）
注：《广西植物名录》有记载

47. 虎耳草科 Saxifragaceae
落新妇属 *Astilbe* Buch.-Ham. ex D. Don
华南落新妇 落新妇
Astilbe grandis Stapf ex E. H. Wilson
凭证标本：灵川县普查队 450323130702026LY（IBK、GXMG、CMMI）
功效：全草，祛风、清热、止咳。
功效来源：《中药大辞典》

金腰属 *Chrysosplenium* Tourn. ex L.
肾萼金腰
Chrysosplenium delavayi Franch.
凭证标本：陈立卿 94697（IBSC）
功效：全草，清热解毒、生肌。
功效来源：《中华本草》

大叶金腰 虎皮草
Chrysosplenium macrophyllum Oliv.
凭证标本：陈立卿 94499（IBK）
功效：全草，清热解毒、止咳、止带、收敛生肌。
功效来源：《中华本草》

梅花草属 *Parnassia* L.
龙胜梅花草
Parnassia longshengensis T. C. Ku
凭证标本：灵川县普查队 450323130930016LY（IBK、GXMG、CMMI）
功效：全草，主治淋浊、白带异常。
功效来源：《广西中药资源名录》

虎耳草属 *Saxifraga* Tourn.ex L.
蒙自虎耳草 大虎耳草
Saxifraga mengtzeana Engl. et Irmsch.
凭证标本：灵川县普查队 450323130129029LY（IBK、GXMG）
功效：全草，清热解毒、活血止血。
功效来源：《中华本草》

虎耳草
Saxifraga stolonifera Curtris
凭证标本：灵川县普查队 450323130406049LY（IBK、GXMG、CMMI）
功效：全草，疏风、清热、凉血解毒。
功效来源：《中华本草》

52. 沟繁缕科 Elatinaceae
田繁缕属 *Bergia* L.
倍蕊田繁缕
Bergia serrata Blanco
功效：全草，用于虫蛇咬伤。
功效来源：《广西中药资源名录》
注：《广西植物名录》有记载。

53. 石竹科 Caryophyllaceae
无心菜属 *Arenaria* L.
无心菜 铃铃草
Arenaria serpyllifolia L.
凭证标本：灵川县普查队 450323130427012LY（IBK、GXMG、CMMI）
功效：全草，止咳、清热明目。
功效来源：《全国中草药汇编》

卷耳属 *Cerastium* L.
球序卷耳 婆婆指甲菜
Cerastium glomeratum Thuill.
功效：全草，清热、利湿、凉血解毒。
功效来源：《中华本草》
注：《广西植物名录》有记载。

荷莲豆草属 *Drymaria* Willd. ex Schult.
荷莲豆草
Drymaria cordata (L.) Willd. ex Schult.
凭证标本：马建 6–2017
功效：全草，清热解毒、利湿、消食化痰。
功效来源：《广西壮族自治区壮药质量标准 第二卷》（2011年版）

鹅肠菜属 *Myosoton* Moench
鹅肠菜
Myosoton aquaticum (L.) Moench
凭证标本：灵川县普查队 450323121231005LY（IBK、GXMG、CMMI）
功效：全草，清热解毒、散瘀消肿。
功效来源：《中华本草》

漆姑草属 *Sagina* L.
漆姑草
Sagina japonica (Sw.) Ohwi
凭证标本：灵川县普查队 450323130322082LY（IBK、GXMG）
功效：全草，凉血解毒、杀虫止痒。
功效来源：《中华本草》

蝇子草属 *Silene* Linn.
狗筋蔓
Silene baccifera (L.) Roth
凭证标本：陈照宙等 53803（IBK）
功效：全草，健胃利肠、接骨生肌、散瘀止痛、利尿消肿。
功效来源：《药用植物辞典》

繁缕属 *Stellaria* L.
雀舌草 天蓬草
Stellaria alsine Grimm
凭证标本：灵川县普查队 450323130129027LY（IBK、GXMG、CMMI）
功效：全草，祛风散寒、续筋接骨、活血止痛、解毒。
功效来源：《全国中草药汇编》

繁缕
Stellaria media (L.) Vill.
凭证标本：灵川县普查队 450323130312069LY（IBK、GXMG、CMMI）
功效：全草，清热解毒、化瘀止痛、催乳。
功效来源：《全国中草药汇编》

巫山繁缕
Stellaria wushanensis F. N. Williams
凭证标本：陈立卿 94544（IBK）
功效：全草，用于小儿疳积。
功效来源：《药用植物辞典》

56. 马齿苋科 Portulacaceae
马齿苋属 *Portulaca* L.
大花马齿苋 午时花
Portulaca grandiflora Hook.
功效：全草，散瘀止痛、解毒消肿。
功效来源：《全国中草药汇编》
注：《广西植物名录》有记载。

马齿苋
Portulaca oleracea L.
凭证标本：灵川县普查队 450323130621005LY（IBK、GXMG、CMMI）
功效：全草，清热解毒、凉血止痢、除湿通淋。
功效来源：《中国药典》（2020年版）

土人参属 *Talinum* Adans.
土人参
Talinum paniculatum (Jacq.) Gaertn.

凭证标本：灵川县普查队 450323130522043LY（IBK、GXMG、CMMI）

功效：根，补气润肺、止咳、调经。

功效来源：《中华本草》

57. 蓼科 Polygonaceae

金线草属 *Antenoron* Raf.

金线草

Antenoron filiforme (Thunb.) Roberty et Vautier

凭证标本：灵川县普查队 450323130928057LY（IBK、GXMG、CMMI）

功效：全草，凉血止血、清热利湿、散瘀止痛。

功效来源：《广西壮族自治区壮药质量标准 第二卷》（2011年版）

荞麦属 *Fagopyrum* Mill.

金荞麦

Fagopyrum dibotrys (D. Don) H. Hara

凭证标本：灵川县普查队 450323130619011LY（IBK、GXMG、CMMI）

功效：根状茎，清热解毒、排脓祛瘀。

功效来源：《中国药典》（2020年版）

荞麦

Fagopyrum esculentum Moench

功效：茎叶，降压、止血。种子，健胃、收敛。

功效来源：《全国中草药汇编》

注：《广西植物名录》有记载。

何首乌属 *Fallopia* Adans.

何首乌

Fallopia multiflora (Thunb.) Haraldson

凭证标本：灵川县普查队 450323130919019LY（IBK、GXMG、CMMI）

功效：块根，解毒、消痈、截疟、润肠通便。

功效来源：《中国药典》（2020年版）

蓼属 *Polygonum* L.

萹蓄

Polygonum aviculare L.

凭证标本：灵川县普查队 450323130620037LY（IBK、GXMG、CMMI）

功效：地上部分，利尿通淋、杀虫、止痒。

功效来源：《中国药典》（2020年版）

头花蓼 石莽草

Polygonum capitatum Buch.-Ham. ex D. Don Prodr

凭证标本：灵川县普查队 450323130216001LY（IBK、GXMG）

功效：全草，清热利湿、活血止痛。

功效来源：《中华本草》

火炭母

Polygonum chinense L.

凭证标本：灵川县普查队 450323121127045LY（IBK、GXMG、CMMI）

功效：全草，清热解毒、利湿止痒、明目退翳。

功效来源：《广西壮族自治区壮药质量标准 第一卷》（2008年版）

光蓼

Polygonum glabrum Willd.

凭证标本：灵川县普查队 450323140923010LY（IBK、GXMG、CMMI）

功效：全草，清热解毒。

功效来源：文献

长箭叶蓼

Polygonum hastato-sagittatum Makino

凭证标本：灵川组 6-2240（GXMI）

功效：全草，清热解毒、祛风除湿、活血止痛。

功效来源：《药用植物辞典》

水蓼 辣蓼

Polygonum hydropiper L.

功效：全草，除湿、化滞。

功效来源：《广西壮族自治区壮药质量标准 第二卷》（2011年版）

注：《广西植物名录》有记载。

愉悦蓼

Polygonum jucundum Meisn.

凭证标本：灵川县普查队 450323130427013LY（IBK、GXMG、CMMI）

功效：全草，外用治风湿肿痛、跌打、扭挫伤肿痛。

功效来源：《广西中药资源名录》

尼泊尔蓼

Polygonum nepalense Meisn.

凭证标本：灵川县普查队 450323130426070LY（IBK、GXMG、CMMI）

功效：全草，收敛固肠。

功效来源：《全国中草药汇编》

杠板归

Polygonum perfoliatum L.

功效：全草，清热解毒、利湿消肿、散瘀止血。

功效来源：《中国药典》（2020年版）

注：《广西植物名录》有记载。

习见蓼 小萹蓄

Polygonum plebeium R. Br.

凭证标本：灵川县普查队 450323130312057LY（IBK、GXMG、CMMI）

功效：全草，清热解毒、通淋利尿、化湿杀虫。

功效来源：《中华本草》

丛枝蓼

Polygonum posumbu Buch.-Ham. ex D. Don

凭证标本：灵川县普查队 450323121127029LY（IBK、GXMG、CMMI）

功效：全草，用于腹痛泄泻、痢疾。

功效来源：《中药大辞典》

赤胫散

Polygonum runcinatum Buch.-Ham. ex D. Don var. *sinense* Hemsl.

凭证标本：灵川县普查队 450323130702030LY（IBK、GXMG、CMMI）

功效：全草，清热解毒、活血舒筋。

功效来源：《中华本草》

戟叶扛板归 大箭叶蓼

Polygonum sagittifolium Lévl. et Vaniot

凭证标本：灵川县普查队 450323130427010LY（IBK）

功效：全草，外用治毒蛇咬伤、血管瘤。

功效来源：《广西中药资源名录》

戟叶蓼

Polygonum thunbergii Sieb. et Zucc.

凭证标本：灵川县普查队 450323130426001LY（IBK、GXMG）

功效：全草，祛风、清热、活血止痛。

功效来源：《桂本草 第二卷上》

虎杖属 *Reynoutria* Houtt.

虎杖

Reynoutria japonica Houtt.

凭证标本：灵川县普查队 450323130520024LY（IBK、GXMG）

功效：根状茎、根，消痰、软坚散结、利水消肿。

功效来源：《中国药典》（2020年版）

酸模属 *Rumex* L.

皱叶酸模

Rumex crispus L.

凭证标本：灵川县海洋铁矿医院 75458（GXMI）

功效：全草，清热解毒、凉血止血、杀虫、收敛、化痰止咳。

功效来源：《药用植物辞典》

刺酸模 假菠菜

Rumex maritimus L.

凭证标本：灵川县普查队 450323130210010LY（IBK、GXMG、CMMI）

功效：全草，清热凉血、解毒杀虫。

功效来源：《全国中草药汇编》

59. 商陆科 Phytolaccaceae

商陆属 *Phytolacca* L.

商陆

Phytolacca acinosa Roxb.

凭证标本：梁畴芬 30276（IBK）

功效：根，逐水消肿、通利二便。

功效来源：《中国药典》（2020年版）

垂序商陆 商陆

Phytolacca americana L.

凭证标本：灵川县普查队 450323130619051LY（IBK、GXMG、CMMI）

功效：根，逐水消肿、通利二便。

功效来源：《中国药典》（2020年版）

日本商陆

Phytolacca japonica Makino

凭证标本：灵川组 6-2052（GXMI）

功效：根，用作利尿剂，外用治痈肿疮毒。

功效来源：《药用植物辞典》

61. 藜科 Chenopodiaceae

甜菜属 *Beta* L.

厚皮菜 莙荙子

Beta vulgaris L. var. *cicla* L.

功效：果实，清热解毒、凉血止血。

功效来源：《中华本草》

注：民间常见栽培物种。

藜属 *Chenopodium* L.

藜

Chenopodium album L.

功效：全草、果实或种子，清热祛湿、解毒消肿、杀虫止痒。

功效来源：《中华本草》

注：《广西植物名录》有记载。

小藜

Chenopodium ficifolium Sm.

凭证标本：灵川县普查队 450323140506017LY（IBK、GXMG、CMMI）

功效：全草，清热解毒、祛湿、止痒透疹、杀虫。

功效来源：《药用植物辞典》

刺藜属 *Dysphania* R. Br.

土荆芥

Dysphania ambrosioides (L.) Mosyakin et Clemants

功效：全草，杀虫、祛风、通经、止痛。

功效来源：《广西壮族自治区壮药质量标准 第三卷》

（2018年版）

注：《广西植物名录》有记载。

菠菜属 *Spinacia* L.
菠菜

Spinacia oleracea L.

功效：全草，滋阴平肝、止咳润肠。

功效来源：《全国中草药汇编》

注：《广西植物名录》有记载。

63. 苋科 Amaranthaceae
牛膝属 *Achyranthes* L.
土牛膝 倒扣草

Achyranthes aspera L.

凭证标本：灵川县普查队 450323140923024LY（IBK、GXMG、CMMI）

功效：全草，解表清热、利湿。

功效来源：《广西壮族自治区壮药质量标准 第一卷》（2008年版）

牛膝

Achyranthes bidentata Bl.

凭证标本：灵川县普查队 450323140923048LY（IBK、GXMG、CMMI）

功效：根，逐瘀通经、补肝肾、强筋骨、引血下行。

功效来源：《中国药典》（2020年版）

柳叶牛膝 土牛膝

Achyranthes longifolia (Makino) Makino

凭证标本：灵川县普查队 450323130919023LY（IBK、GXMG、CMMI）

功效：根及根茎，活血化瘀、泻火解毒、利尿通淋。

功效来源：《中华本草》

莲子草属 *Alternanthera* Forssk.
锦绣苋

Alternanthera bettzickiana (Regel) Nichols.

功效：全株，清热解毒、凉血止血、消积逐瘀。

功效来源：《药用植物辞典》

注：民间常见栽培物种。

喜旱莲子草 空心苋

Alternanthera philoxeroides (Mart.) Griseb.

功效：全草，清热利尿、凉血解毒。

功效来源：《广西壮族自治区壮药质量标准 第三卷》（2018年版）

注：《广西植物名录》有记载。

莲子草 节节花

Alternanthera sessilis (L.) R. Br. ex DC.

凭证标本：灵川县普查队 450323121127030LY（IBK、

GXMG、CMMI）

功效：全草，凉血散瘀、清热解毒、除湿通淋。

功效来源：《中华本草》

苋属 *Amaranthus* L.
刺苋

Amaranthus spinosus L.

功效：全草，清热利湿、解毒消肿、凉血止血。

功效来源：《广西壮族自治区壮药质量标准 第三卷》（2018年版）

注：《广西植物名录》有记载。

苋

Amaranthus tricolor L.

功效：茎叶，清肝明目、通利二便。

功效来源：《中华本草》

注：《广西植物名录》有记载。

皱果苋 野苋菜

Amaranthus viridis L.

功效：全草，清热利湿。

功效来源：《全国中草药汇编》

注：《广西植物名录》有记载。

青葙属 *Celosia* L.
青葙 青葙子

Celosia argentea L.

凭证标本：灵川县普查队 450323121128007LY（IBK、GXMG、CMMI）

功效：种子，清虚热、除骨蒸、解暑热、截疟、退黄。

功效来源：《中国药典》（2020年版）

鸡冠花

Celosia cristata L.

功效：花序，收敛止血、止带、止痢。

功效来源：《中国药典》（2020年版）

注：《广西植物名录》有记载。

千日红属 *Gomphrena* L.
千日红

Gomphrena globosa L.

功效：花序，止咳平喘、平肝明目。

功效来源：《全国中草药汇编》

注：《广西植物名录》有记载。

64. 落葵科 Basellaceae
落葵薯属 *Anredera* Juss.
落葵薯 藤三七

Anredera cordifolia (Tenore) Steenis

功效：珠芽，补肾强腰、散瘀消肿。

功效来源：《中华本草》

注：《广西植物名录》有记载。

65. 亚麻科 Linaceae

石海椒属 *Reinwardtia* Dumort.

石海椒

Reinwardtia indica Dumort.

凭证标本：灵川县普查队 450323130322089LY（IBK、GXMG、CMMI）

功效：嫩枝、叶，清小肠湿热、利小便。

功效来源：《药用植物辞典》

青篱柴属 *Tirpitzia* Hallier f.

青篱柴

Tirpitzia sinensis (Hemsl.) H. Hallier

凭证标本：梁畴芬 31143（IBK）

功效：根，用于风湿骨痛、跌打扭伤。叶，用于白带异常，外用治骨折、跌打肿痛。

功效来源：《广西中药资源名录》

67. 牻牛儿苗科 Geraniaceae

老鹳草属 *Geranium* L.

野老鹳草 老鹳草

Geranium carolinianum L.

凭证标本：灵川县普查队 450323130427031LY（IBK、GXMG、CMMI）

功效：地上部分，祛风湿、通经络、止泻利。

功效来源：《中国药典》（2020年版）

尼泊尔老鹳草 老鹳草

Geranium nepalense Sweet

凭证标本：灵川县普查队 450323130919009LY（IBK、GXMG、CMMI）

功效：全草，祛风通络、活血、清热利湿。

功效来源：《中华本草》

天竺葵属 *Pelargonium* L'Hér. ex Aiton

天竺葵 石蜡红

Pelargonium hortorum L. H. Bailey

功效：花，清热消炎。

功效来源：《全国中草药汇编》

注：《广西植物名录》有记载。

69. 酢浆草科 Oxalidaceae

酢浆草属 *Oxalis* L.

酢浆草

Oxalis corniculata L.

凭证标本：灵川县普查队 450323130312065LY（IBK、GXMG、CMMI）

功效：全草，清热利湿、消肿解毒。

功效来源：《广西壮族自治区壮药质量标准 第二卷》（2011年版）

红花酢浆草 铜锤草

Oxalis corymbosa DC.

功效：全草，散瘀消肿、清热利湿、解毒。

功效来源：《中华本草》

注：《广西植物名录》有记载。

70. 金莲花科 Tropaeolaceae

旱金莲属 *Tropaeolum* L.

旱金莲 旱莲花

Tropaeolum majus L.

功效：全草，清热解毒、凉血止血。

功效来源：《中华本草》

注：《广西植物名录》有记载。

71. 凤仙花科 Balsaminaceae

凤仙花属 *Impatiens* L.

凤仙花 急性子

Impatiens balsamina L.

凭证标本：灵川组 6-2046（GXMI）

功效：种子，破血、软坚、消积。

功效来源：《中国药典》（2020年版）

水金凤

Impatiens noli-tangere L.

凭证标本：灵川组 6-2100（GXMI）

功效：全草，活血调经、舒筋活络。

功效来源：《药用植物辞典》

黄金凤

Impatiens siculifer Hook. f.

凭证标本：灵川县普查队 450323130426042LY（IBK、GXMG）

功效：全草、种子，祛瘀消肿、清热解毒、祛风、活血止痛。

功效来源：《药用植物辞典》

72. 千屈菜科 Lythraceae

水苋菜属 *Ammannia* L.

水苋菜

Ammannia baccifera L.

凭证标本：灵川县普查队 450323130807005LY（IBK、GXMG、CMMI）

功效：全草，散瘀止血、除湿解毒。

功效来源：《中华本草》

紫薇属 *Lagerstroemia* L.

紫薇

Lagerstroemia indica L.

凭证标本：曾怀德 27831（IBSC）

功效：根、树皮，活血、止血、解毒、消肿。

功效来源：《全国中草药汇编》

南紫薇

Lagerstroemia subcostata Koehne

凭证标本：梁畴芬 30321（IBK）

功效：花、根，败毒消瘀。

功效来源：《药用植物辞典》

千屈菜属 *Lythrum* L.

千屈菜 千屈草

Lythrum salicaria L.

凭证标本：曾怀德 27844（IBSC）

功效：全草，清热解毒、凉血止血。

功效来源：《全国中草药汇编》

节节菜属 *Rotala* L.

节节菜 水马齿苋

Rotala indica (Willd.) Koehne

功效：全草，清热解毒、止泻。

功效来源：《中华本草》

注：《广西植物名录》有记载。

圆叶节节菜 水苋菜

Rotala rotundifolia (Buch.-Ham. ex Roxb.) Koehne

凭证标本：灵川县普查队 450323130328041LY（IBK、GXMG、CMMI）

功效：全草，清热利湿、解毒。

功效来源：《全国中草药汇编》

75. 安石榴科 Punicaceae

石榴属 *Punica* L.

石榴 石榴皮

Punica granatum L.

功效：果皮，涩肠止泻、止血、驱虫。

功效来源：《中国药典》（2020年版）

注：《广西植物名录》有记载。

77. 柳叶菜科 Onagraceae

露珠草属 *Circaea* L.

南方露珠草

Circaea mollis Sieb. et Zucc.

凭证标本：罗金裕等 75484（GXMI）

功效：全草或根，祛风除湿、活血消肿、清热解毒。

功效来源：《中华本草》

柳叶菜属 *Epilobium* L.

柳叶菜

Epilobium hirsutum L.

功效：根、全草，用于骨折、跌打损伤、疔疮痈肿、

外伤出血。

功效来源：《全国中草药汇编》

注：《广西植物名录》有记载。

长籽柳叶菜 针筒线

Epilobium pyrricholophum Franch. et Savat

凭证标本：罗金裕等 75481（GXMI）

功效：全草，活血、调经、止痢。种毛，止血。

功效来源：《全国中草药汇编》

丁香蓼属 *Ludwigia* L.

水龙 过塘蛇

Ludwigia adscendens (L.) Hara

功效：全草，清热解毒、利尿消肿。

功效来源：《广西中药材标准 第一册》

注：《广西植物名录》有记载。

草龙

Ludwigia hyssopifolia (G. Don) Exell

凭证标本：灵川县普查队 450323140923025LY（IBK、GXMG、CMMI）

功效：全草，清热解毒、利湿消肿。

功效来源：《广西壮族自治区壮药质量标准 第三卷》（2018年版）

毛草龙

Ludwigia octovalvis (Jacq.) P. H. Raven

功效：全草，清热利湿、解毒消肿。

功效来源：《中华本草》

注：《广西植物名录》有记载。

78. 小二仙草科 Haloragaceae

小二仙草属 *Gonocarpus* Thunb.

小二仙草

Gonocarpus micranthus Thunb.

凭证标本：灵川县普查队 450323140505022LY（IBK、GXMG、CMMI）

功效：全草，止咳平喘、清热利湿、调经活血。

功效来源：《中华本草》

狐尾藻属 *Myriophyllum* L.

穗状狐尾藻

Myriophyllum spicatum L.

功效：全草，用于痢疾，外用治烧烫伤。

功效来源：《广西中药资源名录》

注：《广西植物名录》有记载。

81. 瑞香科 Thymelaeaceae

瑞香属 *Daphne* L.

毛瑞香 暖骨风

Daphne kiusiana var. *atrocaulis* (Rehder) F. Maek.

凭证标本：陈立卿 94352（IBK）

功效：全株，祛风除湿、调经止痛、解毒。

功效来源：《广西壮族自治区瑶药材质量标准 第一卷》（2014年版）

白瑞香 软皮树

Daphne papyracea Wall. ex Steud.

凭证标本：陈照宙 53779（IBK）

功效：根皮、茎皮、全株，祛风止痛、活血调经。

功效来源：《中华本草》

结香属 *Edgeworthia* Meisn.

结香 保暖风

Edgeworthia chrysantha Lindl.

凭证标本：灵川县普查队 450323130129036LY（IBK、GXMG、CMMI）

功效：全株，舒筋络、益肝肾。

功效来源：《广西壮族自治区瑶药材质量标准 第一卷》（2014年版）

荛花属 *Wikstroemia* Endl.

了哥王

Wikstroemia indica (L.) C. A. Mey.

凭证标本：灵川县普查队 450323130313012LY（IBK、GXMG、CMMI）

功效：茎叶，消热解毒、化痰散结、消肿止痛。

功效来源：《广西壮族自治区壮药质量标准 第一卷》（2008年版）

北江荛花

Wikstroemia monnula Hance

凭证标本：灵川县普查队 450323130702016LY（IBK、GXMG、CMMI）

功效：根，散结散瘀、清热消肿、通经逐水。

功效来源：《药用植物辞典》

细轴荛花

Wikstroemia nutans Champ. ex Benth.

凭证标本：灵川县普查队 450323140506030LY（IBK、GXMG、CMMI）

功效：花、根、茎皮，消坚破瘀、止血、镇痛。

功效来源：《全国中草药汇编》

83. 紫茉莉科 Nyctaginaceae

叶子花属 *Bougainvillea* Comm. ex Juss.

光叶子花 紫三角

Bougainvillea glabra Choisy

功效：花，调和气血。

功效来源：《全国中草药汇编》

注：《广西植物名录》有记载。

紫茉莉属 *Mirabilis* L.

紫茉莉

Mirabilis jalapa L.

功效：叶、果实，清热解毒、祛风利湿、活血。

功效来源：《中华本草》

注：《广西植物名录》有记载。

84. 山龙眼科 Proteaceae

山龙眼属 *Helicia* Lour.

小果山龙眼

Helicia cochinchinensis Lour.

凭证标本：陈照宙 53837（IBK）

功效：根、叶，行气活血、祛瘀止痛。

功效来源：《药用植物辞典》

网脉山龙眼

Helicia reticulata W. T. Wang

凭证标本：灵川县普查队 450323130809007LY（IBK、GXMG、CMMI）

功效：枝、叶，止血。

功效来源：《中华本草》

87. 马桑科 Coriariaceae

马桑属 *Coriaria* L.

马桑

Coriaria nepalensis Wall.

凭证标本：灵川县普查队 450323130312071LY（IBK、GXMG、CMMI）

功效：根、叶，祛风除湿、消热解毒。

功效来源：《中华本草》

88. 海桐花科 Pittosporaceae

海桐花属 *Pittosporum* Banks ex Gaertn.

短萼海桐

Pittosporum brevicalyx (Oliv.) Gagnep.

凭证标本：灵川县普查队 450323130321043LY（IBK、GXMG）

功效：全株，消肿解毒、镇咳祛痰、平喘、消炎止痛。根皮，活血调经、化瘀生新。

功效来源：《药用植物辞典》

光叶海桐

Pittosporum glabratum Lindl.

凭证标本：林盛秋 00192（IBK）

功效：叶，消肿解毒、止血。根、根皮，祛风除湿、活血通络、止咳涩精。

功效来源：《中华本草》

海金子 海桐树

Pittosporum illicioides Makino

凭证标本：灵川县普查队 450323130517056LY（IBK、

GXMG、CMMI）

功效：根、种子，祛风活络、散瘀止痛。

功效来源：《全国中草药汇编》

卵果海桐

Pittosporum lenticellatum Chun ex H. Peng et Y. F. Deng

凭证标本：梁畴芬 31106（IBSC）

功效：叶，止血。

功效来源：《药用植物辞典》

薄萼海桐

Pittosporum leptosepalum Gowda

凭证标本：梁畴芬 30260（IBSC）

功效：根皮，祛风湿。叶，止血。

功效来源：《药用植物辞典》

少花海桐 上山虎

Pittosporum pauciflorum Hook. et Arn.

凭证标本：灵川县普查队 450323121127001LY（IBK、GXMG、CMMI）

功效：茎、枝，祛风活络、散寒止痛、镇静。

功效来源：《广西壮族自治区瑶药材质量标准 第一卷》（2014年版）

海桐

Pittosporum tobira (Thunb.) W. T. Aiton

凭证标本：梁畴芬 31106（IBK）

功效：枝、叶，杀虫，外用煎水洗疥疮。

功效来源：《全国中草药汇编》

93. 大风子科 Flacourtiaceae
山桂花属 *Bennettiodendron* Merr.
山桂花

Bennettiodendron leprosipes (Clos) Merr.

凭证标本：灵川县普查队 450323130321016LY（IBK、GXMG、CMMI）

功效：树皮、叶，清热解毒、消炎、止血生肌。

功效来源：《药用植物辞典》

山桐子属 *Idesia* Maxim.
山桐子

Idesia polycarpa Maxim.

凭证标本：梁恒 100243（IBK）

功效：叶，清热凉血、散瘀消肿。种子油，杀虫。

功效来源：《药用植物辞典》

柞木属 *Xylosma* G. Forst.
柞木

Xylosma congesta (Lour.) Merr.

凭证标本：钟济新 808926（IBSC）

功效：叶、根皮、茎皮，清热利湿、散瘀止血、消肿止痛。

功效来源：《全国中草药汇编》

南岭柞木

Xylosma controversum Clos

凭证标本：梁畴芬 31635（IBK）

功效：根、叶，清热凉血、散瘀消肿。

功效来源：《药用植物辞典》

94. 天料木科 Samydaceae
天料木属 *Homalium* Jacq.
天料木

Homalium cochinchinense (Lour.) Druce

凭证标本：灵川县普查队 450323130517059LY（IBK、GXMG、CMMI）

功效：根，收敛，用于制收敛剂。

功效来源：《药用植物辞典》

103. 葫芦科 Cucurbitaceae
冬瓜属 *Benincasa* Savi
冬瓜 冬瓜皮

Benincasa hispida (Thunb.) Cogn.

功效：果皮，利尿消肿。

功效来源：《中国药典》（2020年版）

注：《广西植物名录》有记载。

西瓜属 *Citrullus* Schrad.
西瓜 西瓜霜

Citrullus lanatus (Thunb.) Matsumura et Nakai

功效：果实、皮硝，清热泻火、消肿止痛。

功效来源：《中国药典》（2020年版）

注：《广西植物名录》有记载。

黄瓜属 *Cucumis* L.
甜瓜 甜瓜子

Cucumis melo L.

功效：种子，清肺、润肠、化瘀、排脓、疗伤止痛。

功效来源：《中国药典》（2020年版）

注：《广西植物名录》有记载。

黄瓜

Cucumis sativus L.

功效：果实，清热利尿。藤茎，消炎、祛痰、镇痉。

功效来源：《全国中草药汇编》

注：《广西植物名录》有记载。

南瓜属 *Cucurbita* L.
南瓜 南瓜干

Cucurbita moschata (Duch. ex Lam.) Duch. ex Poir.

功效：果实，补中益气、消炎止痛、解毒杀虫。

功效来源：《广西中药材标准 第一册》

注：《广西植物名录》有记载。

西葫芦 桃南瓜

Cucurbita pepo L.

功效：果实，平喘、止嗽。

功效来源：《全国中草药汇编》

注：《广西植物名录》有记载。

绞股蓝属 Gynostemma Blume

光叶绞股蓝

Gynostemma laxum (Wall.) Cogn.

凭证标本：灵川县普查队 450323130928008LY（IBK、GXMG、CMMI）

功效：全草，清热解毒、消炎、止咳祛痰。

功效来源：《药用植物辞典》

绞股蓝

Gynostemma pentaphyllum (Thunb.) Makino

凭证标本：灵川县普查队 450323130312100LY（IBK、GXMG、CMMI）

功效：全草，清热解毒、止咳祛痰、益气养阴、延缓衰老。

功效来源：《广西壮族自治区壮药质量标准 第三卷》（2018年版）

雪胆属 Hemsleya Cogn. ex F. B. Forbes et Hemsl.

蛇莲

Hemsleya sphaerocarpa Kuang et A. M. Lu

凭证标本：灵川县普查队 450323130927037LY（IBK、GXMG、CMMI）

功效：块根，清热解毒、消肿止痛、利湿、健胃。

功效来源：《药用植物辞典》

葫芦属 Lagenaria Ser.

瓠瓜

Lagenaria siceraria (Molina) Standl. var. *depressa* (Ser.) Hara

功效：果皮，利湿消肿。

功效来源：《全国中草药汇编》

注：民间常见栽培物种。

丝瓜属 Luffa Mill.

广东丝瓜 丝瓜络

Luffa acutangula (L.) Roxb.

功效：果实的维管束，通络、活血、祛风。

功效来源：《广西中药材标准 第一册》

注：民间常见栽培物种。

丝瓜 丝瓜络

Luffa cylindrica (L.) Roem.

功效：果实的维管束，祛风、通络、活血、下乳。

功效来源：《中国药典》（2020年版）

注：《广西植物名录》有记载。

苦瓜属 Momordica L.

苦瓜 苦瓜干

Momordica charantia L.

功效：果实，清暑涤热、明目、解毒。

功效来源：《广西壮族自治区壮药质量标准 第二卷》（2011年版）

注：《广西植物名录》有记载。

佛手瓜属 Sechium P. Browne

佛手瓜

Sechium edule (Jacq.) Swartz

功效：叶，清热消肿。

功效来源：《药用植物辞典》

注：《广西植物名录》有记载。

罗汉果属 Siraitia Merr.

罗汉果

Siraitia grosvenorii (Swingle) C. Jeffrey ex A. M. Lu et Z. Y. Zhang

凭证标本：灵川县普查队 450323130519035LY（IBK、GXMG、CMMI）

功效：果实，清热润肺、利咽开音、滑肠通便。

功效来源：《中国药典》（2020年版）

茅瓜属 Solena Lour.

茅瓜

Solena amplexicaulis (Lam.) Gandhi

凭证标本：灵川县普查队 450323140923053LY（IBK、GXMG、CMMI）

功效：块根、叶，清热解毒、化瘀散结、化痰利湿。

功效来源：《中华本草》

赤瓟儿属 Thladiantha Bunge

球果赤瓟

Thladiantha globicarpa A. M. Lu et Z. Y. Zhang

凭证标本：灵川县普查队 450323130619008LY（IBK、GXMG、CMMI）

功效：全草，用于化脓性感染、骨髓炎。

功效来源：《广西中药资源名录》

南赤瓟

Thladiantha nudiflora Hemsl. ex Forbes et Hemsl.

凭证标本：邓先福 11443（IBK）

功效：根，清热、通便、消肿、解毒、排脓。果实，理气、活血、祛痰利湿。

功效来源：《药用植物辞典》

栝楼属 *Trichosanthes* L.
王瓜
Trichosanthes cucumeroides (Ser.) Maxim.
凭证标本：陈照宙 53678（IBK）
功效：种子、果实，清热利湿、凉血止血。
功效来源：《中华本草》

糙点栝楼
Trichosanthes dunniana Lévl.
凭证标本：灵川县普查队 450323130808017LY（IBK）
功效：种子，润肺、祛痰、滑肠。
功效来源：《药用植物辞典》

全缘栝楼 实葫芦根
Trichosanthes ovigera Blume
凭证标本：灵川组 6–2197（GXMI）
功效：根，散瘀消肿、清热解毒。
功效来源：《中华本草》

趾叶栝楼 石蟾蜍
Trichosanthes pedata Merr. et Chun
凭证标本：灵川县普查队 450323121128002LY（IBK、GXMG）
功效：全草，清热解毒。
功效来源：《中华本草》

中华栝楼 瓜蒌
Trichosanthes rosthornii Harms
凭证标本：灵川县普查队 450323130618044LY（IBK、GXMG、CMMI）
功效：根、果实、种子，清热泻火、生津止渴、消肿排脓。
功效来源：《中国药典》（2020年版）

马㼎儿属 *Zehneria* Endl.
马㼎儿 马交儿
Zehneria indica (Lour.) Keraudren
凭证标本：灵川县普查队 450323121127047LY（IBK、GXMG、CMMI）
功效：根、叶，清热解毒、消肿散结。
功效来源：《全国中草药汇编》

钮子瓜
Zehneria maysorensis (Wight et Arn.) Arn.
凭证标本：灵川县普查队 450323130808008LY（IBK、GXMG、CMMI）
功效：全草、根，清热解毒、通淋。
功效来源：《中华本草》

104. 秋海棠科 Begoniaceae
秋海棠属 *Begonia* L.

紫背天葵 红天葵
Begonia fimbristipula Hance
凭证标本：灵川县普查队 4503231303313041LY（IBK、GXMG、CMMI）
功效：块茎、全草，清热凉血、散瘀消肿、止咳化痰。
功效来源：《广西中药材标准 第一册》

竹节秋海棠 竹节海棠
Begonia maculata Raddi
功效：全草，散瘀、利水、解毒。
功效来源：《中华本草》
注：民间常见栽培物种。

裂叶秋海棠 红孩儿
Begonia palmata D. Don
凭证标本：钟济新 83705（IBK）
功效：全草，清热解毒、化瘀消肿。
功效来源：《广西壮族自治区壮药质量标准 第二卷》（2011年版）

红孩儿
Begonia palmata D. Don var. *bowringiana* (Champ. ex Benth.) Golding et Kareg.
凭证标本：灵川县普查队 450323130618056LY（IBK、GXMG）
功效：根状茎，清热解毒、凉血润肺。
功效来源：《药用植物辞典》

106. 番木瓜科 Caricaceae
番木瓜属 *Carica* L.
番木瓜
Carica papaya L.
功效：果实，健胃消食、滋补催乳、舒筋通络。
功效来源：《全国中草药汇编》
注：民间常见栽培物种。

107. 仙人掌科 Cactaceae
昙花属 *Epiphyllum* Haw.
昙花
Epiphyllum oxypetalum (DC.) Haw.
功效：花，清肺止咳、凉血止血、养心安神。茎，清热解毒。
功效来源：《中华本草》
注：《广西植物名录》有记载。

量天尺属 *Hylocereus* Britton et Rose
量天尺
Hylocereus undatus (Haw.) Britt. et Rose
功效：茎，舒筋活络、解毒消肿。
功效来源：《中华本草》

注：《广西植物名录》有记载。

仙人掌属 *Opuntia* Mill.
仙人掌
Opuntia dillenii (Ker-Gawl.) Haw.
功效：地上部分，行气活血、清热解毒。
功效来源：《广西壮族自治区壮药质量标准 第二卷》
（2011年版）
注：《广西植物名录》有记载。

108. 山茶科 Theaceae
杨桐属 *Adinandra* Jack
川杨桐
Adinandra bockiana E. Pritz. ex Diels
凭证标本：秦宗德 9029（IBK）
功效：叶，消炎、止血。
功效来源：《药用植物辞典》

尖萼川杨桐 尖叶川黄瑞木
Adinandra bockiana E. Pritz. ex Diels var. *acutifolia*
(Hand.-Mazz.) Kobuski
凭证标本：灵川县普查队 450323130519021LY（IBK、
GXMG）
功效：全株，祛风解表、行气止痛。
功效来源：《中华本草》

杨桐
Adinandra millettii (Hook. et Arn.) Benth. et Hook. f. ex
Hance
凭证标本：灵川县普查队 450323130808028LY（IBK、
GXMG）
功效：嫩叶，凉血止血、消肿解毒。
功效来源：《药用植物辞典》

亮叶杨桐 石崖茶
Adinandra nitida Merr. ex H. L. Li
凭证标本：灵川县普查队 450323130618064LY（IBK、
GXMG、CMMI）
功效：叶，消炎、退热、降压、止血，民间当茶饮。
功效来源：《广西壮族自治区壮药质量标准 第二卷》
（2011年版）

茶梨属 *Anneslea* Wall.
茶梨
Anneslea fragrans Wall.
凭证标本：陈立卿 94663（IBSC）
功效：树皮、叶，消食健胃、舒肝退热。
功效来源：《药用植物辞典》

山茶属 *Camellia* L.
长尾毛蕊茶

Camellia caudata Wall.
凭证标本：灵川县普查队 450323130703008LY（IBK、
GXMG、CMMI）
功效：茎叶、花，活血止血、祛腐生新。
功效来源：《药用植物辞典》

心叶毛蕊茶
Camellia cordifolia (F. P. Metc.) Nakai
凭证标本：灵川县普查队 450323121127059LY（IBK、
GXMG、CMMI）
功效：根、花，收敛、凉血、止血。
功效来源：《药用植物辞典》

贵州连蕊茶
Camellia costei Levl.
凭证标本：陈立卿 94619（IBK）
功效：全株，健脾消食、滋补强壮。
功效来源：《药用植物辞典》

连蕊茶
Camellia cuspidata (Kochs) Bean
凭证标本：邓先福 11469（IBK）
功效：根，健脾消食、补虚。
功效来源：《中华本草》

山茶
Camellia japonica L.
功效：根、花，收敛凉血、止血。
功效来源：《全国中草药汇编》
注：《广西植物名录》有记载。

油茶
Camellia oleifera Abel
凭证标本：灵川县普查队 450323130129043LY（IBK、
GXMG、CMMI）
功效：根、茶子饼，清热解毒、活血散瘀、止痛。
功效来源：《全国中草药汇编》

金花茶 金花茶叶
Camellia petelotii (Merr.) Sealy
功效：叶，清热解毒、利尿消肿、止痢。
功效来源：《广西壮族自治区壮药质量标准 第二卷》
（2011年版）
注：栽培。

西南红山茶
Camellia pitardii Cohen-Stuart
凭证标本：吕清华 2173（IBK）
功效：花、叶，消炎、止痢、调经。
功效来源：《全国中草药汇编》

多齿山茶

Camellia polyodonta How ex Hu

凭证标本：陈立卿 94692（IBSC）

功效：根、花，收敛、凉血、止血。

功效来源：《药用植物辞典》

茶梅

Camellia sasanqua Thunb.

凭证标本：吕清华 2154（IBK）

功效：种子油，用作茶油代用品。

功效来源：《药用植物辞典》

茶 茶叶

Camellia sinensis (L.) O. Kuntze

凭证标本：灵川县普查队 450323130208002LY（IBK、GXMG、CMMI）

功效：嫩叶、嫩芽，清头目、除烦渴、消食化痰、利尿止泻。

功效来源：《广西壮族自治区壮药质量标准 第三卷》（2018年版）

红淡比属 *Cleyera* Thunb.

红淡比

Cleyera japonica Thunb.

凭证标本：梁畴芬 31146（IBK）

功效：花，凉血、止血、消肿。

功效来源：《药用植物辞典》

柃属 *Eurya* Thunb.

尖萼毛柃

Eurya acutisepala Hu et L. K. Ling

凭证标本：灵川县普查队 450323130426065LY（IBK、GXMG）

功效：叶、果实，祛风除湿、活血祛瘀。

功效来源：《药用植物辞典》

翅柃

Eurya alata Kobuski

凭证标本：灵川县普查队 450323121231009LY（IBK、GXMG、CMMI）

功效：根皮，理气活血、消瘀止痛。枝叶，清热消肿。

功效来源：《药用植物辞典》

金叶柃 野茶子

Eurya aurea (Lévl.) Hu et L. K. Ling

凭证标本：陈立卿 94482（IBSC）

功效：果实，清热目渴、利尿、提神。

功效来源：《中华本草》

短柱柃

Eurya brevistyla Kobuski

凭证标本：陈照宙 53763（KUN）

功效：叶，用于烧烫伤。

功效来源：《药用植物辞典》

岗柃

Eurya groffii Merr.

功效：叶，豁痰镇咳、消肿止痛。

功效来源：《全国中草药汇编》

注：《广西植物名录》有记载。

丽江柃

Eurya handel-mazzettii H. T. Chang

凭证标本：陈照宙 53768（KUN）

功效：叶，用于烧烫伤。

功效来源：《药用植物辞典》

微毛柃

Eurya hebeclados Ling

凭证标本：梁畴芬 30254（IBSC）

功效：根、枝叶，截疟、祛风、消肿、止血、解毒。

功效来源：《药用植物辞典》

凹脉柃 苦白蜡

Eurya impressinervis Kobuski

凭证标本：陈立卿 94614（IBSC）

功效：叶、果实，祛风、消肿、止血。

功效来源：《中华本草》

细枝柃

Eurya loquaiana Dunn

凭证标本：陈照宙 53732（IBK）

功效：茎、叶，祛风通络、活血止痛。

功效来源：《中华本草》

格药柃

Eurya muricata Dunn

凭证标本：陈照宙 53848（IBK）

功效：茎、叶、果实，祛风除湿、消肿止痛。

功效来源：《药用植物辞典》

细齿叶柃

Eurya nitida Korth.

凭证标本：灵川县普查队 450323130129016LY（IBK、GXMG、CMMI）

功效：全株，祛风除湿、解毒敛疮、止血。

功效来源：《中华本草》

四角柃

Eurya tetragonoclada Merr. et Chun

凭证标本：灵川县普查队 450323121127008LY（IBK、GXMG、CMMI）

功效：根，消肿止痛。

功效来源：《药用植物辞典》

大头茶属 *Polyspora* Sweet ex G. Don
大头茶
Polyspora axillaris (Roxb. ex Ker Gawl.) Sweet
凭证标本：陈立卿 94548（IBK）
功效：芽叶、花，清热解毒。根、果实，清热止痒、活络止痛、温中止泻。
功效来源：《药用植物辞典》

核果茶属 *Pyrenaria* Blume
粗毛核果茶
Pyrenaria hirta H. Keng
凭证标本：灵川县普查队 450323130809011LY（IBK、GXMG、CMMI）
功效：根皮，用于跌打肿痛。
功效来源：《广西中药资源名录》

木荷属 *Schima* Reinw. ex Blume
银木荷 银木荷皮
Schima argentea Pritz. ex Diels
凭证标本：灵川县普查队 450323130619056LY（IBK、GXMG、CMMI）
功效：茎皮、根皮，清热止痢、驱虫。
功效来源：《中华本草》

木荷 木荷叶
Schima superba Gardn. et Champ.
凭证标本：灵川县普查队 450323130426012LY（IBK、GXMG）
功效：叶，解毒疗疮。
功效来源：《中华本草》

厚皮香属 *Ternstroemia* Mutis ex L. f.
厚皮香
Ternstroemia gymnanthera (Wight et Arn.) Sprague
凭证标本：灵川县普查队 450323130521025LY（IBK、GXMG、CMMI）
功效：叶、花、果实，清热解毒、消痈肿。
功效来源：《药用植物辞典》

夹萼厚皮香
Ternstroemia luteoflora L. K. Ling
凭证标本：灵川县普查队 450323130426041LY（IBK、GXMG）
功效：根、叶，清热解毒、舒筋活络、消肿止痛、止泻。
功效来源：《药用植物辞典》

112. 猕猴桃科 Actinidiaceae
猕猴桃属 *Actinidia* Lindl.

硬齿猕猴桃
Actinidia callosa Lindl.
凭证标本：梁畴芬 31617（IBK）
功效：根皮，清热、消肿、利湿、止痛。
功效来源：《中华本草》

异色猕猴桃
Actinidia callosa Lindl. var. *discolor* C. F. Liang
功效：根皮，清热、消肿。
功效来源：《药用植物辞典》
注：《广西植物名录》有记载。

京梨猕猴桃 水梨藤
Actinidia callosa Lindl. var. *henryi* Maxim.
功效：根皮，清热消肿、利湿止痛。
功效来源：《中华本草》
注：《广西植物名录》有记载。

金花猕猴桃
Actinidia chrysantha C. F. Liang
凭证标本：梁畴芬 30398（IBK）
功效：根，清热利湿。
功效来源：《药用植物辞典》

毛花猕猴桃 毛冬瓜
Actinidia eriantha Benth.
凭证标本：灵川县普查队 450323130521046LY（IBK、GXMG、CMMI）
功效：根、根皮、叶，抗癌、解毒消肿、清热利湿。
功效来源：《全国中草药汇编》

条叶猕猴桃
Actinidia fortunatii Fin. et Gagn.
凭证标本：灵川县普查队 450323130426061LY（IBK、GXMG）
功效：根，用于跌打损伤。
功效来源：《药用植物辞典》

黄毛猕猴桃
Actinidia fulvicoma Hance
凭证标本：灵川县普查队 450323130426007LY（IBK、GXMG）
功效：根、叶、果实，清热止渴、除烦下气、和中利尿。
功效来源：《药用植物辞典》

蒙自猕猴桃
Actinidia henryi Dunn
凭证标本：灵川县普查队 450323130702009LY（IBK、GXMG、CMMI）
功效：茎，用于口腔炎。
功效来源：《广西中药资源名录》

阔叶猕猴桃

Actinidia latifolia (Gardn. et Champ.) Merr.

凭证标本：灵川县普查队 450323130518050LY（IBK、GXMG）

功效：茎、叶，清热解毒、消肿止痛、除湿。

功效来源：《中华本草》

红茎猕猴桃

Actinidia rubricaulis Dunn

凭证标本：灵川县普查队 450323130426005LY（IBK、GXMG、CMMI）

功效：根、茎，祛风活络、消肿止痛、行气散瘀。

功效来源：《药用植物辞典》

113. 水东哥科 Saurauiaceae

水东哥属 *Saurauia* Willd.

水东哥 水枇杷

Saurauia tristyla DC.

凭证标本：谢福惠等 3-181（IBK）

功效：根、叶，疏风清热、止咳、止痛。

功效来源：《中华本草》

118. 桃金娘科 Myrtaceae

子楝树属 *Decaspermum* J. R. Forst. et G. Forst.

子楝树 子楝树叶

Decaspermum gracilentum (Hance) Merr. et L. M. Perry

凭证标本：灵川县普查队 450323130427063LY（IBK、GXMG、CMMI）

功效：叶，理气化湿、解毒杀虫。

功效来源：《中华本草》

桉属 *Eucalyptus* L. Herit

桉 大叶桉

Eucalyptus robusta Smith

功效：叶，清热泻火、燥湿解毒。

功效来源：《广西壮族自治区壮药质量标准 第一卷》（2008年版）

注：栽培。

桃金娘属 *Rhodomyrtus* (DC.) Rchb.

桃金娘

Rhodomyrtus tomentosa (Ait.) Hassk.

凭证标本：灵川县普查队 450323121127019LY（IBK、GXMG、CMMI）

功效：果实，补血滋养、涩肠固精。根，理气止痛、利湿止泻、化瘀止血、益肾养血。

功效来源：《广西壮族自治区壮药质量标准 第一卷》（2008年版）

蒲桃属 *Syzygium* Gaertn.

赤楠

Syzygium buxifolium Hook. et Arn.

凭证标本：灵川县普查队 450323121127017LY（IBK、GXMG）

功效：根、根皮，健脾利湿、平喘、散瘀消肿。叶，清热解毒。

功效来源：《中华本草》

簇花蒲桃

Syzygium fruticosum (Roxb.) DC.

凭证标本：梁畴芬 31141（LBG）

功效：树皮，驱蛔虫。

功效来源：《药用植物辞典》

120. 野牡丹科 Melastomataceae

柏拉木属 *Blastus* Lour.

匙萼柏拉木

Blastus cavaleriei Lévl. et Van.

凭证标本：灵川县普查队 450323130618065LY（IBK、GXMG、CMMI）

功效：叶，用于白带异常。

功效来源：《广西中药资源名录》

柏拉木

Blastus cochinchinensis Lour.

凭证标本：灵川县普查队 450323121127057LY（IBK、GXMG、CMMI）

功效：根，收敛止血、消肿解毒。

功效来源：《全国中草药汇编》

金花树

Blastus dunnianus Lévl.

凭证标本：秦宗德 9135（IBK）

功效：全株，祛风湿、止血。

功效来源：《药用植物辞典》

少花柏拉木

Blastus pauciflorus (Benth.) Guillaum.

凭证标本：梁畴芬 30390（IBSC）

功效：根、叶，拔毒生肌。

功效来源：《药用植物辞典》

野海棠属 *Bredia* Blume

叶底红

Bredia fordii (Hance) Diels

凭证标本：灵川县普查队 450323130808019LY（IBK、GXMG、CMMI）

功效：全株，养血调经。

功效来源：《中华本草》

短柄野海棠

Bredia sessilifolia H. L. Li

凭证标本：灵川县普查队 450323130702020LY（IBK、

GXMG、CMMI）

功效：根，止咳。

功效来源：《药用植物辞典》

异药花属 *Fordiophyton* Stapf
肥肉草

Fordiophyton fordii (Oliv.) Krasser

凭证标本：灵川县普查队 450323130702021LY（IBK、GXMG）

功效：全草，清热利湿、凉血消肿。

功效来源：《中华本草》

野牡丹属 *Melastoma* L.
地态

Melastoma dodecandrum Lour.

凭证标本：灵川组 6-2086（GXMI）

功效：全株，清热解毒、活血止血。

功效来源：《广西壮族自治区壮药质量标准 第三卷》（2018年版）

野牡丹

Melastoma malabathricum L.

凭证标本：陈立卿 94716（IBSC）

功效：根、茎，收敛止血、消食、清热解毒。

功效来源：《广西壮族自治区瑶药材质量标准 第一卷》（2014年版）

展毛野牡丹 羊开口

Melastoma normale D. Don

凭证标本：灵川县普查队 450323130427021LY（IBK、GXMG、CMMI）

功效：根、茎，收敛、止血、解毒。

功效来源：《广西壮族自治区壮药质量标准 第一卷》（2008年版）

谷木属 *Memecylon* L.
谷木

Memecylon ligustrifolium Champ.

凭证标本：邓先福 210（IBK）

功效：枝、叶，活血祛瘀、止血。

功效来源：《药用植物辞典》

金锦香属 *Osbeckia* L.
金锦香 天香炉

Osbeckia chinensis L.

凭证标本：钟树权 A60610（IBK）

功效：全草、根，化痰利湿、祛瘀止血、解毒消肿。

功效来源：《中华本草》

假朝天罐 朝天罐

Osbeckia crinita Benth.

凭证标本：钟树权 A60611（IBK）

功效：根、果实，清热利湿、止咳、调经。

功效来源：《广西壮族自治区瑶药材质量标准 第一卷》（2014年版）

朝天罐

Osbeckia opipare C. Y. Wu et C. Chen

凭证标本：灵川县普查队 450323130807010LY（IBK、CMMI）

功效：根、枝叶，止血、解毒。

功效来源：《广西壮族自治区壮药质量标准 第三卷》（2018年版）

星毛金锦香

Osbeckia stellata Buch.-Ham. ex Kew Gawler

凭证标本：曾怀德 27864（IBSC）

功效：全株，收敛、清热、止血。

功效来源：《药用植物辞典》

锦香草属 *Phyllagathis* Blume
锦香草

Phyllagathis cavaleriei (Lévl. et Vaniot) Guillaum.

凭证标本：灵川县普查队 450323130928032LY（IBK、GXMG、CMMI）

功效：全草，清热凉血、利湿。

功效来源：《中华本草》

肉穗草属 *Sarcopyramis* Wall.
楮头红

Sarcopyramis nepalensis Wall.

凭证标本：灵川县普查队 450323130702024LY（IBK、GXMG、CMMI）

功效：全草，清肺热、祛肝火。

功效来源：《药用植物辞典》

121. 使君子科 Combretaceae
风车子属 *Combretum* Loefl.
风车子

Combretum alfredii Hance

凭证标本：梁恒 100237（IBSC）

功效：根，清热、利胆。叶，驱虫。

功效来源：《全国中草药汇编》

使君子属 *Quisqualis* L.
使君子

Quisqualis indica L.

凭证标本：灵川县普查队 450323130522053LY（IBK、GXMG、CMMI）

功效：果实，杀虫、消积。

功效来源：《中国药典》（2020年版）

123. 金丝桃科 Hypericaceae
金丝桃属 *Hypericum* L.
挺茎遍地金 遍地金
Hypericum elodeoides Choisy
凭证标本：灵川县普查队 450323130619061LY（IBK、GXMG、CMMI）
功效：全草，清热解毒、通经活血。
功效来源：《全国中草药汇编》

小连翘
Hypericum erectum Thunb. ex Murray
凭证标本：梁畴芬 31078（IBK）
功效：全草，止血、消肿、解毒、调经。
功效来源：《药用植物辞典》

扬子小连翘
Hypericum faberi R. Keller
凭证标本：灵川县普查队 450323130930036LY（IBK）
功效：全株，凉血止血、消肿止痛。
功效来源：《药用植物辞典》

衡山金丝桃
Hypericum hengshanense W. T. Wang
凭证标本：灵川县普查队 450323130808050LY（IBK、GXMG、CMMI）
功效：全草，清热解毒、凉血止血、舒筋活血、利尿消肿。
功效来源：《药用植物辞典》

地耳草
Hypericum japonicum Thunb. ex Murray
凭证标本：曾怀德 27872（IBSC）
功效：全草，清利湿热、散瘀消肿。
功效来源：《广西壮族自治区壮药质量标准 第二卷》（2011年版）

元宝草
Hypericum sampsonii Hance
凭证标本：灵川县普查队 450323130427057LY（IBK、GXMG）
功效：全草，凉血止血、清热解毒、活血调经、祛风通络。
功效来源：《中华本草》

密腺小连翘
Hypericum seniawini Maxim.
凭证标本：梁畴芬 31078（IBSC）
功效：全草，收敛止血、镇痛、调经、消肿解毒。
功效来源：《药用植物辞典》

126. 藤黄科 Guttiferae
藤黄属 *Garcinia* L.
木竹子
Garcinia multiflora Champ. ex Benth.
凭证标本：李光照等 Q107（IBK）
功效：树皮、果实，清热解毒、收敛生肌。
功效来源：《中华本草》

岭南山竹子 山竹子叶
Garcinia oblongifolia Champ. ex Benth.
凭证标本：灵川县普查队 450323130930045LY（IBK、GXMG、CMMI）
功效：叶，消炎止痛、收敛生肌。果实，清热、生津。
功效来源：《广西中药材标准 第一册》

128. 椴树科 Tiliaceae
田麻属 *Corchoropsis* Sieb. et Zucc.
田麻
Corchoropsis crenata Siebold et Zucc.
凭证标本：灵川县普查队 450323130620009LY（IBK、GXMG）
功效：全草，平肝利湿、解毒、止血。
功效来源：《全国中草药汇编》

黄麻属 *Corchorus* L.
甜麻 野黄麻
Corchorus aestuans L.
凭证标本：灵川县普查队 450323140923003LY（IBK、GXMG、CMMI）
功效：全草，清热利湿、消肿拔毒。
功效来源：《全国中草药汇编》

扁担杆属 *Grewia* L.
扁担杆
Grewia biloba G. Don
凭证标本：灵川县普查队 450323130618068LY（IBK、GXMG）
功效：根、全株，健脾益气、固精止带、祛风除湿。
功效来源：《全国中草药汇编》

刺蒴麻属 *Triumfetta* L.
单毛刺蒴麻
Triumfetta annua L.
凭证标本：梁畴芬 30845（IBSC）
功效：叶，解毒、止血。根，祛风、活血、镇痛。
功效来源：《药用植物辞典》

长勾刺蒴麻 金纳香
Triumfetta pilosa Roth
凭证标本：灵川县普查队 450323130927016LY（IBK、

GXMG、CMMI）

功效：根、叶，活血行气、散瘀消肿。

功效来源：《中华本草》

128a. 杜英科 Elaeocarpaceae

杜英属 *Elaeocarpus* L.

褐毛杜英

Elaeocarpus duclouxii Gagnep.

凭证标本：灵川县普查队 450323130129050LY（IBK、GXMG、CMMI）

功效：果实，理肺止咳、清热通淋、养胃消食。

功效来源：《药用植物辞典》

山杜英

Elaeocarpus sylvestris (Lour.) Poir.

凭证标本：灵川县普查队 450323130517047LY（IBK、GXMG）

功效：根皮，散瘀、消肿。

功效来源：《药用植物辞典》

猴欢喜属 *Sloanea* L.

薄果猴欢喜

Sloanea leptocarpa Diels

功效：根，消肿止痛、祛风除湿。

功效来源：《药用植物辞典》

注：《广西植物名录》有记载。

猴欢喜

Sloanea sinensis (Hance) Hemsl.

凭证标本：灵川县普查队 450323130520037LY（IBK、GXMG、CMMI）

功效：根，健脾和胃、祛风、益肾、壮腰。

功效来源：《药用植物辞典》

130. 梧桐科 Sterculiaceae

梧桐属 *Firmiana* Marsili

梧桐

Firmiana simplex (L.) W. Wight

功效：树皮、花、种子，祛风除湿、调经止血、解毒疗疮。

功效来源：《中华本草》

注：《广西植物名录》有记载。

山芝麻属 *Helicteres* L.

山芝麻

Helicteres angustifolia L.

功效：根、全株，解表清热、消肿解毒。

功效来源：《广西壮族自治区壮药质量标准 第一卷》（2008年版）

注：《广西植物名录》有记载。

马松子属 *Melochia* L.

马松子 木达地黄

Melochia corchorifolia L.

凭证标本：梁畴芬 30839（IBSC）

功效：茎、叶，清热利湿。

功效来源：《全国中草药汇编》

132. 锦葵科 Malvaceae

秋葵属 *Abelmoschus* Medik.

黄蜀葵 黄蜀葵花

Abelmoschus manihot (L.) Medik.

凭证标本：灵川县普查队 450323121127041LY（IBK、GXMG、CMMI）

功效：根、茎、茎皮、叶、花、种子，利水、通经、解毒。

功效来源：《中国药典》（2020年版）

箭叶秋葵

Abelmoschus sagittifolius (Kurz) Merr.

凭证标本：灵川县普查队 450323130808023LY（IBK、CMMI）

功效：叶，解毒排脓。

功效来源：《中华本草》

苘麻属 *Abutilon* Mill.

金铃花

Abutilon pictum (Gillies ex Hooker) Walp.

凭证标本：灵川县普查队 450323130322062LY（IBK、GXMG、CMMI）

功效：花，清热解毒、活血。叶，活血。

功效来源：《药用植物辞典》

蜀葵属 *Alcea* L.

蜀葵

Alcea rosea L.

功效：种子，利尿通淋。花，利尿、解毒散结。根，清热利湿、解毒排脓。

功效来源：《中华本草》

注：《广西植物名录》有记载。

棉属 *Gossypium* L.

陆地棉 棉花根

Gossypium hirsutum L.

功效：根，补气、止咳、平喘。种子，温肾、通乳、活血止血。

功效来源：《全国中草药汇编》

注：民间常见栽培物种。

木槿属 *Hibiscus* L.

木芙蓉 木芙蓉叶

Hibiscus mutabilis L.

凭证标本：灵川县普查队 450323130328017LY（IBK、GXMG、CMMI）

功效：叶，清肺凉血、解毒、消肿排脓。

功效来源：《中国药典》（2020年版）

木槿 木槿花

Hibiscus syriacus L.

凭证标本：梁畴芬 30514（IBSC）

功效：花，清湿热、凉血。

功效来源：《广西壮族自治区壮药质量标准 第一卷》（2008年版）

锦葵属 *Malva* L.

野葵 冬葵根

Malva verticillata L.

功效：根，清热利水、解毒。种子，利水通淋、滑肠通便、下乳。

功效来源：《中华本草》

注：《广西植物名录》有记载。

赛葵属 *Malvastrum* A. Gray

赛葵

Malvastrum coromandelianum (L.) Gurcke

凭证标本：灵川县普查队 450323130313031LY（IBK、GXMG、CMMI）

功效：全草，清热利湿、解毒消肿。

功效来源：《中华本草》

黄花稔属 *Sida* L.

白背黄花稔 黄花稔

Sida rhombifolia L.

凭证标本：梁畴芬 30847（IBSC）

功效：全株，清热利湿、排脓止痛。

功效来源：《全国中草药汇编》

梵天花属 *Urena* L.

地桃花

Urena lobata L.

功效：根、全草，祛风利湿、消热解毒、活血消肿。

功效来源：《广西壮族自治区壮药质量标准 第一卷》（2008年版）

注：《广西植物名录》有记载。

梵天花

Urena procumbens L.

凭证标本：灵川县普查队 450323130619010LY（IBK、GXMG）

功效：全草，祛风利湿、消热解毒。

功效来源：《中华本草》

135. 古柯科 Erythroxylaceae

古柯属 *Erythroxylum* P. Browne

东方古柯

Erythroxylum sinense Y. C. Wu

凭证标本：灵川县普查队 450323130521015LY（IBK、GXMG）

功效：叶，提神、强壮，叶中提取的古柯碱可作局部麻醉药。根，用于腹痛。

功效来源：《药用植物辞典》

136. 大戟科 Euphorbiaceae

铁苋菜属 *Acalypha* L.

铁苋菜

Acalypha australis L.

凭证标本：灵川县普查队 450323130621003LY（IBK、GXMG）

功效：地上部分，清热解毒、利湿、收敛止血。

功效来源：《广西壮族自治区壮药质量标准 第二卷》（2011年版）

山麻杆属 *Alchornea* Sw.

红背山麻杆 红背娘

Alchornea trewioides (Benth.) Müll. Arg.

凭证标本：灵川县普查队 450323130312073LY（IBK、GXMG）

功效：全株，清热解毒、杀虫止痒。

功效来源：《广西壮族自治区壮药质量标准 第三卷》（2018年版）

绿背山麻杆

Alchornea trewioides (Benth.) Müll. Arg. var. *sinica* H. S. Kiu

功效：根，用于肾炎水肿。枝叶，用于外伤出血、疮疡肿毒。

功效来源：《广西中药资源名录》

注：《广西植物名录》有记载。

五月茶属 *Antidesma* L.

日本五月茶

Antidesma japonicum Sieb. et Zucc.

凭证标本：灵川县普查队 450323121127060LY（IBK、GXMG、CMMI）

功效：全株，祛风湿、止泻、生津。

功效来源：《药用植物辞典》

秋枫属 *Bischofia* Blume

秋枫

Bischofia javanica Bl.

功效：根、树皮、叶，行气活血、消肿解毒。

功效来源：《全国中草药汇编》

注：《广西植物名录》有记载。

土蜜树属 *Bridelia* Willd.

大叶土蜜树

Bridelia retusa (L.) A. Juss.

凭证标本：灵川县普查队 450323130523009LY（IBK、GXMG）

功效：全株，清热利尿、活血调经。

功效来源：《药用植物辞典》

棒柄花属 *Cleidion* Blume

棒柄花 大树三台

Cleidion brevipetiolatum Pax et K. Hoffm.

凭证标本：灵川县普查队 450323130523005LY（IBK、GXMG、CMMI）

功效：树皮，消炎解表、利湿解毒、通便。

功效来源：《广西壮族自治区壮药质量标准 第一卷》（2008年版）

巴豆属 *Croton* L.

毛果巴豆 小叶双眼龙

Croton lachynocarpus Benth.

凭证标本：灵川县普查队 450323130522033LY（IBK、GXMG、CMMI）

功效：根、叶，散寒除湿、祛风活血。

功效来源：《中华本草》

巴豆

Croton tiglium L.

凭证标本：梁畴芬 30187（IBSC）

功效：种子，泻下祛积、逐水消肿。根，温中散寒、祛风活络。叶，外用治冻疮，并可杀孑孓、蝇蛆。

功效来源：《中国药典》（2020年版）

小巴豆

Croton tiglium L. var *xiaopadou* Y. T. Chang et S. Z. Huang

凭证标本：灵川县普查队 450323130427055LY（IBK、GXMG）

功效：全株，祛风散寒、破瘀活血。

功效来源：文献

假羧包叶属 *Discocleidion* (Muell. Arg.) Pax et K. Hoffm.

假羧包叶

Discocleidion rufescens (Franch.) Pax et K. Hoffm.

凭证标本：灵川县普查队 450323140923030LY（IBK）

功效：根皮，泻水、消积。

功效来源：《药用植物辞典》

大戟属 *Euphorbia* L.

乳浆大戟 猫眼草

Euphorbia esula L.

凭证标本：灵川县普查队 450323130313076LY（IBK、GXMG）

功效：全草，利尿消肿、拔毒止痒。

功效来源：《全国中草药汇编》

飞扬草

Euphorbia hirta L.

凭证标本：灵川县普查队 450323140923006LY（IBK、GXMG、CMMI）

功效：全草，清热解毒、止痒利湿、通乳。

功效来源：《中国药典》（2020年版）

地锦 地锦草

Euphorbia humifusa Willd.

凭证标本：灵川县普查队 450323130618042LY（IBK）

功效：全草，清热解毒、凉血止血、利湿退黄。

功效来源：《中国药典》（2020年版）

通奶草

Euphorbia hypericifolia L.

凭证标本：灵川县普查队 450323140923004LY（IBK、GXMG、CMMI）

功效：全草，清热解毒、利水、健脾通乳。

功效来源：《药用植物辞典》

续随子 千金子

Euphorbia lathyris L.

功效：种子，泻下逐水、破血消癥，外用疗癣蚀疣。

功效来源：《中国药典》（2020年版）

注：栽培。

铁海棠

Euphorbia milii Des Moul.

功效：花，止血。茎、叶，拔毒消肿。

功效来源：《全国中草药汇编》

注：《广西植物名录》有记载。

大戟 京大戟

Euphorbia pekinensis Rupr.

凭证标本：灵川县普查队 450323130312001LY（IBK、GXMG）

功效：根，泻水逐饮、消肿散结。

功效来源：《中国药典》（2020年版）

钩腺大戟

Euphorbia sieboldiana C. Morren et Decne.

凭证标本：陈立卿 94714（IBSC）

功效：根、根皮，散结杀虫、活血消肿、利尿泻下、镇痛、灭鼠。

功效来源：《药用植物辞典》

千根草 小飞扬草

Euphorbia thymifolia L.

功效：全草，清热利湿、收敛止痒。

功效来源：《全国中草药汇编》

注：《广西植物名录》有记载。

海漆属 *Excoecaria* L.

红背桂花 红背桂

Excoecaria cochinchinensis Lour.

功效：全株，祛风除湿、通络止痛、活血。

功效来源：《广西壮族自治区壮药质量标准 第二卷》（2011年版）

注：栽培。

白饭树属 *Flueggea* Willd.

白饭树

Flueggea virosa (Roxb. ex Willd.) Voigt

功效：全株，清热解毒、消肿止痛、止痒止血。

功效来源：《广西壮族自治区壮药质量标准 第三卷》（2018年版）

注：《广西植物名录》有记载。

算盘子属 *Glochidion* J. R. Forst. et G. Forst.

毛果算盘子

Glochidion eriocarpum Champ. ex Benth.

功效：地上部分，清热利湿、散瘀消肿、解毒止痒。

功效来源：《广西壮族自治区壮药质量标准 第一卷》（2008年版）

注：《广西植物名录》有记载。

算盘子

Glochidion puberum (L.) Hutch.

凭证标本：灵川县普查队 450323130427027LY（IBK、GXMG）

功效：全株，清热利湿、解毒消肿。

功效来源：《广西壮族自治区壮药质量标准 第三卷》（2018年版）

野桐属 *Mallotus* Lour.

白背叶

Mallotus apelta (Lour.) Muell. Arg.

凭证标本：李光照等 Q102（IBK）

功效：根、叶，柔肝活血、健脾化湿、收敛固脱。

功效来源：《广西壮族自治区壮药质量标准 第一卷》（2008年版）

毛桐

Mallotus barbatus (Wall.) Muell. Arg.

功效：根，清热利尿。

功效来源：《广西壮族自治区壮药质量标准 第三卷》（2018年版）

注：《广西植物名录》有记载。

野梧桐

Mallotus japonicus (Thunb.) Muell. Arg.

凭证标本：灵川县普查队 450323130427049LY（IBK、GXMG、CMMI）

功效：树皮、根、叶，清热解毒、收敛止血。

功效来源：《中华本草》

白楸

Mallotus paniculatus (Lam.) Muell. Arg.

凭证标本：灵川县普查队 450323130930003LY（IBK、GXMG、CMMI）

功效：全株，固脱、止痢、消炎。

功效来源：《药用植物辞典》

粗糠柴 粗糠柴根

Mallotus philippensis (Lam.) Muell. Arg.

凭证标本：灵川县普查队 450323130321023LY（IBK、GXMG）

功效：根，清热利湿。

功效来源：《广西壮族自治区壮药质量标准 第一卷》（2008年版）

石岩枫 杠香藤

Mallotus repandus (Willd.) Muell. Arg.

凭证标本：灵川县普查队 450323130427060LY（IBK、GXMG）

功效：全株，祛风除湿、活血通络、解毒消肿、驱虫止痒。

功效来源：《中华本草》

叶下珠属 *Phyllanthus* L.

落萼叶下珠

Phyllanthus flexuosus (Sieb. et Zucc.) Muell. Arg.

凭证标本：灵川县普查队 450323130518021LY（IBK、GXMG、CMMI）

功效：根，用于小儿疳积。茎、叶，用于风湿症。

功效来源：《药用植物辞典》

小果叶下珠 红鱼眼

Phyllanthus reticulatus Poir.

凭证标本：梁畴芬 30294（IBSC）

功效：茎，祛风活血、散瘀消肿。

功效来源：《广西中药材标准 第一册》

叶下珠

Phyllanthus urinaria L.

凭证标本：灵川县普查队 450323130619007LY（IBK、GXMG、CMMI）

功效：全草，平肝清热、利水解毒。

功效来源：《广西壮族自治区壮药质量标准 第二卷》（2011年版）

黄珠子草

Phyllanthus virgatus G. Forst.

凭证标本：梁畴芬 30922（IBK）

功效：全草，健脾消积、利尿通淋、清热解毒。

功效来源：《中华本草》

蓖麻属 *Ricinus* L.

蓖麻　蓖麻子

Ricinus communis L.

凭证标本：灵川县普查队 450323130328030LY（IBK、GXMG、CMMI）

功效：种子，消肿拔毒、泻下通滞。

功效来源：《中国药典》（2020年版）

乌桕属 *Sapium* P. Br.

山乌桕

Sapium discolor (Champ. ex Benth.) Muell. Arg.

凭证标本：灵川县普查队 450323130619033LY（IBK、GXMG、CMMI）

功效：根皮、树皮、叶，泻下逐水、消肿散瘀。

功效来源：《全国中草药汇编》

白木乌桕

Sapium japonicum (Sieb. et Zucc.) Pax et Hoffm.

凭证标本：梁畴芬 30522（IBSC）

功效：根皮，散瘀消肿、利尿。

功效来源：《药用植物辞典》

圆叶乌桕

Sapium rotundifolium Hemsl.

凭证标本：灵川县普查队 450323130522044LY（IBK、GXMG）

功效：叶、果实，解毒消肿、杀虫。

功效来源：《中华本草》

乌桕

Sapium sebiferum (L.) Roxb.

功效：根，泻下逐水、消肿散结、解蛇虫毒。

功效来源：《广西壮族自治区壮药质量标准 第二卷》（2011年版）

注：《广西植物名录》有记载。

地构叶属 *Speranskia* Baill.

广东地构叶

Speranskia cantonensis (Hance) Pax et K. Hoffm.

凭证标本：灵川县普查队 450323130312022LY（IBK、GXMG）

功效：全草，祛风湿、通经络、破瘀止痛。

功效来源：《中华本草》

油桐属 *Vernicia* Lour.

油桐

Vernicia fordii (Hemsl.) Airy Shaw

凭证标本：灵川县普查队 450323130321001LY（IBK、GXMG、CMMI）

功效：全株、种子油，下气消积、利水化痰、驱虫。

功效来源：《中华本草》

木油桐

Vernicia montana Lour.

功效：根、叶、果实，杀虫止杨、拔毒生肌。

功效来源：《药用植物辞典》

注：《广西植物名录》有记载。

136a. 虎皮楠科 Daphniphyllaceae

虎皮楠属 *Daphniphyllum* Blume

牛耳枫

Daphniphyllum calycinum Benth.

凭证标本：灵川县普查队 450323130129035LY（IBK、GXMG、CMMI）

功效：全株，清热解毒、活血化瘀。

功效来源：《广西壮族自治区壮药质量标准 第一卷》（2008年版）

长序虎皮楠

Daphniphyllum longeracemosum K. Rosenthal

凭证标本：梁恒 100251（WUK）

功效：叶、果实，含虎皮楠生物碱。

功效来源：文献

交让木

Daphniphyllum macropodum Miq.

凭证标本：梁畴芬 30439（IBK）

功效：种子、叶，消肿拔毒、杀虫。

功效来源：《全国中草药汇编》

虎皮楠

Daphniphyllum oldhamii (Hemsl.) K. Rosenthal

凭证标本：灵川县普查队 450323130129044LY（IBK、GXMG、CMMI）

功效：根、叶，清热解毒、活血散瘀。

功效来源：《中华本草》

139. 鼠刺科 Escalloniaceae

鼠刺属 *Itea* L.

鼠刺

Itea chinensis Hook. et Arn.

凭证标本：灵川县普查队 450323130313008LY（IBK、GXMG、CMMI）

功效：根、叶，活血、消肿、止痛。

功效来源：《药用植物辞典》

厚叶鼠刺

Itea coriacea Y. C. Wu

凭证标本：灵川县普查队 450323130518025LY（IBK、GXMG、CMMI）

功效：叶，用于刀伤出血。

功效来源：《药用植物辞典》

腺鼠刺

Itea glutinosa Hand.-Mazz.

凭证标本：陈照宙 53829（KUN）

功效：根、花，续筋接骨、强壮滋补、润肺止咳。

功效来源：《药用植物辞典》

142. 绣球花科 Hydrangeaceae

常山属 *Dichroa* Lour.

常山

Dichroa febrifuga Lour.

凭证标本：灵川县普查队 450323130129049LY（IBK、GXMG、CMMI）

功效：根，涌吐痰涎、截疟。

功效来源：《中国药典》（2020年版）

罗蒙常山

Dichroa yaoshanensis Y. C. Wu

凭证标本：灵川县普查队 450323130129009LY（IBK、GXMG、CMMI）

功效：全株，用于喉痛、瘰疬。

功效来源：《广西中药资源名录》

绣球属 *Hydrangea* L.

马桑绣球

Hydrangea aspera D. Don

凭证标本：灵川县普查队 450323130702013LY（IBK、GXMG、CMMI）

功效：根，消食积、健脾利湿。树皮、枝，接筋骨、利湿截疟。

功效来源：《药用植物辞典》

中国绣球

Hydrangea chinensis Maxim.

凭证标本：灵川县普查队 450323130702027LY（IBK、GXMG、CMMI）

功效：根，利尿、截疟、祛瘀止痛、活血生新。

功效来源：《药用植物辞典》

临桂绣球

Hydrangea linkweiensis Chun

凭证标本：灵川县普查队 450323130322081LY（IBK、GXMG）

功效：根、叶，祛风、解热、止痛、止咳、接骨、截疟。

功效来源：《药用植物辞典》

圆锥绣球 土常山

Hydrangea paniculata Sieb.

凭证标本：灵川县普查队 450323130621008LY（IBK、CMMI）

功效：根，截疟退热、消积和中。

功效来源：《全国中草药汇编》

粗枝绣球

Hydrangea robusta Hook. f. et Thomson

凭证标本：灵川组 6-2113（GXMI）

功效：叶，清热抗疟。

功效来源：《药用植物辞典》

蜡莲绣球

Hydrangea strigosa Rehd.

凭证标本：陈照宙 53682（IBK）

功效：根，截疟、消食、清热解毒、祛痰散结。

功效来源：《中华本草》

冠盖藤属 *Pileostegia* Hook. f. et Thomson

星毛冠盖藤 青棉花藤

Pileostegia tomentella Hand.-Mazz.

凭证标本：灵川县普查队 450323130929041LY（IBK、GXMG、CMMI）

功效：根、藤、叶，祛风除湿、散瘀止痛、接骨。

功效来源：《全国中草药汇编》

冠盖藤

Pileostegia viburnoides Hook. f. et Thomson

凭证标本：梁畴芬 31775（IBK）

功效：根，祛风除湿、散瘀止痛、消肿解毒。

功效来源：《中华本草》

143. 蔷薇科 Rosaceae

龙芽草属 *Agrimonia* L.

小花龙芽草

Agrimonia nipponica Koidz. var. *occidentalis* Skalicky

凭证标本：谢福惠等 30-76（IBK）

功效：全草，用于咳血、吐血、血痢、感冒发热。

功效来源：《广西中药资源名录》

龙芽草 仙鹤草

Agrimonia pilosa Ledeb.

凭证标本：灵川县普查队 450323130807009LY（IBK、GXMG、CMMI）

功效：地上部分，收敛止血、杀虫。

功效来源：《中国药典》（2020年版）

桃属 *Amygdalus* L.

扁桃

Amygdalus communis L.

凭证标本：灵川县普查队 450323130312066LY（IBK、GXMG、CMMI）

功效：种子，润肺、止咳、化痰、下气。

功效来源：《药用植物辞典》

桃 桃仁

Amygdalus persica L.

凭证标本：陈立卿 94414（IBSC）

功效：花，泻下通便、利水消肿。

功效来源：《中国药典》（2020年版）

杏属 *Armeniaca* Mill

梅 乌梅

Armeniaca mume Sieb. et Zucc.

功效：花蕾，疏肝和中、化痰散结。

功效来源：《中国药典》（2020年版）

注：《广西植物名录》有记载。

樱属 *Cerasus* Mill.

钟花樱桃

Cerasus campanulata (Maxim.) Yü et Li

凭证标本：灵川县普查队 450323130129003LY（IBK、GXMG）

功效：种仁，治咳嗽、发热等。

功效来源：文献

华中樱桃

Cerasus conradinae (Koehne) Yü et Li

凭证标本：钟济新 808979（IBK）

功效：叶，杀虫止痒。种仁，透疹。

功效来源：《药用植物辞典》

樱桃

Cerasus pseudocerasus (Lindl.) G. Don

凭证标本：陈立卿 94415（IBSC）

功效：叶，温胃健脾、止血、解毒、平喘、杀虫。果实，益气、祛风湿、透疹。

功效来源：《药用植物辞典》

山樱花

Cerasus serrulata (Lindl.) G. Don ex London

凭证标本：梁畴芬 30263（IBSC）

功效：种子，解毒、利尿、透发麻疹。

功效来源：《药用植物辞典》

木瓜属 *Chaenomeles* Lindl.

毛叶木瓜 榠楂

Chaenomeles cathayensis (Hemsl.) Schneid.

凭证标本：葛家骐等 75392（GXMI）

功效：果实，和胃化湿、舒筋活络。

功效来源：《中华本草》

蛇莓属 *Duchesnea* J. E. Sm.

蛇莓

Duchesnea indica (Andr.) Focke

凭证标本：灵川县普查队 450323130312050LY（IBK、GXMG、CMMI）

功效：全草，清热解毒、散瘀消肿、凉血止血。

功效来源：《中华本草》

枇杷属 *Eriobotrya* Lindl.

大花枇杷

Eriobotrya cavaleriei (Lévl.) Rehder

凭证标本：吕清华 2175（IBK）

功效：花、叶、根皮，清肺、止咳、平喘、消肿止痛。

功效来源：《药用植物辞典》

枇杷 枇杷叶

Eriobotrya japonica (Thunb.) Lindl.

凭证标本：灵川县普查队 450323130313052LY（IBK、GXMG、CMMI）

功效：叶，清肺止咳、降逆止呕。

功效来源：《中国药典》（2020年版）

路边青属 *Geum* L.

柔毛路边青 蓝布正

Geum japonicum Thunb var. *chinense* F. Bolle

凭证标本：灵川县普查队 450323130808051LY（IBK、GXMG、CMMI）

功效：全草，益气健脾、补血养阴、润肺化痰。

功效来源：《中国药典》（2020年版）

桂樱属 *Lauro-cerasus* Torn. ex Duh.

腺叶桂樱

Laurocerasus phaeosticta (Hance) C. K. Schneid.

凭证标本：灵川县普查队 450323130129012LY（IBK、GXMG、CMMI）

功效：全株、种子，活血祛瘀、镇咳利尿、润燥滑肠。

功效来源：《药用植物辞典》

刺叶桂樱

Laurocerasus spinulosa (Sieb. et Zucc.) C. K. Schneid.

凭证标本：陈照宙 53796（IBK）

功效：果实、种子，祛风除湿、消肿止血。

功效来源：《药用植物辞典》

苹果属 *Malus* Mill.

垂丝海棠

Malus halliana Koehne

凭证标本：陈立卿 94380（IBK）

功效：花，调经活血、止血散瘀。

功效来源：《药用植物辞典》

台湾海棠 涩梨

Malus melliana (Hand.-Mazz.) Rehder

凭证标本：梁畴芬 30265（IBK）

功效：果实，消食导滞、理气健脾。

功效来源：《中华本草》

绣线梅属 *Neillia* D. Don

中华绣线梅

Neillia sinensis Oliv.

凭证标本：灵川县普查队 450323130406027LY（IBK、GXMG、CMMI）

功效：全株，祛风解表、和中止泻。

功效来源：《中华本草》

石楠属 *Photinia* Lindl.

中华石楠

Photinia beauverdiana C. K. Schneid.

凭证标本：陈立卿 94644（IBK）

功效：果，补肾强筋。根、叶，行气活血、祛风止痛。

功效来源：《中华本草》

光叶石楠

Photinia glabra (Thunb.) Maxim.

凭证标本：陈照宙 53778（IBK）

功效：果，杀虫、涩肠、解酒。叶，清热利尿、消肿止痛。

功效来源：《中华本草》

小叶石楠

Photinia parvifolia (E. Pritz.) C. K. Schneid.

凭证标本：灵川县普查队 450323130427015LY（IBK、GXMG）

功效：根，清热解毒、活血止痛。

功效来源：《中华本草》

桃叶石楠

Photinia prunifolia (Hook. et Arn.) Lindl.

凭证标本：灵川县普查队 450323130313060LY（IBK、GXMG）

功效：叶，祛风、通络、益肾。

功效来源：《药用植物辞典》

石楠

Photinia serrulata Lindl.

凭证标本：梁畴芬 31152（IBK）

功效：根、叶，祛风止痛。

功效来源：《全国中草药汇编》

毛叶石楠

Photinia villosa (Thunb.) DC.

凭证标本：梁畴芬 30242（IBSC）

功效：根、果，除湿热、止吐泻。

功效来源：《全国中草药汇编》

庐山石楠

Photinia villosa (Thunb.) DC. var. *sinica* Rehder et E. H. Wilson

凭证标本：灵川县普查队 450323130313028LY（IBK、GXMG、CMMI）

功效：叶，祛风通络、益肾。

功效来源：《药用植物辞典》

委陵菜属 *Potentilla* L.

三叶委陵菜

Potentilla freyniana Bornm.

凭证标本：灵川县普查队 450323130426029LY（IBK、GXMG、CMMI）

功效：根或全草，清热解毒、止痛止血。

功效来源：《全国中草药汇编》

蛇含委陵菜

Potentilla kleiniana Wight et Arn.

凭证标本：灵川县普查队 450323130322043LY（IBK、GXMG、CMMI）

功效：全草，清热定惊、截疟、止咳化痰、解毒活血。

功效来源：《中华本草》

李属 *Prunus* L.

李

Prunus salicina Lindl.

凭证标本：葛家骐等 75420（GXMI）

功效：根，清热解毒、利湿、止痛。种仁，活血祛瘀、滑肠、利水。

功效来源：《全国中草药汇编》

臀果木属 *Pygeum* Gaertn.

臀果木

Pygeum topengii Merr.

凭证标本：钟济新 808965（IBK）

功效：果实，抗病毒、抗肿瘤、镇痛、抗炎、抑菌。

功效来源：文献

火棘属 *Pyracantha* M. Roem.

全缘火棘

Pyracantha atalantioides (Hance) Stapf

凭证标本：灵川县普查队 450323130312037LY（IBK、GXMG）

功效：叶、果实，清热解毒、止血。

功效来源：《中华本草》

梨属 *Pyrus* L.

豆梨

Pyrus calleryana Dcne.

凭证标本：灵川县普查队 450323130313018LY（IBK、GXMG、CMMI）

功效：根皮、果，清热解毒、敛疮、健脾消食、涩肠止痢。

功效来源：《中华本草》

沙梨

Pyrus pyrifolia (Burm. f.) Nakai

凭证标本：灵川县普查队 450323130312061LY（IBK、GXMG、CMMI）

功效：果实，生津、润燥、清热、化痰。

功效来源：《广西壮族自治区壮药质量标准 第三卷》（2018年版）

麻梨

Pyrus serrulata Rehder

凭证标本：陈立卿 94516（IBSC）

功效：果实，生津、润燥止咳、收敛、化痰、消食积。

功效来源：《药用植物辞典》

石斑木属 *Rhaphiolepis* Lindl.

石斑木

Rhaphiolepis indica (L.) Lindl.

凭证标本：陈立卿 94485（IBK）

功效：根、叶，活血祛风、止痛、消肿解毒。

功效来源：《药用植物辞典》

蔷薇属 *Rosa* L.

月季花

Rosa chinensis Jacq.

凭证标本：灵川县普查队 450323130322042LY（IBK、GXMG、CMMI）

功效：花，活血调经、疏肝解郁。

功效来源：《中国药典》（2020年版）

小果蔷薇 金樱根

Rosa cymosa Tratt.

凭证标本：灵川县普查队 450323130427076LY（IBK、GXMG、CMMI）

功效：根、根状茎，清热解毒、利湿消肿、收敛止血、活血散瘀、固涩益肾。

功效来源：《广西壮族自治区瑶药材质量标准 第一卷》（2014年版）

软条七蔷薇

Rosa henryi Bouleng.

凭证标本：灵川县普查队 450323130313015LY（IBK、GXMG）

功效：根，祛风除湿、活血调经、化痰、止血。

功效来源：《药用植物辞典》

广东蔷薇

Rosa kwangtungensis Yü et Tsai

凭证标本：灵川县普查队 450323130427071LY（IBK）

功效：根，收敛、止泻。

功效来源：文献

金樱子

Rosa laevigata Michx.

凭证标本：灵川县普查队 450323121128009LY（IBK、GXMG、CMMI）

功效：果实，固精缩尿、固崩止带、涩肠止泻。

功效来源：《中国药典》（2020年版）

粉团蔷薇 金樱根

Rosa multiflora var. *cathayensis* Rehd. et Wils.

凭证标本：灵川县普查队 450323130210001LY（IBK、GXMG、CMMI）

功效：根、根状茎，清热解毒、利湿消肿、收敛止血、固涩益肾。

功效来源：《广西壮族自治区瑶药材质量标准 第一卷》（2014年版）

玫瑰 玫瑰花

Rosa rugosa Thunb.

功效：花蕾，行气解郁、和血、止痛。

功效来源：《中国药典》（2020年版）

注：民间常见栽培物种。

悬钩子属 *Rubus* L.

腺毛莓 红牛毛刺

Rubus adenophorus Rolfe

凭证标本：灵川县普查队 450323130620013LY（IBK、GXMG、CMMI）

功效：根、叶，和血调气、止痛、止痢。

功效来源：《全国中草药汇编》

粗叶悬钩子

Rubus alceifolius Poir.

凭证标本：灵川县普查队 450323130427083LY（IBK、GXMG、CMMI）

功效：根、叶，清热利湿、止血、散瘀。

功效来源：《中华本草》

甜茶
Rubus chingii Hu var. *suavissimus* (S. Lee) L. T. Lu
功效：叶，清热生津、补肾降压。
功效来源：《广西壮族自治区壮药质量标准 第二卷》（2011年版）
注：《广西植物名录》有记载。

小柱悬钩子
Rubus columellaris Tutcher
凭证标本：灵川县普查队 450323130426006LY（IBK、GXMG、CMMI）
功效：根，外用治跌打损伤。
功效来源：《药用植物辞典》

山莓
Rubus corchorifolius L. f.
凭证标本：灵川县普查队 450323130209002LY（IBK、GXMG）
功效：根、叶，活血、止血、祛风利湿。
功效来源：《全国中草药汇编》

高粱泡
Rubus lambertianus Ser.
凭证标本：灵川县普查队 450323121127011LY（IBK、GXMG、CMMI）
功效：叶，清热凉血、解毒疗疮。
功效来源：《中华本草》

茅莓
Rubus parvifolius L.
凭证标本：灵川县普查队 450323130328028LY（IBK、GXMG、CMMI）
功效：全株，清热解毒、散瘀止血、杀虫、疗疮。
功效来源：《广西壮族自治区壮药质量标准 第一卷》（2008年版）

深裂锈毛莓 七爪风
Rubus reflexus Ker var. *lanceolobus* Metc.
凭证标本：灵川县普查队 450323130426022LY（IBK、GXMG、CMMI）
功效：根，祛风除湿、活血通络。
功效来源：《广西壮族自治区瑶药材质量标准 第一卷》（2014年版）

空心泡 五月泡
Rubus rosifolius Sm.
凭证标本：灵川县普查队 450323130312068LY（IBK、GXMG、CMMI）
功效：根、嫩枝叶，清热解毒、止咳、收敛止血、接骨。
功效来源：《广西壮族自治区壮药质量标准 第三卷》（2018年版）

红腺悬钩子 牛奶莓
Rubus sumatranus Miq.
凭证标本：灵川县普查队 450323130619039LY（IBK、GXMG、CMMI）
功效：根，清热解毒、开胃、利水。
功效来源：《中华本草》

木莓
Rubus swinhoei Hance
凭证标本：灵川县普查队 450323130426064LY（IBK、GXMG、CMMI）
功效：根、叶，凉血止血、活血调经、收敛解毒、消食积、止泻痢。
功效来源：《药用植物辞典》

灰白毛莓
Rubus tephrodes Hance
功效：果实、种子，补肝肾、补气益精。叶，止血解毒。
功效来源：《药用植物辞典》
注：《广西植物名录》有记载。

无腺灰白毛莓
Rubus tephrodes Hance var. *ampliflorus* (Lévl. et Vaniot) Hand.-Mazz.
凭证标本：灵川县普查队 450323130807012LY（IBK、GXMG、CMMI）
功效：根，祛风除湿、活血调经、凉血止血。果实，补肝肾、补气益精。叶，止血解毒。
功效来源：《药用植物辞典》

地榆属 *Sanguisorba* L.
地榆
Sanguisorba officinalis L.
凭证标本：桂林医药公司 40916（IBK）
功效：根，凉血止血、解毒敛疮。
功效来源：《中国药典》（2020年版）

花楸属 *Sorbus* L.
美脉花楸
Sorbus caloneura (Stapf) Rehd.
凭证标本：灵川县普查队 450323130702010LY（IBK、GXMG、CMMI）
功效：果实、根，消积健胃、助消化、收敛止泻。枝叶，消炎、止血。
功效来源：《药用植物辞典》

石灰花楸
Sorbus folgneri (C. K. Schneid.) Rehder
凭证标本：梁畴芬 30606（IBK）
功效：果实、茎，祛风除湿、舒筋活络。
功效来源：《药用植物辞典》

绣线菊属 *Spiraea* L.

绣球绣线菊

Spiraea blumei G. Don

凭证标本：灵川县普查队 450323130620016LY（IBK、GXMG、CMMI）

功效：根、果实，调气、止痛、散瘀利湿。

功效来源：《全国中草药汇编》

麻叶绣线菊

Spiraea cantoniensis Lour.

凭证标本：灵川县普查队 450323130312043LY（IBK、GXMG、CMMI）

功效：枝叶，外用治疮疥。

功效来源：《广西中药资源名录》

中华绣线菊

Spiraea chinensis Maxim.

凭证标本：灵川县普查队 450323130427069LY（IBK、CMMI）

功效：根，利咽消肿、祛风止痛。

功效来源：《中华本草》

粉花绣线菊

Spiraea japonica L. f.

凭证标本：灵川县普查队 450323130518033LY（IBK、GXMG）

功效：叶，消肿解毒、去腐生肌。

功效来源：《全国中草药汇编》

野珠兰属 *Stephanandra* Sieb. et Zucc.

野珠兰

Stephanandra chinensis Hance

凭证标本：灵川县普查队 450323130406012LY（IBK、GXMG、CMMI）

功效：根，清热解毒、调经。

功效来源：《药用植物辞典》

红果树

Stranvaesia davidiana Dcne.

凭证标本：陈照宙等 53765（IBK）

功效：果实，清热除湿、化瘀止痛。

功效来源：《药用植物辞典》

146. 含羞草科 Mimosaceae

猴耳环属 *Abarema* Pittier

围涎树 尿桶弓

Abarema clypearia (Jack) Kosterm.

功效：枝叶，祛风消肿、凉血解毒、收敛生肌。

功效来源：《中华本草》

注：《广西植物名录》有记载。

亮叶猴耳环

Abarema lucida (Benth.) Kosterm.

功效：枝、叶，消肿、祛风湿、凉血、消炎生肌。

功效来源：《药用植物辞典》

注：《广西植物名录》有记载。

合欢属 *Albizia* Durazz.

楹树

Albizia chinensis (Osbeck) Merr.

功效：树皮，固涩止泻、收敛生肌。

功效来源：《药用植物辞典》

注：《广西植物名录》有记载。

天香藤

Albizia corniculata (Lour.) Druce

凭证标本：灵川县普查队 450323130930007LY（IBK、GXMG、CMMI）

功效：根、树皮，用于风湿骨痛、小便不利。

功效来源：《广西中药资源名录》

山槐

Albizia kalkora (Roxb.) Prain

凭证标本：灵川县普查队 450323140505027LY（IBK、GXMG、CMMI）

功效：根、树皮、花，舒筋活络、活血、消肿止痛、解郁安神。

功效来源：《药用植物辞典》

含羞草属 *Mimosa* L.

含羞草

Mimosa pudica L.

功效：全草，凉血解毒、清热利湿、镇静安神。

功效来源：《中华本草》

注：《广西植物名录》有记载。

147. 苏木科 Caesalpiniaceae

羊蹄甲属 *Bauhinia* L.

红花羊蹄甲

Bauhinia × *blakeana* Dunn

功效：枝叶，具有抑菌活性。

功效来源：文献

注：《广西植物名录》有记载。

龙须藤 九龙藤

Bauhinia championii (Benth.) Benth.

凭证标本：灵川县普查队 450323121127033LY（IBK、GXMG）

功效：藤茎，祛风除湿、活血止痛、健脾理气。

功效来源：《广西壮族自治区壮药质量标准 第一卷》（2008年版）

粉叶羊蹄甲

Bauhinia glauca (Wall. ex Benth.) Benth.

凭证标本：灵川县普查队 450323130517034LY（IBK）

功效：根，清热利湿、消肿止痛、收敛止血。

功效来源：《药用植物辞典》

云实属 *Caesalpinia* L.

华南云实

Caesalpinia crista L.

凭证标本：梁畴芬 30320（IBSC）

功效：叶，祛瘀止痛、清热解毒。种子，行气祛瘀、消肿止痛、泻火解毒。

功效来源：《药用植物辞典》

云实 云实根

Caesalpinia decapetala (Roth) Alston

凭证标本：灵川县普查队 450323130312039LY（IBK、GXMG、CMMI）

功效：根、茎，解表散寒、祛风除湿。

功效来源：《广西中药材标准 第一册》

喙荚云实 南蛇簕

Caesalpinia minax Hance

功效：茎，清热利湿、散瘀止痛。果实，泻火解毒、祛湿。

功效来源：《广西壮族自治区壮药质量标准 第二卷》（2011年版）

注：《广西植物名录》有记载。

鸡嘴簕

Caesalpinia sinensis (Hemsl.) Vidal

凭证标本：灵川县普查队 450323130522052LY（IBK、GXMG、CMMI）

功效：全株，清热解毒、消肿止痛、止痒。

功效来源：《药用植物辞典》

决明属 *Cassia* L.

短叶决明

Cassia leschenaultiana DC.

凭证标本：梁畴芬 30886（IBSC）

功效：种子，清热利湿、散瘀化积。根，清热解毒、平肝安神、消肿排脓。

功效来源：《药用植物辞典》

紫荆属 *Cercis* L.

紫荆 紫荆皮

Cercis chinensis Bunge

凭证标本：灵川县普查队 450323130322047LY（IBK、GXMG、CMMI）

功效：树皮，活血通经、消肿止痛、解毒。

功效来源：《全国中草药汇编》

山扁豆属 *Chamaecrista* Moench

含羞草决明

Chamaecrista mimosoides Standl.

凭证标本：灵川县普查队 450323130919014LY（IBK、GXMG、CMMI）

功效：全草，清热解毒、散瘀化积、利尿通便。种子，利尿、健胃。

功效来源：《药用植物辞典》

皂荚属 *Gleditsia* L.

皂荚 皂荚刺

Gleditsia sinensis Lam.

功效：棘刺、不育果实，消肿脱毒、排脓、杀虫。

功效来源：《中国药典》（2020年版）

注：《广西植物名录》有记载。

肥皂荚属 *Gymnocladus* Lam.

肥皂荚

Gymnocladus chinensis Baill.

凭证标本：灵川县普查队 450323130929009LY（IBK、GXMG、CMMI）

功效：果实、种子、树皮、根，祛风除湿、活血消肿。

功效来源：《全国中草药汇编》

老虎刺属 *Pterolobium* R. Br. ex Wight et Arn.

老虎刺

Pterolobium punctatum Hemsl.

凭证标本：曾怀德 27850（IBSC）

功效：根，消炎、解热、止痛。

功效来源：《全国中草药汇编》

山扁豆属 *Senna* Mill.

望江南 望江南子

Senna occidentalis (L.) Link

功效：种子，清肝明目、健胃、通便、解毒。

功效来源：《广西中药材标准 第一册》

注：《广西植物名录》有记载。

决明 决明子

Senna tora (L.) Roxb.

凭证标本：灵川县普查队 450323140923002LY（IBK、GXMG、CMMI）

功效：种子，清热明目、润肠通便。

功效来源：《中国药典》（2020年版）

148. 蝶形花科 Papilionaceae

合萌属 *Aeschynomene* L.

合萌 梗通草

Aeschynomene indica L.

凭证标本：梁畴芬 30919（IBK）

功效：根，清热利湿、消积、解毒。叶，解毒、消肿、止血。

功效来源：《中华本草》

土圞儿属 *Apios* Fabr.

土圞儿

Apios fortunei Maxim.

凭证标本：灵川县普查队 450323130620008LY（IBK、GXMG、CMMI）

功效：块根、叶、种子，消肿解毒、祛痰止咳。

功效来源：《药用植物辞典》

落花生属 *Arachis* L.

落花生 花生衣

Arachis hypogaea L.

凭证标本：灵川县普查队 450323130620033LY（IBK、GXMG）

功效：种皮，止血、散瘀、消肿。

功效来源：《全国中草药汇编》

黄芪属 *Astragalus* L.

紫云英 红花菜

Astragalus sinicus L.

凭证标本：陈立卿 94335（IBSC）

功效：全草，清热解毒、祛风明目、凉血止血。

功效来源：《中华本草》

藤槐属 *Bowringia* Champ. ex Benth.

藤槐

Bowringia callicarpa Champ. ex Benth.

功效：根、叶，清热凉血。

功效来源：《中华本草》

注：《广西植物名录》有记载。

木豆属 *Cajanus* Adans.

木豆

Cajanus cajan (L.) Millsp.

凭证标本：梁恒 100295（IBK）

功效：根，利湿消肿、散瘀止痛。

功效来源：《全国中草药汇编》

鸡血藤属 *Callerya* Endl.

灰毛崖豆藤

Callerya cinerea (Benth.) Schot

凭证标本：灵川县普查队 450323130517054LY（IBK、GXMG、CMMI）

功效：茎，用于风湿痹痛、跌打后的关节不利。

功效来源：《广西中药资源名录》

喙果崖豆藤

Callerya tsui（F.P. Metcalf）Z. Wei et Pedley

凭证标本：灵川县普查队 450323130313045LY（IBK、GXMG、CMMI）

功效：根、藤茎，行血、补气、祛风。茎，补血、祛风湿、调经。

功效来源：《药用植物辞典》

香花鸡血藤 鸡血藤

Callerya dielsiana (Harms) P. K. Loc ex Z. Wei et Pedley

凭证标本：林盛秋等 00194（IBK）

功效：藤茎，活血补血、调经止痛、舒筋活络。

功效来源：《中国药典》（2020年版）

亮叶崖豆藤

Callerya nitida (Benth.) R. Geesink

凭证标本：灵川县普查队 450323130620045LY（IBK、GXMG、CMMI）

功效：根、藤茎，活血补血、通经络、解热解毒、止痢。

功效来源：《药用植物辞典》

网脉崖豆藤 鸡血藤

Callerya reticulata (Benth.) Schot

凭证标本：灵川县普查队 450323130522046LY（IBK、GXMG）

功效：藤茎，补血、活血、通络。

功效来源：《中国药典》（2020年版）

美丽崖豆藤 牛大力

Callerya speciosa (Champ. ex Benth.) Schot

功效：根，补虚润肺、强筋活络。

功效来源：《广西壮族自治区壮药质量标准 第一卷》（2008年版）

注：栽培。

杭子梢属 *Campylotropis* Bunge

杭子梢 壮筋草

Campylotropis macrocarpa (Bunge) Rehd.

凭证标本：灵川县普查队 450323130427073LY（IBK、GXMG、CMMI）

功效：根、枝叶，疏风解表、治血通络。

功效来源：《中华本草》

刀豆属 *Canavalia* Adans.

直生刀豆

Canavalia ensiformis (L.) DC.

功效：种子，温中、下气、止呃、补肾。豆荚，益肾、温中、除湿。

功效来源：《中国药典》（2020年版）

注：民间常见栽培物种。

蝙蝠草属 *Christia* Moench

铺地蝙蝠草 半边钱

Christia obcordata (Poir.) Bakh. f.
功效：全株，利水通淋、散瘀止血、清热解毒。
功效来源：《中华本草》
注：《广西植物名录》有记载。

香槐属 *Cladrastis* Raf.
翅荚香槐 香槐
Cladrastis platycarpa (Maxim.) Makino
凭证标本：梁畴芬 30326（IBSC）
功效：根、果实，祛风止痛。
功效来源：《中华本草》

舞草属 *Codariocalyx* Hassk.
小叶三点金
Codariocalyx microphyllus (Thunb.) H. Ohashi
功效：根，清热利湿、止血、通络。
功效来源：《药用植物辞典》
注：《广西植物名录》有记载。

猪屎豆属 *Crotalaria* L.
响铃豆
Crotalaria albida Heyne ex Roth
凭证标本：灵川县普查队 450323130930012LY（IBK、GXMG、CMMI）
功效：根、全草，清热解毒、止咳平喘。
功效来源：《全国中草药汇编》

假地蓝 响铃草
Crotalaria ferruginea Benth.
凭证标本：邓先福 11454（IBK）
功效：全草，敛肺气、补脾肾、利小便、消肿毒。
功效来源：《中药大辞典》

野百合 农吉利
Crotalaria sessiliflora L.
凭证标本：梁畴芬 30848（IBSC）
功效：全草，清热、利湿、解毒。
功效来源：《中药大辞典》

黄檀属 *Dalbergia* L. f.
南岭黄檀
Dalbergia balansae Prain
凭证标本：灵川县普查队 450323130522030LY（IBK、GXMG）
功效：茎，行气止痛、解毒消肿。
功效来源：《中华本草》

大金刚藤
Dalbergia dyeriana Prain ex Harms
凭证标本：梁畴芬 30466（IBSC）
功效：根，理气散寒、活络止痛。

功效来源：《药用植物辞典》

藤黄檀
Dalbergia hancei Benth.
凭证标本：灵川县普查队 450323130328004LY（IBK、GXMG、CMMI）
功效：根，理气止痛、舒筋活络、强壮筋骨。
功效来源：《广西壮族自治区壮药质量标准 第二卷》（2011年版）

黄檀 檀根
Dalbergia hupeana Hance
凭证标本：灵川县普查队 450323130620031LY（IBK、GXMG、CMMI）
功效：根、根皮，清热解毒、止血消肿。
功效来源：《中华本草》

滇黔黄檀
Dalbergia yunnanensis Franch.
凭证标本：梁畴芬 30361（IBSC）
功效：根，理气发表、散寒、消积除胀、止血。
功效来源：《药用植物辞典》

鱼藤属 *Derris* Lour.
中南鱼藤 毒鱼藤
Derris fordii Oliv.
凭证标本：灵川县普查队 450323130523029LY（IBK、GXMG、CMMI）
功效：茎、叶，解毒杀虫。
功效来源：《中华本草》

亮叶中南鱼藤
Derris fordii Oliv. var. *lucida* F. C. How
凭证标本：灵川县普查队 450323130522048LY（IBK、GXMG、CMMI）
功效：果实，凉血、补血。
功效来源：《药用植物辞典》

山蚂蝗属 *Desmodium* Desv.
假地豆 山花生
Desmodium heterocarpon (L.) DC.
凭证标本：灵川县普查队 450323130927070LY（IBK、GXMG）
功效：全草，清热解毒、消肿止痛。
功效来源：《全国中草药汇编》

大叶拿身草
Desmodium laxiflorum DC.
凭证标本：灵川县普查队 450323130621019LY（IBK、GXMG、CMMI）
功效：全草，活血、平肝、清热、利湿、解毒。
功效来源：《中华本草》

饿蚂蝗

Desmodium multiflorum DC.

凭证标本：梁畴芬 31621（IBK）

功效：全株，活血止痛、解毒消肿。

功效来源：《中华本草》

长波叶山蚂蝗

Desmodium sequax Wall.

凭证标本：灵川县普查队 450323121127007LY（IBK、GXMG）

功效：根，润肺止咳、平喘、补虚、驱虫。全草，健脾补气。

功效来源：《药用植物辞典》

鸡头薯属 *Eriosema* (DC.) G. Don

鸡头薯 猪仔笠

Eriosema chinense Vogel

功效：块根，清肺化痰、生津止渴、消肿。

功效来源：《中华本草》

注：《广西植物名录》有记载。

千斤拔

Flemingia prostrata Roxb. f. ex Roxb.

凭证标本：桂林医药公司 40910（IBK）

功效：根，祛风湿、强腰膝。

功效来源：《广西壮族自治区壮药质量标准 第一卷》（2008年版）

大豆属 *Glycine* Willd.

大豆 淡豆豉

Glycine Max (L.) Merr.

凭证标本：曾怀德 27839（IBSC）

功效：种子，解表、除烦、宣发郁热。

功效来源：《中国药典》（2020年版）

野大豆

Glycine soja Sieb. et Zucc.

凭证标本：灵川县普查队 450323140916009LY（IBK、GXMG）

功效：种子，益肾、止汗。

功效来源：《全国中草药汇编》

长柄山蚂蝗属 *Hylodesmum* H. Ohashi et R. R. Mill

长柄山蚂蝗

Hylodesmum podocarpum (DC.) H. Ohashi et R. R. Mill

凭证标本：梁畴芬 30997（IBK）

功效：全草，发表散寒、止血、破瘀消肿、健脾化湿。

功效来源：《药用植物辞典》

宽卵叶长柄山蚂蝗

Hylodesmum podocarpum (DC.) H. Ohashi et R. R. Mill subsp. *fallax* (Schindl.) H. Ohashi et R. R. Mill

凭证标本：灵川县普查队 450323130929019LY（IBK、GXMG、CMMI）

功效：全草，清热解表、祛风活血、止痢。

功效来源：《药用植物辞典》

尖叶长柄山蚂蟥

Hylodesmum podocarpum (DC.) H. Ohashi et R. R. Mill subsp. *oxyphyllm* (DC.) H. Ohashi et R. R. Mill

凭证标本：灵川县普查队 450323130929034LY（IBK）

功效：全株，用于疟疾。

功效来源：《广西中药资源名录》

木蓝属 *Indigofera* L.

庭藤 铜罗伞

Indigofera decora Lindl.

凭证标本：灵川县普查队 450323130427056LY（IBK、GXMG、CMMI）

功效：根、全草，续筋接骨、散瘀止痛。

功效来源：《中华本草》

黑叶木蓝

Indigofera nigrescens Kurz ex King et Prain

凭证标本：梁畴芬 30888（IBK）

功效：全株，用于痢疾。

功效来源：《广西中药资源名录》

马棘

Indigofera pseudotinctoria Matsum.

凭证标本：灵川县普查队 450323130313034LY（IBK、GXMG、CMMI）

功效：根、全株，清热解毒、消肿散结。

功效来源：《全国中草药汇编》

三叶木蓝

Indigofera trifoliata L.

凭证标本：邓先福 10359（IBK）

功效：全株，清热消肿。

功效来源：《中药大辞典》

鸡眼草属 *Kummerowia* Schindl.

鸡眼草

Kummerowia striata (Thunb.) Schindl.

凭证标本：梁畴芬 30921（IBSC）

功效：全草，清热解毒、健脾利湿、活血止血。

功效来源：《中华本草》

扁豆属 *Lablab* Adans.

扁豆 白扁豆

Lablab purpureus (L.) Sweet

功效：种子，健脾化湿、和中消暑。

功效来源：《中国药典》（2020年版）

注：《广西植物名录》有记载。

胡枝子属 *Lespedeza* Michx.

中华胡枝子 细叶马料梢

Lespedeza chinensis G. Don

凭证标本：灵川县普查队 450323130619058LY（IBK、GXMG、CMMI）

功效：根、全株，清热解毒、宣肺平喘、截疟、祛风除湿。

功效来源：《中华本草》

截叶铁扫帚 铁扫帚

Lespedeza cuneata (Dum.-Cours.) G. Don

凭证标本：灵川县普查队 450323130807002LY（IBK、GXMG）

功效：地上部分，补肝肾、益肺阴、散瘀消肿。

功效来源：《广西壮族自治区壮药质量标准 第一卷》（2008年版）

大叶胡枝子

Lespedeza davidii Franch.

凭证标本：灵川县普查队 450323140916008LY（IBK、GXMG、CMMI）

功效：根、叶，宣开毛窍、通经活络。

功效来源：《全国中草药汇编》

细梗胡枝子 掐不齐

Lespedeza virgata (Thunb.) DC.

凭证标本：梁畴芬 30910（IBSC）

功效：全草，清暑利尿、截疟。

功效来源：《中华本草》

苜蓿属 *Medicago* L.

天蓝苜蓿

Medicago lupulina L.

凭证标本：灵川县普查队 450323140506024LY（IBK、GXMG、CMMI）

功效：全草，清热利湿、凉血止血、舒筋活络。

功效来源：《全国中草药汇编》

崖豆藤属 *Millettia* Wight et Arn.

厚果崖豆藤 苦檀子

Millettia pachycarpa Benth.

凭证标本：灵川县普查队 450323130517016LY（IBK、GXMG、CMMI）

功效：根、叶及种子，散瘀消肿。

功效来源：《全国中草药汇编》

油麻藤属 *Mucuna* Adans.

褶皮黧豆

Mucuna lamellata Wilmot-Dear

凭证标本：曾怀德 27834（IBSC）

功效：根，清热、活血散瘀、消肿止痛。

功效来源：《药用植物辞典》

大果油麻藤 鸭仔风

Mucuna macrocarpa Wall.

凭证标本：灵川县普查队 450323130312103LY（IBK、GXMG、CMMI）

功效：茎，强筋壮骨、调经补血。

功效来源：《广西壮族自治区瑶药材质量标准 第一卷》（2014年版）

小槐花属 *Ohwia* H. Ohashi

小槐花

Ohwia caudata (Thunb.) Ohashi

凭证标本：灵川县普查队 450323130808045LY（IBK、GXMG）

功效：根、全株，清热解毒、祛风利湿。

功效来源：《广西壮族自治区壮药质量标准 第一卷》（2008年版）

红豆属 *Ormosia* Jacks.

花榈木

Ormosia henryi Prain

凭证标本：灵川县普查队 450323140916016LY（IBK、GXMG、CMMI）

功效：茎、叶，活血化瘀、祛风消肿。

功效来源：《全国中草药汇编》

木荚红豆

Ormosia xylocarpa Chun ex Chen

凭证标本：灵川组 6–2150（GXMI）

功效：种子，理气、通经。根，清热解毒、镇虚气痛。

功效来源：《药用植物辞典》

排钱树属 *Phyllodium* Desv.

毛排钱树

Phyllodium elegans (Lour.) Desv.

功效：全草，清热利湿、散瘀消肿、活血。

功效来源：《药用植物辞典》

注：《广西植物名录》有记载。

排钱树

Phyllodium pulchellum (L.) Desv.

功效：根、地上部分，清热利水。

功效来源：《广西壮族自治区壮药质量标准 第一卷》（2008年版）

注：《广西植物名录》有记载。

豌豆属 *Pisum* L.

豌豆

Pisum sativum L.

功效：种子，和中下气、解疮毒。花、叶，清热除湿、清凉解暑、消肿散结。

功效来源：《药用植物辞典》

注：《广西植物名录》有记载。

葛属 *Pueraria* DC.

粉葛 葛根

Pueraria montana (Lour.) Merr. var. *thomsonii* (Benth.) Wiersema ex D. B. Ward

凭证标本：桂林医药公司 40933（IBK）

功效：根，解肌退热、生津止渴、透疹、通经活络、解酒毒。

功效来源：《中国药典》（2020年版）

葛 葛根

Pueraria montana (Loureiro) Merrill

凭证标本：灵川县普查队 450323121127043LY（IBK）

功效：根，解肌退热、生津止渴、透疹、通经活络、解酒毒。

功效来源：《中国药典》（2020年版）

鹿藿属 *Rhynchosia* Lour.

鹿藿

Rhynchosia volubilis Lour.

凭证标本：灵川县普查队 450323130322055LY（IBK、GXMG）

功效：根、茎叶，活血止痛、解毒、消积。

功效来源：《中华本草》

田菁属 *Sesbania* Scop.

田菁

Sesbania cannabina (Retz.) Poir.

功效：叶、种子，消炎、止痛。

功效来源：《全国中草药汇编》

注：《广西植物名录》有记载。

苦参属 *Sophora* L.

槐 槐花

Sophora japonica L.

功效：花及花蕾、成熟果实（槐角）：凉血止血、清肝泻火。

功效来源：《中国药典》（2020年版）

注：栽培。

葫芦茶属 *Tadehagi* H. Ohashi

葫芦茶

Tadehagi triquetrum (L.) Ohashi

功效：根、枝叶，清热止咳、拔毒散结。

功效来源：《广西壮族自治区壮药质量标准 第一卷》（2008年版）

注：《广西植物名录》有记载。

车轴草属 *Trifolium* L.

白车轴草

Trifolium repens L.

功效：全草，清热、凉血、宁心。

功效来源：《全国中草药汇编》

注：民间常见栽培物种。

狸尾豆属 *Uraria* Desv.

狸尾豆 狸尾草

Uraria lagopodioides (L.) Desv. ex DC.

功效：全草，清热解毒、散结消肿。

功效来源：《全国中草药汇编》

注：《广西植物名录》有记载。

野豌豆属 *Vicia* L.

蚕豆

Vicia faba L.

功效：花，凉血止血、止带、降压。种子，健脾利湿。

功效来源：《全国中草药汇编》

注：《广西植物名录》有记载。

小巢菜 小巢菜、漂摇豆

Vicia hirsuta (L.) Gray

凭证标本：灵川县普查队 450323130312077LY（IBK、GXMG、CMMI）

功效：全草，清热利湿、调经止血。种子，活血、明目。

功效来源：《中华本草》

救荒野豌豆 野豌豆

Vicia sativa L.

凭证标本：灵川县普查队 450323130427053LY（IBK、GXMG、CMMI）

功效：全草，补肾调经、祛痰止咳。

功效来源：《全国中草药汇编》

豇豆属 *Vigna* Savi

赤豆 赤小豆

Vigna angularis (Willd.) Ohwi et H. Ohashi

功效：种子，利水消肿、解毒排脓。

功效来源：《中国药典》（2020年版）

注：《广西植物名录》有记载。

贼小豆

Vigna minima (Roxb.) Ohwi et H. Ohashi

凭证标本：灵川县普查队 450323130929033LY（IBK、GXMG、CMMI）

功效：种子，清热、利尿、消肿、行气、止痛。

功效来源：《药用植物辞典》

绿豆

Vigna radiata (L.) R. Wilczek

功效：种皮，清暑止渴、利尿解毒、退目翳。种子，清热解毒、利水消暑。

功效来源：《中华本草》

注：《广西植物名录》有记载。

豇豆

Vigna unguiculata (L.) Walp.

功效：种子、全株，健脾利湿、清热解毒、止血。

功效来源：《全国中草药汇编》

注：民间常见栽培物种。

野豇豆

Vigna vexillata (L.) Rich.

凭证标本：灵川县普查队 450323130919017LY（IBK、GXMG、CMMI）

功效：根，清热解毒、消肿止痛、利咽。

功效来源：《药用植物辞典》

紫藤属 *Wisteria* Nutt.

紫藤

Wisteria sinensis (Sims) Sweet

功效：茎皮、花、种子，止痛、杀虫。

功效来源：《全国中草药汇编》

注：《广西植物名录》有记载。

150. 旌节花科 Stachyuraceae

旌节花属 *Stachyurus* Sieb. et Zucc.

中国旌节花 小通草

Stachyurus chinensis Franch.

凭证标本：灵川县普查队 450323130426046LY（IBK、GXMG）

功效：茎髓，清热、利尿、下乳。

功效来源：《中国药典》（2020年版）

西域旌节花 小通草

Stachyurus himalaicus Hook. f. et Thomson ex Benth.

凭证标本：钟济新 808984（IBK）

功效：茎髓，清热、利尿、下乳。

功效来源：《中国药典》（2020年版）

151. 金缕梅科 Hamamelidaceae

蕈树属 *Altingia* Noronha

蕈树 半边风

Altingia chinensis (Champ.) Oliv. ex Hance

功效：根，祛风湿、通经络。

功效来源：《中华本草》

注：《广西植物名录》有记载。

蜡瓣花属 *Corylopsis* Sieb. et Zucc.

瑞木

Corylopsis multiflora Hance

凭证标本：灵川县普查队 450323121127062LY（IBK、GXMG）

功效：根皮、叶，用于恶性发热、呕逆、心悸不安、烦乱昏迷。

功效来源：《药用植物辞典》

蜡瓣花 蜡瓣花根

Corylopsis sinensis Hemsl.

凭证标本：陈立卿 94651（IBSC）

功效：根或根皮，疏风和胃、宁心安神。

功效来源：《中华本草》

蚊母树属 *Distylium* Sieb. et Zucc.

杨梅叶蚊母树

Distylium myricoides Hemsl.

凭证标本：灵川县普查队 450323130427034LY（IBK、GXMG、CMMI）

功效：根，通络、消肿。

功效来源：《药用植物辞典》

马蹄荷属 *Exbucklandia* R.W. Brown

马蹄荷

Exbucklandia populnea (R. Br.) R. W. Br.

凭证标本：林盛秋等 00193（IBK）

功效：茎枝，祛风活络、止痛。

功效来源：《中华本草》

大果马蹄荷

Exbucklandia tonkinensis (Lecomte) Steenis

凭证标本：梁畴芬 30423（IBK）

功效：树皮、根，祛风湿、活血舒筋、止痛。

功效来源：《药用植物辞典》

金缕梅属 *Hamamelis* L.

金缕梅

Hamamelis mollis Oliv.

凭证标本：梁畴芬 30307（IBK）

功效：根，益气。

功效来源：《中华本草》

枫香树属 *Liquidambar* L.

缺萼枫香

Liquidambar acalycina Chang

凭证标本：梁畴芬 30506（IBK）

功效：果实、祛风除湿、活血通络、利水通经。
功效来源：文献

枫香树 枫香脂
Liquidambar formosana Hance
凭证标本：钟济新 808985（IBK）
功效：树脂，活血止痛、解毒生肌、凉血止血。
功效来源：《中国药典》（2020年版）

檵木属 *Loropetalum* R. Br.
檵木 檵花
Loropetalum chinense (R. Br.) Oliv.
凭证标本：灵川县普查队 450323130312024LY（IBK、GXMG、CMMI）
功效：花，清热、止血。
功效来源：《中药大辞典》

红花檵木
Loropetalum chinense (R. Br.) Oliv. var. *rubrum* Yieh
凭证标本：灵川县普查队 450323130216007LY（IBK、GXMG、CMMI）
功效：花，清热止血。根，活血止血、健脾化湿、通经活络。
功效来源：《药用植物辞典》

半枫荷属 *Semiliquidambar* H. T. Chang
半枫荷 半荷风
Semiliquidambar cathayensis H. T. Chang
凭证标本：灵川县普查队 450323130930040LY（IBK、GXMG、CMMI）
功效：地上部分，祛风止痛、通络止痛。
功效来源：《广西壮族自治区瑶药材质量标准 第一卷》（2014年版）

152. 杜仲科 Eucommiaceae
杜仲属 *Eucommia* Oliv.
杜仲
Eucommia ulmoides Oliv.
功效：树皮、叶，补肝肾、强筋骨、安胎。
功效来源：《中国药典》（2020年版）
注：栽培。

154. 黄杨科 Buxaceae
板凳果属 *Pachysandra* Michx.
板凳果 金丝矮陀陀
Pachysandra axillaris Franch.
凭证标本：灵川县普查队 450323130209005LY（IBK、GXMG、CMMI）
功效：全株，疏风除湿、舒筋活络。
功效来源：《全国中草药汇编》

野扇花属 *Sarcococca* Lindl.
野扇花
Sarcococca ruscifolia Stapf
凭证标本：灵川县普查队 450323130618038LY（IBK、GXMG、CMMI）
功效：根、果实，祛风通络、活血止痛。
功效来源：《中药大辞典》

156. 杨柳科 Salicaceae
杨属 *Populus* L.
响叶杨
Populus adenopoda Maxim.
凭证标本：苏宗明等 s.n.（IBK）
功效：根、叶、茎，散瘀活血、止痛。
功效来源：《全国中草药汇编》

柳属 *Salix* L.
垂柳 柳枝
Salix babylonica L.
凭证标本：灵川县普查队 450323130321002LY（IBK、GXMG、CMMI）
功效：枝条，祛风、利湿、止痛、消肿。
功效来源：《广西中药材标准 第一册》

159. 杨梅科 Myricaceae
杨梅属 *Myrica* L.
杨梅
Myrica rubra (Lour.) Sieb. et Zucc.
凭证标本：灵川县普查队 450323130619050LY（IBK、GXMG、CMMI）
功效：果，生津解烦、和中消食、解酒、止血。
功效来源：《中华本草》

161. 桦木科 Betulaceae
桦木属 *Betula* L.
西桦
Betula alnoides Buch.-Ham. ex D. Don
凭证标本：梁畴芬 30891（IBK）
功效：叶，解毒、敛口。
功效来源：《全国中草药汇编》

华南桦
Betula austrosinensis Chun ex P. C. Li
凭证标本：灵川县普查队 450323130521033LY（IBK、GXMG、CMMI）
功效：树皮，利水通淋、清热解毒。
功效来源：《中华本草》

亮叶桦
Betula luminifera H. Winkl.

凭证标本：陈立卿 94413（IBK）

功效：叶，清热利尿。

功效来源：《全国中草药汇编》

糙皮桦

Betula utilis D. Don

凭证标本：梁恒 100231（WUK）

功效：树皮，清热利湿、抗菌、驱虫。

功效来源：《药用植物辞典》

鹅耳枥属 *Carpinus* L.

雷公鹅耳枥

Carpinus viminea Wall.

凭证标本：灵川县普查队 450323130618019LY（IBK、GXMG、CMMI）

功效：种子含油，可制皂及作滑润油。

功效来源：《药用植物辞典》

163. 壳斗科 Fagaceae

栗属 *Castanea* Mill.

锥栗

Castanea henryi (Skan) Rehder et E. H. Wilson

凭证标本：梁恒 100267（IBSC）

功效：叶、种仁，补脾、健胃、补肾强腰、活血止血、收敛。

功效来源：《药用植物辞典》

栗

Castanea mollissima Bl.

凭证标本：灵川县普查队 450323140505029LY（IBK、GXMG、CMMI）

功效：果实，滋阴补肾。花序，止泻。

功效来源：《全国中草药汇编》

茅栗

Castanea seguinii Dode

凭证标本：灵川县普查队 450323130427005LY（IBK、GXMG、CMMI）

功效：叶，消食健胃。根，清热解毒、消食。种仁，安神。

功效来源：《中华本草》

锥属 *Castanopsis* (D. Don) Spach

锥 锥栗

Castanopsis chinensis (Spreng.) Hance

功效：壳斗、叶、种子，健胃补肾、除湿热。

功效来源：《全国中草药汇编》

注：《广西植物名录》有记载。

甜槠

Castanopsis eyrei (Champ. ex Benth.) Tutcher

凭证标本：陈照宙 53705（IBK）

功效：根皮，止泻。种仁，健胃燥湿、催眠。

功效来源：《药用植物辞典》

罗浮锥

Castanopsis fabri Hance

凭证标本：灵川县普查队 450323130928001LY（IBK、GXMG、CMMI）

功效：种仁，滋养强壮、健胃、消食。

功效来源：《药用植物辞典》

栲

Castanopsis fargesii Franch.

凭证标本：灵川县普查队 450323130929003LY（IBK、GXMG、CMMI）

功效：总苞，清热、消炎、消肿止痛、止泻。

功效来源：《药用植物辞典》

黧蒴锥

Castanopsis fissa (Champ. ex Benth.) Rehd. et E. H. Wilson

凭证标本：灵川县普查队 450323130322035LY（IBK、GXMG、CMMI）

功效：叶，外用治跌打损伤、疮疖。果实，用于咽喉肿痛。

功效来源：《药用植物辞典》

红锥

Castanopsis hystrix J. D. Hooker et Thomson ex A. DC.

凭证标本：灵川县普查队 450323130927054LY（IBK、GXMG、CMMI）

功效：种仁，用于痢疾。

功效来源：《药用植物辞典》

钩锥 钩栗

Castanopsis tibetana Hance

凭证标本：曹明 7090701（IBK）

功效：果实，厚肠、止痢。

功效来源：《中华本草》

青冈属 *Cyclobalanopsis* Oersted

青冈 槠子

Cyclobalanopsis glauca (Thunb.) Oerst.

凭证标本：灵川县普查队 450323130618058LY（IBK、GXMG、CMMI）

功效：种仁，涩肠止泻、生津止渴。

功效来源：《中华本草》

小叶青冈

Cyclobalanopsis myrsinifolia (Blume) Oerst.

凭证标本：梁畴芬 30508（IBSC）

功效：种仁，止泻痢、消食、健行。树皮、叶，止血、敛疮。

功效来源：《药用植物辞典》

水青冈属 *Fagus* L.

水青冈

Fagus longipetiolata Seem.

凭证标本：梁畴芬 30233（IBK）

功效：壳斗，健胃、消食、理气。

功效来源：《药用植物辞典》

柯属 *Lithocarpus* Blume

厚斗柯

Lithocarpus elizabethae (Tutcher) Rehder

凭证标本：陈照宙等 53738（IBK）

功效：树皮，收敛、止泻。

功效来源：《药用植物辞典》

柯

Lithocarpus glaber (Thunb.) Nakai

凭证标本：灵川县普查队 450323140505025LY（IBK、GXMG、CMMI）

功效：树皮，行气、利水。

功效来源：《中华本草》

木姜叶柯

Lithocarpus litseifolius (Hance) Chun

凭证标本：曹小燕等 CL0205（IBK）

功效：茎，祛风除湿、止痛。叶，清热解毒、利湿。

功效来源：《药用植物辞典》

栎属 *Quercus* L.

麻栎

Quercus acutissima Carruth.

凭证标本：灵川县普查队 450323130618011LY（IBK、GXMG、CMMI）

功效：树皮、叶，收敛、止痢。果，解毒消肿。

功效来源：《全国中草药汇编》

白栎

Quercus fabri Hance

凭证标本：灵川县普查队 450323130313006LY（IBK、GXMG）

功效：带虫瘿的果实，理气消积、明目解毒。

功效来源：《中华本草》

乌冈栎

Quercus phillyraeoides A. Gray

凭证标本：梁畴芬 30488（IBK）

功效：果实的虫瘿，健脾消积、理气、清火、明目。

功效来源：《药用植物辞典》

栓皮栎

Quercus variabilis Blume

凭证标本：梁畴芬 31118（IBK）

功效：果实，健胃、收敛、止血痢。

功效来源：《药用植物辞典》

165. 榆科 Ulmaceae

朴属 *Celtis* L.

紫弹树

Celtis biondii Pamp.

凭证标本：灵川县普查队 450323130312013LY（IBK、GXMG）

功效：全株，清热解毒、祛痰、利小便。

功效来源：《全国中草药汇编》

朴树

Celtis sinensis Pers.

凭证标本：陈立卿 94396（IBK）

功效：树皮、根皮，调经。

功效来源：《药用植物辞典》

青檀属 *Pteroceltis* Maxim.

青檀

Pteroceltis tatarinowii Maxim.

凭证标本：灵川县普查队 450323130519037LY（IBK、GXMG、CMMI）

功效：茎、叶，祛风、止血、止痛。

功效来源：《药用植物辞典》

山黄麻属 *Trema* Lour.

光叶山黄麻

Trema cannabina Lour.

凭证标本：灵川县普查队 450323121128015LY（IBK、GXMG）

功效：全株，利水、解毒、活血祛瘀。

功效来源：《中华本草》

银毛叶山黄麻

Trema nitida C. J. Chen

凭证标本：灵川县普查队 450323130216002LY（IBK、GXMG）

功效：叶，外用治外伤出血。

功效来源：《广西中药资源名录》

山黄麻

Trema orientalis (L.) Bl.

功效：根、叶，散瘀、消肿、止血。

功效来源：《广西壮族自治区壮药质量标准 第三卷》（2018年版）

注：《广西植物名录》有记载。

榆属 *Ulmus* L.

多脉榆

Ulmus castaneifolia Hemsl.

凭证标本：陈立卿 94394（IBSC）

功效：叶，用于刀伤、喘咳、痈疽。

功效来源：《药用植物辞典》

榔榆 榔榆叶

Ulmus parvifolia Jacq.

凭证标本：灵川县普查队 450323141028002LY（IBK、GXMG、CMMI）

功效：叶，清热解毒、消肿止痛。

功效来源：《中华本草》

榉树属 *Zelkova* Spach

大叶榉树

Zelkova schneideriana Hand.-Mazz.

凭证标本：梁畴芬 31115（IBK）

功效：树皮，清热、利水。

功效来源：《药用植物辞典》

167. 桑科 Moraceae

波罗蜜属 *Artocarpus* J. R. Forst. et G. Forst.

白桂木 将军树

Artocarpus hypargyreus Hance

凭证标本：韦发南 2215（IBK）

功效：根，祛风利湿、止痛。

功效来源：《全国中草药汇编》

构属 *Broussonetia* L'Hér. ex Vent.

藤构 谷皮藤

Broussonetia kaempferi Sieb. var. *australis* T. Suzuki

凭证标本：灵川县普查队 450323130312010LY（IBK、GXMG）

功效：全株，清热养阴、平肝、益肾。

功效来源：《中华本草》

楮 小构树

Broussonetia kazinoki Siebold

凭证标本：灵川县普查队 450323130518017LY（IBK、GXMG）

功效：根，散瘀止痛。叶、树皮，解毒、杀虫。

功效来源：《全国中草药汇编》

构树 楮实子

Broussonetia papyrifera (L.) L' Hér. ex Vent.

凭证标本：灵川县普查队 450323130322036LY（IBK、GXMG、CMMI）

功效：果实，明目、补肾、强筋骨、利尿。

功效来源：《中国药典》（2020年版）

水蛇麻属 *Fatoua* Gaudich.

水蛇麻

Fatoua villosa (Thunb.) Nakai

凭证标本：灵川县普查队 450323140923050LY（IBK、GXMG、CMMI）

功效：根皮、全株，清热解毒、凉血止血。

功效来源：《药用植物辞典》

榕属 *Ficus* L.

石榕树

Ficus abelii Miq.

凭证标本：灵川县普查队 450323130209016LY（IBK、GXMG）

功效：全株，清热解毒、止血、消肿止痛、祛腐生新。

功效来源：《药用植物辞典》

无花果

Ficus carica L.

功效：果，润肺止咳、清热润肠。

功效来源：《全国中草药汇编》

注：《广西植物名录》有记载。

纸叶榕

Ficus chartacea Wall. ex King

凭证标本：陈立卿 94392（IBSC）

功效：全株，用于跌打损伤、月经不调。

功效来源：《药用植物辞典》

矮小天仙果 天仙果

Ficus erecta Thunb.

凭证标本：灵川县普查队 450323130406023LY（IBK、GXMG、CMMI）

功效：全株，补中健脾、祛风利湿、活血通络。

功效来源：《中华本草》

台湾榕 奶汁树

Ficus formosana Maxim.

凭证标本：灵川县普查队 450323121231007LY（IBK、GXMG、CMMI）

功效：根、叶，活血补血、催乳、祛风利湿、清热解毒。

功效来源：《中华本草》

冠毛榕

Ficus gasparriniana Miq.

凭证标本：灵川县普查队 450323130621017LY（IBK）

功效：根，清热解毒。

功效来源：《药用植物辞典》

异叶榕 奶浆果

Ficus heteromorpha Hemsl.

凭证标本：灵川县普查队 450323130520021LY（IBK、GXMG）

功效：果，下乳补血。

功效来源：《全国中草药汇编》

粗叶榕 五指毛桃

Ficus hirta Vahl

凭证标本：灵川县普查队 450323121127014LY（IBK、GXMG、CMMI）

功效：根，健脾补肺、行气利湿、舒筋活络。茎叶，健脾化湿、祛瘀消肿、止咳。

功效来源：《广西壮族自治区壮药质量标准 第二卷》（2011年版）

榕树

Ficus microcarpa L. f.

凭证标本：灵川县普查队 450323130322057LY（IBK、GXMG）

功效：叶，清热祛湿、化痰止咳、活血散瘀。气根，发汗、清热、透疹。

功效来源：《广西壮族自治区壮药质量标准 第二卷》（2011年版）

琴叶榕 五爪龙

Ficus pandurata Hance

凭证标本：灵川县普查队 450323130427082LY（IBK、GXMG）

功效：全株，祛风除湿、解毒消肿、活血通经。

功效来源：《广西壮族自治区壮药质量标准 第三卷》（2018年版）

薜荔 王不留行

Ficus pumila L.

凭证标本：灵川县普查队 450323130210011LY（IBK、GXMG、CMMI）

功效：花序托，补肾固精、利湿通乳。

功效来源：《广西壮族自治区壮药质量标准 第一卷》（2008年版）

舶梨榕 梨果榕

Ficus pyriformis Hook. et Arn.

凭证标本：灵川县普查队 450323130929042LY（IBK、GXMG、CMMI）

功效：茎，清热利水、止痛。

功效来源：《中华本草》

珍珠榕 珍珠莲

Ficus sarmentosa Buch.-Ham. ex Sm. var. *henryi* (King ex Oliv.) Corner

凭证标本：灵川县普查队 450323130426055LY（IBK、GXMG、CMMI）

功效：藤、根，祛风除湿、消肿解毒、杀虫。

功效来源：《全国中草药汇编》

爬藤榕

Ficus sarmentosa Buch.-Ham. ex Sm. var. *impressa* (Champion ex Bentham) Corner

凭证标本：灵川县普查队 450323130618033LY（IBK、GXMG）

功效：根、茎，祛风除湿、行气活血、消肿止痛。

功效来源：《中华本草》

薄叶爬藤榕

Ficus sarmentosa Buch.-Ham. ex Sm. var. *lacrymans* (Lévl.et Vant.) Corner

凭证标本：灵川县普查队 450323130517001LY（IBK、GXMG、CMMI）

功效：根、藤茎，清热解毒、祛风通络、舒筋活血、止痛。

功效来源：《药用植物辞典》

竹叶榕

Ficus stenophylla Hemsl.

凭证标本：灵川县普查队 450323130618048LY（IBK、GXMG、CMMI）

功效：全株，祛痰止咳、行气活血、祛风除湿。

功效来源：《全国中草药汇编》

斜叶榕

Ficus tinctoria G. Forst. subsp. *gibbosa* (Bl.) Corner

凭证标本：灵川县普查队 450323130321041LY（IBK、GXMG、CMMI）

功效：树皮，清热利湿、解毒。

功效来源：《中华本草》

岩木瓜

Ficus tsiangii Merr. ex Corner

凭证标本：邓先福 222（IBK）

功效：根，用于肝炎。

功效来源：《药用植物辞典》

变叶榕

Ficus variolosa Lindl. ex Benth.

凭证标本：灵川县普查队 450323130927017LY（IBK、GXMG、CMMI）

功效：根，祛风除湿、活血止痛。

功效来源：《中华本草》

黄葛树 雀榕叶

Ficus virens Aiton

凭证标本：灵川县普查队 450323130322053LY（IBK、GXMG、CMMI）

功效：叶，清热解毒、除湿止痒。根，清热解毒。

功效来源：《中华本草》

柘属 *Maclura* Nutt.
构棘 穿破石
Maclura cochinchinensis (Lour.) Corner
凭证标本：灵川县普查队 450323130426053LY（IBK、GXMG）
功效：根，祛风通络、清热除湿、解毒消肿。
功效来源：《广西壮族自治区壮药质量标准 第三卷》（2018年版）

柘树 穿破石
Maclura tricuspidata Carrière
凭证标本：曾怀德 27853（IBSC）
功效：根，祛风通络、清热除湿、解毒消肿。
功效来源：《广西壮族自治区壮药质量标准 第三卷》（2018年版）

桑属 *Morus* L.
桑 桑椹
Morus alba L.
凭证标本：陈立卿 94641（IBSC）
功效：果穗，补血滋阴、生津润燥。
功效来源：《中国药典》（2020年版）

鸡桑 鸡桑叶
Morus australis Poir.
凭证标本：灵川县普查队 450323130312038LY（IBK、GXMG、CMMI）
功效：叶，清热解表、宣肺止咳。根、根皮，清肺、凉血、利湿。
功效来源：《中华本草》

169. 荨麻科 Urticaceae
苎麻属 *Boehmeria* Jacq.
野线麻 水禾麻
Boehmeria japonica (L. f.) Miq.
凭证标本：灵川县普查队 450323130807025LY（IBK、GXMG、CMMI）
功效：全草，祛风除湿、接骨、解表寒。
功效来源：《中药大辞典》

苎麻 苎麻根
Boehmeria nivea (L.) Gaudich.
凭证标本：灵川县普查队 450323140923033LY（IBK、GXMG、CMMI）
功效：根、根状茎，清热毒、凉血止血。
功效来源：《广西壮族自治区壮药质量标准 第一卷》（2008年版）

青叶苎麻 青叶苎麻根
Boehmeria nivea (L.) Gaudich. var. *tenacissima* (Gaudich.) Miq.
凭证标本：灵川县普查队 450323130426025LY（IBK、GXMG）
功效：根，止泻。
功效来源：《中华本草》

八角麻 赤麻
Boehmeria tricuspis (Hance) Makino
凭证标本：灵川县普查队 450323130618063LY（IBK、GXMG、CMMI）
功效：根、嫩茎叶，收敛止血、清热解毒。
功效来源：《中华本草》

楼梯草属 *Elatostema* J. R. Forst. et G. Forst.
锐齿楼梯草 毛叶楼梯草
Elatostema cyrtandrifolium (Zoll. et Mor.) Miq.
凭证标本：灵川县普查队 450323130522022LY（IBK、GXMG、CMMI）
功效：全草，祛风除湿、解毒杀虫。
功效来源：《中华本草》

狭叶楼梯草 豆瓣七
Elatostema lineolatum Wight
凭证标本：灵川县普查队 450323130313049LY（IBK、GXMG）
功效：全草，活血通络、消肿止痛、清热解毒。
功效来源：《中华本草》

条叶楼梯草 半边山
Elatostema sublineare W. T. Wang
凭证标本：灵川县普查队 450323130209010LY（IBK、GXMG、CMMI）
功效：全草，接骨消肿、清肝解毒、利湿。
功效来源：《中华本草》

糯米团属 *Gonostegia* Turcz.
糯米团 糯米藤
Gonostegia hirta (Bl.) Miq.
凭证标本：灵川县普查队 450323130426068LY（IBK、GXMG）
功效：全草，清热解毒、止血、健脾。
功效来源：《中华本草》

艾麻属 *Laportea* Gaudich.
葡萄叶艾麻 麻风草根
Laportea violacea Gagnep.
功效：根，健胃镇静。
功效来源：《广西中药材标准 第一册》
注：《广西植物名录》有记载。

紫麻属 *Oreocnide* Miq.
紫麻
Oreocnide frutescens (Thunb.) Miq.

凭证标本：灵川县普查队 450323130210003LY（IBK、GXMG）

功效：全株、行气、活血。

功效来源：《中华本草》

赤车属 *Pellionia* Gaudich.
短叶赤车　猴接骨草

Pellionia brevifolia Benth.

凭证标本：灵川县普查队 450323130521056LY（IBK、GXMG、CMMI）

功效：全草，活血祛瘀、消肿止痛。

功效来源：《中华本草》

赤车

Pellionia radicans (Sieb. et Zucc.) Wedd.

凭证标本：灵川县普查队 450323130129008LY（IBK、GXMG、CMMI）

功效：根、全草，祛瘀、消肿、解毒、止痛。

功效来源：《全国中草药汇编》

蔓赤车

Pellionia scabra Benth.

凭证标本：灵川县普查队 450323130313040LY（IBK、GXMG、CMMI）

功效：全草，清热解毒、散瘀消肿、凉血止血。

功效来源：《中华本草》

冷水花属 *Pilea* Lindl.
圆瓣冷水花

Pilea angulata (Bl.) Bl.

凭证标本：灵川县普查队 450323130927068LY（IBK、GXMG、CMMI）

功效：全草，祛风通络、活血止痛。

功效来源：《中华本草》

湿生冷水花　四轮草

Pilea aquarum Dunn

凭证标本：灵川县普查队 450323130322014LY（IBK、GXMG、CMMI）

功效：全草，清热解毒。

功效来源：《中华本草》

石油菜

Pilea cavaleriei Lévl.

凭证标本：灵川县普查队 450323130209012LY（IBK、GXMG、CMMI）

功效：全草，清热解毒、润肺止咳、消肿止痛。

功效来源：《全国中草药汇编》

长茎冷水花　白淋草

Pilea longicaulis Hand.-Mazz.

凭证标本：灵川县普查队 450323130328040LY（IBK、GXMG、CMMI）

功效：全草，散瘀消肿、解毒敛疮。

功效来源：《中华本草》

冷水花

Pilea notata C. H. Wright

凭证标本：秦宗德 9020（IBK）

功效：全草，清热利湿。

功效来源：《全国中草药汇编》

玻璃草　三角形冷水花

Pilea swinglei Merr.

凭证标本：灵川县普查队 450323130321015LY（IBK、GXMG、CMMI）

功效：全草，清热解毒、祛瘀止痛。

功效来源：《中华本草》

疣果冷水花

Pilea verrucosa Hand.-Mazz.

凭证标本：灵川县普查队 450323130521006LY（IBK、GXMG、CMMI）

功效：全草，清热解毒、消肿。

功效来源：《中华本草》

雾水葛属 *Pouzolzia* Gaudich.
红雾水葛　大粘药

Pouzolzia sanguinea (Bl.) Merr.

凭证标本：灵川县普查队 450323130927051LY（IBK、GXMG、CMMI）

功效：叶、根，祛风湿、舒筋络。

功效来源：《全国中草药汇编》

雾水葛

Pouzolzia zeylanica (L.) Benn. et R. Br.

功效：全草，清热利湿、解毒排脓。

功效来源：《全国中草药汇编》

注：《广西植物名录》有记载。

多枝雾水葛　石珠

Pouzolzia zeylanica (L.) Benn. et R. Br. var. *microphylla* (Wedd.) W. T. Wang

凭证标本：灵川县普查队 450323140923026LY（IBK、GXMG、CMMI）

功效：全草，解毒消肿、接骨。

功效来源：《中华本草》

170. 大麻科 Cannabinaceae
大麻属 *Cannabis* L.
大麻　火麻仁

Cannabis sativa L.

功效：果实，润肠通便。

功效来源：《中国药典》（2020年版）

注：《广西植物名录》有记载。

葎草属 *Humulus* L.

葎草

Humulus scandens (Lour.) Merr.

凭证标本：邓先福 10363（IBK）

功效：全草，清热解毒、利尿消肿。

功效来源：《全国中草药汇编》

171. 冬青科 Aquifoliaceae

冬青属 *Ilex* L.

满树星

Ilex aculeolata Nakai

凭证标本：灵川县普查队 450323130313003LY（IBK、GXMG、CMMI）

功效：根皮、叶，清热解毒、止咳化痰。

功效来源：《中华本草》

冬青 四季青

Ilex chinensis Sims

凭证标本：灵川县普查队 450323140916015LY（IBK、GXMG、CMMI）

功效：根皮、叶，清热解毒、生肌敛疮、活血止血。

功效来源：《中国药典》（2020年版）

枸骨 枸骨叶

Ilex cornuta Lindl. et Paxt.

凭证标本：灵川县普查队 450323130807003LY（IBK、GXMG、CMMI）

功效：叶，祛风止痛。

功效来源：《中国药典》（2020年版）

榕叶冬青 上山虎

Ilex ficoidea Hemsl.

凭证标本：灵川县普查队 450323130521044LY（IBK、GXMG、CMMI）

功效：根，清热解毒、活血止痛。

功效来源：《中华本草》

台湾冬青

Ilex formosana Maxim.

凭证标本：谢福惠等 3–190（IBK）

功效：树皮黏液，用作捕蝇胶、绊创膏、皮肤病治疗剂。

功效来源：《药用植物辞典》

细刺枸骨

Ilex hylonoma Hu et T. Tang

凭证标本：梁畴芬 30344（IBSC）

功效：根，消肿止痛。

功效来源：《药用植物辞典》

光叶细刺冬青

Ilex hylonoma Hu et T. Tang var. *glabra* S. Y. Hu

凭证标本：灵川组 6–2246（GXMI）

功效：叶，用于跌打损伤。根，消肿止痛、风湿痹痛。

功效来源：《药用植物辞典》

广东冬青

Ilex kwangtungensis Merr.

凭证标本：陈照宙 53852（IBK）

功效：根、叶，清热解毒、消肿止痛、消炎。

功效来源：《药用植物辞典》

大果冬青

Ilex macrocarpa Oliv.

凭证标本：灵川县普查队 450323130312092LY（IBK、GXMG、CMMI）

功效：枝、叶，清热解毒、清肝明目、消肿止痒、润肺消炎。

功效来源：《药用植物辞典》

小果冬青

Ilex micrococca Maxim.

凭证标本：陈照宙 53846（IBK）

功效：根、叶，清热解毒、消炎、消肿止痛。

功效来源：《药用植物辞典》

毛冬青

Ilex pubescens Hook. et Arn.

凭证标本：灵川县普查队 450323121128011LY（IBK、GXMG、CMMI）

功效：根，清热解毒、活血通脉、消肿止痛。

功效来源：《广西壮族自治区壮药质量标准 第二卷》（2011年版）

铁冬青 救必应

Ilex rotunda Thunb.

凭证标本：灵川组 6–2182（GXMI）

功效：树皮，清热解毒、利湿止痛。

功效来源：《中国药典》（2020年版）

香冬青

Ilex suaveolens (H. Lév.) Loes.

凭证标本：陈照宙 53706（IBK）

功效：根、叶，清热解毒、消炎。

功效来源：《药用植物辞典》

三花冬青 小冬青

Ilex triflora Blume

凭证标本：灵川县普查队 450323130618020LY（IBK、

GXMG、CMMI）

功效：根，清热解毒。

功效来源：《桂本草 第二卷》（上）

173. 卫矛科 Celastraceae
南蛇藤属 Celastrus L.
过山枫 过山风

Celastrus aculeatus Merr.

凭证标本：灵川县普查队 450323130619068LY（IBK、GXMG、CMMI）

功效：藤茎，清热解毒、祛风除湿。

功效来源：《广西壮族自治区瑶药材质量标准 第一卷》（2014年版）

大芽南蛇藤 霜红藤

Celastrus gemmatus Loes.

凭证标本：陈照宙 53832（IBK）

功效：根、叶，化瘀消肿、止血生肌。

功效来源：《全国中草药汇编》

窄叶南蛇藤

Celastrus oblanceifolius C. H. Wang et P. C. Tsoong

凭证标本：梁畴芬 31028（IBK）

功效：根、茎，祛风除湿、活血行气、解毒消肿。

功效来源：《中华本草》

南蛇藤

Celastrus orbiculatus Thunb.

凭证标本：灵川县普查队 450323130808034LY（IBK、GXMG、CMMI）

功效：全株，祛风活血、消肿止痛、解毒散瘀。果，安神镇静。

功效来源：《全国中草药汇编》

显柱南蛇藤 无毛南蛇藤

Celastrus stylosus Wall.

凭证标本：灵川县普查队 450323130518049LY（IBK、GXMG、CMMI）

功效：茎，祛风消肿、解毒消炎。

功效来源：《全国中草药汇编》

卫矛属 Euonymus L.
卫矛

Euonymus alatus (Thunb.) Siebold

凭证标本：灵川县普查队 450323130426015LY（IBK、GXMG）

功效：根、带翅的枝及叶，行血通经、散瘀止痛。

功效来源：《全国中草药汇编》

百齿卫矛

Euonymus centidens Lévl.

凭证标本：钟济新 83626（IBK）

功效：根、茎皮，活血化瘀、强筋壮骨。

功效来源：《药用植物辞典》

裂果卫矛

Euonymus dielsianus Loes. et Diels

凭证标本：梁畴芬 30352（IBK）

功效：茎皮、根，活血化瘀、强筋健骨。

功效来源：《药用植物辞典》

扶芳藤

Euonymus fortunei (Turcz.) Hand.-Mazz.

凭证标本：灵川县普查队 450323130519014LY（IBK、GXMG）

功效：地上部分，益气血、补肝肾、舒筋活络。

功效来源：《广西壮族自治区壮药质量标准 第一卷》（2008年版）

西南卫矛

Euonymus hamiltomianus Wall. ex Roxb.

凭证标本：灵川县普查队 450323130807017LY（IBK、GXMG、CMMI）

功效：全株，祛风湿、强筋骨、活血解毒。

功效来源：《中华本草》

常春卫矛

Euonymus hederaceus Champ. ex Benth.

凭证标本：53708（IBK）

功效：茎、叶，散瘀止血、舒筋活络。

功效来源：《广西壮族自治区壮药质量标准 第三卷》（2018年版）

疏花卫矛 山杜仲

Euonymus laxiflorus Champ. ex Benth.

凭证标本：灵川县普查队 450323121128021LY（IBK、GXMG、CMMI）

功效：根皮、树皮，祛风湿、强筋骨。

功效来源：《全国中草药汇编》

大果卫矛

Euonymus myrianthus Hemsl.

凭证标本：灵川县普查队 450323130519011LY（IBK、GXMG、CMMI）

功效：根、茎，益肾壮腰、化瘀利湿。

功效来源：《中华本草》

中华卫矛

Euonymus nitidus Benth.

凭证标本：梁畴芬 30352（IBSC）

功效：全株，舒筋活络、强筋健骨。

功效来源：《药用植物辞典》

无柄卫矛
Euonymus subsessilis Sprague
凭证标本：灵川组 6-2224（GXMI）
功效：全株，健脾开胃、止痛、祛风湿、强筋骨。
功效来源：《药用植物辞典》

游藤卫矛
Euonymus vagans Wall. ex Roxb.
凭证标本：陈照宙 53708（KUN）
功效：茎皮，祛风除湿、补肾、接骨、止血。
功效来源：《药用植物辞典》

假卫矛属 *Microtropis* Wall. ex Meisn.
福建假卫矛
Microtropis fokienensis Dunn
凭证标本：陈立卿 94629（IBK）
功效：枝、叶，消肿散瘀、接骨。
功效来源：《药用植物辞典》

密花假卫矛
Microtropis gracilipes Merr. et F. P. Metcalf
凭证标本：梁畴芬 31045（IBK）
功效：根，利尿。
功效来源：《药用植物辞典》

雷公藤属 *Tripterygium* Hook. f.
粉背雷公藤
Tripterygium hypoglaucum (Lévl.) Hutch.
凭证标本：黄泗龙 8029（IBK）
功效：全株，祛风除湿、活血散瘀、续筋接骨。
功效来源：《全国中草药汇编》

179. 茶茱萸科 Icacinaceae
定心藤属 *Mappianthus* Hand.-Mazz.
定心藤 铜钻
Mappianthus iodoides Hand.-Mazz.
凭证标本：梁畴芬 31567（IBK）
功效：根、藤茎，活血调经、祛风除湿。
功效来源：《广西壮族自治区瑶药材质量标准 第一卷》（2014年版）

假柴龙树属 *Nothapodytes* Blume
马比木
Nothapodytes pittosporoides (Oliv.) Sleumer
凭证标本：灵川县普查队 450323130427036LY（IBK、GXMG、CMMI）
功效：根皮，祛风除湿、理气散寒。
功效来源：《中华本草》

182. 铁青树科 Olacaceae
青皮木属 *Schoepfia* Schreb.

华南青皮木 碎骨仔树
Schoepfia chinensis Gardn. et Champ.
凭证标本：灵川县普查队 450323130520035LY（IBK、GXMG、CMMI）
功效：全株，清热利湿、活血止痛。
功效来源：《中华本草》

青皮木 脆骨风
Schoepfia jasminodora Siebold et Zucc.
凭证标本：灵川县普查队 450323130927042LY（IBK、GXMG）
功效：全株，散瘀、消肿止痛。
功效来源：《全国中草药汇编》

185. 桑寄生科 Loranthaceae
离瓣寄生属 *Helixanthera* Lour.
离瓣寄生 五瓣寄生
Helixanthera parasitica Lour.
凭证标本：灵川县普查队 450323130930030LY（IBK、GXMG、CMMI）
功效：带叶茎枝，祛风湿、止咳、止痢。
功效来源：《广西药用植物名录》

鞘花属 *Macrosolen*（Blume）Reichb.
鞘花 杉寄生
Macrosolen cochinchinensis (Lour.) Van Tiegh.
凭证标本：灵川县普查队 450323130518001LY（IBK、GXMG、CMMI）
功效：茎枝、叶，祛风湿、补肝肾、活血止痛、止咳。
功效来源：《中华本草》

钝果寄生属 *Taxillus* Tiegh.
锈毛钝果寄生
Taxillus levinei (Merr.) H. S. Kiu
凭证标本：朱国兴 337（IBK）
功效：带叶茎枝，清肺止咳、祛风湿。
功效来源：《中华本草》

桑寄生
Taxillus sutchuenensis (Lecomte) Danser
凭证标本：曾怀德 27875（IBSC）
功效：带叶茎枝，补肝肾、强筋骨、祛风湿、安胎。
功效来源：《中国药典》（2020年版）

大苞寄生属 *Tolypanthus* (Blume) Blume
大苞寄生
Tolypanthus maclurei (Merr.) Danser
凭证标本：灵川县普查队 450323130619014LY（IBK、GXMG）
功效：带叶茎枝，补肝肾、强筋骨、祛风湿。

功效来源：《中华本草》

槲寄生属 *Viscum* L.
扁枝槲寄生 枫香寄生
Viscum articulatum Burm. f.
凭证标本：灵川县专业队 6–2165（GXMI）
功效：全株，祛风利湿、舒筋活络、止血。
功效来源：《中华本草》

棱枝槲寄生 柿寄生
Viscum diospyrosicolum Hayata
凭证标本：文福祥 75476（GXMI）
功效：带叶茎枝，祛风湿、强筋骨、止咳、降压。
功效来源：《中华本草》

枫香槲寄生 枫香寄生
Viscum liquidambaricola Hayata
凭证标本：陈立卿 94316（IBK）
功效：带叶茎枝，祛风除湿、舒筋活血。
功效来源：《中华本草》

186. 檀香科 Santalaceae
百蕊草属 *Thesium* L.
百蕊草
Thesium chinense Turcz.
凭证标本：梁畴芬 31110（IBK）
功效：全草，清热解毒、解暑。
功效来源：《全国中草药汇编》

189. 蛇菰科 Balanophoraceae
蛇菰属 *Balanophora* J. R. Forst. et G. Forst.
红冬蛇菰 葛蕈
Balanophora harlandii Hook. f.
凭证标本：灵川组 6–2119（GXMI）
功效：全草，凉血止血、清热解毒。
功效来源：《中华本草》

190. 鼠李科 Rhamnaceae
勾儿茶属 *Berchemia* Neck. ex DC.
多花勾儿茶 黄骨风
Berchemia floribunda (Wall.) Brongn.
凭证标本：灵川县普查队 450323130313021LY（IBK、GXMG、CMMI）
功效：根，健脾利湿、通经活络。茎叶，清热解毒、利尿。
功效来源：《广西壮族自治区瑶药材质量标准 第一卷》（2014年版）

多叶勾儿茶 鸭公藤
Berchemia polyphylla Wall. ex Laws.
凭证标本：灵川县普查队 450323130620018LY（IBK、GXMG、CMMI）
功效：全株，清热利湿、解毒散结。
功效来源：《中华本草》

枳椇属 *Hovenia* Thunb.
枳椇 枳椇子
Hovenia acerba Lindl.
凭证标本：灵川县普查队 450323130522012LY（IBK、GXMG、CMMI）
功效：带果序轴的果实，止渴除烦、解酒毒、利尿通便。
功效来源：《广西壮族自治区壮药质量标准 第二卷》（2011年版）

毛果枳椇
Hovenia trichocarpa Chun et Tsiang
凭证标本：梁畴芬 30427（GXMI）
功效：果实、种子，清热利尿、止咳除烦、解酒毒。
功效来源：《药用植物辞典》

马甲子属 *Paliurus* Mill.
铜钱树 金钱木根
Paliurus hemsleyanus Rehder
凭证标本：灵川县普查队 450323130620027LY（IBK、GXMG、CMMI）
功效：根，补气。
功效来源：《中华本草》

马甲子 铁篱笆
Paliurus ramosissimus (Lour.) Poir.
功效：刺、花及叶，清热解毒。
功效来源：《中华本草》
注：《广西植物名录》有记载。

鼠李属 *Rhamnus* L.
山绿柴
Rhamnus brachypoda C. Y. Wu ex Y. L. Chen
凭证标本：灵川县普查队 450323140507004LY（IBK、GXMG、CMMI）
功效：根，用于牙痛、喉痛、胃痛、腹痛泄泻。
功效来源：《广西中药资源名录》

长叶冻绿 黎辣根
Rhamnus crenata Sieb. et Zucc.
凭证标本：灵川县普查队 450323130521017LY（IBK、GXMG）
功效：根、根皮，清热解毒、杀虫利湿。
功效来源：《中华本草》

黄鼠李
Rhamnus fulvotincta F. P. Metcalf

凭证标本：灵川县普查队 450323130312042LY（IBK、GXMG）

功效：全株、根，解毒、祛风湿、清肝明目。

功效来源：《药用植物辞典》

钩齿鼠李

Rhamnus lamprophylla C. K. Schneid.

凭证标本：灵川县普查队 450323130618059LY（IBK、GXMG、CMMI）

功效：根，用于肺热咳嗽。果，用于腹胀便秘。

功效来源：《药用植物辞典》

薄叶鼠李 绛梨木

Rhamnus leptophylla C. K. Schneid.

凭证标本：灵川县普查队 450323130522047LY（IBK、GXMG、CMMI）

功效：根、果实，消食顺气、活血祛瘀。

功效来源：《全国中草药汇编》

尼泊尔鼠李

Rhamnus napalensis (Wall.) Laws.

凭证标本：灵川县普查队 450323121127031LY（IBK、GXMG）

功效：叶、根、果实，祛风除湿、利水消肿。

功效来源：《药用植物辞典》

冻绿

Rhamnus utilis Decne.

凭证标本：灵川县普查队 450323130427038LY（IBK、GXMG）

功效：叶、果实，止痛、消食。

功效来源：《中华本草》

雀梅藤属 *Sageretia* Brongn.

皱叶雀梅藤

Sageretia rugosa Hance

凭证标本：灵川县普查队 450323130312006LY（IBK、GXMG）

功效：根，舒筋活络。

功效来源：《药用植物辞典》

翼核果属 *Ventilago* Gaertn.

毛叶翼核果

Ventilago leiocarpa Benth. var. *pubescens* Y. L. Chen et P. K. Chou

凭证标本：灵川县普查队 450323130928064LY（IBK、GXMG）

功效：根、茎，祛风湿、消肿止痛。叶，止痛。

功效来源：《药用植物辞典》

枣属 *Ziziphus* Mill.

枣 大枣

Ziziphus jujuba Mill.

凭证标本：梁畴芬 30513（IBSC）

功效：果实，补中益气、养血安神。

功效来源：《中国药典》（2020年版）

191. 胡颓子科 Elaeagnaceae

胡颓子属 *Elaeagnus* L.

巴东胡颓子

Elaeagnus difficilis Servettaz

凭证标本：灵川县普查队 450323130209017LY（IBK、GXMG、CMMI）

功效：根，温下焦、祛寒湿、收敛止泻。

功效来源：《药用植物辞典》

蔓胡颓子

Elaeagnus glabra Thunb.

凭证标本：灵川县普查队 450323130129022LY（IBK、GXMG、CMMI）

功效：果实，收敛止泻、健脾消食、止咳平喘、止血。

功效来源：《中华本草》

宜昌胡颓子 红鸡踢香

Elaeagnus henryi Warb.

凭证标本：灵川县普查队 450323130312086LY（IBK、GXMG、CMMI）

功效：茎、叶，散瘀消肿、接骨止痛、平喘止咳。

功效来源：《中华本草》

披针叶胡颓子 盐匏藤

Elaeagnus lanceolata Warb.

凭证标本：陈立卿 94478（IBSC）

功效：根，温下焦、祛寒湿。

功效来源：《全国中草药汇编》

胡颓子

Elaeagnus pungens Thunb.

凭证标本：灵川县普查队 450323130312105LY（IBK、GXMG、CMMI）

功效：根，祛风利湿、行瘀止血。叶，止咳平喘。果，消食止痢。

功效来源：《全国中草药汇编》

193. 葡萄科 Vitaceae

蛇葡萄属 *Ampelopsis* Michx.

广东蛇葡萄 甜茶藤

Ampelopsis cantoniensis (Hook. et Arn.) Planch.

凭证标本：灵川县普查队 450323130927061LY（IBK、GXMG、CMMI）

功效：茎叶、根，清热解毒、利湿消肿。

功效来源：《中华本草》

羽叶蛇葡萄
Ampelopsis chaffanjoni (H. Lév. et Vaniot) Rehder
凭证标本：梁畴芬 30437（IBK）
功效：茎藤，祛风除湿。
功效来源：《药用植物辞典》

三裂蛇葡萄　金刚散
Ampelopsis delavayana Planch.
凭证标本：灵川县普查队 450323130618024LY（IBK、GXMG、CMMI）
功效：根、茎藤，清热利湿、活血通络、止血生肌、解毒消肿。
功效来源：《中华本草》

蛇葡萄　蝙蝠葛
Ampelopsis glandulosa (Wall.) Momiy.
凭证标本：灵川县普查队 450323130619028LY（IBK、GXMG、CMMI）
功效：根、根状茎，利尿、消炎、止血。叶，清扫解毒、消肿止痛。
功效来源：《广西壮族自治区壮药质量标准 第三卷》（2018年版）

异叶蛇葡萄
Ampelopsis glandulosa (Wall.) Momiy. var. *heterophylla* (Thunb.) Momiy.
凭证标本：梁畴芬 30403（IBK）
功效：根，清热解毒、祛风活络。茎叶，利尿、消炎、止血。
功效来源：《药用植物辞典》

牯岭蛇葡萄
Ampelopsis glandulosa (Wall.) Momiy. var. *kulingensis* (Rehder) Momiy.
凭证标本：灵川县普查队 450323130522040LY（IBK、GXMG、CMMI）
功效：根、茎、叶，清热解毒、祛风活络、利尿、消肿、止血。
功效来源：《药用植物辞典》

显齿蛇葡萄　甜茶藤
Ampelopsis grossedentata (Hand.-Mazz.) W. T. Wang
凭证标本：灵川县普查队 450323130522001LY（IBK、GXMG、CMMI）
功效：茎叶、根，清热解毒、利湿消肿。
功效来源：《广西壮族自治区瑶药材质量标准 第一卷》（2014年版）

毛枝蛇葡萄
Ampelopsis rubifolia (Wall.) Planch.
凭证标本：梁畴芬 21575（IBK）
功效：根皮，活血散瘀、解毒生肌、祛风除湿。

功效来源：《药用植物辞典》

乌蔹莓属 *Cayratia* Juss.
角花乌蔹莓
Cayratia corniculata (Benth.) Gagnep.
凭证标本：梁畴芬 30375（IBK）
功效：块根，润肺、止咳、化痰、止血。
功效来源：《药用植物辞典》

乌蔹莓
Cayratia japonica (Thunb.) Gagnep.
凭证标本：灵川县普查队 450323121128020LY（IBK、GXMG、CMMI）
功效：全草，解毒消肿、清热利湿。
功效来源：《中华本草》

毛乌蔹莓　红母猪藤
Cayratia japonica (Thunb.) Gagnep. var. *mollis* (Wall. ex Lawson) Momiy.
凭证标本：灵川县普查队 450323130520007LY（IBK、GXMG、CMMI）
功效：全草，清热毒、消痈肿。
功效来源：《全国中草药汇编》

白粉藤属 *Cissus* L.
苦郎藤　风叶藤
Cissus assamica (M. A. Lawson) Craib
凭证标本：灵川组 6–2057（GXMI）
功效：根，拔脓消肿、散瘀止痛。
功效来源：《全国中草药汇编》

地锦属 *Parthenocissus* Planch.
异叶地锦　异叶爬山虎
Parthenocissus dalzielii Gagnep.
凭证标本：梁畴芬 31632（IBK）
功效：带叶藤茎，祛风除湿、散瘀止痛、解毒消肿。
功效来源：《广西壮族自治区壮药质量标准 第三卷》（2018年版）

地锦　爬山虎
Parthenocissus tricuspidata (Sieb. et Zucc.) Planch.
凭证标本：灵川县普查队 450323130618042LY（IBK、GXMG、CMMI）
功效：根、茎，祛风通络、活血解毒。
功效来源：《全国中草药汇编》

崖爬藤属 *Tetrastigma* (Miq.) Planch.
三叶崖爬藤　三叶青
Tetrastigma hemsleyanum Diels et Gilg
凭证标本：灵川县普查队 450323130521016LY（IBK、GXMG、CMMI）

功效：块根、全草，清热解毒、祛风化痰、活血止痛。

功效来源：《广西壮族自治区壮药质量标准 第三卷》（2018年版）

崖爬藤 走游草
Tetrastigma obtectum (Wall.) Planch.
凭证标本：灵川县普查队 450323130328037LY（IBK、GXMG、CMMI）
功效：全株，祛风活络、活血止痛。
功效来源：《全国中草药汇编》

扁担藤
Tetrastigma planicaule (Hook. f.) Gagnep.
功效：藤茎，祛风除湿、舒筋活络。
功效来源：《广西壮族自治区壮药质量标准 第二卷》（2011年版）
注：《广西植物名录》有记载。

葡萄属 *Vitis* L.
葛藟葡萄 葛藟
Vitis flexuosa Thunb.
凭证标本：灵川县普查队 450323130619003LY（IBK、GXMG、CMMI）
功效：根、茎、果实，补五脏、续筋骨，果实可食。
功效来源：《全国中草药汇编》

毛葡萄
Vitis heyneana Roem. et Schult
凭证标本：灵川县普查队 450323130619031LY（IBK、GXMG、CMMI）
功效：全株，止血、祛风湿、安胎、解热。
功效来源：《药用植物辞典》

葡萄
Vitis vinifera L.
功效：果实，解表透疹、利尿、安胎。根、藤，祛风湿、利尿。
功效来源：《全国中草药汇编》
注：《广西植物名录》有记载。

194. 芸香科 Rutaceae
柑橘属 *Citrus* L.
酸橙 枳壳
Citrus ×.*aurantium* L.
功效：果皮，理气宽中、行滞消胀。
功效来源：《中国药典》（2020年版）
注：民间常见栽培物种。

宜昌橙
Citrus × *ichangensis* Swingle

功效：果实，化痰止咳、生津健胃、止血消炎、祛瘀止痛。
功效来源：《药用植物辞典》
注：《广西植物名录》有记载。

黎檬 柠檬
Citrus limonia Osbeck
凭证标本：陈立卿 94444（IBSC）
功效：果，化痰止咳、生津健胃。根，行气止痛、止咳平喘。
功效来源：《全国中草药汇编》

柚 化橘红
Citrus maxima (Burm.) Osbeck
功效：果皮，理气宽中、燥湿化痰。叶，行气止痛、解毒消肿。花，行气、化痰、镇痛。
功效来源：《中国药典》（2020年版）
注：《广西植物名录》有记载。

香橼 香橼
Citrus medica L.
功效：果实，疏肝理气、宽中、化痰。
功效来源：《中国药典》（2020年版）
注：《广西植物名录》有记载。

佛手
Citrus medica L. var. *sarcodactylis* (Noot.) Swingle
功效：果实，疏肝理气、和胃止痛、燥湿化痰。
功效来源：《中国药典》（2020年版）
注：《广西植物名录》有记载。

柑橘 青皮
Citrus reticulata Blanco
凭证标本：灵川县普查队 450323130328026LY（IBK、GXMG、CMMI）
功效：果皮，疏肝破气、消积化滞。
功效来源：《中国药典》（2020年版）

甜橙 枳实
Citrus sinensis (L.) Osbeck
凭证标本：陈少卿 94444（IBK）
功效：幼果，破气消积、化痰散痞。
功效来源：《中国药典》（2020年版）

黄皮属 *Clausena* Burm. f.
齿叶黄皮 野黄皮
Clausena duniana Lévl.
凭证标本：灵川县普查队 450323130522037LY（IBK、GXMG）
功效：叶、根，疏风解表、除湿消肿、行气散瘀。
功效来源：《中华本草》

黄皮

Clausena lansium (Lour.) Skeels

功效：叶，疏风解表、除痰行气。种子，理气、消滞、散结、止痛。

功效来源：《广西壮族自治区壮药质量标准 第一卷》（2008年版）

注：《广西植物名录》有记载。

蜜茱萸属 *Melicope* J. R. Forst. et G. Forst.

三桠苦 三叉苦

Melicope pteleifolia (Champ. ex Benth.) Hartley

凭证标本：灵川县普查队 450323130930021LY（IBK、GXMG、CMMI）

功效：茎，清热解毒、祛风除湿、消肿止痛。

功效来源：《广西壮族自治区壮药质量标准 第一卷》（2008年版）

九里香属 *Murraya* J. Koenig ex L.

千里香 九里香

Murraya paniculata (L.) Jack.

凭证标本：灵川县普查队 450323130328036LY（IBK、GXMG、CMMI）

功效：叶、带叶嫩枝，行气止痛、活血散瘀。

功效来源：《中国药典》（2020年版）

黄檗属 *Phellodendron* Rupr.

秃叶黄檗 黄柏

Phellodendron chinense C. K. Schneid. var. *glabriusculum* C. K. Schneid.

凭证标本：灵川县普查队 450323130518003LY（IBK、GXMG、CMMI）

功效：树皮，清热燥湿、泻火解毒。

功效来源：《中国药典》（2020年版）

枳属 *Poncirus* Raf.

枳 枸橘

Poncirus trifoliata L.

凭证标本：灵川县普查队 450323140428081LY（IBK、GXMG、CMMI）

功效：果，健胃消食、理气止痛。叶，行气消食、止呕。

功效来源：《全国中草药汇编》

茵芋属 *Skimmia* Thunb.

茵芋

Skimmia reevesiana Fortune

凭证标本：陈立卿 94622（IBSC）

功效：茎叶，祛风除湿。

功效来源：《中华本草》

吴茱萸属 *Tetradium* Lour.

楝叶吴萸

Tetradium glabrifolium (Champ. ex Benth.) Hartley

凭证标本：梁畴芬 30617（IBSC）

功效：全株，温中散寒、理气止痛、暖胃。

功效来源：《药用植物辞典》

吴茱萸

Tetradium ruticarpum (A. Juss.) Hartley

凭证标本：梁畴芬 30980（IBSC）

功效：果实，散寒止痛、降逆止呕、助阳止泻。

功效来源：《中国药典》（2020年版）

飞龙掌血属 *Toddalia* Juss.

飞龙掌血

Toddalia asiatica (L.) Lam.

凭证标本：灵川县普查队 450323121128014LY（IBK、GXMG、CMMI）

功效：根，祛风止痛、散瘀止血。

功效来源：《广西壮族自治区壮药质量标准 第二卷》（2011年版）

花椒属 *Zanthoxylum* L.

椿叶花椒

Zanthoxylum ailanthoides Sieb. et Zucc.

凭证标本：林春蕊 4001101336（IBK）

功效：果实，温中、燥湿、杀虫、止痛。

功效来源：《药用植物辞典》

竹叶花椒

Zanthoxylum armatum DC.

凭证标本：灵川县普查队 450323130312044LY（IBK、GXMG、CMMI）

功效：果实，散寒、止痛、驱蛔。

功效来源：《广西中药材标准 第一册》

花椒

Zanthoxylum bungeanum Maxim.

功效：果皮，温中散寒、除湿止痛、杀虫、解鱼腥毒。

功效来源：《药用植物辞典》

注：《广西植物名录》有记载。

蚬壳花椒 大叶花椒

Zanthoxylum dissitum Hemsl.

凭证标本：灵川县普查队 450323130129017LY（IBK、GXMG、CMMI）

功效：茎叶、果实、种子，消食助运、行气止痛。

功效来源：《中华本草》

长叶蚬壳花椒

Zanthoxylum dissitum Hemsl. var. *lanciforme* C. C. Huang

功效：茎皮，消食助运、行气止痛。

功效来源：《药用植物辞典》

注：《广西植物名录》有记载。

刺壳花椒 单面针

Zanthoxylum echinocarpum Hemsl.

功效：根、根皮、茎、叶，消食助运、行气止痛。

功效来源：《中华本草》

注：《广西植物名录》有记载。

大叶臭花椒

Zanthoxylum myriacanthum Wall. ex Hook. f.

凭证标本：灵川县普查队 450323130928076LY（IBK、GXMG、CMMI）

功效：根、叶，祛风除湿、消肿止痛、止血。

功效来源：《药用植物辞典》

花椒簕

Zanthoxylum scandens Bl.

凭证标本：灵川县普查队 450323130521057LY（IBK、GXMG、CMMI）

功效：根、果实，活血化瘀、镇痛、清热解毒、祛风行气。

功效来源：《药用植物辞典》

197. 楝科 Meliaceae

米仔兰属 *Aglaia* Lour.

米仔兰

Aglaia odorata Lour.

功效：枝叶，活血化瘀、消肿止痛。花，行气解郁。

功效来源：《全国中草药汇编》

注：《广西植物名录》有记载。

浆果楝属 *Cipadessa* Blume

灰毛浆果楝 野茶辣

Cipadessa baccifera (Roth) Miq.

凭证标本：梁恒 100238（IBK）

功效：根、叶，祛风化湿、行气止痛。

功效来源：《中华本草》

鹧鸪花属 *Heynea* Roxb. ex Sims

鹧鸪花

Heynea trijuga Roxb.

功效：根，清热解毒、祛风湿、利咽喉。

功效来源：《药用植物辞典》

注：《广西植物名录》有记载。

楝属 *Melia* L.

楝 苦楝皮

Melia azedarach L.

凭证标本：灵川县普查队 450323130322059LY（IBK、

GXMG）

功效：果实、叶、树皮及根皮，行气止痛、杀虫。

功效来源：《中国药典》（2020年版）

香椿属 *Toona* (Endl.) M. Roem.

香椿

Toona sinensis (A. Juss.) Roem.

功效：果实、液汁，祛风、散寒、止痛。

功效来源：《中华本草》

注：《广西植物名录》有记载。

198. 无患子科 Sapindaceae

黄梨木属 *Boniodendron* Gagnep.

黄梨木

Boniodendron minius (Hemsl.) T. C. Chen

凭证标本：梁畴芬 30324（IBK）

功效：花、果实，外用治目赤、眼皮溃烂。

功效来源：《广西中药资源名录》

倒地铃属 *Cardiospermum* L.

倒地铃 三角泡

Cardiospermum halicacabum L.

功效：全草，清热利湿、凉血解毒。

功效来源：《广西壮族自治区壮药质量标准 第二卷》（2011年版）

注：《广西植物名录》有记载。

车桑子属 *Dodonaea* Mill.

车桑子

Dodonaea viscosa Sm.

功效：根，消肿解毒。叶，清热解毒、消炎镇咳、祛风湿。

功效来源：《药用植物辞典》

注：《广西植物名录》有记载。

伞花木属 *Eurycorymbus* Hand.-Mazz.

伞花木

Eurycorymbus cavaleriei (Lévl.) Rehd. et Hand.-Mazz.

凭证标本：灵川县普查队 450323130522038LY（IBK、GXMG、CMMI）

功效：茎，抗氧化。

功效来源：文献

栾树属 *Koelreuteria* Laxm.

复羽叶栾树

Koelreuteria bipinnata Franch.

凭证标本：梁畴芬 30949（IBSC）

功效：根，消肿止痛、活血、驱虫。花，清肝明目、清热止咳。

功效来源：《药用植物辞典》

无患子属 *Sapindus* L.

无患子

Sapindus saponaria L.

凭证标本：梁畴芬 30279（IBK）

功效：种子，清热、祛痰、消积、杀虫。

功效来源：《广西壮族自治区壮药质量标准 第一卷》（2008年版）

200. 槭树科 Aceraceae

槭属 *Acer* L.

青榨槭

Acer davidii Franch.

凭证标本：灵川县普查队 450323130521050LY（IBK、GXMG、CMMI）

功效：根、树皮，消炎止痛、祛风除湿、活血化瘀。枝叶，清热解毒、行气止痛。

功效来源：《药用植物辞典》

罗浮槭 蝴蝶果

Acer fabri Hance

凭证标本：灵川县普查队 450323130520019LY（IBK、GXMG、CMMI）

功效：果实，清热、利咽喉。

功效来源：《广西中药材标准 第一册》

桂林槭

Acer kweilinense Fang et Fang f.

凭证标本：梁畴芬 30422（IBK）

功效：果实，用于咽喉肿痛、咽喉炎。

功效来源：《药用植物辞典》

光叶槭

Acer laevigatum Wall.

凭证标本：梁畴芬 30210（IBK）

功效：根、树皮，祛风除湿、活血。果实，清热利咽。

功效来源：《药用植物辞典》

飞蛾槭

Acer oblongum Wall. ex DC.

凭证标本：梁畴芬 31191（KUN）

功效：根皮，祛风除湿。果实，清热利咽。

功效来源：《药用植物辞典》

五裂槭

Acer oliverianum Pax

凭证标本：邓先福 196（IBK）

功效：枝、叶，清热解毒、理气止痛。

功效来源：《药用植物辞典》

中华槭

Acer sinense Pax

凭证标本：谢福惠等 182（IBK）

功效：根、根皮，接骨、利关节、止疼痛。

功效来源：《药用植物辞典》

201. 清风藤科 Sabiaceae

泡花树属 *Meliosma* Blume

异色泡花树

Meliosma myriantha Sieb. et Zucc. var. *discolor* Dunn

凭证标本：梁畴芬 30565（IBK）

功效：根皮，利水、解毒。

功效来源：《药用植物辞典》

红柴枝

Meliosma oldhamii Miq. et Maxim.

凭证标本：陈立卿 94757（IBSC）

功效：根皮，解毒利水、消肿。

功效来源：《药用植物辞典》

单叶泡花树

Meliosma thorelii Lecomte

凭证标本：梁畴芬 30565（IBSC）

功效：根、叶枝，祛风除湿、消肿止痛。

功效来源：《药用植物辞典》

清风藤属 *Sabia* Colebr.

灰背清风藤 大散骨风

Sabia discolor Dunn

凭证标本：灵川县普查队 450323130619065LY（IBK、GXMG、CMMI）

功效：藤茎，祛风除湿、活血止痛。

功效来源：《广西壮族自治区瑶药材质量标准 第一卷》（2014年版）

凹萼清风藤

Sabia emarginata Lecomte

凭证标本：灵川县普查队 450323130521040LY（IBK、GXMG、CMMI）

功效：全株，祛风除湿、止痛。

功效来源：《药用植物辞典》

簇花清风藤 小发散

Sabia fasciculata Lecomte ex L. Chen

凭证标本：灵川县普查队 450323130929036LY（IBK、GXMG、CMMI）

功效：全株，祛风除湿、散瘀消肿。

功效来源：《广西壮族自治区瑶药材质量标准 第一卷》（2014年版）

清风藤

Sabia japonica Maxim.

凭证标本：灵川县普查队 450323130809042LY（IBK、

GXMG、CMMI）

功效：茎叶、根，祛风利湿、活血解毒。

功效来源：《中华本草》

尖叶清风藤

Sabia swinhoei Hemsl. ex Forb. et Hemsl.

凭证标本：灵川县普查队 450323130618041LY（IBK、GXMG、CMMI）

功效：根、茎叶，祛风止痛。

功效来源：《药用植物辞典》

204. 省沽油科 Staphyleaceae

野鸦椿属 *Euscaphis* Sieb. et Zucc.

野鸦椿

Euscaphis japonica (Thunb.) Dippel

凭证标本：灵川县普查队 450323130313072LY（IBK、CMMI）

功效：根、果实、花，清热解表、利湿。

功效来源：《中华本草》

瘿椒树属 *Tapiscia* Oliv.

银鹊树

Tapiscia sinensis Oliv.

凭证标本：灵川县普查队 450323130519028LY（IBK、GXMG）

功效：根、果实，解表、清热、祛湿。

功效来源：《药用植物辞典》

山香圆属 *Turpinia* Vent.

锐尖山香圆 山香圆叶

Turpinia arguta（Lindl.）Seem.

凭证标本：灵川县普查队 450323130129047LY（IBK、GXMG）

功效：叶，清热解毒、消肿止痛。

功效来源：《中国药典》（2020年版）

茸毛锐尖山香圆

Turpinia arguta（Lindl.）Seem. var. *pubescens* T. Z. Hsu

功效：全株，用于产后或病后虚弱。叶，外用治骨折。

功效来源：《广西中药资源名录》

注：《广西植物名录》有记载。

205. 漆树科 Anacardiaceae

南酸枣属 *Choerospondias* Burtt et A. W. Hill

南酸枣 广枣

Choerospondias axillaris (Roxb.) Burtt et Hill

凭证标本：灵川县普查队 450323130522041LY（IBK、GXMG、CMMI）

功效：果实，行气活血、养心安神。

功效来源：《中国药典》（2020年版）

黄连木属 *Pistacia* L.

黄连木 黄楝树

Pistacia chinensis Bunge

凭证标本：灵川县普查队 450323130427061LY（IBK、GXMG、CMMI）

功效：叶芽、叶、根、树皮，清热解毒、生津。

功效来源：《中华本草》

盐麸木属 *Rhus* Tourn. ex L.

盐肤木 五倍子

Rhus chinensis Mill.

凭证标本：灵川县普查队 450323130927044LY（IBK、GXMG、CMMI）

功效：虫瘿，敛肺降火、涩肠止泻、敛汗止血、收湿敛疮。

功效来源：《中国药典》（2020年版）

滨盐肤木 盐酸树

Rhus chinensis Mill. var. *roxburghii* (DC.) Rehd.

凭证标本：灵川县普查队 450323130322038LY（IBK、GXMG、CMMI）

功效：根、叶，解毒消肿、散瘀止痛。

功效来源：《中华本草》

漆树属 *Toxicodendron* (Tourn.) Mill.

山漆树 木蜡树根

Toxicodendron sylvestre (Sieb. et Zucc.) O. Kuntze

凭证标本：灵川县普查队 450323130809040LY（IBK、GXMG、CMMI）

功效：根，祛瘀、止痛、止血。

功效来源：《中华本草》

漆 干漆

Toxicodendron vernicifluum (Stokes) F. A. Barkley

凭证标本：郭伦发 4001101201（IBK）

功效：树脂，破瘀通经、消积杀虫。

功效来源：《中国药典》（2020年版）

207. 胡桃科 Juglandaceae

黄杞属 *Engelhardtia* Lesch. ex Bl.

黄杞 罗汉茶

Engelhardtia roxburghiana Wall.

凭证标本：梁畴芬 30558（IBSC）

功效：叶，清热解毒、生津解渴、解暑利湿。

功效来源：《广西壮族自治区壮药质量标准 第二卷》（2011年版）

化香树属 *Platycarya* Sieb. et Zucc.

圆果化香树 化香树叶

Platycarya longipes Y. C. Wu

凭证标本：灵川县普查队 450323130620024LY（IBK、

GXMG、CMMI）

功效：叶，解毒疗疮、杀虫止痒。

功效来源：《中华本草》

化香树

Platycarya strobilacea Sieb. et Zucc.

凭证标本：灵川县普查队 450323130427046LY（IBK、GXMG、CMMI）

功效：果实，顺气祛风、消肿止痛、燥湿杀虫。叶，理气、解毒、消肿止痛、杀虫止痒。

功效来源：《药用植物辞典》

枫杨属 *Pterocarya* Kunth

枫杨

Pterocarya stenoptera C. DC.

凭证标本：灵川县普查队 450323130406013LY（IBK、GXMG、CMMI）

功效：树皮，解毒、杀虫止痒、祛风止痛。

功效来源：《药用植物辞典》

207a. 马尾树科 Rhoipteleaceae

马尾树属 *Rhoiptelea* Diels et Hand.-Mazz.

马尾树

Rhoiptelea chiliantha Diels et Hand.-Mazz.

凭证标本：灵川县普查队 450323130928061LY（IBK、GXMG）

功效：树皮，收敛止血。

功效来源：《药用植物辞典》

209. 山茱萸科 Cornaceae

桃叶珊瑚属 *Aucuba* Thunb.

桃叶珊瑚 天脚板

Aucuba chinensis Benth.

凭证标本：灵川县普查队 450323130129032LY（IBK、GXMG、CMMI）

功效：叶，清热解毒、消肿止痛。

功效来源：《中华本草》

喜马拉雅珊瑚

Aucuba himalaica Hook. f. et Thomson

凭证标本：陈立卿 94621（IBSC）

功效：根，祛风除湿、舒筋活络。

功效来源：《药用植物辞典》

山茱萸属 *Cornus* L.

头状四照花

Cornus capitata Wall.

凭证标本：陈照宙 53831（KUN）

功效：叶、花、果实、树皮，清热解毒、利胆行水、消积杀虫。

功效来源：《药用植物辞典》

灯台树

Cornus controversa Hemsl.

凭证标本：灵川县普查队 450323130406028LY（IBK、GXMG、CMMI）

功效：树皮、根皮、叶，清热、消肿止痛。

功效来源：《中华本草》

尖叶四照花

Cornus elliptica (Pojarkova) Q. Y. Xiang et Bofford

凭证标本：梁畴芬 30261（IBK）

功效：叶、花，收敛止血。果实，清热利湿、止血、驱蛔虫。

功效来源：《药用植物辞典》

香港四照花

Cornus hongkongensis Hemsl.

凭证标本：灵川县普查队 450323130703011LY（IBK、GXMG、CMMI）

功效：叶、花，收敛止血。

功效来源：《中华本草》

210. 八角枫科 Alangiaceae

八角枫属 *Alangium* Lam.

八角枫

Alangium chinense (Lour.) Harms

凭证标本：灵川县普查队 450323130427023LY（IBK、GXMG）

功效：根、叶、花，祛风除湿、舒筋活络、散瘀止痛。

功效来源：《广西壮族自治区壮药质量标准 第一卷》（2008年版）

小花八角枫 五代同堂

Alangium faberi Oliv.

凭证标本：灵川县普查队 450323130618017LY（IBK、GXMG、CMMI）

功效：根，理气活血、祛风除湿。

功效来源：《中华本草》

毛八角枫

Alangium kurzii Craib

凭证标本：灵川县普查队 450323130520014LY（IBK、GXMG、CMMI）

功效：根、叶，舒筋活血、行瘀止痛。花，清热解毒。

功效来源：《药用植物辞典》

211. 蓝果树科 Nyssaceae

喜树属 *Camptotheca* Decne.

喜树 喜树果

Camptotheca acuminata Decne.

凭证标本：灵川县普查队 450323130618050LY（IBK、

GXMG、CMMI）

功效：果实，清热解毒、散结消症。

功效来源：《广西壮族自治区壮药质量标准 第一卷》（2008年版）

蓝果树属 *Nyssa* Gronov. ex L.
蓝果树

Nyssa sinensis Oliv.

凭证标本：灵川县普查队 450323130619045LY（IBK、GXMG、CMMI）

功效：根，抗癌。

功效来源：《药用植物辞典》

212. 五加科 Araliaceae
楤木属 *Aralia* L.
头序楤木

Aralia dasyphylla Miq.

凭证标本：梁畴芬 31571（IBK）

功效：根皮、茎皮，祛风除湿、利尿消肿、活血止痛、杀虫。

功效来源：《药用植物辞典》

台湾毛楤木 鸟不企

Aralia decaisneana Hance

凭证标本：灵川县普查队 450323130216008LY（IBK、GXMG、CMMI）

功效：根，祛风除湿、活血通经、解毒消肿。

功效来源：《广西壮族自治区壮药质量标准 第二卷》（2011年版）

棘茎楤木

Aralia echinocaulis Hand.-Mazz.

凭证标本：梁畴芬 30442（IBK）

功效：根，活血破瘀、祛风行气、清热解毒

功效来源：《全国中草药汇编》

长刺楤木 刺叶楤木

Aralia spinifolia Merr.

凭证标本：赖其瑞 75478（GXMI）

功效：根，祛风除湿、活血止血。

功效来源：《中华本草》

树参属 *Dendropanax* Decne. et Planch.
树参 枫荷桂

Dendropanax dentigerus (Harms) Merr.

凭证标本：灵川县普查队 450323130928028LY（IBK、GXMG、CMMI）

功效：茎枝，祛风除湿、活血消肿。

功效来源：《广西壮族自治区瑶药材质量标准 第一卷》（2014年版）

变叶树参 枫荷梨

Dendropanax proteus (Champ. ex Benth.) Benth.

凭证标本：灵川县普查队 450323140916014LY（IBK、GXMG、CMMI）

功效：根、茎、树皮，祛风除湿、活血消肿。

功效来源：《中华本草》

五加属 *Eleutherococcus* Maxim.
白簕 三加

Eleutherococcus trifoliatus (Linnaeus) S. Y. Hu

凭证标本：灵川县普查队 450323121127037LY（IBK、GXMG、CMMI）

功效：根、茎，清热解毒、祛风利湿、舒筋活血。

功效来源：《广西壮族自治区壮药质量标准 第一卷》（2008年版）

萸叶五加属 *Gamblea* C. B. Clarke
吴茱萸五加

Gamblea ciliata C. B. Clarke var. *evodiifolia* (Franch.) C. B. Shang, Lowry et Frodin

凭证标本：梁畴芬 30419（IBK）

功效：根皮，祛风利湿、补肝肾、强筋骨。

功效来源：《药用植物辞典》

常春藤属 *Hedera* L.
常春藤 三角风

Hedera sinensis (Tobler) Hand.-Mazz.

凭证标本：灵川县普查队 450323130208005LY（IBK、GXMG、CMMI）

功效：果实，补肝肾、强腰膝、行气止痛。

功效来源：《广西壮族自治区瑶药材质量标准 第一卷》（2014年版）

大参属 *Macropanax* Miq.
短梗大参 七角枫

Macropanax rosthornii (Harms) C. Y. Wu ex G. Hoo

凭证标本：黄泗龙 8007（IBK）

功效：根、叶，祛风除湿、活血。

功效来源：《全国中草药汇编》

南鹅掌柴属 *Schefflera* J. R. Forst. et G. Forst.
鹅掌柴 鸭脚木

Schefflera heptaphylla (L.) Frodin

凭证标本：灵川县普查队 450323130929004LY（IBK、GXMG）

功效：根、根皮，清热解毒、止痒、消肿散瘀。叶，外用治过敏性皮炎、湿疹。

功效来源：《全国中草药汇编》

穗序鹅掌柴 大泡通皮

Schefflera delavayi (Franch.) Harms ex Diels

凭证标本：灵川县普查队 450323130129066LY（IBK、GXMG、CMMI）

功效：树皮，用于风湿麻木、跌打瘀痛。叶，用于皮炎、湿疹、风疹。

功效来源：《全国中草药汇编》

通脱木属 Tetrapanax (K. Koch) K. Koch
通脱木 通草
Tetrapanax papyrifer (Hook.) K. Koch
凭证标本：梁畴芬 31606（IBK）
功效：根、茎枝，清热利水、活血下乳。
功效来源：《中国药典》（2020年版）

213. 伞形科 Umbelliferae
当归属 Angelica L.
紫花前胡
Angelica decursiva (Miq.) Franch. et Sav.
凭证标本：张寿善等 75406（GXMI）
功效：根，降气化痰、散风清热。
功效来源：《中国药典》（2020年版）

芹属 Apium L.
旱芹
Apium graveolens L.
功效：全草，平肝、清热、祛风、利水、止血、解毒。
功效来源：《桂本草》第一卷上
注：《广西植物名录》有记载。

积雪草属 Centella L.
积雪草
Centella asiatica (L.) Urban
凭证标本：灵川县普查队 450323130322078LY（IBK、GXMG、CMMI）
功效：全草，清热利湿、解毒消肿。
功效来源：《中国药典》（2020年版）

芫荽属 Coriandrum L.
芫荽
Coriandrum sativum L.
凭证标本：灵川县普查队 450323130312079LY（IBK、GXMG、CMMI）
功效：根、全草，发表透疹、消食开胃、止痛解毒。
功效来源：《中华本草》

鸭儿芹属 Cryptotaenia DC.
鸭儿芹
Cryptotaenia japonica Hassk.
凭证标本：灵川县普查队 450323130312104LY（IBK、CMMI）
功效：茎叶，祛风止咳、活血祛瘀。

功效来源：《中华本草》

细叶旱芹属 Cyclospermum Lag.
细叶旱芹
Cyclospermum leptophyllum (Pers.) Sprague ex Britton et P. Wilson
凭证标本：灵川县普查队 450323130328009LY（IBK）
功效：全草，可作野菜食用。
功效来源：《中华本草》

茴香属 Foeniculum Mill.
茴香 小茴香
Foeniculum vulgare Mill.
功效：果实，散寒止痛、理气和胃。
功效来源：《中国药典》（2020年版）
注：《广西植物名录》有记载。

天胡荽属 Hydrocotyle L.
红马蹄草
Hydrocotyle nepalensis Hook.
功效：全草，清肺止咳、止血活血。
功效来源：《中华本草》
注：《广西植物名录》有记载。

天胡荽
Hydrocotyle sibthorpioides Lam.
功效：全草，清热利尿、解毒消肿、祛痰止咳。
功效来源：《广西壮族自治区壮药质量标准 第一卷》（2008年版）
注：《广西植物名录》有记载。

破铜钱
Hydrocotyle sibthorpioides Lam. var. *batrachium* (Hance) Hand.-Mazz. ex Shan
凭证标本：灵川县普查队 450323130322084LY（IBK、GXMG、CMMI）
功效：全草，清热利湿、解毒消肿。
功效来源：《广西中药材标准 第一册》

肾叶天胡荽 毛叶天胡荽
Hydrocotyle wilfordii Maxim.
凭证标本：灵川县普查队 450323130621004LY（IBK、GXMG、CMMI）
功效：全草，清热解毒、利湿。
功效来源：《中华本草》

水芹属 Oenanthe L.
水芹
Oenanthe javanica (Blume) DC.
凭证标本：灵川县普查队 450323130322076LY（IBK、GXMG）

功效：根、全草，清热利湿、止血、降血压。

功效来源：《全国中草药汇编》

前胡属 Peucedanum L.
南岭前胡
Peucedanum longshengense R. H. Shan et M. L. Sheh

凭证标本：陈照宙 53739（KUN）

功效：根，用于风热咳嗽痰多、咳热喘满、咯痰黄稠。

功效来源：《广西中药资源名录》

前胡
Peucedanum praeruptorum Dunn

功效：根，疏散风热、降气化痰。

功效来源：《中华本草》

注：《广西植物名录》有记载。

变豆菜属 Sanicula L.
变豆菜
Sanicula chinensis Bunge

凭证标本：灵川县普查队 450323130620004LY（IBK、GXMG、CMMI）

功效：全草，解毒、止血。

功效来源：《中华本草》

薄片变豆菜 大肺筋草
Sanicula lamelligera Hance

凭证标本：梁畴芬 31187（IBK）

功效：全草，祛风发表、化痰止咳、活血调经。

功效来源：《中华本草》

野鹅脚板
Sanicula orthacantha S. Moore

凭证标本：灵川县普查队 450323130312059LY（IBK、GXMG、CMMI）

功效：全草，清热、解毒。

功效来源：《全国中草药汇编》

窃衣属 Torilis Adans.
小窃衣 窃衣
Torilis japonica (Houtt.) DC.

凭证标本：灵川县普查队 450323130328029LY（IBK、GXMG、CMMI）

功效：果实、全草，杀虫止泻、祛湿止痒。

功效来源：《中华本草》

窃衣
Torilis scabra (Thunb.) DC.

功效：果实、全草，杀虫止泻、祛湿止痒。

功效来源：《中华本草》

注：《广西植物名录》有记载。

214. 桤叶树科 Clethraceae
桤叶树属 Clethra Gronov. ex L.
云南桤叶树
Clethra cavaleriei Lévl.

凭证标本：梁畴芬 30298（IBK）

功效：树皮、根，活血祛瘀、强筋壮骨、祛风。

功效来源：《药用植物辞典》

贵州桤叶树
Clethra kaipoensis Lévl.

凭证标本：灵川县普查队 450323130619060LY（IBK、GXMG、CMMI）

功效：根、叶，祛风镇痛。

功效来源：《药用植物辞典》

215. 杜鹃花科 Ericaceae
吊钟花属 Enkianthus Lour.
齿缘吊钟花
Enkianthus serrulatus (Wils.) Schneid.

凭证标本：灵川县普查队 450323130521009LY（IBK、GXMG）

功效：根，祛风除湿、活血。

功效来源：《药用植物辞典》

白珠属 Gaultheria Kalm ex L.
毛滇白珠
Gaultheria leucocarpa Blume var. crenulata （Kurz）T. Z. Hsu

凭证标本：陈立卿 94596（IBK）

功效：全株，祛风除湿、舒筋活络、活血止痛。

功效来源：《药用植物辞典》

滇白珠 下山虎
Gaultheria leucocarpa Blume var. yunnanensis (Franch.) T. Z. Hsu et R. C. Fang

功效：全株，祛风除湿、舒筋活络、活血止痛。

功效来源：《广西壮族自治区瑶药材质量标准 第一卷》（2014年版）

注：《广西植物名录》有记载。

珍珠花属 Lyonia Nutt.
珍珠花 南烛
Lyonia ovalifolia (Wall.) Drude

凭证标本：秦宗德 9101（IBK）

功效：茎、叶、果实，活血、祛瘀、止痛。

功效来源：《全国中草药汇编》

小果珍珠花 缭木
Lyonia ovalifolia (Wall.) Drude var. elliptica (Sieb. et Zucc.) Hand.-Mazz.

凭证标本：灵川县普查队 450323130518002LY（IBK、

GXMG、CMMI）

功效：根、果实、叶，健脾止泻、活血、强筋。

功效来源：《全国中草药汇编》

狭叶珍珠花

Lyonia ovalifolia (Wall.) Drude var. *lanceolata* (Wall.) Hand.-Mazz.

凭证标本：灵川县普查队 450323121127020LY（IBK、GXMG）

功效：全株，用于感冒、痢疾、痧症夹色、骨鲠喉。

功效来源：《广西中药资源名录》

马醉木属 *Pieris* D. Don
美丽马醉木

Pieris formosa (Wall.) D. Don

凭证标本：陈照宙 53698（IBK）

功效：鲜叶汁，疗疮、杀虫。全草，消炎止痛、舒筋活络。

功效来源：《药用植物辞典》

杜鹃花属 *Rhododendron* L.
腺萼马银花

Rhododendron bachii Lévl.

凭证标本：陈立卿 94736（IBSC）

功效：叶，清热利湿、止咳化痰。

功效来源：《药用植物辞典》

短脉杜鹃

Rhododendron brevinerve Chun et Fang

凭证标本：李光照 12178（IBK）

功效：花，清热、止咳、调经。

功效来源：《药用植物辞典》

丁香杜鹃

Rhododendron farrerae Tate ex Sweet

凭证标本：灵川县普查队 450323130313001LY（IBK、GXMG、CMMI）

功效：全株根、叶，疏风、止咳。

功效来源：《药用植物辞典》

云锦杜鹃

Rhododendron fortunei Lindl.

凭证标本：陈照宙 53744（IBK）

功效：花、叶，清热解毒、敛疮。

功效来源：《全国中草药汇编》

西施花

Rhododendron latoucheae Franch.

凭证标本：灵川县普查队 450323130521035LY（IBK、GXMG、CMMI）

功效：花、叶，清热解毒、疏风行气、止咳祛痰、活血化瘀。

功效来源：《药用植物辞典》

百合花杜鹃

Rhododendron liliiflorum Lévl.

凭证标本：钟济新 808983（IBK）

功效：全株，清热利湿、活血止血。

功效来源：《药用植物辞典》

岭南杜鹃

Rhododendron mariae Hance

凭证标本：灵川县普查队 450323140506006LY（IBK、GXMG、CMMI）

功效：叶，镇咳、祛痰、平喘。

功效来源：《全国中草药汇编》

满山红

Rhododendron mariesii Hemsl. et E. H. Wilson

凭证标本：陈立卿 94593（IBK）

功效：叶、花、根，活血调经、清热解毒、止血、平喘。

功效来源：《药用植物辞典》

毛棉杜鹃 丝线吊芙蓉

Rhododendron moulmainense Hook. f.

凭证标本：陈立卿 94388（IBK）

功效：根皮、茎皮，利水、活血。

功效来源：《中华本草》

马银花

Rhododendron ovatum (Lindl.) Planch. ex Maxim.

凭证标本：灵川县普查队 450323130313004LY（IBK、GXMG、CMMI）

功效：根，清热利湿。

功效来源：《全国中草药汇编》

杜鹃 杜鹃花根

Rhododendron simsii Planch.

凭证标本：灵川县普查队 450323130313013LY（IBK、GXMG、CMMI）

功效：根、根状茎，祛风湿、活血去瘀、止血。

功效来源：《广西中药材标准 第一册》

215a. 鹿蹄草科 Pyrolaceae
鹿蹄草属 *Pyrola* L.
长叶鹿蹄草

Pyrola elegantula Andres

凭证标本：陈立卿 94961（IBK）

功效：全草，祛风除湿、强筋壮骨、止血。

功效来源：《药用植物辞典》

216. 越橘科 Vacciniaceae

越橘属 *Vaccinium* L.

南烛 南烛根
Vaccinium bracteatum Thunb.
凭证标本：灵川县普查队 450323130322039LY（IBK、GXMG、CMMI）
功效：根，散瘀、止痛。
功效来源：《中华本草》

短尾越橘
Vaccinium carlesii Dunn
凭证标本：梁畴芬 30228（IBK）
功效：全株，清热解毒、固精驻颜、强筋益气、明目乌发。
功效来源：《药用植物辞典》

流苏萼越橘
Vaccinium fimbricalyx Chun et Fang
凭证标本：梁畴芬 30292（IBK）
功效：果实，强筋益气。
功效来源：民间用药

黄背越橘
Vaccinium iteophyllum Hance
凭证标本：灵川县普查队 450323130928045LY（IBK、GXMG、CMMI）
功效：全株，祛风除湿、利尿消肿、舒筋活络、散炎止痛。
功效来源：《药用植物辞典》

扁枝越橘
Vaccinium japonicum Miq. var. *sinicum* (Nakai) Rehder
凭证标本：陈照宙 53694（IBK）
功效：全株，舒风清热、降火解毒。
功效来源：《药用植物辞典》

江南越橘
Vaccinium mandarinorum Diels
凭证标本：陈照宙 53686（IBK）
功效：叶、果实，用于白带异常；外用治枪弹、铁砂入肉。
功效来源：《广西中药资源名录》

峨眉越橘
Vaccinium omeiensis Fang
凭证标本：梁畴芬 30523（IBSC）
功效：全株，止咳、平喘、消肿。
功效来源：《药用植物辞典》

峦大越橘
Vaccinium randaiense Hayata
凭证标本：灵川县普查队 450323130702014LY（IBK）
功效：果实，强筋益气。
功效来源：民间用药

凸脉越橘
Vaccinium supracostatum Hand.-Mazz.
凭证标本：梁畴芬 30477（IBK）
功效：全株，活血散瘀、止痛。
功效来源：《药用植物辞典》

221. 柿科 Ebenaceae

柿属 *Diospyros* L.

山柿
Diospyros japonica Sieb. et Zucc.
凭证标本：陈照宙 53737（IBK）
功效：树皮，抗炎、解热、镇痛。
功效来源：《药用植物辞典》

柿 柿蒂
Diospyros kaki Thunb.
凭证标本：灵川县普查队 450323130328039LY（IBK、GXMG、CMMI）
功效：宿萼，降逆止呃。叶，止咳定喘、生津止渴、活血止血。
功效来源：《中国药典》（2020年版）

野柿
Diospyros kaki Thunb. var. *silvestris* Makino
凭证标本：灵川县普查队 450323130328021LY（IBK、GXMG、CMMI）
功效：果实，润肺止咳、生津、润肠。
功效来源：《药用植物辞典》

君迁子
Diospyros lotus L.
凭证标本：灵川县普查队 450323121128006LY（IBK、GXMG、CMMI）
功效：果实，止渴、除痰。
功效来源：《全国中草药汇编》

罗浮柿
Diospyros morrisiana Hance
凭证标本：灵川县普查队 450323130809012LY（IBK、GXMG）
功效：叶、茎皮，解毒消炎、收敛止泻。
功效来源：《中华本草》

油柿
Diospyros oleifera Cheng
凭证标本：梁畴芬 30268（IBK）
功效：果实，清热、润肺。
功效来源：《药用植物辞典》

223. 紫金牛科 Myrsinaceae

紫金牛属 *Ardisia* Sw.

罗伞树 波叶紫金牛

Ardisia affinis Hemsl.

凭证标本：梁畴芬 31087（IBK）

功效：全株，利咽止咳、理气活血。

功效来源：《中华本草》

少年红

Ardisia alyxiifolia Tsiang ex C. Chen

凭证标本：灵川组 6–2228（GXMI）

功效：全株，止咳平喘、活血化瘀。

功效来源：《中华本草》

九管血 血党

Ardisia brevicaulis Diels

凭证标本：灵川县普查队 450323130129004LY（IBK、GXMG）

功效：全株，祛风湿、活血调经、消肿止痛。

功效来源：《广西壮族自治区壮药质量标准 第二卷》（2011年版）

小紫金牛

Ardisia chinensis Benth.

凭证标本：灵川县普查队 450323130618071LY（IBK、GXMG）

功效：全株，活血止血、散瘀止痛、清热利湿。

功效来源：《中华本草》

朱砂根

Ardisia crenata Sims

凭证标本：灵川县普查队 450323121128017LY（IBK、GXMG、CMMI）

功效：根，行血祛风、解毒消肿。

功效来源：《中国药典》（2020年版）

百两金 竹叶风

Ardisia crispa (Thunb.) A. DC.

凭证标本：灵川县普查队 450323130212001LY（IBK、GXMG）

功效：根、根状茎，清热利咽、祛痰利湿、活血解毒。

功效来源：《广西壮族自治区瑶药材质量标准 第一卷》（2014年版）

月月红

Ardisia faberi Hemsl.

凭证标本：灵川县普查队 450323130618013LY（IBK、GXMG、CMMI）

功效：全株，清热解毒、祛痰利湿、活血止血。

功效来源：《药用植物辞典》

走马胎 血风

Ardisia gigantifolia Stapf

功效：根、根状茎，祛风湿、壮筋骨、活血祛瘀。

功效来源：《广西壮族自治区瑶药材质量标准 第一卷》（2014年版）

注：栽培。

郎伞树 凉伞盖珍珠

Ardisia hanceana Mez

凭证标本：灵川县普查队 450323130209003LY（IBK、GXMG、CMMI）

功效：根，活血止痛。

功效来源：《中华本草》

紫金牛 矮地茶、不出林

Ardisia japonica (Thunb.) Bl.

凭证标本：灵川县普查队 450323130313062LY（IBK、GXMG）

功效：全株，止咳化痰、活血。

功效来源：《中国药典》（2020年版）

虎舌红 红毛走马胎

Ardisia mamillata Hance

凭证标本：灵川县普查队 450323130808009LY（IBK、GXMG、CMMI）

功效：全株，散瘀止血、清热利湿、去腐生肌。

功效来源：《中华本草》

九节龙 小青

Ardisia pusilla A. DC.

凭证标本：灵川县普查队 450323121128013LY（IBK、GXMG、CMMI）

功效：全株、叶，清热利湿、活血消肿。

功效来源：《中华本草》

海南罗伞树 大罗伞树

Ardisia quinquegona Blume

凭证标本：灵川县普查队 450323121127009LY（IBK、GXMG、CMMI）

功效：地上部分，止咳化痰、祛风解毒、活血止痛。

功效来源：《广西壮族自治区壮药质量标准 第三卷》（2018年版）

酸藤子属 *Embelia* Burm. f.

酸藤子 酸吉风

Embelia laeta (L.) Mez

凭证标本：灵川县普查队 450323130313043LY（IBK）

功效：根，清热解毒、散瘀止血。

功效来源：《广西壮族自治区瑶药材质量标准 第一卷》（2014年版）

当归藤

Embelia parviflora Wall.

凭证标本：灵川县普查队 450323130809020LY（IBK、GXMG、CMMI）

功效：地上部分，补血调经、强腰膝。

功效来源：《广西壮族自治区壮药质量标准 第一卷》（2008年版）

网脉酸藤子 了哥利

Embelia rudis Hand.-Mazz.

凭证标本：灵川县普查队 450323121127006LY（IBK、GXMG）

功效：根、茎，活血通经。

功效来源：《中华本草》

平叶酸藤子

Embelia undulata (Wall.) Mez

凭证标本：张寿善等 75421（GXMI）

功效：全株，利湿散瘀。用于水肿、泄泻、跌打瘀肿。

功效来源：文献

密齿酸藤子 打虫果

Embelia vestita Roxb.

凭证标本：梁畴芬 30837（IBSC）

功效：果实，驱虫。

功效来源：《中华本草》

杜茎山属 *Maesa* Forssk.

杜茎山

Maesa japonica (Thunb.) Moritzi ex Zoll.

凭证标本：灵川县普查队 450323121128003LY（IBK、GXMG、CMMI）

功效：根、茎叶，祛风邪、解疫毒、消肿胀。

功效来源：《中华本草》

金珠柳

Maesa montana A. DC.

凭证标本：灵川县普查队 450323130426034LY（IBK、GXMG、CMMI）

功效：叶、根，清湿热。

功效来源：《中华本草》

鲫鱼胆

Maesa perlarius (Lour.) Merr.

凭证标本：灵川县普查队 450323130129019LY（IBK、GXMG、CMMI）

功效：全株，接骨消肿、祛腐生肌。

功效来源：《全国中草药汇编》

铁仔属 *Myrsine* L.

密花树

Myrsine seguinii H. Lév.

凭证标本：灵川县普查队 450323140916002LY（IBK、GXMG、CMMI）

功效：根皮、叶，清热解毒、凉血、祛湿。

功效来源：《药用植物辞典》

224. 安息香科 Styracaceae

赤杨叶属 *Alniphyllum* Matsum.

赤杨叶 豆渣树

Alniphyllum fortunei (Hemsl.) Makino

凭证标本：灵川县普查队 450323130322077LY（IBK、GXMG、CMMI）

功效：根、叶，祛风除湿、利水消肿。

功效来源：《中华本草》

陀螺果属 *Melliodendron* Hand.-Mazz.

陀螺果

Melliodendron xylocarpum Hand.-Mazz.

凭证标本：灵川县普查队 450323130808011LY（IBK、GXMG、CMMI）

功效：根、叶，清热、杀虫。枝叶，滑肠。

功效来源：《药用植物辞典》

白辛树属 *Pterostyrax* Sieb. et Zucc.

白辛树

Pterostyrax psilophyllus Diels ex Perkins

凭证标本：秦宗德 9056（IBK）

功效：根皮，散瘀。

功效来源：《药用植物辞典》

木瓜红属 *Rehderodendron* Hu

木瓜红

Rehderodendron macrocarpum Hu

凭证标本：陈立卿 94397（IBSC）

功效：花序，清热、杀虫。

功效来源：《药用植物辞典》

安息香属 *Styrax* L.

银叶安息香

Styrax argentifolius H. L. Li

凭证标本：秦宗德 9044（IBK）

功效：叶，消肿止痛。

功效来源：《药用植物辞典》

中华安息香

Styrax chinensis Hu et S. Y. Liang

凭证标本：灵川县普查队 450323130517036LY（IBK、GXMG、CMMI）

功效：树脂，用作安息香入药。

功效来源：《药用植物辞典》

赛山梅
Styrax confusus Hemsl.
凭证标本：灵川县普查队 450323130426009LY（IBK、GXMG）
功效：果实，清热解毒、消痈散结。全株，止泻、止痒。
功效来源：《药用植物辞典》

白花龙
Styrax faberi Perk.
凭证标本：灵川县普查队 450323130321032LY（IBK、GXMG、CMMI）
功效：全株，止泻、止痒。叶，止血、生肌、消肿。
功效来源：《药用植物辞典》

野茉莉
Styrax japonicus Sieb. et Zucc.
凭证标本：梁畴芬 30405（IBK）
功效：花，清火。虫瘿、叶、果，祛风除湿。
功效来源：《全国中草药汇编》

芬芳安息香
Styrax odoratissimus Champ.
凭证标本：灵川县普查队 450323130809045LY（IBK、GXMG、CMMI）
功效：叶，清热解毒、祛风除湿、理气止痛、润肺止咳。
功效来源：《药用植物辞典》

栓叶安息香 红皮
Styrax suberifolius Hook. et Arn.
凭证标本：吕清华 2215（IBK）
功效：叶、根，祛风湿、理气止痛。
功效来源：《中华本草》

越南安息香 安息香
Styrax tonkinensis (Pierre) Craib ex Hartw.
凭证标本：谢福惠等 3–183（IBK）
功效：树脂，开窍醒神、行气活血、止痛。
功效来源：《中国药典》（2020年版）

225. 山矾科 Symplocaceae
山矾属 *Symplocos* Jacq.
薄叶山矾
Symplocos anomala Brand
凭证标本：灵川县普查队 450323130928062LY（IBK、GXMG、CMMI）
功效：果实，清热解毒、平肝泻火。
功效来源：《药用植物辞典》

越南山矾
Symplocos cochinchinensis (Lour.) S. Moore
凭证标本：灵川县普查队 450323130930041LY（IBK、GXMG、CMMI）
功效：根，用于咳嗽、腹痛、泄泻。
功效来源：《广西中药资源名录》

黄牛奶树
Symplocos cochinchinensis (Lour.) S. Moore var. *laurina* (Retz.) Noot.
凭证标本：灵川县普查队 450323130521020LY（IBK、CMMI）
功效：根、树皮，散热、清热。
功效来源：《药用植物辞典》

密花山矾
Symplocos congesta Benth.
凭证标本：灵川县普查队 450323130927032LY（IBK、GXMG、CMMI）
功效：根，用于跌打损伤。
功效来源：《广西中药资源名录》

光叶山矾 刀灰树
Symplocos lancifolia Sieb. et Zucc.
凭证标本：灵川县普查队 450323130619070LY（IBK、GXMG、CMMI）
功效：全株，和肝健脾、止血生肌。
功效来源：《全国中草药汇编》

月桂山矾
Symplocos laurina (Retz.) Wall.
凭证标本：钟济新 808981（IBK）
功效：树皮，散热、清热，用于跌打损伤、伤风头昏、感冒身热。
功效来源：《药用植物辞典》

光亮山矾 四川山巩
Symplocos lucida (Thunb.) Siebold et Zucc.
凭证标本：灵川县普查队 450323130129033LY（IBK、GXMG）
功效：根、茎、叶，行水、定喘、清热解毒。
功效来源：《中华本草》

白檀
Symplocos paniculata (Thunb.) Miq.
凭证标本：灵川县普查队 450323130427030LY（IBK、GXMG、CMMI）
功效：根、叶、花或种子，清热解毒、调气散结、祛风止痒。
功效来源：《广西壮族自治区壮药质量标准 第三卷》（2018年版）

多花山矾

Symplocos ramosissima Wall. ex G. Don

凭证标本：陈照宙 53814（IBK）

功效：根，生肌收敛。

功效来源：《药用植物辞典》

老鼠矢 小药木

Symplocos stellaris Brand

凭证标本：灵川县普查队 450323130520004LY（IBK、GXMG、CMMI）

功效：叶、根，活血、止血。

功效来源：《中华本草》

山矾

Symplocos sumuntia Buch.-Ham. ex D. Don

凭证标本：灵川县普查队 450323130322001LY（IBK、GXMG）

功效：花，化痰解郁、生津止渴。根，清热利湿、凉血止血、祛风止痛。叶，清热解毒、收敛止血。

功效来源：《中华本草》

绿枝山矾

Symplocos viridissima Brand

凭证标本：陈照宙 53719（IBK）

功效：叶，止血。

功效来源：《药用植物辞典》

228. 马钱科 Loganiaceae

醉鱼草属 *Buddleja* L.

巴东醉鱼草

Buddleja albiflora Hemsl.

凭证标本：灵川县普查队 450323130312047LY（IBK、GXMG、CMMI）

功效：全草，祛瘀、杀虫。花蕾，止咳化痰。

功效来源：《药用植物辞典》

白背枫 白鱼尾

Buddleja asiatica Lour.

凭证标本：灵川县普查队 450323130216003LY（IBK、GXMG、CMMI）

功效：全株，祛风利湿、行气活血。

功效来源：《中华本草》

大叶醉鱼草 酒药花

Buddleja davidii Franch.

凭证标本：曾怀德 27955（IBSC）

功效：枝叶、根皮，祛风散寒、活血止痛、解毒杀虫。

功效来源：《中华本草》

醉鱼草

Buddleja lindleyana Fortune

凭证标本：灵川组 6–2027（GXMI）

功效：茎、叶，祛风湿、壮筋骨、活血祛瘀。

功效来源：《中华本草》

钩吻属 *Gelsemium* Juss.

钩吻 断肠草

Gelsemium elegans (Gardn. et Champ.) Benth.

凭证标本：郭苏等 6060283（IBK）

功效：根、茎，祛风、攻毒、止痛。

功效来源：《广西壮族自治区壮药质量标准 第一卷》（2008年版）

229. 木樨科 Oleaceae

流苏树属 *Chionanthus* L.

枝花流苏树

Chionanthus ramiflora Roxb.

凭证标本：李光照等 114（IBK）

功效：根，清热解毒、散瘀。

功效来源：《药用植物辞典》

梣属 *Fraxinus* L.

白蜡树 秦皮

Fraxinus chinensis Roxb.

凭证标本：梁畴芬 30613（IBK）

功效：树皮，清热燥湿、清肝明目、止咳平喘。

功效来源：《中国药典》（2020年版）

多花梣

Fraxinus floribunda Wall.

凭证标本：梁畴芬 30332（IBK）

功效：渗出物，作甘露（木蜜）药用。树皮，为秦皮的优质资源。

功效来源：《药用植物辞典》

苦枥木

Fraxinus insularis Hemsl.

凭证标本：梁畴芬 30332（IBSC）

功效：枝叶，外用治风湿痹痛。

功效来源：《广西中药资源名录》

素馨属 *Jasminum* L.

扭肚藤

Jasminum elongatum (Bergius) Willd.

凭证标本：灵川县普查队 450323121128016LY（IBK、GXMG、CMMI）

功效：枝叶，清热利湿、解毒、消滞。

功效来源：《中华本草》

清香藤 破骨风

Jasminum lanceolaria Roxb.

凭证标本：灵川县普查队 450323130520017LY（IBK、GXMG、CMMI）

功效：全株，血破瘀、理气止痛。

功效来源：《广西壮族自治区瑶药材质量标准 第一卷》（2014年版）

野迎春

Jasminum mesnyi Hance

凭证标本：灵川县普查队 450323130312003LY（IBK、GXMG、CMMI）

功效：全株，清热解毒、消炎。

功效来源：《药用植物辞典》

茉莉花

Jasminum sambac (L.) Ait.

功效：花蕾、初开的花，理气止痛、辟秽开郁。

功效来源：《广西壮族自治区壮药质量标准 第二卷》（2011年版）

注：《广西植物名录》有记载。

亮叶素馨

Jasminum seguinii Lévl.

凭证标本：梁畴芬 31094（IBK）

功效：根、叶，散瘀、止痛、止血。

功效来源：《中华本草》

华素馨

Jasminum sinense Hemsl.

凭证标本：灵川县普查队 450323130209001LY（IBK、GXMG、CMMI）

功效：全株，清热解毒。

功效来源：《中华本草》

川素馨

Jasminum urophyllum Hemsl.

凭证标本：陈照宙 53745（IBK）

功效：全株，祛风除湿。

功效来源：《中华本草》

女贞属 *Ligustrum* L.

女贞 女贞子

Ligustrum lucidum W. T. Ait.

凭证标本：灵川县普查队 450323130929018LY（IBK、GXMG、CMMI）

功效：果实，滋补肝肾、明目乌发。

功效来源：《中国药典》（2020年版）

小蜡 小蜡树叶

Ligustrum sinense Lour.

凭证标本：灵川县普查队 450323130521027LY（IBK、GXMG）

功效：叶，清热利湿、解毒消肿。

功效来源：《广西壮族自治区壮药质量标准 第二卷》（2011年版）

光萼小蜡

Ligustrum sinense Lour. var. *myrianthum* (Diels) Hofk.

凭证标本：灵川县普查队 450323121128018LY（IBK、GXMG、CMMI）

功效：枝、叶，泻火解毒。

功效来源：《中华本草》

木樨属 *Osmanthus* Lour.

石山桂花

Osmanthus fordii Hemsl.

凭证标本：梁畴芬 31097（IBK）

功效：花，疏肝理气、醒脾开胃。

功效来源：文献

桂花

Osmanthus fragrans (Thunb.) Lour.

功效：花，散寒破结、化痰止咳。果实，暖胃、平肝、散寒。

功效来源：《全国中草药汇编》

注：《广西植物名录》有记载。

230. 夹竹桃科 Apocynaceae

黄蝉属 *Allamanda* L.

黄蝉

Allamanda neriifolia Hook.

功效：全株，外用于杀虫、灭孑孓。

功效来源：《药用植物辞典》

注：《广西植物名录》有记载。

链珠藤属 *Alyxia* Banks ex R. Br.

筋藤 透骨香

Alyxia levinei Merr.

凭证标本：灵川县普查队 450323130426002LY（IBK、GXMG）

功效：全株，祛风除湿、活血止痛。

功效来源：《广西壮族自治区壮药质量标准 第三卷》（2018年版）

海南链珠藤

Alyxia odorata Wall. ex G. Don

凭证标本：李光照等 Q110（IBK）

功效：茎、叶，清热解毒。

功效来源：《药用植物辞典》

长春花属 *Catharanthus* G. Don

长春花

Catharanthus roseus (L.) G. Don

功效：全草，抗癌、降血压。

功效来源：《全国中草药汇编》

注：《广西植物名录》有记载。

夹竹桃属 Nerium L.

白花夹竹桃

Nerium oleander L.cv. *Paihua*

功效：叶，强心利尿、祛痰定喘、祛瘀止痛。

功效来源：《桂本草》第一卷上

注：民间常见栽培物种。

夹竹桃

Nerium oleander L.

凭证标本：灵川县普查队 450323130328006LY（IBK、GXMG、CMMI）

功效：叶，强心利尿、祛痰杀虫。

功效来源：《全国中草药汇编》

萝芙木属 Rauvolfia L.

萝芙木

Rauvolfia verticillata (Lour.) Baill.

凭证标本：谢福惠等 3–75（IBK）

功效：根、茎，清热、降血压、宁神。

功效来源：《广西壮族自治区壮药质量标准 第一卷》（2008年版）

羊角拗属 Strophanthus DC.

羊角拗 羊角风

Strophanthus divaricatus (Lour.) Hook. et Arn.

凭证标本：胡克露等 0007（IBK）

功效：全株，祛风湿、通经络、杀虫。

功效来源：《广西壮族自治区瑶药材质量标准 第一卷》（2014年版）

络石属 Trachelospermum Lem.

紫花络石

Trachelospermum axillare Hook. f.

凭证标本：梁畴芬 30524（IBK）

功效：全株，解表发汗、通经活络、止痛。

功效来源：《全国中草药汇编》

贵州络石

Trachelospermum bodinieri (Lévl.) Woods. ex Rehd.

凭证标本：灵川县普查队 450323130520022LY（IBK、GXMG、CMMI）

功效：茎、叶，祛风、通络、止血、消瘀。

功效来源：《药用植物辞典》

络石 络石藤

Trachelospermum jasminoides (Lindl.) Lem.

凭证标本：灵川县普查队 450323130210002LY（IBK、GXMG）

功效：带叶藤茎，凉血消肿、祛风通络。

功效来源：《中国药典》（2020年版）

水壶藤属 Urceola Roxb.

毛杜仲藤 红九牛

Urceola huaitingii (Chun et Tsiang) D. J. Middleton

凭证标本：灵川县普查队 4503231303130061LY（IBK、GXMG）

功效：老茎、根，祛风活络、壮腰膝、强筋骨、消肿。

功效来源：《广西壮族自治区瑶药材质量标准 第一卷》（2014年版）

酸叶胶藤 红背酸藤

Urceola rosea (Hook. et Arn.) D. J. Middleton

凭证标本：钟济新 809053（IBK）

功效：根、叶，清热解毒、利尿消肿。

功效来源：《中华本草》

倒吊笔属 Wrightia R. Br.

个溥

Wrightia sikkimensis Gamble

凭证标本：梁畴芬 30336（IBK）

功效：全草，祛风活络、化瘀散结。

功效来源：《药用植物辞典》

231. 萝藦科 Asclepiadaceae

鹅绒藤属 Cynanchum L.

白薇

Cynanchum atratum Bunge

凭证标本：桂林医药公司 41071（IBK）

功效：根、根状茎，清热凉血、利尿通淋、解毒疗疮。

功效来源：《中国药典》（2020年版）

牛皮消 飞来鹤

Cynanchum auriculatum Royle ex Wight

凭证标本：邓先福 11449（IBK）

功效：根、全草，健胃消积、解毒消肿。

功效来源：《全国中草药汇编》

刺瓜

Cynanchum corymbosum Wight

凭证标本：灵川县普查队 450323121128022LY（IBK、GXMG、CMMI）

功效：全草，益气、催乳、解毒。

功效来源：《全国中草药汇编》

柳叶白前 白前

Cynanchum stauntonii (Decne.) Schltr. ex Lévl.

凭证标本：灵川县普查队 450323130702002LY（IBK）

功效：根状茎、根，降气、消痰、止咳。

功效来源：《中国药典》（2020年版）

黑鳗藤属 *Jasminanthes* Blume

假木藤

Jasminanthes chunii (Tsiang) W. D. Stevens et P. T. Li

凭证标本：灵川县普查队 450323140506002LY（IBK）

功效：根，补血、活血、下乳。

功效来源：《贵州中草药资源研究》

牛奶菜属 *Marsdenia* R. Br.

蓝叶藤

Marsdenia tinctoria R. Br.

凭证标本：灵川县普查队 450323140506009LY（IBK、GXMG）

功效：果实，祛风除湿、化瘀散结。

功效来源：《中华本草》

鲫鱼藤属 *Secamone* R. Br.

吊山桃

Secamone sinica Hand.-Mazz.

凭证标本：灵川县普查队 450323140506018LY（IBK、GXMG、CMMI）

功效：叶，强筋壮骨、补精催奶。

功效来源：《全国中草药汇编》

娃儿藤属 *Tylophora* R. Br.

多花娃儿藤 双飞蝴蝶

Tylophora floribunda Miq.

凭证标本：梁畴芬 30818（IBSC）

功效：根，祛风化痰、通经散瘀。

功效来源：《全国中草药汇编》

232. 茜草科 Rubiaceae

水团花属 *Adina* Salisb.

水团花

Adina pilulifera (Lam.) Franch. ex Drake

凭证标本：灵川县普查队 450323121127012LY（IBK、GXMG）

功效：根、枝叶、花、果实，清热利湿、解毒消肿。

功效来源：《中华本草》

细叶水团花 水杨梅

Adina rubella Hance

凭证标本：灵川县普查队 450323130807008LY（IBK、GXMG、CMMI）

功效：全株，清热解毒、散瘀止痛。

功效来源：《广西壮族自治区壮药质量标准 第三卷》（2018年版）

茜树属 *Aidia* Lour.

香楠

Aidia canthioides (Champ. ex Benth.) Masam.

凭证标本：灵川县普查队 450323121127061LY（IBK、GXMG、CMMI）

功效：根，用于胃痛、风湿骨痛、跌打损伤。

功效来源：《广西中药资源名录》

茜树

Aidia cochinchinensis Lour.

凭证标本：灵川县普查队 450323130322005LY（IBK、GXMG、CMMI）

功效：根，清热利湿、润肺止咳。全株，清热解毒、利湿消肿、润肺止咳。

功效来源：《药用植物辞典》

流苏子属 *Coptosapelta* Korth.

流苏子

Coptosapelta diffusa (Champ. ex Benth.) Van Steenis

凭证标本：灵川县普查队 450323130618037LY（IBK、GXMG、CMMI）

功效：根，祛风除湿、止痒。

功效来源：《中华本草》

虎刺属 *Damnacanthus* C. F. Gaertn. f.

短刺虎刺 岩石羊

Damnacanthus giganteus (Makino) Nakai

凭证标本：陈立卿 94703（IBK）

功效：根，养血、止血、除湿、舒筋。

功效来源：《中华本草》

云桂虎刺

Damnacanthus henryi (Lévl.) Lo

凭证标本：陈立卿 94311（IBK）

功效：叶，续伤止痛。

功效来源：《药用植物辞典》

虎刺 鸡筋参

Damnacanthus indicus Gaertn. f.

凭证标本：桂林医药公司 40918（IBK）

功效：全株，益气补血、收敛止血。

功效来源：《中华本草》

柳叶虎刺

Damnacanthus labordei (Lévl.) Lo

凭证标本：陈立卿 94311（IBSC）

功效：根，清热利湿、舒筋活血、祛风止痛。

功效来源：《药用植物辞典》

狗骨柴属 *Diplospora* DC.

狗骨柴

Diplospora dubia (Lindl.) Masam.

凭证标本：灵川县普查队 450323130406018LY（IBK、GXMG、CMMI）

功效：根，消肿散结、解毒排脓。

功效来源：《药用植物辞典》

毛狗骨柴
Diplospora fruticosa Hemsl.
凭证标本：灵川县普查队 450323130328024LY（IBK、GXMG、CMMI）
功效：根，益气养血、收敛止血。
功效来源：《药用植物辞典》

拉拉藤属 *Galium* L.
四叶葎
Galium bungei Steud.
凭证标本：灵川县普查队 450323130312098LY（IBK、GXMG、CMMI）
功效：全草，清热解毒、利尿、止血、消食。
功效来源：《全国中草药汇编》

猪殃殃 八仙草
Galium spurium L.
凭证标本：灵川县普查队 450323130312049LY（IBK、GXMG、CMMI）
功效：全草，清热解毒、利尿消肿。
功效来源：《全国中草药汇编》

栀子属 *Gardenia* J. Ellis
栀子
Gardenia jasminoides Ellis
凭证标本：灵川县普查队 450323121231008LY（IBK、GXMG、CMMI）
功效：果实，泻火除烦、清热利湿、凉血解毒、消肿止痛。
功效来源：《中国药典》（2020年版）

耳草属 *Hedyotis* L.
纤花耳草
Hedyotis angustifolia Cham. et Schltdl.
凭证标本：灵川县普查队 450323130621012LY（IBK、GXMG、CMMI）
功效：全草，清热解毒、消肿止痛。
功效来源：《全国中草药汇编》

剑叶耳草
Hedyotis caudatifolia Merr. et Metcalf
凭证标本：陈立卿 94489（IBK）
功效：全草，润肺止咳、消积、止血。
功效来源：《全国中草药汇编》

金毛耳草
Hedyotis chrysotricha (Palib.) Merr.
凭证标本：灵川县普查队 450323121128001LY（IBK、GXMG）

功效：全草，清热利湿、消肿解毒、舒筋活血。
功效来源：《药用植物辞典》

拟金草
Hedyotis consanguinea Hance
凭证标本：灵川县普查队 450323130619066LY（IBK、GXMG、CMMI）
功效：全草，疏风退热、润肺止咳、消积、止血、止泻，外用治跌打肿痛、外伤出血。
功效来源：《药用植物辞典》

伞房花耳草 水线草
Hedyotis corymbosa (L.) Lam.
功效：全草，清热解毒、利尿消肿、活血止痛。
功效来源：《中药大辞典》
注：《广西植物名录》有记载。

白花蛇舌草
Hedyotis diffusa Willd.
功效：全草，清热解毒、利湿消肿。
功效来源：《广西壮族自治区壮药质量标准 第一卷》（2008年版）
注：《广西植物名录》有记载。

牛白藤 鸡肠风
Hedyotis hedyotidea (DC.) Merr.
凭证标本：灵川县普查队 450323130313007LY（IBK、GXMG、CMMI）
功效：根、藤、叶，消肿止血、祛风活络。
功效来源：《广西壮族自治区壮药质量标准 第一卷》（2008年版）

粗毛耳草 卷毛耳草
Hedyotis mellii Tutch.
凭证标本：灵川组 6–2002（GXMI）
功效：全草及根，祛风、清热、消食、止血、解毒。
功效来源：《全国中草药汇编》

粗叶木属 *Lasianthus* Jack
日本粗叶木
Lasianthus japonicus Miq.
凭证标本：灵川县普查队 450323130426017LY（IBK、GXMG、CMMI）
功效：全株，抗炎、抗菌。
功效来源：文献

巴戟天属 *Morinda* L.
羊角藤
Morinda umbellata L. subsp. *obovata* Y. Z. Ruan
凭证标本：灵川县普查队 450323130930028LY（IBK、GXMG、CMMI）

功效：根、全株，止痛止血、祛风除湿。

功效来源：《全国中草药汇编》

玉叶金花属 *Mussaenda* L.

展枝玉叶金花 白常山

Mussaenda divaricata Hutch.

凭证标本：梁畴芬 30621（IBK）

功效：根，解热抗疟。

功效来源：《中华本草》

贵州玉叶金花 大叶白纸扇

Mussaenda esquirolii Lévl.

凭证标本：灵川组 6-2015（GXMI）

功效：茎叶、根，清热解毒、解暑利湿。

功效来源：《中华本草》

玉叶金花

Mussaenda pubescens W. T. Aiton

凭证标本：灵川县普查队 450323130621016LY（IBK、GXMG、CMMI）

功效：茎、根，清热利湿、解毒消肿。

功效来源：《广西壮族自治区壮药质量标准 第一卷》（2008年版）

新耳草属 *Neanotis* W. H. Lewis

薄叶新耳草

Neanotis hirsuta (L. f.) W. H. Lewis

凭证标本：灵川县普查队 450323130927069LY（IBK、GXMG、CMMI）

功效：全草，清热解毒、利尿退黄、消肿止痛。

功效来源：《药用植物辞典》

蛇根草属 *Ophiorrhiza* L.

广州蛇根草 朱砂草

Ophiorrhiza cantoniensis Hance

凭证标本：灵川县普查队 450323130313070LY（IBK、GXMG）

功效：根状茎，清热止咳、镇静安神、消肿止痛。

功效来源：《中华本草》

中华蛇根草

Ophiorrhiza chinensis Lo

凭证标本：灵川县普查队 450323130129001LY（IBK、GXMG、CMMI）

功效：全草，用于咳嗽、关节炎、骨折。

功效来源：《广西中药资源名录》

日本蛇根草 蛇根草

Ophiorrhiza japonica Bl.

凭证标本：灵川县普查队 450323130129052LY（IBK、GXMG、CMMI）

功效：全草，止渴祛痰、活血调经。

功效来源：《全国中草药汇编》

鸡矢藤属 *Paederia* L.

耳叶鸡矢藤

Paederia cavaleriei Lévl.

凭证标本：曾怀德 27874（IBSC）

功效：根、全草，祛风利湿、消食化积、止咳、止痛。

功效来源：《药用植物辞典》

白毛鸡矢藤

Paederia pertomentosa Merr. ex Li

凭证标本：灵川县普查队 450323130618025LY（IBK、GXMG、CMMI）

功效：根、叶，平肝熄风、健脾消食、壮肾固涩、祛风湿。

功效来源：《药用植物辞典》

鸡矢藤

Paederia scandens (Lour.) Merr.

凭证标本：灵川县普查队 450323121127010LY（IBK、GXMG、CMMI）

功效：根、全草，祛风利湿、消食化积、止咳、止痛。

功效来源：《广西壮族自治区壮药质量标准 第一卷》（2008年版）

毛鸡矢藤 鸡矢藤

Paederia scandens (Lour.) Merr. var.*tomentosa* (Blume) Hand.-Mazz.

凭证标本：灵川组 6-2016（GXMI）

功效：根、全草，祛风利湿、消食化积、止咳、止痛。

功效来源：《全国中草药汇编》

狭序鸡矢藤

Paederia stenobotrya Merr.

凭证标本：灵川县普查队 450323130618005LY（IBK、GXMG、CMMI）

功效：地上部分，同猪耳炖汤治耳鸣、耳聋。

功效来源：《广西中药资源名录》

大沙叶属 *Pavetta* L.

香港大沙叶 大沙叶

Pavetta hongkongensis Bremek.

凭证标本：灵川县普查队 450323121127048LY（IBK、GXMG、CMMI）

功效：全株、根、叶，清热解暑、活血祛瘀。

功效来源：《全国中草药汇编》

茜草属 *Rubia* L.

金剑草
Rubia alata Roxb.

凭证标本：灵川县普查队 450323140505008LY（IBK、GXMG、CMMI）

功效：根、根状茎，用于月经不调、风湿痹痛。

功效来源：《广西中药资源名录》

东南茜草
Rubia argyi (H. Lév. et Vant.) H. Hara ex Lauener et D. K. Fergu

凭证标本：灵川县普查队 450323130621013LY（IBK、CMMI）

功效：根、根状茎，用于崩漏下血、外伤出血、关节痹痛、跌打肿痛。

功效来源：《广西中药资源名录》

茜草
Rubia cordifolia L.

凭证标本：灵川县普查队 450323130919003LY（IBK、GXMG、CMMI）

功效：根、根状茎，凉血、祛瘀、止血、通经。

功效来源：《中国药典》（2020年版）

多花茜草
Rubia wallichiana Decne.

凭证标本：灵川县普查队 450323130928002LY（IBK、GXMG、CMMI）

功效：根状茎、根，清热凉血、扩散伤热、肺肾热邪。

功效来源：《药用植物辞典》

白马骨属 *Serissa* Comm. ex Juss.

六月雪 白马骨
Serissa japonica (Thunb.) Thunb.

凭证标本：灵川县普查队 450323130525008LY（IBK、GXMG、CMMI）

功效：全株，祛风、利湿、清热、解毒。

功效来源：《中华本草》

白马骨 急惊风
Serissa serissoides (DC.) Druce

凭证标本：灵川县普查队 450323140923008LY（IBK、GXMG、CMMI）

功效：全草，祛风利湿、清热解毒。

功效来源：《广西壮族自治区瑶药材质量标准 第一卷》（2014年版）

鸡仔木属 *Sinoadina* Ridsdale

鸡仔木 水冬瓜
Sinoadina racemosa (Sieb. et Zucc.) Ridsdale

凭证标本：梁畴芬 30537（IBK）

功效：全株，清热解毒、活血散瘀。

功效来源：《中华本草》

乌口树属 *Tarenna* Gaertn.

假桂乌口树 乌口树
Tarenna attenuata (Voigt) Hutch.

凭证标本：李光照等 Q113（IBK）

功效：全株，祛风消肿、散瘀止痛。

功效来源：《全国中草药汇编》

白皮乌口树
Tarenna depauperata Hutch.

凭证标本：灵川县普查队 450323130312017LY（IBK、GXMG、CMMI）

功效：叶，用于痈疮溃疡。

功效来源：《广西药用植物名录》

钩藤属 *Uncaria* Schreb.

毛钩藤 钩藤
Uncaria hirsuta Havil.

凭证标本：郭苏等 6060281（IBK）

功效：带钩茎枝，清热平肝、息风定惊。

功效来源：《中国药典》（2020年版）

钩藤
Uncaria rhynchophylla (Miq.) Miq. ex Havil.

凭证标本：灵川县普查队 450323121127005LY（IBK、GXMG）

功效：带钩茎枝，清热平肝、息风定惊。

功效来源：《中国药典》（2020年版）

华钩藤 钩藤
Uncaria sinensis (Oliv.) Havil.

功效：带钩茎枝，息风定惊、清热平肝。

功效来源：《中国药典》（2020年版）

注：《广西植物名录》有记载。

水锦树属 *Wendlandia* Bartl. ex DC.

水锦树
Wendlandia uvariifolia Hance

功效：根、叶，祛风除湿、散瘀消肿、止血生肌。

功效来源：《全国中草药汇编》

注：《广西植物名录》有记载。

233. 忍冬科 Caprifoliaceae

六道木属 *Abelia* R. Br.

糯米条
Abelia chinensis R. Br.

凭证标本：灵川县普查队 450323130618028LY（IBK、GXMG、CMMI）

功效：茎、叶，清热解毒、凉血止血。

功效来源：《中华本草》

忍冬属 *Lonicera* L.
水忍冬 水银花
Lonicera dasystyla Rehd.
凭证标本：灵川县普查队 450323130328020LY（IBK、GXMG、CMMI）
功效：花蕾、嫩枝，清热解毒、凉散风热。
功效来源：《广西壮族自治区壮药质量标准 第二卷》（2011年版）

菰腺忍冬 山银花
Lonicera hypoglauca Miq.
凭证标本：灵川县普查队 450323140428024LY（IBK、GXMG、CMMI）
功效：花蕾、初开的花，清热解毒、疏散风热。
功效来源：《中国药典》（2020年版）

忍冬 金银花
Lonicera japonica Thunb.
凭证标本：灵川县普查队 450323140428036LY（IBK、GXMG、CMMI）
功效：花蕾、初开的花、茎枝，清热解毒、凉散风热。
功效来源：《中国药典》（2020年版）

大花忍冬
Lonicera macrantha (D. Don) Spreng.
凭证标本：方鼎 75456（GXMI）
功效：全株，镇惊、祛风、败毒、清热。花蕾、叶，祛热解毒、消炎。
功效来源：《药用植物辞典》

灰毡毛忍冬 山银花
Lonicera macranthoides Hand.-Mazz.
凭证标本：梁畴芬 30402（IBK）
功效：花蕾或带初开的花，清热解毒、疏散风热。
功效来源：《中国药典》（2020年版）

短柄忍冬
Lonicera pampaninii Lévl.
凭证标本：秦宗德 9093（IBK）
功效：花蕾，清热解毒、舒筋通络、凉血止血、止痢、截疟。
功效来源：《药用植物辞典》

皱叶忍冬
Lonicera rhytidophylla Hand.-Mazz.
凭证标本：灵川县普查队 450323130619052LY（IBK、GXMG）
功效：花蕾，清热解毒、凉血、止痢。
功效来源：《药用植物辞典》

接骨木属 *Sambucus* L.
接骨草 走马风
Sambucus chinensis Lindl.
凭证标本：灵川县普查队 450323121127046LY（IBK、GXMG）
功效：全株，活血消肿、祛风除湿。
功效来源：《广西壮族自治区壮药质量标准 第一卷》（2008年版）

接骨木
Sambucus williamsii Hance
凭证标本：陈立卿 94505（IBSC）
功效：茎枝、全株，祛风、利湿、活血、止痛、接骨续筋。
功效来源：《药用植物辞典》

荚蒾属 *Viburnum* L.
伞房荚蒾
Viburnum corymbiflorum Hsu et S. C. Hsu
凭证标本：灵川县普查队 450323130322067LY（IBK、GXMG、CMMI）
功效：根、叶，用于痈毒。
功效来源：《药用植物辞典》

水红木 揉白叶
Viburnum cylindricum Buch.-Ham. ex D. Don
凭证标本：灵川组 6–2260（GXMI）
功效：根、叶、花，清热解毒。
功效来源：《全国中草药汇编》

荚蒾
Viburnum dilatatum Thunb.
凭证标本：曾怀德 27893（IBSC）
功效：枝、叶，清热解毒、疏风解表。根，祛瘀消肿。
功效来源：《全国中草药汇编》

南方荚蒾 满山红
Viburnum fordiae Hance
凭证标本：灵川县普查队 450323130426010LY（IBK、GXMG）
功效：根，祛风清热、散瘀活血。
功效来源：《广西壮族自治区壮药质量标准 第二卷》（2011年版）

淡黄荚蒾
Viburnum lutescens Blume
凭证标本：许为斌 4001101084（IBK）
功效：叶，祛瘀消肿，用于风湿关节痛。
功效来源：《药用植物辞典》

显脉荚蒾
Viburnum nervosum D. Don
凭证标本：陈立卿 94589（IBSC）
功效：根，用于风湿麻木、筋骨疼痛、跌损瘀凝、腰
肋气胀。
功效来源：《药用植物辞典》

珊瑚树 早禾树
Viburnum odoratissimum Ker.-Gawl.
凭证标本：灵川县普查队 450323130321004LY（IBK、
GXMG）
功效：叶、树皮、根，祛风除湿、通经活络。
功效来源：《中华本草》

粉团
Viburnum plicatum Thunb.
凭证标本：梁畴芬 30385（IBK）
功效：根、枝条，清热解毒、健脾消积。
功效来源：《药用植物辞典》

蝴蝶戏珠花
Viburnum plicatum Thunb. var. *tomentosum* (Thunb.)
Miq.
凭证标本：灵川县普查队 450323130406017LY（IBK、
GXMG、CMMI）
功效：根、茎，清热解毒、接骨续筋。
功效来源：《药用植物辞典》

球核荚蒾
Viburnum propinquum Hemsl.
凭证标本：梁畴芬 31126（KUN）
功效：叶，止血、消肿止痛、接骨续筋。
功效来源：《全国中草药汇编》

合轴荚蒾
Viburnum sympodiale Graebn.
凭证标本：陈立卿 94589（IBK）
功效：根、茎，清热解毒、消积。
功效来源：《药用植物辞典》

台东荚蒾 对叶油麻根
Viburnum taitoense Hayata
凭证标本：灵川县普查队 450323130208004LY（IBK、
GXMG、CMMI）
功效：茎、叶，散瘀止痛、通便。
功效来源：《中华本草》

三脉叶荚蒾
Viburnum triplinerve Hand.-Mazz.
凭证标本：灵川县普查队 450323130522058LY（IBK、
GXMG、CMMI）
功效：全株，止血、消肿止痛、接骨续筋。
功效来源：《药用植物辞典》

235. 败酱科 Valerianaceae
败酱属 *Patrinia* Juss.
少蕊败酱
Patrinia monandra C. B. Clarke
凭证标本：灵川组 6–2144（GXMI）
功效：全草，清热解毒、消肿消炎、宁心安神、排
脓、止血止痛。
功效来源：《药用植物辞典》

败酱
Patrinia scabiosaefolia Fisch. ex Trevir.
凭证标本：钟济新 83631（IBK）
功效：全草，清热解毒、活血排脓。
功效来源：《中华本草》

白花败酱
Patrinia villosa (Thunb.) Juss.
凭证标本：灵川县普查队 450323130808020LY（IBK、
GXMG、CMMI）
功效：根状茎、根、全草，清热解毒、消痈排脓、活
血行瘀。
功效来源：《全国中草药汇编》

236. 川续断科 Dipsacaceae
川续断属 *Dipsacus* L.
川续断 续断
Dipsacus asper Wall.
凭证标本：灵川县普查队 450323130919015LY（IBK、
GXMG、CMMI）
功效：根，补肝肾、强筋骨、续折伤、止崩漏。
功效来源：《中国药典》（2020年版）

日本续断
Dipsacus japonicus Miq.
凭证标本：梁畴芬 30948（IBSC）
功效：根，补肝肾、续筋骨、调血脉。
功效来源：《药用植物辞典》

238. 菊科 Asteraceae
下田菊属 *Adenostemma* J. R. Forst. et G. Forst.
下田菊
Adenostemma lavenia (L.) O. Kuntze
凭证标本：灵川县普查队 450323130927060LY（IBK、
GXMG、CMMI）
功效：全草，清热解毒、利湿、消肿。
功效来源：《全国中草药汇编》

藿香蓟属 *Ageratum* L.
藿香蓟 胜红蓟
Ageratum conyzoides L.

功效：全草，清热解毒、利咽消肿。

功效来源：《广西壮族自治区壮药质量标准 第三卷》（2018年版）

注：《广西植物名录》有记载。

兔儿风属 *Ainsliaea* DC.
杏香兔儿风
Ainsliaea fragrans Champ.
凭证标本：灵川县普查队 450323130322023LY（IBK、GXMG、CMMI）
功效：全草，清热补虚、凉血止血、利湿解毒。
功效来源：《中华本草》

纤枝兔儿风
Ainsliaea gracilis Franch.
凭证标本：陈照宙 53723（IBK）
功效：全草，用于咳血、无名肿毒、跌打损伤。
功效来源：《广西药用植物名录》

长穗兔儿风 二郎剑
Ainsliaea henryi Diels
凭证标本：灵川县普查队 450323130928018LY（IBK、GXMG、CMMI）
功效：全草，散瘀清热、止咳平喘。
功效来源：《中华本草》

灯台兔儿风 铁灯兔耳风
Ainsliaea macroclinidioides Hayata
凭证标本：灵川县普查队 450323130618014LY（IBK、GXMG、CMMI）
功效：全草，清热解毒。
功效来源：《全国中草药汇编》

香青属 *Anaphalis* DC.
珠光香青 山萩
Anaphalis margaritacea (L.) Benth. et Hook. f.
凭证标本：灵川县普查队 450323130928051LY（IBK、GXMG、CMMI）
功效：全草、根，清热解毒、祛风通络、驱虫。
功效来源：《全国中草药汇编》

蒿属 *Artemisia* L.
黄花蒿 青蒿
Artemisia annua L.
功效：全草，清虚热、除骨蒸、解暑热、截疟、退黄。
功效来源：《中国药典》（2020年版）
注：《广西植物名录》有记载。

奇蒿 刘寄奴
Artemisia anomala S. Moore
凭证标本：灵川县普查队 450323130618002LY（IBK、

GXMG、CMMI）
功效：全草，清暑利湿、活血化瘀、通经止痛。
功效来源：《广西壮族自治区壮药质量标准 第二卷》（2011年版）

艾 艾叶
Artemisia argyi Lévl. et Vaniot
凭证标本：灵川县普查队 450323130919011LY（IBK、GXMG、CMMI）
功效：叶，温经止血、散寒止痛。
功效来源：《中国药典》（2020年版）

茵陈蒿 茵陈
Artemisia capillaris Thunb.
凭证标本：灵川县普查队 450323130210009LY（IBK、GXMG、CMMI）
功效：地上部分，清利湿热、利胆退黄。
功效来源：《中国药典》（2020年版）

青蒿
Artemisia carvifolia Buch.-Ham. ex Roxb.
凭证标本：灵川县普查队 450323130919006LY（IBK、GXMG、CMMI）
功效：全草，清热、解暑、除蒸。
功效来源：《药用植物辞典》

牡蒿 牡蒿根
Artemisia japonica Kitam.
功效：根，祛风、补虚、杀虫、截疟。
功效来源：《中华本草》
注：《广西植物名录》有记载。

白苞蒿 刘寄奴
Artemisia lactiflora Wall. ex DC.
凭证标本：灵川县普查队 450323130129023LY（IBK、GXMG、CMMI）
功效：全草，活血散瘀、通经止痛、利湿消肿、消积除胀。
功效来源：《广西中药材标准 第一册》

紫菀属 *Aster* L.
三脉紫菀 山白菊
Aster ageratoides Turcz.
凭证标本：灵川县普查队 450323130919018LY（IBK、GXMG、CMMI）
功效：全草、根，清热解毒、祛痰镇咳、凉血止血。
功效来源：《中华本草》

钻叶紫菀 瑞连草
Aster subulatus Michx.
功效：全草，清热解毒。
功效来源：《全国中草药汇编》

注：《广西植物名录》有记载。

鬼针草属 *Bidens* L.
白花鬼针草 鬼针草
Bidens alba (L.) DC.
凭证标本：灵川县普查队 450323130312015LY（IBK、GXMG、CMMI）
功效：全草，疏表清热、解毒、散瘀。
功效来源：《广西壮族自治区壮药质量标准 第二卷》（2011年版）

鬼针草
Bidens pilosa L.
凭证标本：灵川县普查队 450323130620042LY（IBK、GXMG、CMMI）
功效：全草，疏表清热、解毒、散瘀。
功效来源：《广西壮族自治区壮药质量标准 第二卷》（2011年版）

狼杷草
Bidens tripartita L.
凭证标本：灵川县普查队 450323140923015LY（IBK、GXMG、CMMI）
功效：全草，清热解毒、利湿通经。
功效来源：《中华本草》

百能葳属 *Blainvillea* Cass.
百能葳 鱼鳞菜
Blainvillea acmella (L.) Philipson
功效：全草，疏风清热、止咳。
功效来源：《中华本草》
注：《广西植物名录》有记载。

艾纳香属 *Blumea* DC.
东风草
Blumea megacephala (Randeria) C. C. Chang et Y. Q. Tseng
凭证标本：灵川组 6-2241（GXMI）
功效：全草，清热明目、祛风止痒、解毒消肿。
功效来源：《中华本草》

假东风草 白花九里明
Blumea riparia (Bl.) DC.
凭证标本：灵川县普查队 450323121127022LY（IBK、GXMG、CMMI）
功效：全草，祛风除湿、散瘀止血。
功效来源：《中华本草》

金盏花属 *Calendula* L.
金盏花 金盏菊根
Calendula officinalis L.
功效：根，活血散瘀、行气利尿。花，凉血、止血。

功效来源：《全国中草药汇编》
注：《广西植物名录》有记载。

天名精属 *Carpesium* L.
天名精 鹤虱
Carpesium abrotanoides L.
凭证标本：灵川县普查队 450323140923013LY（IBK、GXMG、CMMI）
功效：果实，杀虫消积。
功效来源：《中国药典》（2020年版）

金挖耳
Carpesium divaricatum Sieb. et Zucc.
凭证标本：灵川县普查队 450323130807027LY（IBK、GXMG、CMMI）
功效：全草，清热解毒、消肿止痛。根，止痛、解毒。
功效来源：《中华本草》

小花金挖耳
Carpesium minum Hemsl.
凭证标本：灵川县普查队 450323130928007LY（IBK、GXMG、CMMI）
功效：全草，清热凉血、消肿解毒。
功效来源：《药用植物辞典》

石胡荽属 *Centipeda* Lour.
石胡荽 鹅不食草
Centipeda minima (L.) A. Br. et Asch.
凭证标本：灵川县普查队 450323130618067LY（IBK、GXMG、CMMI）
功效：全草，发散风寒、通鼻窍、止咳。
功效来源：《中国药典》（2020年版）

菊属 *Chrysanthemum* L.
野菊
Chrysanthemum indicum L.
功效：头状花序，清热解毒、泻火平肝。
功效来源：《中国药典》（2020年版）
注：《广西植物名录》有记载。

菊花
Chrysanthemum morifolium Ramat.
功效：花，散风清热、平肝明目、清热解毒。
功效来源：《中国药典》（2020年版）
注：《广西植物名录》有记载。

蓟属 *Cirsium* Mill.
大蓟
Cirsium japonicum (Thunb.) Fisch. ex DC.
凭证标本：灵川县普查队 450323130322051LY（IBK、GXMG、CMMI）

功效：地上部分、根，凉血止血、祛瘀消肿。
功效来源：《中国药典》（2020年版）

白酒草属 Conyza Less.
小蓬草 小飞蓬
Conyza canadensis (L.) Cronq.
功效：全草，清热利湿、散瘀消肿。
功效来源：《中华本草》
注：《广西植物名录》有记载。

白酒草
Conyza japonica (Thunb.) Less.
凭证标本：陈立卿 94452（IBK）
功效：根，消炎镇痛、祛风化痰。
功效来源：《全国中草药汇编》

两色金鸡菊 波斯菊
Coreopsis tinctoria Nutt.
功效：全草，清热解毒、化湿。
功效来源：《全国中草药汇编》
注：民间常见栽培物种。

野茼蒿属 Crassocephalum Moench
野茼蒿 假茼蒿
Crassocephalum crepidioides (Benth.) S. Moore
凭证标本：灵川组 6–2020（GXMI）
功效：全草，清热解毒、健脾利湿。
功效来源：《广西壮族自治区壮药质量标准 第三卷》
（2018年版）

芙蓉菊属 Crossostephium Less.
芙蓉菊 千年艾
Crossostephium chinense (L.) Makino
功效：根、叶，祛风除湿、解毒消肿、止咳化痰。
功效来源：《全国中草药汇编》
注：民间常见栽培物种。

大丽花属 Dahlia Cav.
大丽花
Dahlia pinnata Cav.
功效：块根，清热解毒、消炎去肿、止痛。
功效来源：《药用植物辞典》
注：《广西植物名录》有记载。

鱼眼草属 Dichrocephala L'Her. ex DC.
鱼眼草 蚯疽草
Dichrocephala auriculata (Thunb.) Druce
凭证标本：灵川县普查队 450323130322071LY（IBK、GXMG、CMMI）
功效：全草，活血调经、消肿解毒。
功效来源：《中华本草》

小鱼眼草
Dichrocephala benthamii C. B. Clarke
功效：全草，清热解毒、祛风明目。
功效来源：《全国中草药汇编》
注：《广西植物名录》有记载。

鳢肠属 Eclipta L.
鳢肠 墨旱莲
Eclipta prostrata (L.) L.
功效：地上部分，滋补肝肾、凉血止血。
功效来源：《中国药典》（2020年版）
注：《广西植物名录》有记载。

地胆草属 Elephantopus L.
地胆草 苦地胆根
Elephantopus scaber L.
凭证标本：灵川县普查队 450323130927027LY（IBK、GXMG、CMMI）
功效：根，清热解毒、除湿。
功效来源：《广西壮族自治区壮药质量标准 第一卷》
（2008年版）

一点红属 Emilia (Cass.) Cass.
小一点红
Emilia prenanthoidea DC.
功效：带根全草，清热解毒、消肿止痛、利水、凉血。
功效来源：《药用植物辞典》
注：《广西植物名录》有记载。

一点红
Emilia sonchifolia (L.) DC.
凭证标本：灵川县普查队 450323130426075LY（IBK、CMMI）
功效：全草，清热解毒、散瘀消肿。
功效来源：《广西壮族自治区壮药质量标准 第一卷》
（2008年版）

飞蓬属 Erigeron L.
一年蓬
Erigeron annuus (L.) Pers.
凭证标本：灵川县普查队 450323130312072LY（IBK、GXMG、CMMI）
功效：根、全草，清热解毒、助消化、抗疟。
功效来源：《药用植物辞典》

泽兰属 Eupatorium L.
多须公 华泽兰
Eupatorium chinense L.
凭证标本：灵川县普查队 450323130619029LY（IBK、GXMG、CMMI）

功效：根，清热解毒、凉血利咽。
功效来源：《广西中药材标准 第一册》

佩兰
Eupatorium fortunei Turcz.
功效：地上部分，芳香化湿、醒脾开胃、发表解暑。
功效来源：《中国药典》（2020年版）
注：《广西植物名录》有记载。

牛膝菊属 *Galinsoga* Ruiz et Pav.
牛膝菊 辣子草
Galinsoga parviflora Cav.
凭证标本：灵川县普查队 450323141028006LY（IBK、GXMG、CMMI）
功效：全草，止血、消炎。
功效来源：《全国中草药汇编》

大丁草属 *Gerbera* L.
大丁草
Gerbera anandria (L.) Sch. Bip.
凭证标本：陈立卿 94699（IBK）
功效：全草，清热利湿、解毒消肿、止咳、止血。
功效来源：《全国中草药汇编》

茼蒿属 *Glebionis* Cass.
南茼蒿
Glebionis segetum (L.) Fourr.
功效：茎、叶，和脾胃、消痰饮、安心神。
功效来源：《中华本草》
注：《广西植物名录》有记载。

鼠麴草属 *Gnaphalium* L.
鼠麴草
Gnaphalium affine D. Don
凭证标本：灵川县普查队 450323130101002LY（IBK、GXMG）
功效：全草，化痰止咳、祛风除湿、解毒。
功效来源：《中华本草》

菊三七属 *Gynura* Cass.
平卧菊三七 蛇接骨
Gynura procumbens (Lour.) Merr.
凭证标本：梁畴芬 30852（IBK）
功效：全草，散瘀、消肿、清热止咳。
功效来源：《中华本草》

向日葵属 *Helianthus* L.
向日葵
Helianthus annuus L.
功效：茎髓，清热、利尿、止咳。
功效来源：《中华本草》

注：《广西植物名录》有记载。

菊芋
Helianthus tuberosus L.
功效：块茎、茎、叶，清热凉血、活血消肿、利尿、接骨。
功效来源：《药用植物辞典》
注：《广西植物名录》有记载。

泥胡菜属 *Hemistepta* Bunge
泥胡菜
Hemistepta lyrata (Bunge) Bunge
凭证标本：灵川县普查队 450323121231001LY（IBK、GXMG、CMMI）
功效：全草、根，清热解毒、利尿、消肿祛瘀、止咳、止血、活血。
功效来源：《药用植物辞典》

旋覆花属 *Inula* L.
羊耳菊
Inula cappa (Buch.-Ham.) DC.
凭证标本：灵川县普查队 450323130129046LY（IBK、GXMG、CMMI）
功效：地上部分，祛风、利湿、行气化滞。
功效来源：《广西壮族自治区壮药质量标准 第一卷》（2008年版）

苦荬菜属 *Ixeris* (Cass.) Cass.
苦荬菜
Ixeris polycephala Cass. ex DC.
功效：全草，清热解毒、利湿消痞，外用消炎退肿。
功效来源：《全国中草药汇编》
注：《广西植物名录》有记载。

马兰属 *Kalimeris* (Cass.) Cass.
马兰 路边菊
Kalimeris indica (L.) Sch.-Bip.
凭证标本：灵川县普查队 450323140923017LY（IBK、GXMG、CMMI）
功效：全草，健脾利湿、解毒止血。
功效来源：《广西壮族自治区壮药质量标准 第二卷》（2011年版）

莴苣属 *Lactuca* L.
莴苣 莴苣子
Lactuca sativa L.
功效：种子，通乳汁、利小便、活血行瘀。
功效来源：《中华本草》
注：《广西植物名录》有记载。

稻槎菜属 *Lapsanastrum* Pak et K. Bremer
稻槎菜
Lapsanastrum apogonoides (Maxim.) Pak et K. Bremer
凭证标本：灵川县普查队 450323130313037LY（IBK、GXMG、CMMI）
功效：全草，清热凉血、止血、疏风透表、消痈解毒。
功效来源：《药用植物辞典》

紫菊属 *Notoseris* C. Shih
多裂紫菊 三角草
Notoseris henryi (Dunn) C. Shih
凭证标本：灵川县普查队 450323130618032LY（IBK、GXMG、CMMI）
功效：全草，清热解毒、散瘀止血。
功效来源：《中华本草》

黄瓜菜属 *Paraixeris* Nakai
黄瓜菜 野苦荬菜
Paraixeris denticulata (Houtt.) Nakai
凭证标本：灵川县普查队 450323121128019LY（IBK、GXMG、CMMI）
功效：全草、根，清热解毒、散瘀止痛、止血、止带。
功效来源：《中华本草》

假福王草属 *Paraprenanthes* C. C. Chang ex C. Shih
假福王草 堆莴苣
Paraprenanthes sororia (Miq.) C. Shih
功效：根、全草，清热解毒、止血。
功效来源：《中华本草》
注：《广西植物名录》有记载。

金光菊属 *Rudbeckia* L.
金光菊
Rudbeckia laciniata L.
凭证标本：灵川县普查队 450323130808024LY（IBK、GXMG）
功效：根、叶，清热解毒。
功效来源：《药用植物辞典》

风毛菊属 *Saussurea* DC.
三角叶风毛菊
Saussurea deltoidea (DC.) Sch.-Bip.
凭证标本：秦宗德 9131（IBK）
功效：根，祛风湿、通经络、健脾消疳。
功效来源：《中华本草》

风毛菊
Saussurea japonica (Thunb.) DC.
凭证标本：韦裕宗 201474（IBK）

功效：全草，祛风活血、散瘀止痛。
功效来源：《药用植物辞典》

千里光属 *Senecio* L.
千里光
Senecio scandens Buch.-Ham. ex D.Don
凭证标本：灵川县普查队 450323121231004LY（IBK、GXMG、CMMI）
功效：全草，清热解毒、明目退翳、杀虫止痒。
功效来源：《中华本草》

豨莶属 *Siegesbeckia* L.
豨莶 豨莶草
Siegesbeckia orientalis L.
功效：地上部分，祛风湿、通经络、清热解毒。
功效来源：《中国药典》（2020年版）
注：《广西植物名录》有记载。

蒲儿根属 *Sinosenecio* B. Nord.
蒲儿根 肥猪苗
Sinosenecio oldhamianus (Maxim.) B. Nord.
凭证标本：灵川县普查队 450323130322037LY（IBK、GXMG、CMMI）
功效：全草，清热解毒、利湿、活血。
功效来源：《中华本草》

一枝黄花属 *Solidago* L.
一枝黄花
Solidago decurrens Lour.
凭证标本：灵川县普查队 450323141028012LY（IBK、GXMG、CMMI）
功效：全草、根，疏风泄热、解毒消肿。
功效来源：《中国药典》（2020年版）

裸柱菊属 *Soliva* Ruiz et Pavón
裸柱菊
Soliva anthemifolia (Juss.) R. Br.
凭证标本：灵川县普查队 450323130426014LY（IBK、GXMG、CMMI）
功效：全草，化气散结、消肿、清热解毒。有小毒。
功效来源：《药用植物辞典》

苦苣菜属 *Sonchus* L.
苣荬菜
Sonchus arvensis L.
凭证标本：梁畴芬 30999（IBK）
功效：全草，清热解毒、凉血利湿。
功效来源：《全国中草药汇编》

苦苣菜 滇苦菜
Sonchus oleraceus L.

凭证标本：灵川县普查队 450323130313077LY（IBK、GXMG、CMMI）

功效：全草，清热解毒、凉血止血。

功效来源：《全国中草药汇编》

金钮扣属 *Spilanthes* Jacq.

金钮扣

Spilanthes paniculata Wall. ex DC.

功效：全草，清热解毒、消肿止痛、祛风除湿、止咳定喘。

功效来源：《广西壮族自治区壮药质量标准 第三卷》（2018年版）

注：《广西植物名录》有记载。

合耳菊属 *Synotis* (C. B. Clarke) C. Jeffrey et Y. L. Chen

肇骞合耳菊

Synotis changiana Y. L. Chen

功效：全草，用于风湿痹痛。

功效来源：《广西中药资源名录》

注：《广西植物名录》有记载。

锯叶合耳菊 白叶火草

Synotis nagensium (C. B. Clarke) C. Jeffrey et Y. L. Chen

凭证标本：秦宗德 91283（IBK）

功效：全草，散风热、定喘咳、利水湿。

功效来源：《中华本草》

蒲公英属 *Taraxacum* F. H. Wigg.

蒲公英

Taraxacum mongolicum Hand.-Mazz.

功效：全草，清热解毒、消肿散结、利尿通淋。

功效来源：《中国药典》（2020年版）

注：《广西植物名录》有记载。

铁鸠菊属 *Vernonia* Schreb.

糙叶斑鸠菊

Vernonia aspera (Roxb.) Buch.-Ham.

凭证标本：梁畴芬 30947（IBK）

功效：茎、叶，祛风解表、提气健脾。

功效来源：《药用植物辞典》

少花斑鸠菊

Vernonia chunii Chang

凭证标本：灵川县普查队 450323121127042LY（IBK）

功效：根，消炎、解毒。

功效来源：文献

夜香牛 伤寒草

Vernonia cinerea (L.) Less.

凭证标本：灵川组 6-2139（GXMI）

功效：全草，疏风清热、凉血解毒、安神。

功效来源：《广西壮族自治区壮药质量标准 第三卷》（2018年版）

咸虾花 狗仔花

Vernonia patula (Dryand.) Merr.

功效：全草，发表散寒、凉血解毒、清热止泻。

功效来源：《广西壮族自治区壮药质量标准 第三卷》（2018年版）

注：《广西植物名录》有记载。

折苞斑鸠菊

Vernonia spirei Gand.

凭证标本：灵川组 6-2184（GXMI）

功效：根、叶，祛邪截疟。

功效来源：《药用植物辞典》

蟛蜞菊属 *Wedelia* Jacq.

荨麻叶蟛蜞菊

Wedelia urticaefolia (Blume) DC. ex Wight

凭证标本：钟济新 83629（IBK）

功效：根，用于肾虚腰痛。叶，外用治骨折。

功效来源：《广西中药资源名录》

麻叶蟛蜞菊 滴血根

Wedelia urticifolia DC.

凭证标本：梁畴芬 30597（IBK）

功效：根，补肾、养血、通络。

功效来源：《中华本草》

苍耳属 *Xanthium* L.

北美苍耳 苍耳子

Xanthium chinense Mill.

凭证标本：灵川县普查队 450323140923019LY（IBK、GXMG、CMMI）

功效：带总苞的果实，散风寒、通鼻窍、祛风湿。

功效来源：民间用药

黄鹌菜属 *Youngia* Cass.

黄鹌菜

Youngia japonica (L.) DC.

凭证标本：灵川县普查队 450323130321014LY（IBK、GXMG、CMMI）

功效：全草、根，清热解毒、利尿消肿、止痛。

功效来源：《全国中草药汇编》

百日菊属 *Zinnia* L.

百日菊 百日草

Zinnia elegans Jacq.

功效：全草，清热利尿。

功效来源：《全国中草药汇编》

注：民间常见栽培物种。

239. 龙胆科 Gentianaceae

穿心草属 *Canscora* Lam.

穿心草

Canscora lucidissima (Lévl. et Vant.) Hand.-Mazz.

凭证标本：灵川县普查队 450323130517002LY（IBK、GXMG、CMMI）

功效：全草，清热解毒、理气活血。

功效来源：《中华本草》

蔓龙胆属 *Crawfurdia* Wall.

福建蔓龙胆

Crawfurdia pricei (Marq.) H. Smith

凭证标本：灵川县普查队 450323130928029LY（IBK、GXMG、CMMI）

功效：全草，清热解毒。

功效来源：《药用植物辞典》

龙胆属 *Gentiana* (Tourn.) L.

五岭龙胆 落地荷花

Gentiana davidii Franch.

凭证标本：灵川县普查队 450323130928013LY（IBK、GXMG、CMMI）

功效：带花全草，清热解毒、利湿。

功效来源：《中华本草》

华南龙胆 龙胆地丁

Gentiana loureirii (G. Don) Griseb.

凭证标本：陈少卿 94676（IBK）

功效：带根全草，清热利湿、解毒消痈。

功效来源：《中华本草》

獐牙菜属 *Swertia* L.

美丽獐牙菜 青叶胆

Swertia angustifolia Buch.-Ham. ex D. Don var. *pulchella* (D. Don) Burkill

凭证标本：邓先福 10357（IBK）

功效：全草，清热解毒、利湿退黄。

功效来源：《中华本草》

獐牙菜

Swertia bimaculata (Sieb. et Zucc.) Hook. f. et Thoms. ex C. B. Clarke

凭证标本：灵川县普查队 450323130928052LY（IBK、GXMG、CMMI）

功效：全草，清热解毒、利湿、疏肝利胆。

功效来源：《中华本草》

双蝴蝶属 *Tripterospermum* Blume

双蝴蝶 肺形草

Tripterospermum chinense (Migo) Harry Sm.

凭证标本：梁畴芬 30553（IBK）

功效：全草，清热解毒、止咳止血。

功效来源：《全国中草药汇编》

香港双蝴蝶

Tripterospermum nienkui (Marq.) C. J. Wu

凭证标本：灵川县普查队 450323130928024LY（IBK、GXMG、CMMI）

功效：根、全草，清热、调经。

功效来源：《药用植物辞典》

240. 报春花科 Primulaceae

珍珠菜属 *Lysimachia* L.

广西过路黄

Lysimachia alfredii Hance

凭证标本：灵川县普查队 450323130322008LY（IBK、GXMG）

功效：全草，清热利湿、排石通淋。

功效来源：《中华本草》

泽珍珠菜 单条草

Lysimachia candida Lindl.

凭证标本：灵川县普查队 450323130322083LY（IBK、GXMG）

功效：全草、根，清热解毒、活血止痛、利温消肿。

功效来源：《中华本草》

矮桃 珍珠菜

Lysimachia clethroides Duby

凭证标本：曾怀德 27897（IBSC）

功效：根、全草，活血调经、解毒消肿。

功效来源：《全国中草药汇编》

临时救 风寒草

Lysimachia congestiflora Hemsl.

凭证标本：灵川县普查队 450323130426031LY（IBK、GXMG）

功效：全草，祛风散寒、止咳化痰、消积解毒。

功效来源：《中华本草》

延叶珍珠菜 疬子草

Lysimachia decurrens Forst. f.

凭证标本：灵川县普查队 450323130427016LY（IBK、GXMG）

功效：全草，清热解毒、活血散结。

功效来源：《中华本草》

灵香草

Lysimachia foenum-graecum Hance

凭证标本：灵川县普查队 450323130129025LY（IBK、GXMG）

功效：地上部分，祛风寒、辟秽浊。

功效来源：《广西壮族自治区瑶药材质量标准 第一卷》（2014年版）

四川金钱草 金钱草

Lysimachia christiniae Hance

功效：全草，利湿退黄、利尿通淋、解毒消肿。

功效来源：《中国药典》（2020年版）

注：《广西植物名录》有记载。

星宿菜 大田基黄

Lysimachia fortunei Maxim.

凭证标本：灵川县普查队 450323130619035LY（IBK、GXMG、CMMI）

功效：全草、根，清热利湿、凉血活血、解毒消肿。

功效来源：《中华本草》

山罗过路黄

Lysimachia melampyroides R. Knuth

凭证标本：灵川县普查队 450323130518024LY（IBK、GXMG、CMMI）

功效：全草，用于梅毒。

功效来源：《广西药用植物名录》

落地梅 四块瓦

Lysimachia paridiformis Franch.

凭证标本：秦宗德 9197（IBK）

功效：根，祛风除湿、活血止痛、止咳、解毒。

功效来源：《中华本草》

狭叶落地梅 追风伞

Lysimachia paridiformis Franch. var. *stenophylla* Franch.

凭证标本：灵川县普查队 450323130518022LY（IBK、GXMG、CMMI）

功效：全草、根，祛风通络、活血止痛。

功效来源：《中华本草》

巴东过路黄 大四块瓦

Lysimachia patungensis Hand.-Mazz.

凭证标本：灵川县普查队 450323130521029LY（IBK、GXMG、CMMI）

功效：全草，祛风除湿、活血止痛。

功效来源：《中华本草》

显苞过路黄

Lysimachia rubiginosa Hemsl.

凭证标本：灵川县普查队 450323130930038LY（IBK、GXMG、CMMI）

功效：全草，清热解毒、利湿消肿、祛风化痰。

功效来源：《药用植物辞典》

242. 车前科 Plantaginaceae

车前属 *Plantago* L.

车前 车前草

Plantago asiatica L.

凭证标本：灵川县普查队 450323121127038LY（IBK、GXMG、CMMI）

功效：全草，清热利尿通淋、祛痰、凉血、解毒。种子，清热利尿、渗湿通淋、明目、祛痰。

功效来源：《中国药典》（2020年版）

大车前 车前子

Plantago major L.

凭证标本：桂林医药公司 41026（IBK）

功效：种子，清热利尿、渗湿止泻、明目、祛痰。

功效来源：《中华本草》

243. 桔梗科 Campanulaceae

沙参属 *Adenophora* Fisch.

杏叶沙参 沙参

Adenophora hunanensis Nannf.

凭证标本：陈照宙 53834（IBK）

功效：根，养阴清热、润肺化痰、益胃生津。

功效来源：《中华本草》

牧根草属 *Asyneuma* Griseb. et Schenck

球果牧根草

Asyneuma chinense D. Y. Hong

凭证标本：梁畴芬 30842（IBK）

功效：根，养阴清肺、清虚火、止咳。

功效来源：《药用植物辞典》

金钱豹属 *Campanumoea* Blume

桂党参 土党参

Campanumoea javanica Bl.

凭证标本：灵川县普查队 450323130927059LY（IBK、GXMG、CMMI）

功效：根，补中益气、润肺生津。

功效来源：《全国中草药汇编》

党参属 *Codonopsis* Wall.

羊乳 四叶参

Codonopsis lanceolata (Sieb. et Zucc.) Trautv.

凭证标本：灵川县普查队 450323130808040LY（IBK、GXMG）

功效：根，益气养阴、解毒消肿、排脓、通乳。

功效来源：《中华本草》

轮钟草属 *Cyclocodon* Griff.

长叶轮钟草 红果参

Cyclocodon lancifolius (Roxb.) Kurz

凭证标本：灵川县普查队 450323130809004LY（IBK、

GXMG）

功效：根，益气、祛瘀、止痛。

功效来源：《中华本草》

桔梗属 *Platycodon* A. DC.

桔梗

Platycodon grandiflorus (Jacq.) A. DC.

凭证标本：邓先福 237（IBSC）

功效：根，宣肺、利咽、祛痰、排脓。

功效来源：《中国药典》（2020年版）

蓝花参属 *Wahlenbergia* Schrad. ex Roth

蓝花参

Wahlenbergia marginata (Thunb.) A. DC.

凭证标本：灵川县普查队 450323130619018LY（IBK、GXMG、CMMI）

功效：根、全草，益气补虚、祛痰、截疟。

功效来源：《全国中草药汇编》

244. 半边莲科 Lobeliaceae

半边莲属 *Lobelia* L.

铜锤玉带草

Lobelia angulata Forst.

凭证标本：灵川县普查队 450323130426067LY（IBK、GXMG、CMMI）

功效：全草，祛风利湿、活血散瘀。

功效来源：《广西壮族自治区壮药质量标准 第三卷》（2018年版）

半边莲

Lobelia chinensis Lour.

凭证标本：灵川县普查队 450323130427006LY（IBK、GXMG、CMMI）

功效：全草，利尿消肿、清热解毒。

功效来源：《中国药典》（2020年版）

江南山梗菜

Lobelia davidii Franch.

凭证标本：灵川县普查队 450323130928071LY（IBK、GXMG、CMMI）

功效：根、全草，宣肺化痰、清热解毒、利尿消肿。

功效来源：《药用植物辞典》

249. 紫草科 Boraginaceae

斑种草属 *Bothriospermum* Bunge

柔弱斑种草 鬼点灯

Bothriospermum zeylanicum (J. Jacq.) Druce

凭证标本：陈立卿 94367（IBK）

功效：全草，止咳、止血。

功效来源：《中华本草》

琉璃草属 *Cynoglossum* L.

琉璃草 铁箍散

Cynoglossum furcatum Wall.

凭证标本：灵川县普查队 450323130312025LY（IBK、GXMG、CMMI）

功效：根皮、叶，清热解毒、散瘀止血。

功效来源：《中华本草》

小花琉璃草 牙痈草

Cynoglossum lanceolatum Forsk.

凭证标本：灵川组 6-2215（GXMI）

功效：全草，清热解毒、利水消肿。

功效来源：《中华本草》

厚壳树属 *Ehretia* P. Browne

厚壳树

Ehretia thyrsiflora (Sieb. et Zucc.) Nakai

凭证标本：梁畴芬 30215（IBSC）

功效：叶，清热解暑、去腐生肌。

功效来源：《全国中草药汇编》

附地菜属 *Trigonotis* Steven

附地菜

Trigonotis peduncularis (Trev.) Benth. ex Baker et S. Moore

凭证标本：灵川县普查队 450323130209018LY（IBK、GXMG）

功效：全草，温中健胃、消肿止痛、止血。

功效来源：《全国中草药汇编》

250. 茄科 Solanaceae

番茉莉属 *Brunfelsia* L.

鸳鸯茉莉

Brunfelsia acuminata Benth.

凭证标本：灵川县普查队 450323130322046LY（IBK、GXMG、CMMI）

功效：叶，清热消肿。

功效来源：《药用植物辞典》

辣椒属 *Capsicum* L.

辣椒

Capsicum annuum L.

功效：果实，温中散寒、开胃消食。叶，消肿涤络、杀虫止痒。

功效来源：《中国药典》（2020年版）

注：栽培。

朝天椒

Capsicum annuum L. var. *conoides* (Mill.) Irish

功效：果实，外用治冻疮、脚气、狂犬咬伤。

功效来源：《药用植物辞典》

注：民间常见栽培物种。

夜香树属 *Cestrum* L.
夜香树
Cestrum nocturnum L.
功效：叶，清热消肿。花，行气止痛、散寒。
功效来源：《药用植物辞典》
注：栽培。

曼陀罗属 *Datura* L.
曼陀罗
Datura stramonium L.
功效：叶，麻醉、镇痛平喘、止咳。
功效来源：《广西壮族自治区壮药质量标准 第二卷》
（2011年版）
注：《广西植物名录》有记载。

红丝线属 *Lycianthes* (Dunal) Hassl.
红丝线 毛药
Lycianthes biflora (Lour.) Bitter
凭证标本：灵川县普查队 450323121127039LY（IBK、GXMG）
功效：全株，清热解毒、祛痰止咳。
功效来源：《中华本草》

单花红丝线 佛葵
Lycianthes lysimachioides (Wall.) Bitter
凭证标本：灵川县普查队 450323130618060LY（IBK、GXMG、CMMI）
功效：全草，杀虫、解毒。
功效来源：《全国中草药汇编》

枸杞属 *Lycium* L.
枸杞 地骨皮
Lycium chinense Mill.
功效：根皮，凉血除蒸、清肺降火。
功效来源：《中国药典》（2020年版）
注：栽培。

番茄属 *Lycopersicon* Mill.
番茄 西红柿
Lycopersicon esculentum Mill.
功效：果实，生津止渴、健胃消食。
功效来源：《中华本草》
注：栽培。

烟草属 *Nicotiana* L.
烟草
Nicotiana tabacum L.
功效：全草，消肿解毒、杀虫。
功效来源：《全国中草药汇编》

注：栽培。

碧冬茄属 *Petunia* Juss.
碧冬茄
Petunia hybrida (Hook.) Vilm.
功效：种子，舒气、杀虫。
功效来源：《药用植物辞典》
注：栽培。

酸浆属 *Physalis* L.
苦蘵
Physalis angulata L.
凭证标本：灵川县普查队 450323140923007LY（IBK、GXMG、CMMI）
功效：全草，清热利尿、解毒消肿。
功效来源：《中华本草》

小酸浆 灯笼泡
Physalis minima L.
凭证标本：灵川县普查队 450323141028008LY（IBK、GXMG、CMMI）
功效：全草，清热利湿、祛痰止咳、软坚散结。
功效来源：《全国中草药汇编》

茄属 *Solanum* L.
喀西茄 野颠茄
Solanum aculeatissimum Jacquem.
凭证标本：灵川县普查队 450323130313051LY（IBK、GXMG、CMMI）
功效：全株，镇咳平喘、散瘀止痛。
功效来源：《中华本草》

少花龙葵 古钮菜
Solanum americanum Mill.
功效：全草，清热解毒、利湿消肿。
功效来源：《中华本草》
注：《广西植物名录》有记载。

假烟叶树 野烟叶
Solanum erianthum D. Don
凭证标本：梁恒 100277（WUK）
功效：全株，清热解毒、祛风止痛。
功效来源：《广西壮族自治区壮药质量标准 第三卷》
（2018年版）

刺天茄
Solanum indicum L.
凭证标本：梁恒 100239（WUK）
功效：根及全草，解毒消肿、散瘀止痛。
功效来源：《全国中草药汇编》

白英

Solanum lyratum Thunb.

凭证标本：灵川县普查队 450323121128010LY（IBK、GXMG、CMMI）

功效：全草，清热利湿、解毒消肿。

功效来源：《广西壮族自治区壮药质量标准 第二卷》（2011年版）

乳茄 五指茄

Solanum mammosum L.

功效：果实，散瘀消肿。

功效来源：《全国中草药汇编》

注：栽培。

茄 茄叶

Solanum melongena L.

功效：叶，散血消肿。

功效来源：《中华本草》

注：栽培。

龙葵

Solanum nigrum L.

凭证标本：灵川县普查队 450323130517005LY（IBK、GXMG、CMMI）

功效：地上部分，清热解毒、活血消肿、消炎利尿。

功效来源：《广西壮族自治区壮药质量标准 第三卷》（2018年版）

海桐叶白英

Solanum pittosporifolium Hemsl.

凭证标本：陈照宙 53791（IBK）

功效：全草，清热解毒、散瘀消肿、祛风除湿、抗癌。

功效来源：《药用植物辞典》

珊瑚樱 玉珊瑚根

Solanum pseudocapsicum L.

功效：根，活血止痛。

功效来源：《中华本草》

注：民间常见栽培物种。

马铃薯

Solanum tuberosum L.

功效：块茎，补气、健脾、消炎。

功效来源：《药用植物辞典》

注：民间常见栽培物种。

龙珠属 *Tubocapsicum* (Wettst.) Makino

龙珠

Tubocapsicum anomalum (Franch. et Savat.) Makino

凭证标本：灵川县普查队 450323130929035LY（IBK、GXMG、CMMI）

功效：果实，清热解毒、除烦热。

功效来源：《全国中草药汇编》

251. 旋花科 Convolvulaceae

菟丝子属 *Cuscuta* L.

菟丝子

Cuscuta chinensis Lam.

凭证标本：灵川县普查队 450323130621014LY（IBK、GXMG、CMMI）

功效：种子，补肾益精、养肝明目、固胎止泄。

功效来源：《中国药典》（2020年版）

金灯藤 菟丝

Cuscuta japonica Choisy

功效：全草，清热解毒、凉血止血、健脾利湿。

功效来源：《中华本草》

注：《广西植物名录》有记载。

马蹄金属 *Dichondra* J. R. Forst. et G. Forst.

马蹄金 小金钱草

Dichondra micrantha Urb.

功效：全草，清热利湿、解毒。

功效来源：《广西壮族自治区壮药质量标准 第一卷》（2008年版）

注：《广西植物名录》有记载。

飞蛾藤属 *Dinetus* Buch.-Ham. ex Sweet

飞蛾藤

Dinetus racemosus (Roxb.) Buch.-Ham. ex Sweet

凭证标本：灵川县普查队 450323130522019LY（IBK、GXMG）

功效：全草，发表、消食积。

功效来源：《全国中草药汇编》

番薯属 *Ipomoea* L.

月光花

Ipomoea alba L.

功效：种子，外用治跌打肿痛、骨折。

功效来源：《全国中草药汇编》

注：《广西植物名录》有记载。

蕹菜

Ipomoea aquatica Forsk.

功效：全草及根，清热解毒、利尿、止血。

功效来源：《全国中草药汇编》

注：《广西植物名录》有记载。

番薯 甘薯

Ipomoea batatas (L.) Lam.

凭证标本：灵川县普查队 450323130930011LY（IBK、GXMG、CMMI）

功效：根，补中、生津、止血、排脓。
功效来源：《全国中草药汇编》

牵牛 牵牛子
Ipomoea nil (L.) Roth
功效：种子，利水通便、祛痰逐饮、消积杀虫。
功效来源：《中国药典》（2020年版）
注：《广西植物名录》有记载。

圆叶牵牛 牵牛子
Ipomoea purpurea (L.) Roth
功效：种子，利水通便、祛痰逐饮、消积杀虫。
功效来源：《中国药典》（2020年版）
注：《广西植物名录》有记载。

茑萝
Ipomoea quamoclit L.
功效：根，用于头痛和作泻剂。
功效来源：《药用植物辞典》
注：民间常见栽培物种。

鱼黄草属 *Merremia* Dennst. ex Endl.
篱栏网 篱栏子
Merremia hederacea (Burm. f.) Hall. f.
凭证标本：灵川县普查队 450323130919020LY（IBK、GXMG、CMMI）
功效：种子、全株，清热、利咽、凉血。
功效来源：《广西壮族自治区壮药质量标准 第一卷》（2008年版）

蝴蝶草属 *Torenia* L.
单色蝴蝶草 蓝猪耳
Torenia concolor Lindl.
功效：全草，清热解毒、利湿、止咳、和胃止呕、化瘀。
功效来源：《全国中草药汇编》
注：《广西植物名录》有记载。

252. 玄参科 Scrophulariaceae
毛麝香属 *Adenosma* R. Br.
毛麝香 黑头茶
Adenosma glutinosum (L.) Druce
凭证标本：灵川县普查队 450323130927064LY（IBK、GXMG、CMMI）
功效：全草，祛风止痛、散瘀消肿、解毒止痒。
功效来源：《广西中药材标准 第二册》（1996年版）

球花毛麝香 大头陈
Adenosma indianum (Lour.) Merr.
凭证标本：灵川组 6–2143（GXMI）
功效：全草，疏风解表、化湿消滞。

功效来源：《广西壮族自治区壮药质量标准 第一卷》（2008年版）

钟萼草属 *Lindenbergia* Lehm.
野地钟萼草
Lindenbergia muraria (Roxb. ex D. Don) Brühl
凭证标本：灵川县普查队 450323130621021LY（IBK、GXMG、CMMI）
功效：全草，清热解毒。
功效来源：《药用植物辞典》

母草属 *Lindernia* All.
狭叶母草 羊角桃
Lindernia micrantha D. Don
凭证标本：梁畴芬 30882（IBK）
功效：全草，清热解毒、化瘀消肿。
功效来源：《全国中草药汇编》

旱田草
Lindernia ruellioides (Colsm.) Pennell
凭证标本：灵川组 6–2219（GXMI）
功效：全草，理气活血、消肿止痛。
功效来源：《广西壮族自治区壮药质量标准 第三卷》（2018年版）

通泉草属 *Mazus* Lour.
匍茎通泉草
Mazus miquelii Makino
凭证标本：陈立卿 94652（IBK）
功效：全草，止痛、健胃、解毒。
功效来源：《药用植物辞典》

通泉草
Mazus pumilus (Burm. f.) Steenis
凭证标本：灵川县普查队 450323130312056LY（IBK、GXMG、CMMI）
功效：全草，清热解毒、消炎消肿、健胃消积。
功效来源：《药用植物辞典》

多枝通泉草
Mazus pumilus (Burm. f.) Steenis var. *delavayi* (Bonati) T. L. Chin ex D. Y. Hong
凭证标本：灵川县普查队 450323130521019LY（IBK）
功效：全草，清热解毒、消炎消肿、利尿。
功效来源：《药用植物辞典》

山罗花属 *Melampyrum* L.
山罗花
Melampyrum roseum Maxim.
凭证标本：灵川县普查队 450323130618008LY（IBK、GXMG、CMMI）

功效：根，清凉、代茶饮。全草，清热解毒、消散痈肿。

功效来源：《药用植物辞典》

狗面花属 *Mimulus* L.

尼泊尔沟酸浆

Mimulus tenellus Bunge var. *nepalensis* (Benth.) Tsoong

凭证标本：灵川县普查队 450323130426011LY（IBK、GXMG、CMMI）

功效：全草，清热解毒、利湿。

功效来源：《药用植物辞典》

泡桐属 *Paulownia* Sieb. et Zucc.

白花泡桐 泡桐叶

Paulownia fortunei (Seem.) Hemsl.

凭证标本：灵川县普查队 450323130313035LY（IBK、GXMG、CMMI）

功效：叶，清热解毒、止血消肿。

功效来源：《中华本草》

台湾泡桐

Paulownia kawakamii T. Ito

凭证标本：灵川县普查队 450323130313069LY（IBK、GXMG、CMMI）

功效：树皮，解毒消肿、止血。

功效来源：《中华本草》

马先蒿属 *Pedicularis* L.

亨氏马先蒿 凤尾参

Pedicularis henryi Maxim.

凭证标本：灵川组 6–2248（GXMI）

功效：根，补气血、强筋骨、健脾胃。

功效来源：《中华本草》

粗茎返顾马先蒿

Pedicularis resupinata L. subsp. *crassicaulis* (Vant. ex Bonati) Tsoong

凭证标本：灵川组 6–2160（GXMI）

功效：根，行气、止痛。

功效来源：《药用植物辞典》

松蒿属 *Phtheirospermum* Bunge ex Fisch. et C. A. Mey.

松蒿

Phtheirospermum japonicum (Thunb.) Kanitz

凭证标本：梁畴芬 30911（IBK）

功效：全草，清热利湿。

功效来源：《药用植物辞典》

阴行草属 *Siphonostegia* Benth.

阴行草 北刘寄奴

Siphonostegia chinensis Benth.

凭证标本：邓先福 10358（IBK）

功效：全草，清热利湿、凉血止血、祛瘀止痛。

功效来源：《中国药典》（2020年版）

独脚金属 *Striga* Lour.

独脚金

Striga asiatica (L.) O. Ktze.

功效：全草，清肝、健脾、消积、杀虫。

功效来源：《广西中药材标准 第一册》

注：《广西植物名录》有记载。

蝴蝶草属 *Torenia* L.

光叶蝴蝶草 水韩信草

Torenia asiatica L.

凭证标本：灵川县普查队 450323130426032LY（IBK、GXMG）

功效：全株，清热利湿、解毒、散瘀。

功效来源：《中华本草》

紫萼蝴蝶草

Torenia violacea (Azaola ex Blanco) Pennell

凭证标本：灵川组 6–2145（GXMI）

功效：全草，清热解毒、利湿止咳、化痰。

功效来源：《药用植物辞典》

婆婆纳属 *Veronica* L.

蚊母草 仙桃草

Veronica peregrina L.

凭证标本：灵川县普查队 450323130328014LY（IBK、GXMG、CMMI）

功效：带虫瘿的全草，活血、止血、消肿、止痛。

功效来源：《全国中草药汇编》

阿拉伯婆婆纳 灯笼婆婆纳

Veronica persica Poir.

凭证标本：灵川县普查队 450323130313065LY（IBK、GXMG、CMMI）

功效：全草，解热毒。

功效来源：《全国中草药汇编》

婆婆纳

Veronica polita Fries

凭证标本：灵川县普查队 450323130312058LY（IBK、GXMG、CMMI）

功效：全草，凉血止血、理气止痛。

功效来源：《全国中草药汇编》

水苦荬

Veronica undulata Wall.

凭证标本：灵川县普查队 450323130312062LY（IBK、

GXMG、CMMI）

功效：带虫瘿果的全草，活血止血、解毒消肿。

功效来源：《全国中草药汇编》

腹水草属 *Veronicastrum* Heist. ex Fabr.

四方麻

Veronicastrum caulopterum (Hance) T. Yamazaki

凭证标本：灵川县普查队 450323130210008LY（IBK、GXMG、CMMI）

功效：全草，清热解毒、消肿止痛。

功效来源：《全国中草药汇编》

253. 列当科 Orobanchaceae

野菰属 *Aeginetia* L.

野菰

Aeginetia indica L.

凭证标本：邓先福 11447（IBK）

功效：全草，解毒消肿、清热凉血。

功效来源：《全国中草药汇编》

254. 狸藻科 Lentibulariaceae

狸藻属 *Utricularia* L.

圆叶挖耳草

Utricularia striatula J. Smith

凭证标本：灵川县普查队 450323106618073LY（IBK）

功效：全草，用于中耳炎。

功效来源：民间用药

256. 苦苣苔科 Gesneriaceae

芒毛苣苔属 *Aeschynanthus* Jack

芒毛苣苔 石榕

Aeschynanthus acuminatus Wall. ex A. DC.

凭证标本：灵川县普查队 450323130322021LY（IBK、GXMG）

功效：全草，宁心、养肝、止咳、止痛。

功效来源：《中华本草》

报春苣苔属 *Primulina* Hance

牛耳朵 牛耳岩白菜

Primulina eburnea（Hance）Yin Z. Wang

凭证标本：灵川县普查队 450323130427064LY（IBK、GXMG、CMMI）

功效：根状茎、全草，清肺止咳、凉血上血、解毒消痈。

功效来源：《中华本草》

蚂蝗七 石蜈蚣

Primulina fimbrisepala（Hand.-Mazz.）Yin Z. Wang

凭证标本：灵川县普查队 450323130322011LY（IBK、GXMG）

功效：根状茎、全草，清热利湿、行滞消积、止血活血、解毒消肿。

功效来源：《中华本草》

桂林报春苣苔

Primulina gueilinensis （W. T. Wang）Yin Z. Wang & Yan Liu

凭证标本：灵川县普查队 450323130322087LY（IBK、GXMG）

功效：根状茎、叶，用于咳嗽，外用治跌打损伤。

功效来源：《广西药用植物名录》

羽裂报春苣苔

Primulina pinnatifida (Hand.-Mazz.) Yin Z. Wang

凭证标本：许为斌 09408（IBK）

功效：全草，用于痢疾、跌打损伤。

功效来源：《广西药用植物名录》

羽裂小花苣苔

Primulina bipinnatifida（W. T. Wang）

凭证标本：灵川县普查队 450323130322052LY（IBK、GXMG、CMMI）

功效：全草，外用治疮疡肿毒。

功效来源：《药用植物辞典》

桂林小花苣苔

Primulina repanda var. *guilinensis*（W. T. Wang）W. B. Xu & K. F. Chung

凭证标本：灵川县普查队 450323130321051LY（IBK、GXMG）

功效：全草，用于肺结核。

功效来源：《广西中药资源名录》

粗筒苣苔属 *Briggsia* Craib

光叶苣苔

Glabrella mihieri (Franch.) Mich. MÖller & W. H. Chen

凭证标本：许为斌等 06008（IBK）

功效：全草，强筋壮骨、止咳、生肌、止血、补虚。

功效来源：《药用植物辞典》

半蒴苣苔属 *Hemiboea* C. B. Clarke

贵州半蒴苣苔

Hemiboea cavaleriei Lévl.

凭证标本：灵川县普查队 450323130321030LY（IBK、GXMG）

功效：全草，清热解毒、利水除湿。

功效来源：《药用植物辞典》

华南半蒴苣苔

Hemiboea follicularis C. B. Clarke

凭证标本：灵川县普查队 450323130312076LY（IBK、GXMG）

功效：全草，用于咳嗽、肺炎、骨折。
功效来源：《广西药用植物名录》

纤细半蒴苣苔
Hemiboea gracilis Franch.
凭证标本：灵川县普查队 450323130927007LY（IBK、GXMG、CMMI）
功效：全草，用于疔疮肿毒、烫伤。
功效来源：《药用植物辞典》

半蒴苣苔 降龙草
Hemiboea subcapitata C. B. Clarke
凭证标本：灵川县普查队 450323130702018LY（IBK）
功效：全草，清暑、利湿、解毒。
功效来源：《中华本草》

翅茎半蒴苣苔
Hemiboea subcapitata Clarke var. *pterocaulis* Z. Y. Li
凭证标本：灵川县普查队 450323130522002LY（IBK）
功效：全草，清暑、利湿、解毒。
功效来源：文献

吊石苣苔属 *Lysionotus* D. Don
吊石苣苔 石吊兰
Lysionotus pauciflorus Maxim.
凭证标本：灵川县普查队 450323130328038LY（IBK、GXMG）
功效：全株，清热利湿、祛痰止咳、活血调经。
功效来源：《中国药典》（2020年版）

马铃苣苔属 *Oreocharis* Benth.
长瓣马铃苣苔
Oreocharis auricula (S. Moore) C. B. Clarke
凭证标本：灵川县普查队 450323130129026LY（IBK、GXMG、CMMI）
功效：全草，凉血止血、清热解毒。
功效来源：《中华本草》

大叶石上莲
Oreocharis benthamii Clarke
凭证标本：灵川县普查队 450323121127003LY（IBK、GXMG、CMMI）
功效：全草，用于跌打损伤、咳嗽。
功效来源：《广西药用植物名录》

绢毛马铃苣苔
Oreocharis sericea (Lévl.) Lévl.
凭证标本：灵川县普查队 450323130322088LY（IBK、GXMG、CMMI）
功效：全草，用于无名肿毒。
功效来源：《药用植物辞典》

湘桂马铃苣苔
Oreocharis xiangguiensis W. T. Wang et K. Y. Pan
凭证标本：灵川县普查队 450323130702007LY（IBK）
功效：全草，用于跌打损伤。
功效来源：《药用植物辞典》

蛛毛苣苔属 *Paraboea* (C. B. Clarke) Ridl.
网脉蛛毛苣苔 石面枇杷
Paraboea dictyoneura (Hance) B. L. Burtt
凭证标本：灵川县普查队 450323130312082LY（IBK、GXMG、CMMI）
功效：全草，散瘀消肿。
功效来源：《中华本草》

石山苣苔属 *Petrocodon* Hance
石山苣苔
Petrocodon dealbatus Hance
凭证标本：灵川县普查队 450323130209014LY（IBK、GXMG、CMMI）
功效：全草，用于肺热咳嗽、吐血、肿痛、出血。
功效来源：《药用植物辞典》

257. 紫葳科 Bignoniaceae
凌霄属 *Campsis* Lour.
凌霄 凌霄花
Campsis grandiflora (Thunb.) K. Schum.
功效：花，活血通经、凉血祛风。
功效来源：《中国药典》（2020年版）
注：栽培。

炮仗藤属 *Pyrostegia* Presl
炮仗花
Pyrostegia venusta (Ker-Gawl.) Miers
功效：花，清热利咽、润肺止咳。茎叶，清热利咽。
功效来源：《药用植物辞典》
注：民间常见栽培物种。

258. 胡麻科 Pedaliaceae
胡麻属 *Sesamum* L.
芝麻 黑芝麻
Sesamum indicum L.
功效：种子，补益肝肾、养血益精、润肠通便。
功效来源：《中华本草》
注：《广西植物名录》有记载。

259. 爵床科 Acanthaceae
穿心莲属 *Andrographis* Wall. ex Nees
穿心莲
Andrographis paniculata (Burm. f.) Nees
功效：地上部分，清热解毒、凉血、消肿。

功效来源：《中国药典》（2020年版）

注：《广西植物名录》有记载。

白接骨属 *Asystasiella* Lindau
白接骨
Asystasiella neesiana (Wall.) Lindau

凭证标本：灵川县普查队 450323130919013LY（IBK、GXMG、CMMI）

功效：全草，化瘀止血、续筋接骨、利尿消肿、清热解毒。

功效来源：《中华本草》

狗肝菜属 *Dicliptera* Juss.
狗肝菜
Dicliptera chinensis (L.) Juss.

凭证标本：灵川县普查队 450323130312052LY（IBK、GXMG、CMMI）

功效：全草，清热、凉血、利湿、解毒。

功效来源：《广西壮族自治区壮药质量标准 第一卷》（2008年版）

喜花草属 *Eranthemum* L.
喜花草
Eranthemum pulchellum Andrews

功效：叶，清热解毒、散瘀消肿。

功效来源：《药用植物辞典》

注：《广西植物名录》有记载。

水蓑衣属 *Hygrophila* R. Br.
水蓑衣
Hygrophila salicifolia (Vahl) Nees

凭证标本：灵川县普查队 450323130809026LY（IBK、GXMG、CMMI）

功效：种子，清热解毒、消肿止痛。全草，清热解毒、散瘀消肿。

功效来源：《中华本草》

爵床属 *Justicia* L.
鸭嘴花
Justicia adhatoda L.

凭证标本：灵川县普查队 450323130328022LY（IBK、GXMG、CMMI）

功效：全株，祛风活血、散瘀止痛、接骨。

功效来源：《全国中草药汇编》

小驳骨
Justicia gendarussa L. f.

功效：地上部分，祛瘀止痛、续筋接骨。

功效来源：《中国药典》（2020年版）

注：《广西植物名录》有记载。

爵床
Justicia procumbens L.

功效：全草，清热解毒、利湿消积、活血止痛。

功效来源：《中华本草》

注：《广西植物名录》有记载。

杜根藤
Justicia quadrifaria (Nees) T. Anderson

凭证标本：灵川县普查队 450323130618029LY（IBK、GXMG、CMMI）

功效：全草，清热解毒。

功效来源：《药用植物辞典》

观音草属 *Peristrophe* Nees
九头狮子草
Peristrophe japonica (Thunb.) Bremek.

凭证标本：灵川县普查队 450323130703012LY（IBK、GXMG、CMMI）

功效：全草，发汗解表、清热解毒、镇痉。

功效来源：《全国中草药汇编》

紫云菜属 *Strobilanthes* Blume
板蓝 南板蓝根
Strobilanthes cusia (Nees) Kuntze

功效：根状茎、根，清热解毒、凉血消斑。叶或叶经加工制得的粉末、团块或颗粒（青黛），清热解毒、凉血消斑、泻火定惊。

功效来源：《中国药典》（2020年版）

注：《广西植物名录》有记载。

球花马蓝 温大青
Strobilanthes dimorphotricha Hance

凭证标本：灵川县普查队 450323130927071LY（IBK、GXMG、CMMI）

功效：地上部分、根，清热解毒、凉血消斑。

功效来源：《中华本草》

四子马蓝
Strobilanthes tetrasperma (Champ. ex Benth.) Druce

凭证标本：灵川县普查队 450323130809003LY（IBK）

功效：全草，清热解表、消肿、解毒疗疮。

功效来源：《药用植物辞典》

山牵牛属 *Thunbergia* Retz.
山牵牛 老鸦嘴
Thunbergia grandiflora (Rottl. ex Willd.) Roxb.

功效：全株，舒筋活络、散瘀消肿。

功效来源：《广西壮族自治区壮药质量标准 第一卷》（2008年版）

注：《广西植物名录》有记载。

263. 马鞭草科 Verbenaceae

紫珠属 *Callicarpa* L.

紫珠 珍珠风子

Callicarpa bodinieri Lévl.

凭证标本：灵川县普查队 450323130619017LY（IBK、GXMG、CMMI）

功效：果实，发表散寒。

功效来源：《中华本草》

白棠子树 紫珠

Callicarpa dichotoma (Lour.) K. Koch

凭证标本：灵川县普查队 450323130523002LY（IBK、GXMG、CMMI）

功效：叶，收敛止血、清热解毒。

功效来源：《中华本草》

杜虹花 紫珠叶

Callicarpa formosana Rolfe

凭证标本：灵川县普查队 450323130808029LY（IBK、GXMG、CMMI）

功效：叶，凉血收敛止血、散瘀解毒消肿。

功效来源：《中国药典》（2020年版）

白毛长叶紫珠

Callicarpa longifolia Lam. var. *floccosa* Schauer

凭证标本：灵川县普查队 450323140505018LY（IBK）

功效：叶，外用治中耳炎。

功效来源：《广西中药资源名录》

大叶紫珠

Callicarpa macrophylla Vahl

凭证标本：梁恒 100296（IBK）

功效：叶、带叶嫩枝，散瘀止血、消肿止痛。

功效来源：《中国药典》（2020年版）

红紫珠

Callicarpa rubella Lindl.

凭证标本：灵川县普查队 450323130313009LY（IBK、GXMG、CMMI）

功效：叶、嫩枝，解毒消肿、凉血止血。

功效来源：《中华本草》

钝齿红紫珠

Callicarpa rubella Lindl. f. *crenata* C. Pei

凭证标本：灵川县普查队 450323121127023LY（IBK、GXMG、CMMI）

功效：全草，清热止血、消肿止痛。

功效来源：《药用植物辞典》

大青属 *Clerodendrum* L.

臭牡丹

Clerodendrum bungei Steud.

凭证标本：灵川县普查队 450323130620040LY（IBK、GXMG、CMMI）

功效：茎、叶，解毒消肿、祛风湿、降血压。

功效来源：《中华本草》

灰毛大青 大叶白花灯笼

Clerodendrum canescens Wall. ex Walp.

凭证标本：谢干光 45013（GXMI）

功效：全株，清热解毒、凉血止血。

功效来源：《中华本草》

重瓣臭茉莉

Clerodendrum chinense (Osbeck) Mabb.

功效：根、叶，祛风利湿、化痰止咳、活血消肿。

功效来源：《药用植物辞典》

注：《广西植物名录》有记载。

大青 路边青

Clerodendrum cyrtophyllum Turcz.

凭证标本：灵川县普查队 450323130522027LY（IBK、GXMG、CMMI）

功效：全株，清热解毒、凉血、利湿。

功效来源：《广西壮族自治区壮药质量标准 第二卷》（2011年版）

白花灯笼

Clerodendrum fortunatum L.

功效：根、全株，清热解毒、止咳定痛。

功效来源：《全国中草药汇编》

注：《广西植物名录》有记载。

赪桐

Clerodendrum japonicum (Thunb.) Sweet

凭证标本：梁畴芬 30345（IBK）

功效：地上部分，清肺热、散瘀肿、凉血止血。

功效来源：《广西壮族自治区壮药质量标准 第二卷》（2011年版）

尖齿臭茉莉 过墙风

Clerodendrum lindleyi Decne. ex Planch.

凭证标本：梁健英 30443（IBK）

功效：全株，祛风除湿、活血消肿。

功效来源：《中华本草》

海通

Clerodendrum mandarinorum Diels

凭证标本：灵川县普查队 450323130808030LY（IBK、GXMG、CMMI）

功效：全株，清热解毒、通经活络、祛风除痹、利水。

功效来源：《药用植物辞典》

龙吐珠

Clerodendrum thomsonae Balf. f.

功效：全株、叶，解毒。

功效来源：《药用植物辞典》

注：民间常见栽培物种。

假连翘属 *Duranta* L.

假连翘

Duranta erecta L.

功效：叶、果实，散热透邪、行血祛瘀、止痛杀虫、消肿解毒。

功效来源：《全国中草药汇编》

注：《广西植物名录》有记载。

马缨丹属 *Lantana* L.

马缨丹 五色梅

Lantana camara L.

功效：根、花、叶，清热泻火、解毒散结。

功效来源：《中华本草》

注：《广西植物名录》有记载。

豆腐柴属 *Premna* L.

豆腐柴

Premna microphylla Turcz.

凭证标本：灵川县普查队 450323130518012LY（IBK、GXMG、CMMI）

功效：根、茎、叶，清热解毒。

功效来源：《中华本草》

马鞭草属 *Verbena* L.

马鞭草

Verbena officinalis L.

凭证标本：灵川县普查队 450323130427018LY（IBK、GXMG、CMMI）

功效：地上部分，活血散瘀、解毒、利水、退黄、截疟。

功效来源：《中国药典》（2020年版）

牡荆属 *Vitex* L.

黄荆 五指柑

Vitex negundo L.

凭证标本：梁畴芬 30538（IBK）

功效：全株，祛风解表、止咳化痰、理气止痛。

功效来源：《广西壮族自治区壮药质量标准 第一卷》（2008年版）

牡荆 五指柑

Vitex negundo L. var. *cannabifolia* (Sieb. et Zucc.) Hand.-Mazz.

功效：全株，祛风解表、止咳化痰、理气止痛。

功效来源：《中国药典》（2020年版）

注：《广西植物名录》有记载。

单叶蔓荆 蔓荆子

Vitex rotundifolia L. f.

功效：果实，疏散风热、清利头目。

功效来源：《中国药典》（2020年版）

注：栽培。

山牡荆

Vitex quinata (Lour.) Will.

凭证标本：灵川县普查队 450323130620010LY（IBK、GXMG、CMMI）

功效：根、茎，止咳定喘、镇静退热。

功效来源：《广西壮族自治区壮药质量标准 第三卷》（2018年版）

264. 唇形科 Labiatae

藿香属 *Agastache* Clayton ex Gronov.

藿香

Agastache rugosa (Fisch. et Mey.) O. Ktze.

凭证标本：梁畴芬 30609（IBK）

功效：地上部分，祛暑解表、化湿和中、理气开胃。

功效来源：《药用植物辞典》

筋骨草属 *Ajuga* L.

筋骨草 缘毛筋骨草

Ajuga ciliata Bunge

凭证标本：灵川县普查队 450323130427078LY（IBK、GXMG、CMMI）

功效：全草，清热、凉血、消肿。

功效来源：《全国中草药汇编》

金疮小草 白毛夏枯草

Ajuga decumbens Thunb.

凭证标本：灵川县普查队 450323130313022LY（IBK、GXMG、CMMI）

功效：全草，清热解毒、化痰止咳、凉血散血。

功效来源：《中国药典》（2020年版）

广防风属 *Anisomeles* R. Br.

广防风

Anisomeles indica (L.) Kuntze

凭证标本：灵川县普查队 450323140923027LY（IBK、GXMG、CMMI）

功效：全草，祛风解表、理气止痛。

功效来源：《药用植物辞典》

风轮菜属 *Clinopodium* L.

风轮菜 断血流

Clinopodium chinense (Benth.) Kuntze

凭证标本：灵川县普查队 450323140507003LY（IBK、

GXMG、CMMI）

功效：全草，收敛止血。

功效来源：《中国药典》（2020年版）

细风轮菜

Clinopodium gracile (Benth.) Matsum.

凭证标本：灵川县普查队 450323130312055LY（IBK、GXMG、CMMI）

功效：全草，清热解毒、消肿止痛、凉血止痢、祛风止痒、止血。

功效来源：《药用植物辞典》

灯笼草 断血流

Clinopodium polycephalum (Vaniot) C. Y. Wu et Hsuan ex P. S. Hsu

凭证标本：灵川县普查队 450323130427032LY（IBK、GXMG）

功效：地上部分，收敛止血。

功效来源：《中国药典》（2020年版）

香薷属 *Elsholtzia* Willd.

紫花香薷

Elsholtzia argyi Lévl.

凭证标本：灵川县普查队 450323141029003LY（IBK、GXMG、CMMI）

功效：全草，祛风、散寒解表、发汗、解暑、利尿、止咳。

功效来源：《药用植物辞典》

穗状香薷

Elsholtzia stachyodes (Link) C. Y. Wu

凭证标本：陈照宙 53685（IBK）

功效：全草，清热解毒、发汗解暑、利水。

功效来源：《药用植物辞典》

小野芝麻属 *Galeobdolon* Adans.

小野芝麻 地绵绵

Galeobdolon chinense (Benth.) C. Y. Wu

凭证标本：灵川县普查队 450323130312033LY（IBK、GXMG、CMMI）

功效：块根，用于外伤止血。

功效来源：《全国中草药汇编》

块根小野芝麻

Galeobdolon tuberiferum (Makino) C. Y. Wu

凭证标本：灵川县普查队 450323140505017LY（IBK、GXMG、CMMI）

功效：块根，用于外伤止血。

功效来源：文献

活血丹属 *Glechoma* L.

活血丹 连钱草

Glechoma longituba (Nakai) Kupr.

凭证标本：灵川县普查队 450323130208003LY（IBK、GXMG、CMMI）

功效：地上部分，利湿通淋、清热解毒、散瘀消肿。

功效来源：《中国药典》（2020年版）

锥花属 *Gomphostemma* Wall. ex Benth.

中华锥花 老虎耳

Gomphostemma chinense Oliv.

凭证标本：灵川县普查队 450323130808016LY（IBK、GXMG、CMMI）

功效：全草，祛风湿、益气血、通经络、消肿毒。

功效来源：《中华本草》

香茶菜属 *Isodon* (Schrad. ex Benth.) Spach

细锥香茶菜

Isodon coetsa (Buch.-Ham. ex D. Don) Kudo

凭证标本：灵川县普查队 450323130927066LY（IBK、GXMG、CMMI）

功效：根，行血、止痛。

功效来源：《全国中草药汇编》

溪黄草 蓝花柴胡

Isodon serra (Maxim.) Kudo

凭证标本：梁畴芬 30816（IBK）

功效：全草，清热解毒、利湿消炎、凉血、消肿散瘀。

功效来源：《广西壮族自治区壮药质量标准 第一卷》（2008年版）

益母草属 *Leonurus* L.

益母草

Leonurus japonicus Houtt.

凭证标本：灵川县普查队 450323130427020LY（IBK、GXMG、CMMI）

功效：地上部分，活血调经、利尿消肿、清热解毒。

功效来源：《中国药典》（2020年版）

薄荷属 *Mentha* L.

薄荷

Mentha canadensis L.

功效：地上部分，疏散风热、清利头目、透疹、疏肝行气。

功效来源：《中国药典》（2020年版）

注：《广西植物名录》有记载。

石荠苎属 *Mosla* (Benth.) Buch.-Ham. ex Maxim.

石香薷 香薷

Mosla chinensis Maxim.

功效：地上部分，发汗解表、和中利湿。

功效来源：《中国药典》（2020年版）

注：《广西植物名录》有记载。

小鱼仙草 热痱草

Mosla dianthera (Buch.-Ham. ex Roxb.) Maxim.

凭证标本：灵川县普查队 450323141028007LY（IBK、GXMG、CMMI）

功效：全草，发表祛暑、利湿和中、消肿止血、散风止痒。

功效来源：《中华本草》

石荠苎 小鱼仙草

Mosla scabra (Thunb.) C. Y. Wu et H. W. Li

凭证标本：灵川县普查队 450323130619059LY（IBK、GXMG）

功效：全草，疏风解表、清暑除温、解毒止痒。

功效来源：《广西中药材标准 第一册》

罗勒属 *Ocimum* L.

罗勒 九层塔

Ocimum basilicum L.

功效：全草，疏风解表、化湿和中、行气活血、解毒消肿。

功效来源：《广西中药材标准 第一册》

注：《广西植物名录》有记载。

假糙苏属 *Paraphlomis* Prain

狭叶假糙苏

Paraphlomis javanica (Bl.) Prain var. *angustifolia* (C. Y. Wu) C. Y. Wu et H. W. Li

凭证标本：灵川县普查队 450323130808018LY（IBK、GXMG、CMMI）

功效：全草，润肺止咳、补血调经。

功效来源：《药用植物辞典》

小叶假糙苏

Paraphlomis javanica (Bl.) Prain var. *coronata* (Vaniot) C. Y. Wu et H. W. Li

凭证标本：灵川县普查队 450323130129005LY（IBK、GXMG、CMMI）

功效：全草、根，滋阴润燥、止咳、调经补血。

功效来源：《药用植物辞典》

紫苏属 *Perilla* L.

紫苏

Perilla frutescens (L.) Britt.

凭证标本：灵川县普查队 450323130929044LY（IBK、GXMG、CMMI）

功效：果实，降气化痰、止咳平喘、润肠通便。茎，理气宽中、止痛、安胎。

功效来源：《中国药典》（2020年版）

回回苏

Perilla frutescens (L.) Britt. var. *crispa* (Benth.) Deane ex Bailey

功效：果实（苏子），下气消痰、平喘润肺、宽肠。叶，发表散寒、理气和胃。梗，理气、舒郁、止痛安胎。

功效来源：《药用植物辞典》

注：《广西植物名录》有记载。

野生紫苏

Perilla frutescens (L.) Britt. var. *purpurascens* (Hayata) H. W. Li

凭证标本：灵川县普查队 450323121127013LY（IBK、GXMG、CMMI）

功效：根、近根老茎，除风散寒、祛痰降气。茎，理气宽中。

功效来源：《药用植物辞典》

刺蕊草属 *Pogostemon* Desf.

广藿香

Pogostemon cablin (Blanco) Benth.

功效：地上部分，芳香化浊、开胃止呕、发表解暑。

功效来源：《中国药典》（2020年版）

注：《广西植物名录》有记载。

夏枯草属 *Prunella* L.

夏枯草

Prunella vulgaris L.

凭证标本：灵川县普查队 450323130427054LY（IBK、GXMG、CMMI）

功效：果穗，清肝泻火、明目、散结消肿。

功效来源：《中国药典》（2020年版）

鼠尾草属 *Salvia* L.

南丹参

Salvia bowleyana Dunn

凭证标本：灵川县普查队 450323130621015LY（IBK、GXMG、CMMI）

功效：根，活血化瘀、调经止痛。

功效来源：《中华本草》

贵州鼠尾草 血盆草

Salvia cavaleriei Lévl.

凭证标本：梁畴芬 30426（IBK）

功效：全草，凉血止血、活血消肿、清热利湿。

功效来源：《中华本草》

华鼠尾草 石见穿

Salvia chinensis Benth.

凭证标本：灵川县普查队 450323130321010LY（IBK、GXMG、CMMI）

功效：全草，活血化瘀、清热利湿、散结消肿。

功效来源：《中华本草》

荔枝草

Salvia plebeia R. Br.

凭证标本：灵川县普查队 450323130216010LY（IBK、GXMG、CMMI）

功效：全草，清热解毒、利水消肿。

功效来源：《中华本草》

长冠鼠尾草 红骨参

Salvia plectranthoides Griff.

凭证标本：灵川县普查队 450323130312019LY（IBK、GXMG、CMMI）

功效：根，活血调经。

功效来源：《全国中草药汇编》

红根草

Salvia prionitis Hance

凭证标本：程志立等 6060276（IBK）

功效：全草，散风热、利咽喉。

功效来源：《广西壮族自治区壮药质量标准 第二卷》（2011年版）

地梗鼠尾草 地梗鼠尾

Salvia scapiformis Hance

凭证标本：灵川县普查队 450323130517015LY（IBK、GXMG、CMMI）

功效：全草，强筋壮骨、补虚益损。

功效来源：《全国中草药汇编》

黄芩属 *Scutellaria* L.

半枝莲

Scutellaria barbata D. Don

凭证标本：灵川县普查队 450323130426058LY（IBK、GXMG、CMMI）

功效：全草，清热解毒、散瘀止血、利尿消肿。

功效来源：《中国药典》（2020年版）

韩信草

Scutellaria indica L.

凭证标本：灵川县普查队 450323130312027LY（IBK、GXMG、CMMI）

功效：全草，祛风活血、解毒止痛。

功效来源：《中药大辞典》

水苏属 *Stachys* L.

地蚕

Stachys geobombycis C. Y. Wu

凭证标本：灵川县普查队 450323130522060LY（IBK、GXMG、CMMI）

功效：根状茎、全草，益肾润肺、补血消疳。

功效来源：《中华本草》

针筒菜

Stachys oblongifolia Wall. ex Benth.

凭证标本：灵川县普查队 450323130426019LY（IBK、GXMG、CMMI）

功效：全草、根，补中益气、止血生肌。

功效来源：《药用植物辞典》

香科科属 *Teucrium* L.

二齿香科科

Teucrium bidentatum Hemsl.

凭证标本：桂林医药公司 40903（IBK）

功效：全草，祛风、利湿、解毒。

功效来源：《中华本草》

庐山香科科

Teucrium pernyi Franch.

凭证标本：灵川县普查队 450323130321050LY（IBK、GXMG、CMMI）

功效：全草，清热解毒、凉肝活血。

功效来源：《中华本草》

长毛香科科

Teucrium pilosum (Pamp.) C. Y. Wu et S. Chow

凭证标本：灵川县普查队 450323130619021LY（IBK）

功效：根状茎，祛风解表、清热解毒。

功效来源：《药用植物辞典》

铁轴草

Teucrium quadrifarium Buch.-Ham. ex D. Don

凭证标本：灵川组 6–2149（GXMI）

功效：全草、根或叶，利湿消肿、祛风解暑、凉血解素。

功效来源：《中华本草》

血见愁 山藿香

Teucrium viscidum Bl.

凭证标本：灵川县普查队 450323130808026LY（IBK、GXMG、CMMI）

功效：全草，消肿解毒、凉血止血。

功效来源：《中华本草》

266. 水鳖科 Hydrocharitaceae

黑藻属 *Hydrilla* Rich.

黑藻

Hydrilla verticillata (L. f.) Royle

凭证标本：灵川县普查队 450323130621018LY（IBK、GXMG）

功效：全草，清热解毒、利尿祛湿。

功效来源：《药用植物辞典》

267. 泽泻科 Alismataceae

慈姑属 *Sagittaria* L.

野慈姑

Sagittaria trifolia L.

凭证标本：灵川县普查队 450323130808046LY（IBK、GXMG、CMMI）

功效：球茎，用于哮喘、狂犬咬伤。

功效来源：《广西中药资源名录》

慈姑

Sagittaria trifolia L. var. *sinensis* Sims

功效：球茎，活血凉血、止咳通淋、散结解毒。

功效来源：《中华本草》

注：《广西植物名录》有记载。

280. 鸭跖草科 Commelinaceae

鸭跖草属 *Commelina* L.

鸭跖草

Commelina communis L.

凭证标本：灵川县普查队 450323130618010LY（IBK、GXMG、CMMI）

功效：地上部分，清热泻火、解毒、利水消肿。

功效来源：《中国药典》（2020年版）

大苞鸭跖草 大苞甲跖草

Commelina paludosa Bl.

凭证标本：灵川县普查队 450323130929037LY（IBK、GXMG、CMMI）

功效：全草，利水消肿、清热解毒、凉血止血。

功效来源：《中华本草》

蓝耳草属 *Cyanotis* D. Don

蛛丝毛蓝耳草

Cyanotis arachnoidea C. B. Clarke

凭证标本：钟济新 83708（IBK）

功效：根，祛风活络、利湿消肿、清肺止咳、通经、止痛。

功效来源：《药用植物辞典》

四孔草 竹叶菜

Cyanotis cristata (L.) D. Don

凭证标本：梁畴芬 30853（IBK）

功效：全草，清热、解毒。

功效来源：《中华本草》

聚花草属 *Floscopa* Lour.

聚花草

Floscopa scandens Lour.

凭证标本：灵川县普查队 450323130927015LY（IBK、GXMG、CMMI）

功效：全草，清热解毒、利水。

功效来源：《中华本草》

水竹叶属 *Murdannia* Royle

水竹叶

Murdannia triquetra (Wall.) Bruckn.

凭证标本：灵川县普查队 450323130929045LY（IBK、GXMG、CMMI）

功效：全草，清热解毒、利尿。

功效来源：《中华本草》

杜若属 *Pollia* Thunb.

杜若 竹叶莲

Pollia japonica Thunb.

凭证标本：灵川县普查队 450323130619019LY（IBK、GXMG、CMMI）

功效：根状茎、全草，清热利尿、解毒消肿。

功效来源：《中华本草》

竹叶吉祥草属 *Spatholirion* Ridl.

竹叶吉祥草

Spatholirion longifolium (Gagnep.) Dunn

凭证标本：灵川县普查队 450323130702004LY（IBK、GXMG、CMMI）

功效：花序，调经、止痛。

功效来源：《全国中草药汇编》

紫露草属 *Tradescantia* L.

紫背万年青 蚌花

Tradescantia spathacea Sw.

功效：花叶，清热化痰、凉血止痢。

功效来源：《全国中草药汇编》

注：《广西植物名录》有记载。

吊竹梅

Tradescantia zebrina Bosse

功效：全草，清热解毒、凉血、利尿、止咳。

功效来源：《药用植物辞典》

注：民间常见栽培物种。

285. 谷精草科 Eriocaulaceae

谷精草属 *Eriocaulon* L.

华南谷精草

Eriocaulon sexangulare L.

凭证标本：梁畴芬 30878（IBK）

功效：全草，清肝明目、消炎退翳。头状花序，疏散风热、明目退翳。

功效来源：《药用植物辞典》

287. 芭蕉科 Mussaceae

芭蕉属 *Musa* L.

芭蕉

Musa basjoo Sieb. et Zucc.

功效：叶，清热利尿。种子，生食可止渴、润肺。

功效来源：《药用植物辞典》

注：民间常见栽培物种。

大蕉

Musa × paradisiaca L.

功效：果实，止渴、润肺、解酒、清脾滑肠。

功效来源：《药用植物辞典》

注：《广西植物名录》有记载。

290. 姜科 Zingiberaceae

山姜属 *Alpinia* Roxb.

狭叶山姜

Alpinia graminifolia D. Fang et J. Y. Luo

凭证标本：灵川县普查队 450323130517057LY（IBK、GXMG、CMMI）

功效：根状茎，行气。

功效来源：《药用植物辞典》

山姜 来角风

Alpinia japonica (Thunb.) Miq.

凭证标本：灵川县普查队 450323130322018LY（IBK、GXMG）

功效：根状茎，温中散寒、祛风活血。

功效来源：《广西壮族自治区瑶药材质量标准 第一卷》（2014年版）

华山姜 来角风

Alpinia oblongifolia Hayata

凭证标本：灵川县普查队 450323130808015LY（IBK、GXMG、CMMI）

功效：根状茎，温中暖胃、散寒止痛、除风湿、解疮毒。种子，祛寒暖胃、燥湿、止呃。

功效来源：《广西壮族自治区瑶药材质量标准 第一卷》（2014年版）

花叶山姜

Alpinia pumila Hook. f.

凭证标本：灵川县普查队 450323130518056LY（IBK、GXMG）

功效：根状茎，除湿消肿、行气止痛。

功效来源：《药用植物辞典》

箭秆风 四川山姜

Alpinia sichuanensis Z. Y. Zhu

凭证标本：黄桂兴等 12362（GXMI）

功效：根状茎，除湿消肿、行气止痛。

功效来源：《中药大辞典》

豆蔻属 *Amomum* Roxb.

三叶豆蔻

Amomum austrosinense D. Fang

凭证标本：陈照宙 53816（IBK）

功效：果实，用于胸腹胀痛、食积不消。

功效来源：《广西中药资源名录》

姜黄属 *Curcuma* L.

姜黄 郁金

Curcuma longa L.

功效：根状茎，活血止痛、行气解郁、清心凉血、利胆退黄。

功效来源：《中国药典》（2020年版）

注：《广西植物名录》有记载。

舞花姜属 *Globba* L.

舞花姜 云南小草蔻

Globba racemosa Smith

凭证标本：灵川县普查队 450323130619001LY（IBK、GXMG、CMMI）

功效：果实，健胃消食。

功效来源：《中华本草》

蘘荷

Zingiber mioga (Thunb.) Roscoe

凭证标本：李光照等 Q119（IBK）

功效：根状茎，温中理气、祛风止痛、止咳平喘。

功效来源：《全国中草药汇编》

姜 生姜

Zingiber officinale Rosc.

功效：根状茎，解表散寒、温中止呕、化痰止咳、解鱼蟹毒。

功效来源：《中国药典》（2020年版）

注：《广西植物名录》有记载。

阳荷

Zingiber striolatum Diels

凭证标本：梁畴芬 30496（IBSC）

功效：花、嫩茎叶，温疟寒热、酸嘶邪气。

功效来源：《药用植物辞典》

291. 美人蕉科 Cannaceae

美人蕉属 *Canna* L.

蕉芋

Canna edulis Ker-Gawl.

功效：根状茎，清热利湿、解毒。

功效来源：《中华本草》

注：民间常见栽培物种。

美人蕉 蕉芋

Canna indica L.

凭证标本：灵川县普查队 450323130620043LY（IBK、GXMG、CMMI）

功效：根状茎，清热利湿、解毒。

功效来源：《中华本草》

292. 竹芋科 Marantaceae

竹芋属 *Maranta* L.

竹芋

Maranta arundinacea L.

功效：块茎，清肺、利尿。

功效来源：《全国中草药汇编》

注：民间常见栽培物种。

花叶竹芋

Maranta bicolor Ker Gawl.

功效：根、块茎，清热消肿。

功效来源：《全国中草药汇编》

注：《广西植物名录》有记载。

293. 百合科 Liliaceae

粉条儿菜属 *Aletris* L.

粉条儿菜

Aletris spicata (Thunb.) Franch.

凭证标本：灵川县普查队 450323140505031LY（IBK、GXMG、CMMI）

功效：根、全草，润肺止咳、养心安神、消积驱蛔。

功效来源：《全国中草药汇编》

葱属 *Allium* L.

洋葱

Allium cepa L.

功效：鳞茎，散寒、理气、解毒、杀虫。

功效来源：《药用植物辞典》

注：《广西植物名录》有记载。

薤头 薤白

Allium chinense G. Don

凭证标本：灵川县普查队 450323130328025LY（IBK、GXMG、CMMI）

功效：鳞茎，通阳散结、行气导滞。

功效来源：《中国药典》（2020年版）

蒜 大蒜

Allium sativum L.

功效：鳞茎，温中行滞、解毒、杀虫。

功效来源：《中国药典》（2020年版）

注：民间常见栽培物种。

韭 韭菜

Allium tuberosum Rottl. ex Spreng.

功效：根，补肾、温中行气、散瘀、解毒。

功效来源：《广西壮族自治区壮药质量标准 第二卷》（2011年版）

注：《广西植物名录》有记载。

芦荟属 *Aloe* L.

芦荟

Aloe vera L. var. *chinensis* (Haw.) Berg

功效：叶、叶的干浸膏，耳鸣、烦躁、便秘、小儿惊痫、疳积。花，咳血、吐血、尿血。

功效来源：《中国药典》（2020年版）

注：《广西植物名录》有记载。

天门冬属 *Asparagus* L.

山文竹

Asparagus acicularis F. T. Wang et S. C. Chen

凭证标本：灵川县普查队 450323140428042LY（IBK、GXMG、CMMI）

功效：根、全草，凉血、解毒、通淋。

功效来源：《药用植物辞典》

天门冬 天冬

Asparagus cochinchinensis (Lour.) Merr.

凭证标本：灵川县普查队 450323130427037LY（IBK、GXMG、CMMI）

功效：块根，清肺生津、养阴润燥。

功效来源：《中国药典》（2020年版）

短梗天门冬 一窝鸡

Asparagus lycopodineus (Baker) F. T. Wang et T. T. Tang

凭证标本：灵川县普查队 450323130618015LY（IBK、GXMG、CMMI）

功效：块茎，止咳化痰、平喘。

功效来源：《全国中草药汇编》

蜘蛛抱蛋属 *Aspidistra* Ker Gawl.

带叶蜘蛛抱蛋

Aspidistra fasciaria G. Z. Li

凭证标本：灵川县普查队 450323130129061LY（IBK）

功效：根状茎，活血通淋、跌打扭伤。

功效来源：文献

广西蜘蛛抱蛋

Aspidistra retusa K. Y. Lang et S. Z. Huang

凭证标本：灵川县普查队 450323130312032LY（IBK、GXMG、CMMI）

功效：根状茎，用于跌打损伤。

功效来源：《药用植物辞典》

开口箭属 *Campylandra* Baker
弯蕊开口箭 扁竹兰
Campylandra wattii C. B. Clarke
凭证标本：灵川县普查队 450323130129064LY（IBK、GXMG）
功效：根状茎，清热解毒、散瘀止血、消肿止痛。
功效来源：《中华本草》

大百合属 *Cardiocrinum* (Endl.) Lindl.
大百合
Cardiocrinum giganteum (Wall.) Makino
凭证标本：陈少卿 94130（IBK）
功效：鳞茎，清肺止咳、解毒。
功效来源：《全国中草药汇编》

白丝草属 *Chionographis* Maxim.
白丝草
Chionographis chinensis Krause
凭证标本：方鼎等 75437（GXMI）
功效：全草，用于喉痛、咳嗽、小便黄短。
功效来源：《广西中药资源名录》

吊兰属 *Chlorophytum* Ker Gawl.
吊兰
Chlorophytum comosum (Thunb.) Baker
功效：全草，养阴清热、润肺止咳。
功效来源：《全国中草药汇编》
注：民间常见栽培物种。

朱蕉属 *Cordyline* Comm. ex R. Br.
朱蕉
Cordyline fruticosa (L.) A. Cheval.
功效：花，清热化痰、凉血止血。叶、根，凉血止血、散瘀定痛。
功效来源：《中华本草》
注：《广西植物名录》有记载。

山菅属 *Dianella* Lam.
山菅 山猫儿
Dianella ensifolia (L.) DC.
凭证标本：灵川县普查队 450323121127015LY（IBK、GXMG、CMMI）
功效：根状茎、全草，拔毒消肿、散瘀止痛。
功效来源：《中华本草》

万寿竹属 *Disporum* Salisb.
万寿竹 竹叶参
Disporum cantoniense (Lour.) Merr.
凭证标本：灵川县普查队 450323130427042LY（IBK、GXMG、CMMI）
功效：根状茎，祛风湿、舒筋活血、清热、祛痰

止咳。
功效来源：《中华本草》

竹根七
Disporum fuscopicta Hance
凭证标本：陈照宙 53726（KUN）
功效：根状茎，养阴清肺、活血祛瘀。
功效来源：《中华本草》

宝铎草 竹林霄
Disporum sessile D. Don
凭证标本：灵川县普查队 450323130322025LY（IBK、GXMG）
功效：根及根状茎，清热解毒、润肺止咳、健脾消食、舒筋活络。
功效来源：《中华本草》

萱草属 *Hemerocallis* L.
萱草 萱草根
Hemerocallis fulva (L.) L.
凭证标本：灵川县普查队 450323130809027LY（IBK、GXMG）
功效：根，清热利尿、凉血止血。
功效来源：《中华本草》

玉簪属 *Hosta* Tratt.
紫萼 紫玉簪
Hosta ventricosa (Salisb.) Stearn
凭证标本：梁畴芬 30453（IBK）
功效：全草、根，散瘀止痛、解毒。
功效来源：《中华本草》

百合属 *Lilium* L.
野百合 百合
Lilium brownii F. E. Br. ex Miellez
凭证标本：灵川县普查队 450323130620038LY（IBK、GXMG、CMMI）
功效：鳞茎，清心安神、养阴润肺。
功效来源：《中国药典》（2020年版）

卷丹 百合
Lilium tigrinum Ker Gawl.
凭证标本：梁畴芬 30515（IBK）
功效：鳞茎，养阴润肺、清心安神。
功效来源：《中国药典》（2020年版）

山麦冬属 *Liriope* Lour.
阔叶山麦冬
Liriope muscari (Decaisne) L. H. Bailey
凭证标本：梁恒 100294（IBK）
功效：块根，养阴生津、润肺、清心、止咳养胃。

功效来源：《药用植物辞典》

沿阶草属 *Ophiopogon* Ker Gawl.
短药沿阶草
Ophiopogon angustifoliatus (F. T. Wang et T. Tang) S. C. Chen

凭证标本：灵川县普查队 450323130522050LY（IBK、GXMG、CMMI）

功效：全草、块根，润肺养阴、生津止咳、清热。

功效来源：《药用植物辞典》

褐鞘沿阶草
Ophiopogon dracaenoides (Baker) Hook. f.

凭证标本：灵川县普查队 450323130129063LY（IBK、GXMG）

功效：块根，定心安神、止咳化痰。

功效来源：《全国中草药汇编》

间型沿阶草
Ophiopogon intermedius D. Don

凭证标本：灵川县普查队 450323130427070LY（IBK、GXMG、CMMI）

功效：块根，清热润肺、养阴生津、止咳。

功效来源：《药用植物辞典》

麦冬
Ophiopogon japonicus (L. f.) Ker-Gawl.

凭证标本：灵川县普查队 450323130618026LY（IBK、GXMG、CMMI）

功效：块根，养阴生津、润肺清心。

功效来源：《中国药典》（2020年版）

狭叶沿阶草
Ophiopogon stenophyllus (Merr.) Rodrig.

凭证标本：灵川县普查队 450323130312080LY（IBK、GXMG、CMMI）

功效：全草，滋阴补气、和中健胃、清热润肺、养阴生津、清心除烦。

功效来源：《药用植物辞典》

阴生沿阶草
Ophiopogon umbraticola Hance

凭证标本：灵川县普查队 450323130129020LY（IBK、GXMG）

功效：块根，清热润肺、养阴生津、清心除烦。

功效来源：《药用植物辞典》

黄精属 *Polygonatum* Mill.
多花黄精 黄精
Polygonatum cyrtonema Hua

凭证标本：灵川县普查队 450323130427039LY（IBK、GXMG）

功效：根状茎，补气养阴、健脾润肺、益肾。

功效来源：《中国药典》（2020年版）

油点草属 *Tricyrtis* Wall.
油点草
Tricyrtis macropoda Miq.

凭证标本：灵川县普查队 450323130521001LY（IBK、GXMG）

功效：全草、根，补虚止咳。

功效来源：《药用植物辞典》

藜芦属 *Veratrum* L.
牯岭藜芦 藜芦
Veratrum japonicum (Baker) Loes.

凭证标本：灵川组 6–2181（GXMI）

功效：根及根茎，涌吐风痰、杀虫。

功效来源：《中华本草》

丫蕊花属 *Ypsilandra* Franch.
丫蕊花 蛾眉石凤丹
Ypsilandra thibetica Franch.

凭证标本：陈立卿 94656（IBK）

功效：全草，清热解毒、散结、利小便。

功效来源：《中华本草》

295. 延龄草科 Trilliaceae
重楼属 *Paris* L.
华重楼
Paris chinensis Franch.

凭证标本：灵川县普查队 450323130521007LY（IBK）

功效：根状茎，清热解毒、消肿止痛、凉肝定惊。

功效来源：《中国药典》（2020年版）

296. 雨久花科 Pontederiaceae
凤眼蓝属 *Eichhornia* Kunth
凤眼蓝 凤眼兰
Eichhornia crassipes (Mart.) Solms

功效：全草，清热解暑、利尿消肿。

功效来源：《全国中草药汇编》

注：《广西植物名录》有记载。

雨久花属 *Monochoria* C. Presl
鸭舌草
Monochoria vaginalis (Burm. f.) C. Presl

凭证标本：灵川县普查队 450323130618012LY（IBK、GXMG、CMMI）

功效：全草，清热解毒。

功效来源：《全国中草药汇编》

297. 菝葜科 Smilacaceae

肖菝葜属 *Heterosmilax* Kunth

肖菝葜 白土茯苓
Heterosmilax japonica Kunth
凭证标本：灵川县普查队 450323140428013LY（IBK、GXMG、CMMI）
功效：块茎，清热利湿、解毒消肿。
功效来源：《中华本草》

云南肖菝葜
Heterosmilax yunnanensis Gagnep.
凭证标本：灵川县普查队 450323130427068LY（IBK）
功效：根状茎，清热解毒、祛风利湿、利筋骨、消肿。
功效来源：《药用植物辞典》

菝葜属 *Smilax* L.

尖叶菝葜
Smilax arisanensis Hayata
凭证标本：陈照宙 53828（IBK）
功效：根状茎，清热利湿、活血。
功效来源：《药用植物辞典》

菝葜
Smilax china L.
凭证标本：灵川县普查队 450323130321020LY（IBK、GXMG、CMMI）
功效：根状茎，利湿去浊、祛风除痹、解毒散瘀。
功效来源：《中国药典》（2020年版）

柔毛菝葜
Smilax chingii F. T. Wang et T. Tang
凭证标本：张寿善等 75400（GXMI）
功效：根状茎，清热解毒、消肿散结。
功效来源：《药用植物辞典》

小果菝葜
Smilax davidiana A. DC.
凭证标本：灵川县普查队 450323140428016LY（IBK、GXMG、CMMI）
功效：根状茎，清湿热、强筋骨、解毒。
功效来源：《药用植物辞典》

长托菝葜 刺草薢
Smilax ferox Wall. ex Kunth
凭证标本：灵川县普查队 450323130312014LY（IBK、GXMG、CMMI）
功效：块茎，祛风利湿、解毒。
功效来源：《全国中草药汇编》

土茯苓
Smilax glabra Roxb.
凭证标本：灵川县普查队 450323140505028LY（IBK、GXMG、CMMI）
功效：根茎，除湿、解毒、通利关节。
功效来源：《中国药典》（2020年版）

黑果菝葜 金刚藤头
Smilax glaucochina Warb.
凭证标本：灵川县普查队 450323130427003LY（IBK、GXMG、CMMI）
功效：根状茎，祛风、清热、利湿、解毒。
功效来源：《中华本草》

马甲菝葜
Smilax lanceifolia Roxb.
凭证标本：灵川县普查队 450323130129062LY（IBK、GXMG、CMMI）
功效：根状茎，用于腰膝疼痛、水肿、腹胀。
功效来源：《广西中药资源名录》

暗色菝葜
Smilax lanceifolia Roxb. var. opaca A. DC.
凭证标本：灵川县普查队 450323130313059LY（IBK、GXMG、CMMI）
功效：根状茎，除湿、解毒、通利关节。
功效来源：《药用植物辞典》

粗糙菝葜
Smilax lebrunii Lévl.
凭证标本：灵川县普查队 450323130426037LY（IBK、GXMG、CMMI）
功效：根状茎，消肿止痛、祛风除湿。
功效来源：《药用植物辞典》

抱茎菝葜 九牛力
Smilax ocreata A. DC.
凭证标本：灵川县普查队 450323130312096LY（IBK、GXMG、CMMI）
功效：根状茎，健脾胃、强筋骨。
功效来源：《中华本草》

红果菝葜
Smilax polycolea Warb.
凭证标本：灵川县普查队 450323130521045LY（IBK、GXMG、CMMI）
功效：根状茎，解毒、消肿、利湿。
功效来源：《药用植物辞典》

牛尾菜
Smilax riparia A. DC.
凭证标本：灵川县普查队 450323130621001LY（IBK、

GXMG、CMMI）

功效：根及根状茎、全草，补气活血、舒筋通络、祛痰止咳。

功效来源：《广西壮族自治区壮药质量标准 第一卷》（2008年版）

短梗菝葜 铁丝灵仙
Smilax scobinicaulis C. H. Wright
凭证标本：灵川县普查队 450323130313019LY（IBK、GXMG、CMMI）
功效：根状茎、根，祛风湿、通经络。
功效来源：《全国中草药汇编》

302. 天南星科 Araceae
菖蒲属 *Acorus* L.
菖蒲
Acorus calamus L.
凭证标本：灵川县普查队 450323140428050LY（IBK、GXMG）
功效：根状茎，温胃、消炎止痛。
功效来源：《中国药典》（2020年版）

茴香菖蒲
Acorus macrospadiceus F. N. Wei et Y. K. Li
凭证标本：梁畴芬 30313（IBK）
功效：根状茎，化湿、和胃。
功效来源：《药用植物辞典》

石菖蒲
Acorus tatarinowii Schott
凭证标本：灵川县普查队 450323130312101LY（IBK、GXMG、CMMI）
功效：根状茎，醒神益智、化湿开胃、开窍豁痰。
功效来源：《中国药典》（2020年版）

广东万年青属 *Aglaonema* Schott
广东万年青
Aglaonema modestum Schott ex Engl.
功效：根状茎及叶，清热凉血、消肿拔毒、止痛。
功效来源：《中华本草》
注：《广西植物名录》有记载。

磨芋属 *Amorphophallus* Blume ex Decne.
磨芋 蒟蒻
Amorphophallus konjac K. Koch
凭证标本：灵川县普查队 450323130313030LY（IBK）
功效：块茎，化痰散积、行瘀消肿。
功效来源：《中药大辞典》

雷公连属 *Amydrium* Schott
雷公连
Amydrium sinense (Engl.) H. Li

凭证标本：灵川县普查队 450323130520044LY（IBK、GXMG、CMMI）
功效：全株，舒筋活络、祛瘀止痛。
功效来源：《中华本草》

天南星属 *Arisaema* Mart.
灯台莲
Arisaema bockii Engl.
凭证标本：陈立卿 94648（IBK）
功效：块茎，清热解毒。有毒。
功效来源：《药用植物辞典》

一把伞南星 天南星
Arisaema erubescens (Wall.) Schott
凭证标本：灵川县普查队 450323130521030LY（IBK、GXMG、CMMI）
功效：块茎，散结消肿。
功效来源：《中国药典》（2020年版）

天南星
Arisaema heterophyllum Blume
凭证标本：灵川县普查队 450323130427065LY（IBK、GXMG、CMMI）
功效：块茎，散结消肿、燥湿化痰、祛风止痉。
功效来源：《中国药典》（2020年版）

湘南星
Arisaema hunanense Hand.-Mazz.
凭证标本：灵川县普查队 450323130313026LY（IBK、GXMG、CMMI）
功效：块茎，消肿、止痛。有毒。
功效来源：《药用植物辞典》

瑶山南星
Arisaema sinii K. Krause
凭证标本：黄泗龙 8045（IBK）
功效：块茎，燥湿化痰、和胃、健脾解毒。有毒。
功效来源：《药用植物辞典》

芋属 *Colocasia* Schott
芋 芋头
Colocasia esculenta (L.) Schott
功效：根状茎，健脾补虚、散结解毒。
功效来源：《中华本草》
注：《广西植物名录》有记载。

半夏属 *Pinellia* Ten.
滴水珠
Pinellia cordata N. E. Br.
凭证标本：灵川县普查队 450323130523008LY（IBK、GXMG、CMMI）

功效：块茎，解表止痛、散结消肿。

功效来源：《全国中草药汇编》

半夏

Pinellia ternata (Thunb.) Breitenb.

凭证标本：灵川县普查队 450323130312009LY（IBK、GXMG、CMMI）

功效：块茎，燥湿化痰、健脾和胃、消肿消结。

功效来源：《中国药典》（2020年版）

石柑属 *Pothos* L.

石柑子

Pothos chinensis (Raf.) Merr.

凭证标本：灵川县普查队 450323121128005LY（IBK、GXMG）

功效：全草，舒筋活络、散瘀消肿、导滞去积。

功效来源：《广西壮族自治区壮药质量标准 第三卷》（2018年版）

犁头尖属 *Typhonium* Schott

犁头尖

Typhonium blumei Nicolson et Sivadasan

凭证标本：灵川组 6–2003（GXMI）

功效：块茎、全草，解毒消肿、散瘀止血。

功效来源：《中华本草》

303. 浮萍科 Lemnaceae

浮萍属 *Lemna* L.

浮萍

Lemna minor L.

功效：全草，发汗解表、透疹止痒、利水消肿、清热解毒。

功效来源：《中华本草》

注：《广西植物名录》有记载。

紫萍属 *Spirodela* Schleid.

紫萍 浮萍

Spirodela polyrhiza (L.) Schleid.

功效：全草，宣散风热、透疹、利尿。

功效来源：《中国药典》（2020年版）

注：《广西植物名录》有记载。

306. 石蒜科 Amaryllidaceae

文殊兰属 *Crinum* L.

文殊兰

Crinum asiaticum L. var. *sinicum* (Roxb. ex Herb.) Baker

凭证标本：梁畴芬 30599（IBK）

功效：叶、鳞茎，行血散瘀、消肿止痛。

功效来源：《全国中草药汇编》

水鬼蕉属 *Hymenocallis* Salisb.

水鬼蕉

Hymenocallis littoralis (Jacq.) Salisb.

功效：叶，舒筋活血、消肿止痛。

功效来源：《中华本草》

注：民间常见栽培物种。

石蒜属 *Lycoris* Herb.

石蒜

Lycoris radiata (L'Her.) Herb.

凭证标本：灵川县普查队 450323130919001LY（IBK、GXMG、CMMI）

功效：鳞茎，祛痰催吐、解毒散结。

功效来源：《中华本草》

葱莲属 *Zephyranthes* Herb.

葱莲 玉帘

Zephyranthes candida (Lindl.) Herb.

功效：全草，平肝息风。

功效来源：《全国中草药汇编》

注：民间常见栽培物种。

韭莲 赛番红花

Zephyranthes grandiflora Lindl.

功效：全草，活血凉血、解毒消肿。

功效来源：《中华本草》

注：民间常见栽培物种。

307. 鸢尾科 Iridaceae

射干属 *Belamcanda* Adans.

射干

Belamcanda chinensis (L.) DC.

凭证标本：钟树权等 A60531（IBK）

功效：根状茎，清热解毒、消痰利咽。

功效来源：《中国药典》（2020年版）

雄黄兰属 *Crocosmia* Planch.

雄黄兰

Crocosmia crocosmiflora (Nichols.) N. E. Br.

功效：球茎，消肿止痛。

功效来源：《中华本草》

注：民间常见栽培物种。

红葱属 *Eleutherine* Herb.

红葱 小红蒜根

Eleutherine plicata Herb.

功效：鳞茎，养血补虚、活血止血。

功效来源：《中华本草》

注：民间常见栽培物种。

香雪兰属 *Freesia* Eckl. ex Klatt

香雪兰

Freesia refracta Klatt

凭证标本：灵川县普查队 450323130702029LY（IBK、GXMG、CMMI）

功效：全草，清热解毒。球茎、根，清热解毒、活血、通经。

功效来源：《药用植物辞典》

唐菖蒲属 *Gladiolus* L.

唐菖蒲 搜山黄

Gladiolus gandavensis Van Houtte

凭证标本：灵川县普查队 450323130620041LY（IBK、CMMI）

功效：球茎，清热解毒、散瘀消肿。

功效来源：《中华本草》

鸢尾属 *Iris* L.

蝴蝶花

Iris japonica Thunb.

凭证标本：灵川县普查队 450323130312081LY（IBK、GXMG、CMMI）

功效：全草，消肿止痛、清热解毒。

功效来源：《中华本草》

小花鸢尾 小花鸢尾根

Iris speculatrix Hance

凭证标本：灵川县普查队 450323130321045LY（IBK、GXMG）

功效：根，活血镇痛、祛风除湿。

功效来源：《中华本草》

310. 百部科 Stemonaceae

百部属 *Stemona* Lour.

大百部 百部

Stemona tuberosa Lour.

凭证标本：灵川县普查队 450323140428037LY（IBK、GXMG、CMMI）

功效：块根，润肺、下气、止咳、杀虫灭虱。

功效来源：《中国药典》（2020年版）

311. 薯蓣科 Dioscoreaceae

薯蓣属 *Dioscorea* L.

参薯 毛薯

Dioscorea alata L.

凭证标本：灵川县普查队 450323130928075LY（IBK、GXMG、CMMI）

功效：块茎，健脾止泻、益肺滋肾、解毒敛疮。

功效来源：《中华本草》

黄独

Dioscorea bulbifera L.

功效：块茎，化痰消瘿、止咳、止血。

功效来源：《广西壮族自治区壮药质量标准 第三卷》（2018年版）

注：《广西植物名录》有记载。

无翅参薯

Dioscorea exalata C. T. Ting et M. C. Chang

凭证标本：灵川县普查队 450323130809024LY（IBK、GXMG、CMMI）

功效：块茎，滋补强壮。

功效来源：文献

日本薯蓣 山药

Dioscorea japonica Thunb.

凭证标本：灵川县普查队 450323130620039LY（IBK、GXMG、CMMI）

功效：根状茎，生津益肺、补肾涩精、补脾养胃。

功效来源：《中国药典》（2020年版）

褐苞薯蓣 山药（广山药）

Dioscorea persimilis Prain et Burkill

凭证标本：灵川县普查队 450323121127027LY（IBK、GXMG、CMMI）

功效：块茎，补脾养胃、生津益肺、补肾涩精。

功效来源：《广西壮族自治区壮药质量标准 第一卷》（2008年版）

薯蓣 山药、淮山

Dioscorea polystachya Turcz.

功效：块茎，补脾养胃、生津益肺、止咳平喘、补肾涩精。

功效来源：《中国药典》（2020年版）

注：《广西植物名录》有记载。

313. 龙舌兰科 Agavaceae

龙舌兰属 *Agave* L.

龙舌兰

Agave americana L.

功效：叶，解毒拔脓、杀虫、止血。

功效来源：《中华本草》

注：《广西植物名录》有记载。

虎尾兰属 *Sansevieria* Thunb.

虎尾兰

Sansevieria trifasciata Prain

功效：叶，清热解毒、祛腐生肌。

功效来源：《全国中草药汇编》

注：民间常见栽培物种。

314. 棕榈科 Arecaceae
鱼尾葵属 *Caryota* L.
鱼尾葵
Caryota ochlandra Hance
功效：叶鞘纤维、根，收敛止血、强筋骨。
功效来源：《全国中草药汇编》
注：《广西植物名录》有记载。

散尾葵属 *Chrysalidocarpus* H. Wendl.
散尾葵
Chrysalidocarpus lutescens H. Wendl.
功效：叶鞘纤维，收敛止血。
功效来源：《中华本草》
注：民间常见栽培物种。

蒲葵属 *Livistona* R. Br.
蒲葵 蒲葵子
Livistona chinensis (Jacq.) R. Br.
凭证标本：灵川县普查队 450323130129030LY（IBK、GXMG、CMMI）
功效：果实，抗癌。
功效来源：《广西中药材标准 第二册》（1996年版）

棕榈属 *Trachycarpus* H. Wendl.
棕榈
Trachycarpus fortunei (Hook.) H. Wendl.
凭证标本：黄泗龙 8005（IBK）
功效：叶柄，收敛止血。
功效来源：《中国药典》（2020年版）

315. 露兜树科 Pandanaceae
露兜树属 *Pandanus* Parkinson
露兜草
Pandanus austrosinensis T. L. Wu
凭证标本：灵川县普查队 450323130322073LY（IBK、GXMG）
功效：根，清热除湿。
功效来源：《药用植物辞典》

318. 仙茅科 Hypoxidaceae
仙茅属 *Curculigo* Gaertn.
大叶仙茅 大地棕根
Curculigo capitulata (Lour.) O. Kuntze
凭证标本：灵川县普查队 450323130321017LY（IBK、GXMG）
功效：根状茎，补肾壮阳、祛风除湿、活血调经。
功效来源：《中华本草》

仙茅
Curculigo orchioides Gaertn.

功效：根状茎，补肾壮阳、祛除寒湿。
功效来源：《中国药典》（2020年版）
注：《广西植物名录》有记载。

小金梅草属 *Hypoxis* L.
小金梅草 野鸡草
Hypoxis aurea Lour.
功效：全株，温肾壮阳、理气止痛。
功效来源：《中华本草》
注：《广西植物名录》有记载。

321. 蒟蒻薯科 Taccaceae
裂果薯属 *Schizocapsa* Hance
裂果薯 水田七
Schizocapsa plantaginea Hance
凭证标本：灵川县普查队 450323130618035LY（IBK、GXMG、CMMI）
功效：块根，清热解毒、止咳祛痰、理气止痛、散瘀止血。
功效来源：《广西壮族自治区壮药质量标准 第二卷》（2011年版）

326. 兰科 Orchidaceae
开唇兰属 *Anoectochilus* Blume
花叶开唇兰 金线莲
Anoectochilus roxburghii (Wall.) Lindl.
凭证标本：灵川县普查队 450323130322049LY（IBK、GXMG）
功效：全草，清热解毒、祛风除湿、凉血平肝、固肾。
功效来源：《广西壮族自治区壮药质量标准 第三卷》（2018年版）

白及属 *Bletilla* Rchb. f.
白及
Bletilla striata (Thunb. ex A. Murray) Rchb. f.
功效：块茎，收敛止血、消肿生肌。
功效来源：《中国药典》（2020年版）
注：栽培。

石豆兰属 *Bulbophyllum* Thouars
梳帽卷瓣兰 一匹草
Bulbophyllum andersonii (Hook. f.) J. J. Smith
凭证标本：灵川县普查队 450323130312099LY（IBK、GXMG、CMMI）
功效：全草，润肺止咳、益肾补虚、祛风活血。
功效来源：《中华本草》

虾脊兰属 *Calanthe* R. Br.
密花虾脊兰
Calanthe densiflora Lindl.

凭证标本：灵川县普查队 450323130930047LY（IBK、GXMG、CMMI）

功效：全草，活血化瘀、消肿散结、祛风除湿。

功效来源：《药用植物辞典》

反瓣虾脊兰

Galanthe reflexa（Kuntze）Maxim.

凭证标本：秦宗德 9134（IBK）

功效：全草，清热解毒、软坚散结、活血消肿、祛风镇痛。

功效来源：《药用植物辞典》

头蕊兰属 *Cephalanthera* L. C. Rich

银兰

Cephalanthera erecta (Thunb. ex A. Murray) Bl.

凭证标本：林春蕊 YY530（IBK）

功效：全草，清热解毒、利尿、祛风。

功效来源：《药用植物辞典》

贝母兰属 *Coelogyne* Lindl.

流苏贝母兰

Coelogyne fimbriata Lindl.

凭证标本：灵川县普查队 450323130929040LY（IBK、GXMG、CMMI）

功效：全草、假鳞茎，用于感冒、咳嗽、风湿骨痛。

功效来源：《药用植物辞典》

兰属 *Cymbidium* Sw.

寒兰

Cymbidium kanran Makino

凭证标本：梁畴芬 31010（IBK）

功效：全草，清心润肺、止咳平喘。根，清热、驱蛔。

功效来源：《药用植物辞典》

兔耳兰

Cymbidium lancifolium Hook.

功效：全草，补肝肺、祛风除湿、强筋骨、清热解毒。

功效来源：《药用植物辞典》

注：《广西植物名录》有记载。

墨兰

Cymbidium sinense (Jack. ex Andrews) Willd.

凭证标本：灵川组 6-2179（GXMI）

功效：根，清心润肺、止咳定喘。

功效来源：《药用植物辞典》

石斛属 *Dendrobium* Sw.

串珠石斛

Dendrobium falconeri Hook.

凭证标本：邓先福 11458（IBK）

功效：茎，清热养阴益胃、生津止渴。

功效来源：《药用植物辞典》

重唇石斛

Dendrobium hercoglossum Rchb. f.

凭证标本：灵川县普查队 450323130426074LY（IBK）

功效：茎，生津益胃、清热养阴。

功效来源：《中药大辞典》

细茎石斛

Dendrobium moniliforme (L.) Sw.

功效：茎，益胃生津、滋阴清热。

功效来源：《药用植物辞典》

注：《广西植物名录》有记载。

铁皮石斛 石斛

Dendrobium officinale Kimura et Migo

功效：茎，生津益胃、滋阴清热、润肺益肾、明目强腰。

功效来源：《中国药典》（2020年版）

注：栽培。

厚唇兰属 *Epigeneium* Gagnep.

单叶厚唇兰

Epigeneium fargesii (Finet) Gagnep.

凭证标本：梁畴芬 30528（IBK）

功效：全草，清热润燥、生津益胃、化痰止咳、活血化瘀。

功效来源：《药用植物辞典》

毛兰属 *Eria* Lindl.

马齿毛兰

Eria szetschuanica Schltr.

凭证标本：梁畴芬 30526（IBK）

功效：全草，清肝明目、生津止渴、润肺。

功效来源：《药用植物辞典》

山珊瑚属 *Galeola* Lour.

毛萼山珊瑚

Galeola lindleyana (Hook. f. et Thoms.) Rchb. f.

凭证标本：灵川县普查队 450323130519036LY（IBK）

功效：全草，祛风除湿、润肺止咳、利水通淋。

功效来源：《药用植物辞典》

天麻属 *Gastrodia* R. Br.

天麻

Gastrodia elata Bl.

功效：块茎，平肝息风、止痉。

功效来源：《中国药典》（2020年版）

注：《广西植物名录》有记载。

斑叶兰属 *Goodyera* R. Br.

高斑叶兰 石风丹

Goodyera procera (Ker-Gawl.) Hook.

功效：全草，祛风除湿、行气活血、止咳平喘。

功效来源：《中华本草》

注：《广西植物名录》有记载。

玉凤花属 *Habenaria* Willd.

橙黄玉凤花

Habenaria rhodochelia Hance

凭证标本：灵川县普查队 450323130808025LY（IBK、GXMG、CMMI）

功效：块茎，清热解毒、活血止痛。

功效来源：《中华本草》

绿花玉凤花

Habenaria viridiflora (Rottler ex Sw.) R. Br.

凭证标本：黄善祥 44961（GXMI）

功效：全草，解毒，用于疮疖。

功效来源：民间用药

羊耳蒜属 *Liparis* Rich.

镰翅羊耳蒜 九莲灯

Liparis bootanensis Griff.

凭证标本：灵川县普查队 450323130322016LY（IBK、GXMG、CMMI）

功效：全草，解毒、利湿、润肺止咳。

功效来源：《中华本草》

小羊耳蒜

Liparis fargesii Finet

凭证标本：灵川县普查队 450323130618072LY（IBK）

功效：全草，清热润肺、健脾消食、活血调经、止咳止血。

功效来源：《药用植物辞典》

见血青 见血清

Liparis nervosa (Thunb. ex A. Murray) Lindl.

功效：全草，凉血止血、清热解毒。

功效来源：《中华本草》

注：《广西植物名录》有记载。

兜兰属 *Paphiopedilum* Pfitzer

硬叶兜兰 巴掌草

Paphiopedilum micranthum T. Tang et F. T. Wang

凭证标本：郭伦发 1306（IBK）

功效：全草，清热解毒、散瘀消肿。

功效来源：《全国中草药汇编》

石仙桃属 *Pholidota* Lindl. ex Hook.

细叶石仙桃 小石仙桃

Pholidota cantonensis Rolfe

凭证标本：灵川县普查队 450323130328027LY（IBK、GXMG）

功效：全草、假鳞茎，清热凉血、滋阴润肺、解毒。

功效来源：《中华本草》

石仙桃

Pholidota chinensis Lindl.

凭证标本：灵川县普查队 450323130322029LY（IBK、GXMG、CMMI）

功效：全草，养阴润肺、清热解毒、利湿、消瘀。

功效来源：《中华本草》

舌唇兰属 *Platanthera* Rich.

小舌唇兰 猪獠参

Platanthera minor (Miq.) Rchb. f.

凭证标本：梁畴芬 30484（IBK）

功效：全草，养阴润肺、益气生津。

功效来源：《全国中草药汇编》

独蒜兰属 *Pleione* D. Don

毛唇独蒜兰

Pleione hookeriana (Lindl.) B. S. Williams

凭证标本：陈立卿 94595（IBK）

功效：假鳞茎，清热解毒、消肿散结、润肺化痰、止咳、生肌。

功效来源：《药用植物辞典》

苞舌兰属 *Spathoglottis* Blume

苞舌兰 黄花独蒜

Spathoglottis pubescens Lindl.

凭证标本：邓先福 11452（IBK）

功效：假鳞茎，补肺、止咳、清热解毒。

功效来源：《中华本草》

绶草属 *Spiranthes* Rich.

香港绶草

Spiranthes hongkongensis S. Y. Hu et Barretto

凭证标本：灵川县普查队 450323130618031LY（IBK）

功效：全草，滋阴益气、凉血解毒。

功效来源：民间用药

绶草 盘龙参

Spiranthes sinensis (Pers.) Ames

功效：根、全草，滋阴益气、清热解毒。

功效来源：《广西壮族自治区壮药质量标准 第一卷》（2008年版）

注：《广西植物名录》有记载。

327. 灯心草科 Juncaceae
灯心草属 Juncus L.
星花灯心草 螃蟹脚

Juncus diastrophanthus Buchen.

凭证标本：灵川县普查队 450323130619036LY（IBK、GXMG、CMMI）

功效：全草，清热、消食、利尿。

功效来源：《全国中草药汇编》

灯心草

Juncus effusus L.

凭证标本：灵川县普查队 450323130406043LY（IBK、GXMG、CMMI）

功效：茎髓，清心火、利小便。

功效来源：《中国药典》（2020年版）

野灯心草 石龙刍

Juncus setchuensis Buchenau

凭证标本：王又生 44963（GXMI）

功效：全草，利水通淋、泄热、安神、凉血止血。

功效来源：《中华本草》

331. 莎草科 Cyperaceae
薹草属 Carex L.
浆果薹草 山稗子

Carex baccans Nees

凭证标本：灵川县普查队 450323130129060LY（IBK）

功效：种子，透疹止咳、补中利水。

功效来源：《中华本草》

十字薹草

Carex cruciata Wahlenb.

凭证标本：陈照宙 53691（IBK）

功效：全草，清热凉血、止血、解表透疹、理气健脾。

功效来源：《药用植物辞典》

蕨状薹草

Carex filicina Nees

凭证标本：灵川县普查队 450323130322069LY（IBK、GXMG、CMMI）

功效：根、叶，理气、固脱。

功效来源：《药用植物辞典》

舌叶薹草

Carex ligulata Nees

凭证标本：灵川县普查队 450323130427040LY（IBK、GXMG、CMMI）

功效：全草，解表透疹、理气健脾。

功效来源：《药用植物辞典》

花葶薹草 翻天红

Carex scaposa C. B. Clarke

凭证标本：灵川县普查队 450323130618030LY（IBK、GXMG、CMMI）

功效：全草，清热解毒、活血散瘀。

功效来源：《中华本草》

硬果薹草

Carex sclerocarpa Franch.

凭证标本：灵川县普查队 450323130321012LY（IBK）

功效：全草，用于痢疾、麻疹不出、消化不良。

功效来源：《药用植物辞典》

莎草属 Cyperus L.
异型莎草 王母钗

Cyperus difformis L.

凭证标本：灵川县普查队 450323130808049LY（IBK、GXMG、CMMI）

功效：全草，利尿通淋、行气活血。

功效来源：《中华本草》

碎米莎草 野席草

Cyperus iria L.

凭证标本：灵川县普查队 450323130927019LY（IBK、GXMG、CMMI）

功效：全草，祛风除湿、调经利尿。

功效来源：《全国中草药汇编》

茳芏

Cyperus malaccensis Lam.

凭证标本：唐明飞 s.n.（IBK）

功效：根及根状茎，用于小便不利、经闭、急惊风。

功效来源：《药用植物辞典》

香附子 香附

Cyperus rotundus L.

凭证标本：灵川县普查队 450323130930013LY（IBK、GXMG、CMMI）

功效：根状茎，疏肝解郁、理气宽中、调经止痛。

功效来源：《中国药典》（2020年版）

水莎草

Cyperus serotinus Rottb.

凭证标本：灵川县普查队 450323130927001LY（IBK、GXMG、CMMI）

功效：提取物，用于增白皮肤。

功效来源：《药用植物辞典》

荸荠属 Eleocharis R. Br.
荸荠

Eleocharis dulcis (Biirm. f.) Trin. ex Hensch.

功效：球茎，清热生津、化痰消积。

功效来源：《中华本草》

注：《广西植物名录》有记载。

牛毛毡

Eleocharis yokoscensis (Franch. et Sav.) Tang et F. T. Wang

凭证标本：灵川县普查队 450323130406019LY（IBK、GXMG、CMMI）

功效：全草，疏风止咳、活血消肿。

功效来源：《广西药用植物名录》

飘拂草属 *Fimbristylis* Vahl

水虱草

Fimbristylis miliacea (L.) Vahl

凭证标本：灵川县普查队 450323130808048LY（IBK、GXMG、CMMI）

功效：全草，清热利尿、活血解毒。

功效来源：《中华本草》

芙兰草属 *Fuirena* Rottb.

芙兰草

Fuirena umbellata Rottb.

功效：全草，散风热、止疟。

功效来源：《药用植物辞典》

注：《广西植物名录》有记载。

黑莎草属 *Gahnia* J. R. (Forst.) et G. Forst.

黑莎草

Gahnia tristis Nees

凭证标本：灵川县普查队 450323130930027LY（IBK、GXMG、CMMI）

功效：全草，用于子宫脱垂。

功效来源：《广西药用植物名录》

水蜈蚣属 *Kyllinga* Rottb.

短叶水蜈蚣 水蜈蚣

Kyllinga brevifolia Rottb.

功效：全草，祛风利湿、止咳化痰。

功效来源：《广西壮族自治区壮药质量标准 第一卷》（2008年版）

注：《广西植物名录》有记载。

单穗水蜈蚣 一箭球

Kyllinga nemoralis (J. R. et G. Forst.) Dandy ex Hatch. et Dalziel

凭证标本：灵川县普查队 450323130517011LY（IBK、GXMG、CMMI）

功效：全草，宣肺止咳、清热解毒、散瘀消肿、杀虫截疟。

功效来源：《中华本草》

砖子苗属 *Mariscus* Vahl

砖子苗

Mariscus sumatrensis (Retz.) J. Raynal

凭证标本：灵川县普查队 450323130927011LY（IBK、GXMG、CMMI）

功效：根状茎，调经止痛、行气解表。全草，祛风止痒、解郁调经。

功效来源：《药用植物辞典》

水葱属 *Schoenoplectus* (Rchb.) Palla

萤蔺

Schoenoplectus juncoides (Roxb.) Palla

功效：全草，清热解毒、凉血利水、清心火、止吐血。

功效来源：《药用植物辞典》

注：《广西植物名录》有记载。

水毛花

Schoenoplectus mucronatus (L.) Palla subsp. *robustus* (Miq.) T. Koyama

凭证标本：灵川县普查队 450323140923040LY（IBK、GXMG、CMMI）

功效：根，清热、利尿。

功效来源：《药用植物辞典》

藨草属 *Scirpus* L.

细枝藨草

Scirpus filipes C. B. Clarke

凭证标本：方鼎等 75433 （GXMI）

功效：全草，用于黄疸。

功效来源：《广西中药资源名录》

珍珠茅属 *Scleria* P. J. Bergius

毛果珍珠茅

Scleria levis Retz.

凭证标本：灵川县普查队 450323130809028LY（IBK、GXMG、CMMI）

功效：根，解毒消肿、消食和胃。

功效来源：《中华本草》

针蔺属 *Trichophorum* Pers.

玉山针蔺

Trichophorum subcapitatum (Thwaites et Hook.) D. A. Simpson

凭证标本：陈照宙 53696 （IBK）

功效：全草，利尿通淋、清热安神。

功效来源：《广西药用植物名录》

332. 禾本科 Poaceae

看麦娘属 *Alopecurus* L.

看麦娘

Alopecurus aequalis Sobol.

凭证标本：灵川县普查队 450323130210006LY（IBK、GXMG、CMMI）

功效：根，利湿消肿、解毒。

功效来源：《全国中草药汇编》

荩草属 *Arthraxon* P. Beauv.

荩草

Arthraxon hispidus (Thunb.) Makino

凭证标本：灵川县普查队 450323130928041LY（IBK、GXMG、CMMI）

功效：全草，清热、降逆、止咳平喘、解毒、祛风湿。

功效来源：《全国中草药汇编》

野古草属 *Arundinella* Raddi

毛杆野古草

Arundinella hirta (Thunb.) Tanaka

凭证标本：陈照宙 53740（IBK）

功效：全草，清热、凉血。

功效来源：《药用植物辞典》

芦竹属 *Arundo* L.

芦竹

Arundo donax L.

凭证标本：梁畴芬 30967（IBK）

功效：根状茎，清热泻火。

功效来源：《全国中草药汇编》

燕麦属 *Avena* L.

燕麦

Avena sativa L.

凭证标本：陈立卿 94727（IBK）

功效：种仁，退虚热、益气、止汗、解毒。

功效来源：《药用植物辞典》

簕竹属 *Bambusa* Schreb.

粉单竹 竹心

Bambusa chungii McClure

凭证标本：灵川县普查队 450323130927055LY

功效：卷而未放的叶芽，清心除烦、解暑止渴。竹沥，清热、除痰。

功效来源：《广西中药材标准 第一册》

车筒竹 刺竹茹

Bambusa sinospinosa McClure

功效：茎秆除去外皮后刮下的中间层，清热、和胃、降逆。

功效来源：《中华本草》

注：《广西植物名录》有记载。

菵草属 *Beckmannia* Host

菵草

Beckmannia syzigachne (Steud.) Fern.

凭证标本：灵川县普查队 450323140506029LY

功效：种子，去热、滋养益气、健胃利肠。

功效来源：《药用植物辞典》

臂形草属 *Brachiaria* (Trin.) Griseb.

毛臂形草

Brachiaria villosa (Lam.) A. Camus

凭证标本：梁畴芬 30865（IBK）

功效：全草，用于大便秘结、小便短赤。

功效来源：《药用植物辞典》

雀麦属 *Bromus* L.

雀麦

Bromus japonicus Thunb. ex Murr.

凭证标本：灵川县普查队 450323140506033LY（IBK、GXMG、CMMI）

功效：全草，止汗、滑肠。

功效来源：《全国中草药汇编》

拂子茅属 *Calamagrostis* Adans.

拂子茅

Calamagrostis epigeios (L.) Roth

凭证标本：灵川县普查队 450323130620046LY（IBK、GXMG、CMMI）

功效：全草，催产助生。

功效来源：《药用植物辞典》

薏苡属 *Coix* L.

薏苡

Coix lacryma-jobi L.

凭证标本：灵川县普查队 450323121127034LY（IBK、GXMG、CMMI）

功效：根，健脾和中、清热祛湿、利尿、杀虫。种仁，健脾补肺、清热、渗湿、止泻、排脓。

功效来源：《药用植物辞典》

香茅属 *Cymbopogon* Spreng.

香茅

Cymbopogon citratus (DC.) Stapf

功效：全草，祛风通络、温中止痛、止泻。

功效来源：《广西壮族自治区壮药质量标准 第二卷》（2011年版）

注：民间常见栽培物种。

狗牙根属 *Cynodon* Rich.

狗牙根

Cynodon dactylon (L.) Pers.

功效：全草，祛风活络、凉血止血、解毒。

功效来源：《中华本草》

注：《广西植物名录》有记载。

马唐属 *Digitaria* Haller

马唐

Digitaria sanguinalis (L.) Scop.

功效：全草，明目润肺。

功效来源：《中华本草》

注：《广西植物名录》有记载。

稗属 *Echinochloa* P. Beauv.

光头稗

Echinochloa colona (L.) Link

凭证标本：灵川县普查队 450323130809046LY（IBK、GXMG、CMMI）

功效：全草，利尿、止血。

功效来源：《药用植物辞典》

稗 稗根苗

Echinochloa crus-galli (L.) P. Beauv.

凭证标本：灵川县普查队 450323130809038LY（IBK、GXMG、CMMI）

功效：根、苗叶，凉血止血。

功效来源：《中华本草》

穆属 *Eleusine* Gaertn.

穆 穆子

Eleusine coracana (L.) Gaertii.

功效：种仁，补中益气。

功效来源：《中华本草》

注：民间常见栽培物种。

牛筋草

Eleusine indica (L.) Gaertn.

功效：全草，清热解毒、祛风利湿、散瘀止血。

功效来源：《全国中草药汇编》

注：《广西植物名录》有记载。

画眉草属 *Eragrostis* Wolf

乱草 香榧草

Eragrostis japonica (Thunb.) Trin.

凭证标本：梁畴芬 30877（IBSC）

功效：全草，凉血止血。

功效来源：《中华本草》

画眉草

Eragrostis pilosa (L.) P. Beauv.

凭证标本：灵川县普查队 450323140916004LY（IBK、GXMG、CMMI）

功效：全草，利尿通淋、清热活血。

功效来源：《中华本草》

球穗草属 *Hackelochloa* Kuntze

球穗草

Hackelochloa granularis (L.) Kuntze

凭证标本：梁畴芬 30912（IBK）

功效：全草，用于小儿发热、淋症。

功效来源：《药用植物辞典》

大麦属 *Hordeum* L.

大麦 麦芽

Hordeum vulgare L.

凭证标本：覃方思等 75405（GXMI）

功效：发芽种子，行气消食、健脾开胃、回乳消胀。

功效来源：《中国药典》（2020年版）

膜稃草属 *Hymenachne* Beauv.

弊草

Hymenachne assamica (Hook. f.) Hitchc.

凭证标本：梁畴芬 30915（IBSC）

功效：全草，用于湿热、肺结核。

功效来源：《药用植物辞典》

白茅属 *Imperata* Cirillo

大白茅 白茅根

Imperata cylindrica（L.）Beauv. var. *major* (Nees) C. E. Hubb.

凭证标本：灵川县普查队 450323140429007LY（IBK、GXMG、CMMI）

功效：根状茎、初生未放花序、花穗及叶，凉血止血、清热利尿。

功效来源：《中国药典》（2020年版）

柳叶箬属 *Isachne* R. Br.

柳叶箬

Isachne globosa (Thunb.) Kuntze

凭证标本：灵川县普查队 450323130927036LY（IBK、GXMG、CMMI）

功效：全草，用于小便淋痛、跌打损伤。

功效来源：《药用植物辞典》

淡竹叶属 *Lophatherum* Brongn.

淡竹叶

Lophatherum gracile Brongn.

凭证标本：灵川县普查队 450323130808041LY（IBK、GXMG、CMMI）

功效：茎、叶，清热泻火、除烦止渴、利尿通淋。

功效来源：《中国药典》（2020年版）

芒属 *Miscanthus* Andersson

五节芒 苦芦骨

Miscanthus floridulus (Lab.) Warb. ex K. Schum. et Laut.

功效：虫瘿，发表、理气、调经。

功效来源：《全国中草药汇编》

注：《广西植物名录》有记载。

类芦属 *Neyraudia* Hook. f.

类芦 篱笆竹

Neyraudia reynaudiana (Kunth) Keng

凭证标本：灵川县普查队 450323130321038LY（IBK、GXMG、CMMI）

功效：嫩苗，清热利湿、消肿解毒。

功效来源：《全国中草药汇编》

稻属 *Oryza* L.

稻 稻芽

Oryza sativa L.

功效：发芽种子，消食和中、健脾开胃。

功效来源：《中国药典》（2020年版）

注：民间常见栽培物种。

狼尾草属 *Pennisetum* Rich.

狼尾草

Pennisetum alopecuroides (L.) Spreng.

凭证标本：灵川县普查队 450323130928021LY（IBK、GXMG、CMMI）

功效：根、根状茎、全草，清肺止咳、凉血明目。

功效来源：《全国中草药汇编》

芦苇属 *Phragmites* Adans.

芦苇 芦根

Phragmites australis (Cav.) Trin. ex Steud.

功效：根状茎，清热、生津、止呕。

功效来源：《中国药典》（2020年版）

注：《广西植物名录》有记载。

刚竹属 *Phyllostachys* Sieb. et Zucc.

毛竹 毛笋

Phyllostachys edulis (Carrière) J. Houz.

凭证标本：灵川组 6-2094（GXMI）

功效：苗，化痰、消胀、透疹。

功效来源：《中华本草》

篌竹

Phyllostachys nidularia Munro

凭证标本：陈立卿 94408（IBK）

功效：叶，清心热、利尿。花，清热、利尿。

功效来源：《药用植物辞典》

桂竹 刚竹

Phyllostachys reticulata (Rupr.) K. Koch

功效：根、果实，祛风热、通经络、止血。

功效来源：《全国中草药汇编》

注：《广西植物名录》有记载。

早熟禾属 *Poa* L.

早熟禾

Poa annua L.

凭证标本：灵川县普查队 450323130210007LY（IBK、GXMG）

功效：全草，用于咳嗽、湿疹、跌打损伤。

功效来源：《药用植物辞典》

金发草属 *Pogonatherum* P. Beauv.

金丝草

Pogonatherum crinitum (Thunb.) Kunth

凭证标本：灵川县普查队 450323130619024LY（IBK、GXMG、CMMI）

功效：全草，清热凉血、利尿通淋。

功效来源：《广西药用植物名录》

棒头草属 *Polypogon* Desf.

棒头草

Polypogon fugax Nees ex Steud.

凭证标本：灵川县普查队 450323130312067LY（IBK、GXMG、CMMI）

功效：全草，用于关节痛。

功效来源：《药用植物辞典》

矢竹属 *Pseudosasa* Makino ex Nakai

篲竹

Pseudosasa hindsii (Munro) C. D. Chu et C. S. Chao

功效：叶，用于热病烦渴、小便不利。

功效来源：《广西中药资源名录》

注：《广西植物名录》有记载。

筒轴茅属 *Rottboellia* L. f.

筒轴茅 筒轴草

Rottboellia cochinchinensis (Lour.) Clayton

凭证标本：灵川县普查队 450323130807004LY（IBK、GXMG、CMMI）

功效：全草，用于小便不利。

功效来源：《广西中药资源名录》

囊颖草属 *Sacciolepis* Nash

囊颖草

Sacciolepis indica (L.) A. Chase

凭证标本：灵川县普查队 450323130927039LY（IBK、GXMG、CMMI）

功效：全草，生肌埋口、止血。

功效来源：《药用植物辞典》

狗尾草属 *Setaria* P. Beauv.

大狗尾草

Setaria faberi R. A. W. Herrmann

凭证标本：灵川县普查队 450323130618039LY（IBK、

GXMG、CMMI）

功效：全草，清热消疳、杀虫止痒。

功效来源：《全国中草药汇编》

棕叶狗尾草 竹头草

Setaria palmifolia (Koen.) Stapf

凭证标本：灵川县普查队 450323130927028LY（IBK、GXMG、CMMI）

功效：全草，益气固脱。

功效来源：《中华本草》

皱叶狗尾草

Setaria plicata (Lam.) T. Cooke

凭证标本：梁畴芬 31035（IBK）

功效：全草，解毒杀虫、驱风。

功效来源：《全国中草药汇编》

高粱属 *Sorghum* Moench

高粱

Sorghum bicolor (L.) Moench

功效：种仁，温中、涩肠胃、止泻、利气、利尿。根，平喘、利尿、止血。

功效来源：《药用植物辞典》

注：民间常见栽培物种。

鼠尾粟属 *Sporobolus* R. Br.

鼠尾粟

Sporobolus fertilis (Steud.) W. D. Clayt.

凭证标本：灵川县普查队 450323130927021LY（IBK、GXMG、CMMI）

功效：全草、根，清热、凉血、解毒、利尿。

功效来源：《中华本草》

菅属 *Themeda* Forssk.

菅 菅茅根

Themeda villosa (Poir.) A. Camus

凭证标本：灵川县普查队 450323130930008LY（IBK、GXMG、CMMI）

功效：根状茎，祛风散寒、除湿通络、利尿消肿。

功效来源：《中华本草》

棕叶芦属 *Thysanolaena* Nees

棕叶芦 棕叶芦

Thysanolaena latifolia (Roxb. ex Hornem.) Honda

功效：根或笋，清热截疟、止咳平喘。

功效来源：《中华本草》

注：《广西植物名录》有记载。

小麦属 *Triticum* L.

小麦

Triticum aestivum L.

凭证标本：灵川县普查队 450323130328035LY（IBK、GXMG、CMMI）

功效：种子，养心、益肾、清热、止渴。

功效来源：《广西药用植物名录》

玉蜀黍属 *Zea* L.

玉蜀黍

Zea mays L.

功效：花柱、花头，利尿消肿、平肝利胆。

功效来源：《全国中草药汇编》

注：民间常见栽培物种。

菰属 *Zizania* L.

菰 菰米

Zizania latifolia (Griseb.) Turcz ex Stapf

功效：果实，除烦止渴、和胃理肠。

功效来源：《中华本草》

注：民间常见栽培物种。

灵川县药用动物名录

环节动物门 Annelida
寡毛纲 Oligochaeta
后孔寡毛目 Opisthopora
背暗异唇蚓
Allolobophora caliginosa trapezoides
功效来源：《中国药典》（2020年版）

蛭纲 Hirudinea
无吻蛭目 Arhynchobdellida
日本医蛭
Hirudo nipponica
功效来源：《中国动物药资源》

光润金线蛭
Whitmania laevis
功效来源：《中国动物药资源》

宽体金线蛭
Whitmania pigra
功效来源：《广西中药资源名录》

软体动物门 Mollusca
腹足纲 Gastropoda
中腹足目 Mesogastropoda
方形环棱螺
Bellamya quadrata
功效来源：《广西中药资源名录》

梨形环棱螺
Bellamya purificata
功效来源：《中国动物药资源》

中国圆田螺
Cipangopaludina chinensis
功效来源：《中国动物药资源》

长螺旋圆田螺
Cipangopaludina longispira
功效来源：《广西中药资源名录》

胀肚圆田螺
Cipangopaludina ventricosa
功效来源：《广西中药资源名录》

柄眼目 Stylommatophora
野蛞蝓
Agriolimax agrestis
功效来源：《广西中药资源名录》

黄蛞蝓
Limax flavus
功效来源：《中国动物药资源》

双线嗜黏液蛞蝓
Philomycus bilineatus
功效来源：《广西中药资源名录》

江西巴蜗牛
Bradybaena kiangsinensis
功效来源：《中国动物药资源》

灰巴蜗牛
Bradybaena ravida ravida
功效来源：《中国动物药资源》

同型巴蜗牛
Bradybaena similaris
功效来源：《中国动物药资源》

褐云玛瑙螺
Achatina fulica
功效来源：《中国动物药资源》

皱疤坚螺
Camaena cicatricosa
功效来源：《广西中药资源名录》

双壳纲 Bivalvia
真瓣鳃目 Eulamellibranchia
圆蚌
Anodonta woodiana
功效来源：《广西中药资源名录》

圆背角无齿蚌
Anodonta woodiana pacifica
功效来源：《广西中药资源名录》

褶纹冠蚌
Cristaria plicata
功效来源：《广西中药资源名录》

背瘤丽蚌
Lamprotula leai
功效来源：《广西中药资源名录》

佛耳丽蚌
Lamprotula mansuyi
功效来源：《广西中药资源名录》

失衡丽蚌
Lamprotula tortuosa
功效来源：《广西中药资源名录》

河蚬
Corbicula fluminea
功效来源：《中国动物药资源》

节肢动物门 Arthropoda
甲壳纲 Crustacea
十足目 Decapoda
平甲虫
Armadillidium vulgare
功效来源：《广西中药资源名录》

日本沼虾
Macrobrachium nipponense
功效来源：《广西中药资源名录》

罗氏沼虾
Macrobrachium rosenbergii
功效来源：《广西中药资源名录》

秀丽白虾
Palaemon modestus
功效来源：《广西中药资源名录》

中华绒螯蟹
Eriocheir sinensis
功效来源：《中国动物药资源》

蛛形纲 Arachnida
蜘蛛目 Araneae
大腹园蛛
Araneus ventricosus
功效来源：《中国动物药资源》

迷宫漏斗蛛
Agelena labyrinthica
功效来源：《中国动物药资源》

蛭蟷
Latouchia pavlovi
功效来源：《广西中药资源名录》

华南壁钱
Uroctea compactilis
功效来源：《中国动物药资源》

花背跳蛛
Menemerus confusus
功效来源：《广西中药资源名录》

倍足纲 Diplopoda
蟠马陆目 Sphaerotheriida
宽跗陇马陆
Kronopolites svenhedini
功效来源：《广西中药资源名录》

燕山蛩
Spirobolus bungii
功效来源：《广西中药资源名录》

唇足纲 Chilopoda
蜈蚣目 Scolopendromorpha
模棘蜈蚣
Scolopendra subspinipes
功效来源：《中国动物药资源》

内颚纲 Entognatha
衣鱼目 Iygentoma
毛衣鱼
Ctenolepisma villosa
功效来源：《广西中药资源名录》

衣鱼
Lepisma saccharina
功效来源：《中国动物药资源》

昆虫纲 Insecta
蜻蜓目 Odonata
大蜻蜓
Anax parthenope
功效来源：《广西中药资源名录》

赤蜻蜓
Crocothemis servilia
功效来源：《广西中药资源名录》

蜚蠊目 Blattaria
东方蜚蠊
Blatta orientalis
功效来源：《广西中药资源名录》

澳洲蜚蠊
Periplaneta australasiae
功效来源：《广西中药资源名录》

等翅目 Isoptera
家白蚁
Coptotermes formosanus
功效来源：《广西中药资源名录》

螳螂目 Mantodea
拒斧螳螂
Hierodula saussurei
功效来源：《广西中药资源名录》

薄翅螳螂
Mantis religiosa
功效来源：《广西中药资源名录》

长螳螂
Paratenodera sinensis
功效来源：《广西中药资源名录》

直翅目 Orthoptera
中华蚱蜢
Acrida cinerea
功效来源：《广西中药资源名录》

飞蝗
Locusta migratoria
功效来源：《广西中药资源名录》

二齿稻蝗
Oxya bidentata
功效来源：《广西中药资源名录》

中华稻蝗
Oxya chinensis
功效来源：《中国动物药资源》

小稻蝗
Oxya intricata
功效来源：《广西中药资源名录》

长翅稻蝗
Oxya velox
功效来源：《广西中药资源名录》

蝈蝈
Gampsocleis gratiosa
功效来源：《广西中药资源名录》

纺织娘
Mecopoda elongata
功效来源：《广西中药资源名录》

花生大蟋
Brachytrupes portentosus
功效来源：《广西中药资源名录》

油葫芦
Gryllus testaceus
功效来源：《广西中药资源名录》

多伊棺头蟋
Loxoblemmus doenitzi
功效来源：《广西中药资源名录》

迷卡斗蟋
Scapsipedus aspersus
功效来源：《广西中药资源名录》

非洲蝼蛄
Gryllotalpa africana
功效来源：《中国动物药资源》

台湾蝼蛄
Gryllotalpa formosana
功效来源：《中国动物药资源》

半翅目 Hemiptera
黑蚱蝉
Cryptotympana atrata
功效来源：《中国动物药资源》

华南蚱蝉
Cryptotympana mandarina
功效来源：《广西中药资源名录》

蚱蝉
Cryptotympana pastulata
功效来源：《中国动物药资源》

褐翅红娘子
Huechys philaemata
功效来源：《广西中药资源名录》

黑翅红娘子
Huechys sanguine
功效来源：《广西中药资源名录》

九香虫
Aspongopus chinensis
功效来源：《中国动物药资源》

水黾
Rhagadotarsus kraepelini
功效来源：《广西中药资源名录》

臭虫
Cimex lectularius
功效来源：《广西中药资源名录》

脉翅目 Neuroptera
黄足蚁蛉
Hagenomyia micans
功效来源：《广西中药资源名录》

蚁狮
Myrmeleon formicarius
功效来源：《广西中药资源名录》

鳞翅目 Lepidoptera
黄刺蛾
Cnidocampa flavescens
功效来源：《广西中药资源名录》

高粱条螟
Proceras venosatus
功效来源：《广西中药资源名录》

玉米螟
Ostrinia nubilalis
功效来源：《广西中药资源名录》

家蚕
Bombyx mori
功效来源：《广西中药资源名录》

柞蚕
Antheraea pernyi
功效来源：《广西中药资源名录》

蓖麻蚕
Philosamia cynthia ricina
功效来源：《广西中药资源名录》

灯蛾
Arctia caja phaeosoma
功效来源：《广西中药资源名录》

白粉蝶
Pieris rapae
功效来源：《广西中药资源名录》

黄凤蝶
Papilio machaon
功效来源：《广西中药资源名录》

柑橘凤蝶
Papilio xuthus

功效来源：《广西中药资源名录》

双翅目 Diptera
江苏虻
Tabanus kiangsuensis
功效来源：《广西中药资源名录》

中华虻
Tabanus mandarinus
功效来源：《广西中药资源名录》

褐虻
Tabanus sapporoensis
功效来源：《广西中药资源名录》

鳌虻
Tabanus trigeminus
功效来源：《广西中药资源名录》

长管食蚜蝇
Eristalis tenax
功效来源：《广西中药资源名录》

大头金蝇
Chrysomya megacephala
功效来源：《广西中药资源名录》

鞘翅目 Coleoptera
豉虫
Gyrinus curtus
功效来源：《广西中药资源名录》

黄边大龙虱
Cybister japonicus
功效来源：《广西中药资源名录》

东方潜龙虱
Cybister tripunctatus orientalis
功效来源：《广西中药资源名录》

虎斑步甲
Pheropsophus jessoensis
功效来源：《中国动物药资源》

行夜
Pheropsophus jessoensis
功效来源：《广西中药资源名录》

萤火虫
Luciola vitticollis
功效来源：《广西中药资源名录》

沟金叩甲
Pleonomus canaliculatus
功效来源：《广西中药资源名录》

中华豆芫菁
Epicauta chinensis
功效来源：《广西中药资源名录》

豆芫菁
Epicauta gorhami
功效来源：《广西中药资源名录》

毛角豆芫菁
Epicauta hirticornis
功效来源：《广西中药资源名录》

毛胫豆芫菁
Epicauta tibialis
功效来源：《广西中药资源名录》

绿芫菁
Lytta caraganae
功效来源：《广西中药资源名录》

眼斑芫菁
Mylabrls clchorii
功效来源：《广西中药资源名录》

大斑芫菁
Mylabris phalerata
功效来源：《广西中药资源名录》

竹蠹虫
Lyctus brunneus
功效来源：《广西中药资源名录》

桑天牛
Apriona germari
功效来源：《广西中药资源名录》

云斑天牛
Batocera horsfieldi
功效来源：《中国动物药资源》

桔褐天牛
Nadezhdiella cantori
功效来源：《广西中药资源名录》

星天牛
Anoplophora chinensis
功效来源：《广西中药资源名录》

突背庶犀金龟
Alissonotum impressicolle
功效来源：《广西中药资源名录》

蜣螂虫
Catharsius molossus
功效来源：《广西中药资源名录》

双叉犀金龟
Allomyrina dichotoma
功效来源：《广西中药资源名录》

长足弯颈竹象
Cyrtotrachelus longimanus
功效来源：《广西中药资源名录》

日本吉丁
Chalcophora japonica
功效来源：《广西中药资源名录》

膜翅目 Hymenoptera
中华马蜂
Polistes chinensis
功效来源：《广西中药资源名录》

胡蜂
Polistes jadwigae
功效来源：《广西中药资源名录》

长足蜂
Polistes hebraeus
功效来源：《广西中药资源名录》

大胡蜂
Vespa magnifica nobiris
功效来源：《广西中药资源名录》

斑胡蜂
Vespa mandarinia
功效来源：《广西中药资源名录》

蜾蠃
Allorhynchium chinense
功效来源：《中国动物药资源》

中华蜜蜂
Apis cerana cerana
功效来源：《中国动物药资源》

意大利蜂
Apis mellifera
功效来源：《中国动物药资源》

黄胸木蜂
Xylocopa appendiculata
功效来源：《广西中药资源名录》

竹蜂
Xylocopa dissimilis
功效来源：《广西中药资源名录》

灰胸木蜂
Xylocopa phalothorax
功效来源：《广西中药资源名录》

中华竹蜂
Xylocopa sinensis
功效来源：《广西中药资源名录》

黑蚂蚁
Formica fusca
功效来源：《广西中药资源名录》

脊椎动物门 Vertebrata
硬骨鱼纲 Osteichthyes
鲤形目 Cypriniformes
鳙鱼
Aristichthys nobilis
功效来源：《广西中药资源名录》

鲫鱼
Carassius auratus
功效来源：《广西中药资源名录》

金鱼
Carassius auratus
功效来源：《广西中药资源名录》

鲮
Cirrhinus molitorella
功效来源：《广西中药资源名录》

草鱼
Ctenopharyngodon idellus
功效来源：《广西中药资源名录》

鲤鱼
Cyprinus carpio
功效来源：《广西中药资源名录》

鲦鱼
Hemiculter leucisculus
功效来源：《广西中药资源名录》

鲢鱼
Hypophthalmichthys molitrix
功效来源：《广西中药资源名录》

青鱼
Mylopharyngodon piceus
功效来源：《广西中药资源名录》

泥鳅
Misgurnus anguillicaudatus
功效来源：《广西中药资源名录》

鲇形目 Siluriformes
海鲇
Arius thalassinus
功效来源：《广西中药资源名录》

小胡子鲇
Clarias abbreviatus
功效来源：《广西中药资源名录》

胡子鲇
Clarias fuscus
功效来源：《广西中药资源名录》

鲇
Parasilurus asotus
功效来源：《广西中药资源名录》

合鳃鱼目 Sgnbranchiformes
黄鳝
Monopterus albus
功效来源：《广西中药资源名录》

鲈形目 Perciformes
鳜鱼
Siniperca chuatsi
功效来源：《广西中药资源名录》

圆尾斗鱼
Macropodus chinensis
功效来源：《广西中药资源名录》

叉尾斗鱼
Macropodus opercularis
功效来源：《广西中药资源名录》

月鳢
Channa asiatica
功效来源：《广西中药资源名录》

斑鳢
Channa maculata
功效来源：《广西中药资源名录》

两栖纲 Amphibia
有尾目 Caudata
角鞘山溪鲵
Batrachuperus pinchonii
功效来源：《广西中药资源名录》

无尾目 Anura
大蟾蜍华西亚种
Bufo bufo andrewsi
功效来源：《广西中药资源名录》

黑眶蟾蜍
Bufo melanostictus
功效来源：《中国动物药资源》

华西雨蛙
Hyla annectans
功效来源：《广西中药资源名录》

中国雨蛙
Hyla chinensis
功效来源：《广西中药资源名录》

沼蛙
Rana guentheri
功效来源：《广西中药资源名录》

泽蛙
Rana limnocharis
功效来源：《广西中药资源名录》

黑斑蛙
Pelophylax nigromaculatus
功效来源：《广西中药资源名录》

金线蛙
Pelophylax plancyi
功效来源：《广西中药资源名录》

虎纹蛙
Hoplobatrachus chinensis
功效来源：《中国动物药资源》

斑腿树蛙
Rhacophorus leucomystax megacephalus
功效来源：《广西中药资源名录》

花姬蛙
Microhyla pulchra
功效来源：《广西中药资源名录》

爬行纲 Reptilia
龟鳖目 Tesudines
乌龟
Chinemys reevesii
功效来源：《广西中药资源名录》

眼斑水龟
Clemmys bealei
功效来源：《广西中药资源名录》

黄喉水龟
Clemmys mutica
功效来源：《广西中药资源名录》

三线闭壳龟
Cuora trifasciata
功效来源：《广西中药资源名录》

花龟
Ocadia sinensis
功效来源：《广西中药资源名录》

平胸龟
Platysternon megacephalum
功效来源：《广西中药资源名录》

中华鳖
Trionyx sinensis
功效来源：《中国动物药资源》

山瑞鳖
Trionyx steindachneri
功效来源：《中国动物药资源》

有鳞目 Squmata
中国壁虎
Gekko chinensis
功效来源：《广西中药资源名录》

蹼趾壁虎
Gekko subpalmatus
功效来源：《广西中药资源名录》

石龙子
Eumeces chinensis
功效来源：《广西中药资源名录》

尖吻蝮
Agkistrodon acutus
功效来源：《中国动物药资源》

白唇竹叶青
Trimeresurus albolabris
功效来源：《广西中药资源名录》

竹叶青
Trimeresurus stejnegeri
功效来源：《广西中药资源名录》

王锦蛇
Elaphe carinata
功效来源：《中国动物药资源》

三索锦蛇
Elaphe radiata
功效来源：《中国动物药资源》

黑眉锦蛇
Elaphe taeniura
功效来源：《中国动物药资源》

中国水蛇
Enhydris chinensis
功效来源：《广西中药资源名录》

铅色水蛇
Enhydris plumbea
功效来源：《中国动物药资源》

锈链游蛇
Natrix craspedogaster
功效来源：《广西中药资源名录》

乌游蛇
Natrix percarinata
功效来源：《广西中药资源名录》

渔游蛇
Natrix piscator
功效来源：《中国动物药资源》

草游蛇
Natrix stolata
功效来源：《广西中药资源名录》

虎斑游蛇
Natrix tigrina
功效来源：《广西中药资源名录》

灰鼠蛇
Ptyas korros
功效来源：《广西中药资源名录》

滑鼠蛇
Ptyas mucosus
功效来源：《广西中药资源名录》

乌风蛇
Zaocys dhumnades
功效来源：《广西中药资源名录》

银环蛇
Bungarus multicinctus
功效来源：《爬行类动物药概述》

眼镜蛇
Naja naja
功效来源：《广西中药资源名录》

鸟纲 Aves
鹈形目 Pelecaniformes
鸬鹚
Phalacrocorax carbo
功效来源：《广西中药资源名录》

雁形目 Anseriformes
绿头鸭
Anas platyrhynchos
功效来源：《广西中药资源名录》

家鸭
Anas platyrhynchos domestica
功效来源：《中国动物药资源》

家鹅
Anser cygnoides domestica
功效来源：《中国动物药资源》

番鸭
Cairina moschata
功效来源：《广西中药资源名录》

隼形目 Falconiformes
草原鹞
Circus macrourus
功效来源：《广西中药资源名录》

鸡形目 Galliformes
灰胸竹鸡指名亚种
Bambusicola thoracica thoracica

功效来源：《广西中药资源名录》

鹌鹑
Coturnix coturnix
功效来源：《中国动物药资源》

鹧鸪
Francolinus pintadeanus
功效来源：《广西中药资源名录》

家鸡
Gallus gallus domesticus
功效来源：《中国动物药资源》

乌骨鸡
Gallus gallus domesticus
功效来源：《中国动物药资源》

白鹇指名亚种
Lophura nycthemera nycthemera
功效来源：《广西中药资源名录》

白颈长尾雉
Syrmaticus ellioti
功效来源：《广西中药资源名录》

鹤形目 Gruiformes
棕三趾鹑华南亚种
Turnix suscitator blakistoni
功效来源：《广西中药资源名录》

鸽形目 Columbiformes
家鸽
Columba livia domestica
功效来源：《中国动物药资源》

山斑鸠
Streptopelia orientalis
功效来源：《广西中药资源名录》

鸮形目 Strigiformes
斑头鸺鹠华南亚种
Glaucidium cuculoides whiteleyi
功效来源：《广西中药资源名录》

佛法僧目 Coraciiformes
普通翠鸟
Alcedo atthis
功效来源：《中国动物药资源》

䴕形目 Piciformes
蚁䴕普通亚种
Jynx torquilla chinensis
功效来源：《广西中药资源名录》

雀形目 Passeriformes
家燕普通亚种
Hirundo rustica gutturalis
功效来源：《广西中药资源名录》

八哥指名亚种
Acridotheres cristatellus cristatellus
功效来源：《广西中药资源名录》

喜鹊普通亚种
Pica pica sericea
功效来源：《广西中药资源名录》

麻雀
Passer montanus
功效来源：《广西中药资源名录》

山麻雀
Passer rutilans
功效来源：《广西中药资源名录》

黄胸鹀指名亚种
Emberiza aureola aureola
功效来源：《广西中药资源名录》

灰头鹀东方亚种
Emberiza spodocephala sordida
功效来源：《广西中药资源名录》

黑尾蜡嘴雀指名亚种
Eophona migratoria migratoria
功效来源：《广西中药资源名录》

哺乳纲 Mammalia
食虫目 Insectivora
华南缺齿鼹
Mogera insularis
功效来源：《广西中药资源名录》

灵长目 Primates
猕猴
Macaca mulatta
功效来源：《广西中药资源名录》

短尾猴指名亚种
Macaca arctoides arctoides

功效来源：《广西中药资源名录》

啮齿目 Rodentia
赤腹松鼠
Callosciurus erythraeus
功效来源：《中国动物药资源》

中华竹鼠
Rhizomys sinensis
功效来源：《广西中药资源名录》

大家鼠
Rattus norvegicus
功效来源：《广西中药资源名录》

沼泽田鼠
Microtus fortis
功效来源：《广西中药资源名录》

兔形目 Lagomorpha
灰尾兔
Lepus oiostolus
功效来源：《广西中药资源名录》

华南兔
Lepus sinensis
功效来源：《广西中药资源名录》

家兔
Oryctolagus cuniculus domesticus
功效来源：《广西中药资源名录》

鳞甲目 Pholidota
中国穿山甲
Manis pentadactyla
功效来源：《广西中药资源名录》

食肉目 Carnivora
狗
Canis lupus familiaris
功效来源：《广西中药资源名录》

鼬獾
Melogale moschata
功效来源：《广西中药资源名录》

黄鼬
Mustela sibirica
功效来源：《中国动物药资源》

豹猫
Felis bengalensis
功效来源：《中国动物药资源》

家猫
Felis catus
功效来源：《中国动物药资源》

小灵猫
Viverricula indica
功效来源：《广西中药资源名录》

偶蹄目 Artiodactyla
野猪
Sus scrofa
功效来源：《广西中药资源名录》

家猪
Sus scrofa domestica
功效来源：《中国动物药资源》

小麂
Muntiacus reevesi
功效来源：《广西中药资源名录》

黄牛
Bos taurus
功效来源：《中国动物药资源》

水牛
Bubalus bubalis
功效来源：《中国动物药资源》

山羊
Capra hircus
功效来源：《中国动物药资源》

鬣羚
Capricornis sumatraensis
功效来源：《广西中药资源名录》

奇蹄目 Perissodactyla
驴
Equus asinus
功效来源：《中国动物药资源》

马
Equus caballus
功效来源：《中国动物药资源》

灵川县药用矿物名录

朱砂

为硫化物类矿物辰砂族辰砂，主要含硫化汞。采挖后，选取纯净者，用磁铁吸净含铁的杂质，再用水淘去杂石和泥沙。

功效：清心镇惊、安神、明目、解毒。

功效来源：《中国药典》（2020年版）

伏龙肝

久经草或木柴熏烧的灶心土。在修拆柴火灶或柴火烧的窑时，将烧结成的土块取下，用刀削去焦黑部分及杂质即得。

功效：温中、止呕、止血。

功效来源：《广西中药资源名录》

黄土

含三氧化二铝和二氧化硅的黄土层地带地下黄土。

功效：用于野蕈中毒。

功效来源：《广西中药资源名录》

钟乳石

碳酸盐类矿物方解石族方解石，主要含碳酸钙。采挖后，除去杂石，洗净，砸成小块，干燥。

功效：温肺、助阳、平喘、制酸、通乳。

功效来源：《中国药典》（2020年版）

钟乳鹅管石

含碳酸钙的碳酸盐类矿物钟乳石顶端细长而中空如管状部分。

功效：功用与钟乳石相同，常作为钟乳石入药。

功效来源：《广西中药资源名录》

石灰

含碳酸钙的石灰岩，经加热煅烧而成的白色块状为生石灰，水解后形成的白色粉末状为熟石灰。

功效：用于烧烫伤，外伤出血。有毒，忌内服。

功效来源：《广西中药资源名录》

绿青

含碳酸铜的碳酸盐类矿物孔雀石的矿石。

功效：用于腋下狐臭。

功效来源：《广西中药资源名录》

寒水石

含碳酸钙的碳酸盐类矿物方解石的矿石。

功效：用于发热、烧烫伤。

功效来源：《广西中药资源名录》

无名异

含二氧化锰的氧化物类矿物结核状软锰矿石。

功效：用于跌打损伤、外伤肿痛。

功效来源：《广西中药资源名录》

参考文献

［1］广西植物研究所. 广西植物志（第1、2、3、5、6卷）［M］. 南宁：广西科学技术出版社，1991-2016.

［2］广西中药资源普查办公室. 广西中药资源名录［M］. 南宁：广西民族出版社，1993.

［3］广西壮族自治区发展和改革委员会，广西壮族自治区卫生和计划生育委员会，广西壮族自治区中医药管理局. 关于印发《广西中医药壮瑶医药发展"十三五"规划》的通知：桂发改规划〔2016〕1415号［A/OL］.（2017-04-25）. https://wsjkw.gxzf.gov.cn/ztq-49630/qqwsgjkdhzl/zcxx-49659/t5645478.shtml.

［4］广西壮族自治区人大常委会. 广西壮族自治区发展中医药壮医药条例：十一届第7号［A/OL］.（2008-11-28）.http://www.gov.cn/flfg/2008-12-23/content-1185536.htm.

［5］广西壮族自治区人民政府. 广西壮族自治区药用野生植物资源保护办法：广西壮族自治区人民政府令第106号［A/OL］.（2014-11-27）. http://www.gxzf.gov.cn/zwgk/zfwj/zzqrmzfl/20141222-436386.shtml.

［6］广西壮族自治区食品药品监督管理局.广西壮族自治区瑶药材质量标准（第一卷）［M］.南宁：广西科学技术出版社，2014.

［7］广西壮族自治区食品药品监督管理局.广西壮族自治区壮药质量标准（第1~3卷）［M］.南宁：广西科学技术出版社，2008，2011，2017.

［8］广西壮族自治区卫生厅.广西中药材标准第一册［M］.南宁：广西科学技术出版社，1990.

［9］广西壮族自治区卫生厅.广西中药材标准第二册［M］.南宁：广西科学技术出版社，1996.

［10］国家药典委员会. 中华人民共和国药典（2020年版）［M］.北京：中国医药科技出版社，2020.

［11］国家中医药管理局. 中华本草［M］. 上海：上海科学技术出版社，1999.

［12］国务院办公厅. 国务院办公厅关于转发工业和信息化部等部门中药材保护和发展规划（2015—2020年）的通知：国办发〔2015〕27号［A/OL］.（2015-04-27）.https://www.gov.cn/zhengce/content/2015-04-27/content_9662.htm.

［13］国务院办公厅. 中医药发展战略规划纲要（2016—2030年）：国发〔2016〕15号［A/OL］.（2018-11-08）［引用日期］. https://gcs.satcm.gov.cn/zheng cewenjian/2018-11-08/8253.html.

［14］国务院办公厅. 野生药材资源保护管理条例［A/OL］.（1987-10-13）［引用日期］. http://www.gov.cn/zhengce/2020-12-25/content-5573995.htm.

［15］黄璐琦，王永炎.全国中药资源普查技术规范［M］.上海：上海科学技术出版社，2015：3-41.

［16］IUCN. IUCN Red List Categories and criteria (version 3.1)［R］. Gland Switzerland and Cambridge: IUCN Pulications service Unit，2001.

［17］贾敏如，李星伟. 中国民族药志要［M］. 北京：中国医药科技出版社，2005.

［18］灵川县志编纂委员会.灵川县志（1986-2006）［M］.南宁：广西人民出版社.2011.

［19］缪剑华. 广西药用植物资源的保护与开发利用［J］. 广西科学院学报，2007，23（2）：

113–116.

［20］南京中医药大学编著. 中药大辞典［M］. 上海：上海科学技术出版社，2006.

［21］覃海宁，刘演. 广西植物名录［M］. 北京：科学出版社，2010.

［22］全国中草药汇编编写组. 全国中草药汇编［M］. 北京：人民卫生出版社，1996.

［23］汪松，解焱. 中国物种红色名录（第一卷）［M］. 北京：高等教育出版社，2004.

［24］中国药材公司. 中国中药资源志要［M］. 北京：科学出版社，1994.

［25］中国植物志编辑委员会. 中国植物志（第2～80卷）［M］. 北京：科学出版社，1959–2004.